Alfred Baumgarten
Sebastian Kneipp.
Biografie

SEVERUS Verlag

Baumgarten, Alfred: Sebastian Kneipp. Biografie. 2015
Neuauflage der Ausgabe von 1898
ISBN: 978-3-95801-190-8

Bibliografische Information der Deutschen Nationalbibliothek: Die Deutsche Nationalbibliothek verzeichnet diese Publikation in der Deutschen Nationalbibliografie; detaillierte bibliografische Daten sind im Internet über https://dnb.de abrufbar.

Der SEVERUS Verlag ist ein Imprint der Bedey & Thoms Media GmbH,
Hermannstal 119k, 22119 Hamburg

SEVERUS Verlag, 2015
http://www.severus-verlag.de
Gedruckt in Deutschland

Alfred Baumgarten

Sebastian Kneipp

Biografie

SEVERUS

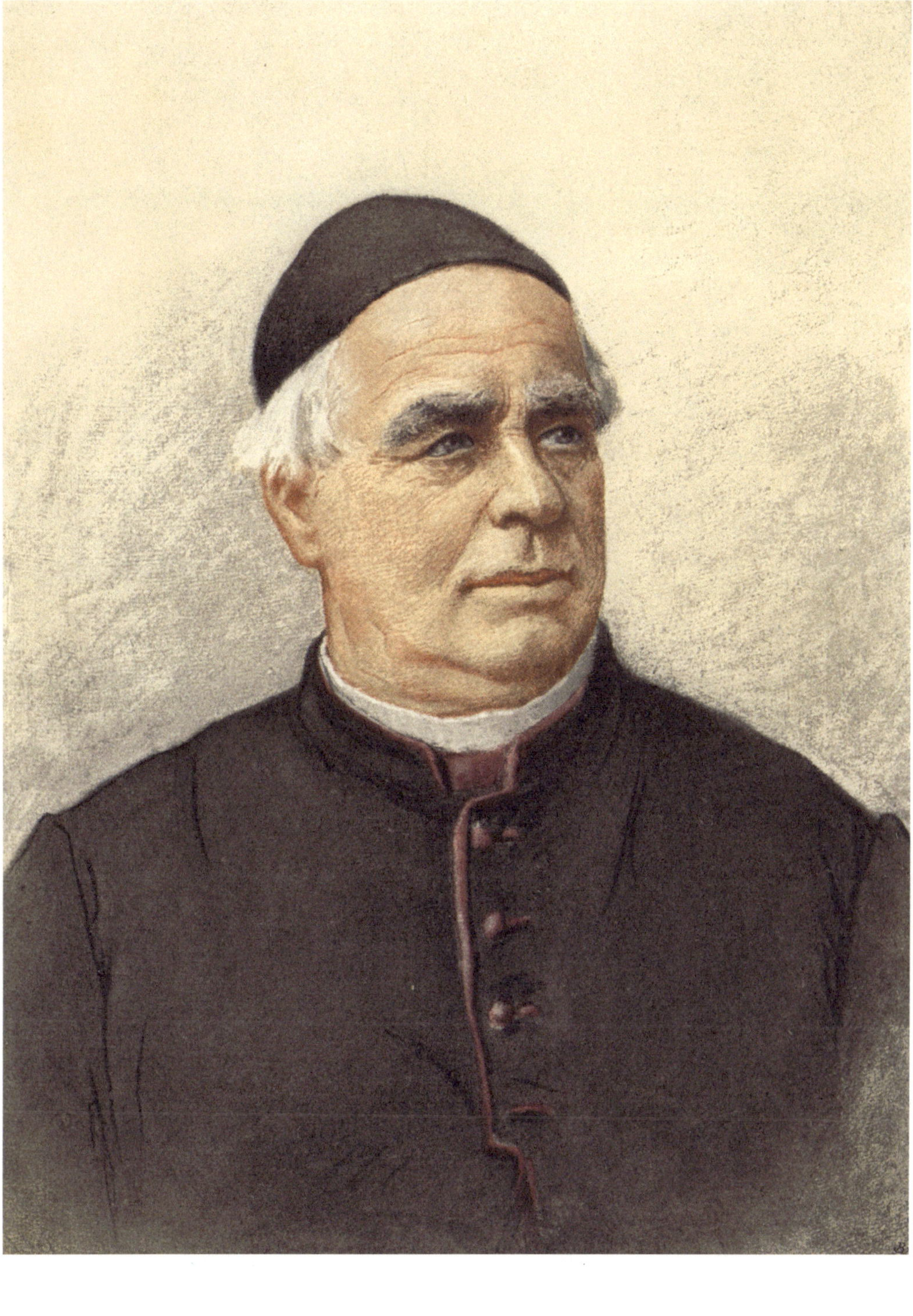

S. Kneipp Pfr.

AUSFÜHRLICHES INHALTS-VERZEICHNIS

Zur leichteren Orientierung sind in diesem Verzeichnisse die Seiten des Werkes in der Weise geteilt, dass die einfache Seitenzahl die obere Hälfte, die mit einem Sternchen * versehene die untere Hälfte der Seite bezeichnet.

VERZEICHNIS DER ILLUSTRATIONEN

EINLEITUNG

Wenn ein Mensch gestorben ist, so frägt sich die Nachwelt nicht: Was hat er gewollt? Was hat er gesprochen? sondern: Was hat er thatsächlich vollbracht? Nach den Werken werden die Menschen wertgeschätzt, und mit Recht; denn nur das, was unseren Namen überdauert, ist wert, dass es von der Nachwelt als wirkliches Erbe anerkannt werde.

Bei einem Manne, wie Seb. Kneipp, tritt diese Erwägung mehr, wie bei vielen anderen, in den Vordergrund. Er hat gelebt, er hat gestrebt, er hat gestritten; aber er hat auch erreicht, um was er gestritten. Er ist einer der wenigen, die die Morgenröte der Vollendung ihrer Werke auf Erden noch schauen durften mit eigenen Augen.

Die Wertschätzung der Person Seb. Kneipps ist zu seinen Lebzeiten eine sehr verschiedene gewesen. Wissenschaftlicher Standpunkt, religiöses Bekenntnis, allgemeine Ansicht, persönliche Dankbarkeit bestimmten, wie kaum je bei einem andern, die Wertschätzung der Person Seb. Kneipps und damit auch der Sache, die er vertrat.

Objektive Beurteilung ist immer schwer, wenn man zu einer ausgeprägten Stellungnahme gekommen ist; man kann sich nur durch strenge Anwendung der gesunden Gesetze historischer und sachlicher Kritik zur objektiven Beurteilung durchringen. Aus diesem Grunde ist es notwendig, das Lebensbild Seb. Kneipps auf dieser Grundlage aufzubauen.

Da ich nun, nach Lage der Sache, mich für berufen halten musste zu diesem Werke der Gerechtigkeit, der Pietät und der Dankbarkeit, so habe ich es unternommen, nach reiflichem Studium, des verstorbenen Meisters Leben zu schildern.

Ich habe 5 Jahre an seiner Seite gearbeitet. Wenige haben in gleicher Weise, wie ich, mit Kneipp verkehrt; denn es beschränkten sich unsere Aussprachen nicht auf den täglichen Verkehr in den Sprechstunden und am Krankenbette, sondern recht häufig haben wir im trauten Gespräche beisammen gesessen und uns über mancherlei Dinge unterhalten, über die man in der Öffentlichkeit zu schweigen pflegt. Über seine Bestrebungen, seine Wünsche und Hoffnungen hat er mir sehr oft gesprochen, und manchmal, wenn ihn die Begeisterung fortriss, sagte er wohl: „Wenn ich ein junger Mann wär', wie Sie, dann müsste ich die Sache, wenn sie gut ist, aufnehmen und weiter verbreiten."

Er hat auch sehr oft sich darüber ausgesprochen, welcher Art seine Wünsche seien.

Durch die Natur der Verhältnisse war ich zu seinen Lebzeiten gezwungen, diese vertraulichen Mitteilungen in absolut diskreter Weise zu behandeln; nach seinem Tode jedoch bin ich naturgemäss in der Lage, Aufschluss zu geben über das, was der Verstorbene gewollt.

Kneipps Stellung war das, was man eine vielumstrittene Position nennt. Es wurde ihm von vielen Seiten in geradezu unglaublicher Weise gehuldigt; und da war es denn oft notwendig, dass man sich etwas zurückzog, um in dem Dunst des Weihrauches nicht zu ersticken. Ihn selbst hat diese stellenweis unheimliche Situation wenig angegriffen, da er von Natur für diese Äusserungen des menschlichen Enthusiasmus nicht übermässig empfänglich war.

Als er nun krank, schwer krank wurde, und als ich ihm die Mitteilung nicht ersparen konnte, dass nach menschlichem Ermessen seinem Leben ein Ziel gesetzt sei, da richtete er sich vollständig darnach ein und beschränkte den Kreis seiner Vertrauten aus völlig freier Entschliessung auf das alleräusserste.

Manche haben mit lärmender Reklame von ihrem nahen Verhältnisse zu Kneipp in den Zeitungen Artikel erscheinen lassen, um die eigenen sinkenden Werte dadurch zu heben. Solches Gebahren ist nicht von guten Folgen begleitet und nützt dem Andenken des Verstorbenen sehr wenig. Auf diesem Wege kann ich niemandem folgen. Deswegen habe ich mir bei der Abfassung dieser Biographie folgende leitenden Gesichtspunkte gesetzt:

Erstens sind die sämtlichen Angaben, welche Kneipps Leben und seine Handlungen betreffen und in dieser Biographie Erwähnung gefunden haben, aktenmässig nachweisbare Thatsachen;

Zweitens ist es mein Bestreben gewesen, in jeder Beziehung objektiv Licht und Schatten gerecht zu verteilen;

Drittens glaubte ich dem Verstorbenen am ehesten gerechte Beurteilung, auch bei seinen Feinden, zu erwirken, wenn ich mich einfach auf die Erzählung bewiesener Thatsachen beschränkte, ohne irgend welche gutachtliche Äusserungen meinerseits hinzuzufügen. Es ist also diese biographische Studie kein unbedingter Lobgesang auf den Verstorbenen, und das soll sie auch nicht sein; dieselbe erhebt vielmehr Anspruch darauf, ein Stück Zeitgeschichte, das Seb. Kneipp ja doch verkörpert, darzustellen. Der Umfang der eingehenden Vorarbeiten berechtigt mich zu diesem Ausspruche.

Um nämlich in entsprechender Weise gründlich zu arbeiten, habe ich zunächst nach Möglichkeit mündliche Informationen eingezogen.

Wo mir das nach Lage der Verhältnisse unmöglich war, habe ich mich nicht auf den brieflichen Verkehr beschränkt, sondern durch einen Stellvertreter die Erhebungen an Ort und Stelle pflegen lassen. Herr Fr. X. Stadler, Alumnus des Priesterseminars zu Freising, ist mir dabei in besonders hilfreicher Weise zur Hand gegangen. Er ist in meinem Namen und Auftrage nach Ottobeuren, nach Stephansried, nach Biberbach, nach Boos, nach Augsburg und nach Dillingen gefahren und hat dort persönlich und in meinem Namen die erforderlichen Erhebungen gepflogen: In Stephansried bei den Verwandten, in Ottobeuren auf der Gemeindekanzlei und beim kgl. Schulinspektorat, in Boos im Pfarrarchive, in Biberbach ebenfalls, und in Augsburg im Pfarrarchive von St. Georg und im Archive des Ordinariats der Diözese Augsburg.

Es hatte sich nämlich bei den hinterlassenen Papieren des Verstorbenen eine Spur gefunden, die hindeutete auf Akten, welche sich im Diözesan-Archive zu Augsburg befinden mussten; und so schickte ich denn Herrn Fr. X. Stadler mit der Bitte nach Augsburg, diese Akten gütigst einsehen lassen zu wollen. Es wurde Herrn St. vom hochwürdigsten Herrn Generalvikar Dr. Hehnle auch bereitwilligst gestattet, die betreffenden Akten abzuschreiben. Auch in Dillingen fand derselbe freundliche Aufnahme, sowohl beim Herrn Gymnasialdirektor Dr. Faber, als auch beim Seminarregens, dem hochwürdigen Herrn Dr. J. N. Ahle, welche beide in liebenswürdigster Weise den Zweck fördern halfen.

In Augsburg war auch H. H. Dr. Anton Koch, Stadtpfarrer von St. Georg, in zuvorkommendster Weise behilflich.

Nicht vergessen darf ich weiterhin des unermüdlichen und stets hilfsbereiten Herrn Direktors Schmid, o. ö. Professor der Theologie an der Universität München und Direktor des Klerikalseminars „Georgianum“ dortselbst.

Er hat, um das Andenken seines verstorbenen Freundes Kneipp zu ehren, Photographien anfertigen lassen, sowohl vom Georgianum, als auch von den in der Staatsbibliothek zu München befindlichen Bändchen von Hahns Wasserbuch und der Überarbeitung von Prof. Örtel, aus welchem Kneipp seine erste Kenntnis der Wasserheilkunde geschöpft hat.

Auch die ehrwürdige Priorin des Klosters der Dominikanerinnen zu Wörishofen hat manche Stunde geopfert, um mir unermüdlich Fragendem zu antworten, und hat die Angaben über das Kloster Wörishofen selbst redigiert, so dass sie durchaus mit den Thatsachen übereinstimmen.

Dem hochwürdigen Herrn Pfarrvikar Joh. Barth. Gernlein bin ich zu besonderem Danke verpflichtet, weil er aus den hinterlassenen Papieren, die sich im Pfarrarchive von Wörishofen fanden, das Notwendige und Wissenswerte mir zur Verfügung gestellt hat; auch verdanke ich eine Menge Predigtskizzen und Predigtentwürfe Kneipps seiner Freundlichkeit.

Der hochwürdige Herr Pater Zimmermann, Missionar aus Afrika, hat das Kapitel über die Landwirtschaft mitarbeiten helfen, und dem hochwürdigen Herrn Pfarrer Alois Stückle von Mindelau bin ich dankbar für die gütige Überlassung des Verzeichnisses sämtlicher Reisen, die er mit Kneipp machte, und für die Beschreibung der Reise nach Budapest, welche seiner tüchtigen Feder entstammt.

Bei den Angaben, die die Familienverhältnisse des Verstorbenen betreffen, stützte ich mich auf die mündlichen Aussagen seiner noch lebenden Anverwandten, vor allen Dingen der ehrwürdigen Frau Sebastiana, Klosterfrau bei den Dominikanerinnen zu Wörishofen, seiner drei Nichten: Frl. Theres, Frl. Rosina und Frl. Walburga, welche im Pfarrhofe die Wirtschaft führten; dann des Hansjörg Epple, welcher die Heimat in Stephansried hält, und des Herrn Jubilarpriesters Funk, eines Verwandten des Verstorbenen, der ihm im Leben sehr nahe stand.

Aus dieser Liste der Mitarbeiter ersieht man, dass keine Mühe gescheut wurde, um alle Angaben auf den Wert und ihre Wahrheit gründlich zu untersuchen, also Quellenstudium im besten Sinne zu betreiben.

Was das verwendete Illustrationsmaterial angeht, so ist folgendes zu bemerken: Sehr viele Illustrationen sind Reproduktionen von Originalbildern, das heisst von solchen Photographien oder bildlichen Darstellungen, welche eigens zum Zwecke der Veröffentlichung in diesem Werke hergestellt worden sind. Die bedeutendste dieser bildlichen Darstellungen ist zweifellos das Titelbild, ein Pastellgemälde von Frl. Ludwika v. Karnicka, bei welchem es die begabte polnische Künstlerin vortrefflich verstanden hat, den Ausdruck der Genialität und Gutmütigkeit, der sich im Gesichte des Verstorbenen in einer so angenehmen Mischung vorfand, sprechend darzustellen. Ich will nicht verfehlen, der Künstlerin auch an dieser Stelle besonderen Dank auszusprechen.

Jedes Kapitel hat sein eigenes Titelblatt, und diese Titelvignetten verdanke ich zum Teil der Liebenswürdigkeit von Frl. Marie v. Karnicka, welche mit gewandtem Stift zur Verschönerung dieses litterarischen Denkmals in pietätvoller Weise beigetragen hat; zum Teil der Mitwirkung des Malers Herrn Philipp Schumacher in Rom, der mit liebevoller Versenkung in den Gegenstand, vortreffliche Kompositionen für diesen Zweck geschaffen hat. Bei den Bildwerken ist es bei jedem einzelnen durch die Unterschrift ersichtlich, woher sie stammen.

Sehr viele hübsche kleine Bilder sind mir dadurch zugänglich geworden, dass Frau Sebastiana im Kloster zu Wörishofen ihre Schätze öffnete und mir bereitwilligst zur Verfügung stellte, was zur Illustration des Werkes dienlich sein konnte.

An Amateurphotographen haben sich weiterhin durch freundliche Beiträge beteiligt: Herr R. Mendez de Vigo, Sohn Seiner Excellenz des spanischen Botschafters aus Berlin, Frl. M. L. Court aus Lyon, Herr José D'Oriol aus Madrid,

Herr Meunier aus Paris und Herr Ganet aus Rumänien. Ausserdem verwendete ich noch Bilder meines eigenen Photographen Walter Wilda aus Berlin, des tüchtigen Wörishofener Photographen Herrn Fritz Grebmer, v. Zabuesnig und anderer.

Nachdem so meinerseits alle Mittel zur Anwendung gekommen sind, um mit der entsprechenden Umsicht, Gründlichkeit und Gerechtigkeit zu verfahren, kann ich nicht unterlassen, noch ein Wort besonderer Anerkennung über die glänzende Ausstattung zu sagen, welche die Verlagsbuchhandlung dem Werke angedeihen liess. Dem Verlage spreche ich meinen herzlichsten Dank dafür aus, dass er auf diese Weise mit zur Verherrlichung eines einfachen deutschen Mannes, der berufen gewesen ist, einer ganzen wissenschaftlichen Richtung neue Wege zu weisen, beigetragen hat.

Und so möge denn der freundliche Leser dieses Werk als ein Denkmal betrachten, das ich meinem verstorbenen Meister und Freunde setze; es soll dieses Denkmal aber ein Ausdruck der Liebe und Dankbarkeit sein, die mich an ihn fesseln. Zu gleicher Zeit gebe ich mich der Hoffnung hin, dass diese biographische Studie mit dazu beitragen werde, dass die überzeugten Anhänger Kneipps an Zahl zunehmen, und dass mancher, der entweder unserer Sache feindlich gesinnt war, oder teilnahmslos derselben gegenüberstand, dem Leben und den Schöpfungen des verstorbenen Meisters der Hydrotherapie die verdiente Beachtung schenken möge.

Wörishofen, im Mai 1898.

Dr. Alfred Baumgarten.

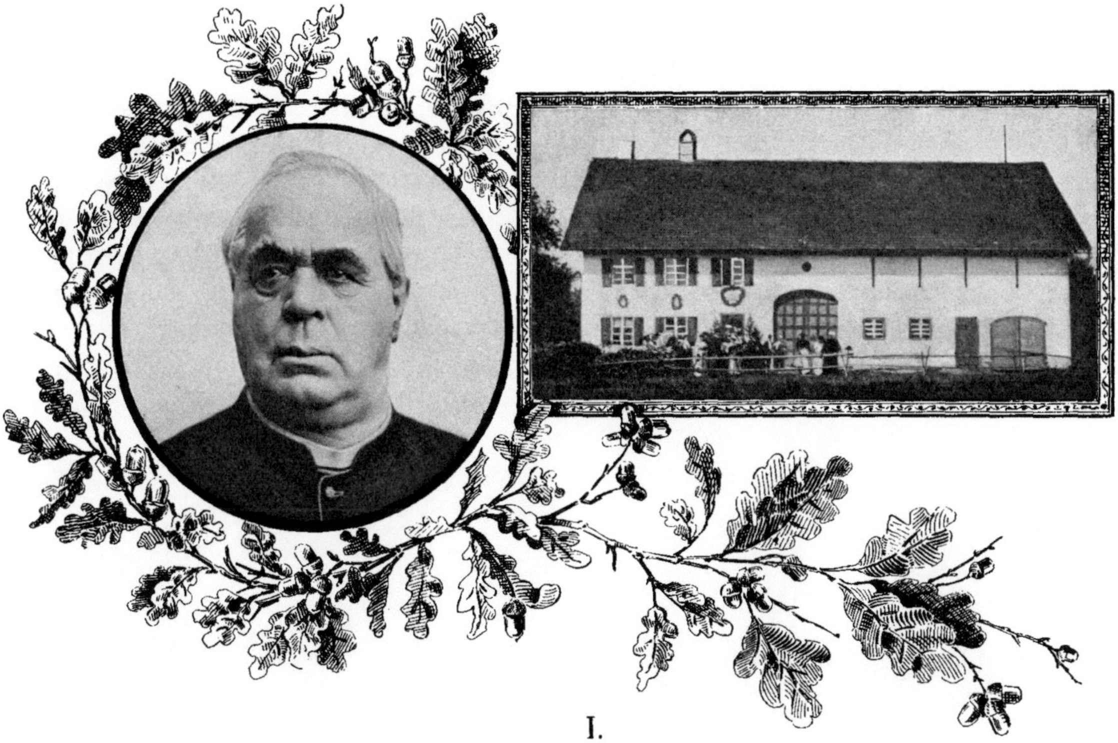

I.

Stephansried.

Auf einem der Hügelzüge, welche die Hochebene des bayerischen Schwabens zumal im südlichen Teile zahlreich durchziehen, liegt hingelehnt an den Bergesabhang Stephansried, die Geburtsstätte Sebastian Kneipps. Das Dörfchen zählt etwa 14 Häuser und ein kleines Filialkirchlein, das zur Pfarrei Ottobeuren gehört.

Der Hügelzug, an welchem Stephansried liegt, erhebt sich etwa 30 m über die Hochebene, zieht sich von Südost nach Nordwest und hat eine Ausdehnung von vielleicht $1\frac{1}{2}$—2 Stunden. Stephansried selbst liegt ungemein reizvoll und landschaftlich schön, teils im Thale, teils auf dem Berge, halb versteckt in Bäumen. — Weit hinaus schweift der Blick auf die Hochebene, wo zahlreiche Ortschaften mit ihren weissen, hellglänzenden Häusern und den Kirchtürmen mit den keilförmigen Spitzen dem Auge angenehme Unterbrechung bieten; bewaldete Höhenzüge fern und nah, und in fruchtbaren Fluren eingesprengt kleine Waldpartieen, und zwar ausschliesslich Nadelholz, wie man es in Bayern so häufig findet.

Aus der Ferne grüssen die schneebedeckten Gipfel der Allgäueralpen herüber, und lange und gerne schweift das Auge durch die üppigen Fluren; und wenn auch der Reiz der Hochgebirgslandschaft manchen mehr anzieht, und wenn es auch richtig ist, dass eine Landschaft ohne Wasser manches entbehren lässt, so sind doch die landschaftlichen Schönheiten,

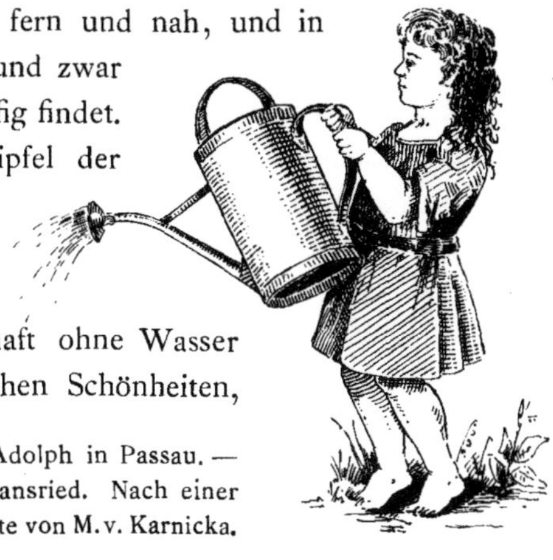

Titelvignette: Der Kopf Kneipps nach einem Bilde von A. Adolph in Passau. — Kneipp mit mehreren Kurgästen vor der jetzigen Heimat in Stephansried. Nach einer Photographie aus Kneipps Nachlasse. — Komposition der Titelvignette von M. v. Karnicka.

wie sie zumal auf der bayerischen Hochebene öfters wiederkehren, von einem nicht ermüdenden Reize und in ihrer plastischen Ruhe für das Gemüt ausserordentlich wohlthuend.

Ein schöner Punkt, dieses Stephansried! — Und wenn man an derjenigen Stelle steht, wo das Geburtshaus unseres Sebastian Kneipp gestanden, so muss man sagen, dass gerade dieser Punkt der schönste ist und dem Gemüte eines einfachen, zur Naturbeobachtung geneigten Menschen manchen Genuss und manche Anregung unbewusst zuteilt; es versteht sich leicht, dass dazu veranlagte Gemüter in solcher Gegend und solcher Umgebung stärker und mit grösserer Liebe an die Brust der Mutter Natur geworfen werden.

Auf diesem Fleckchen Erde, wo Kneipps Geburtshaus gestanden hat, wo heute noch der Brunnen sich befindet, aus dem er Wasser schöpfte, stand ich vor vier Jahren zum

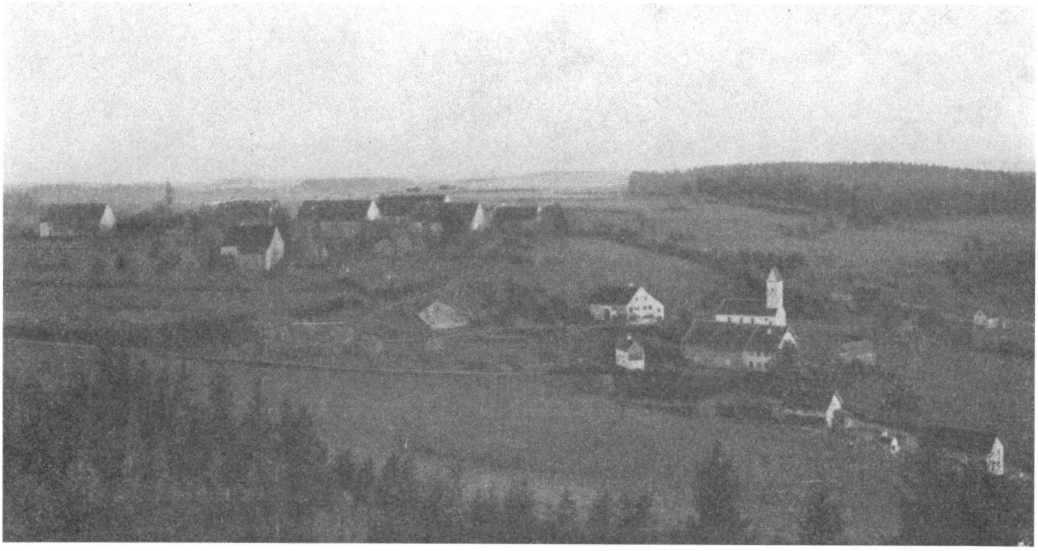

Stephansried von einem 500 m nördlich errichteten Aussichtsturm aus.
Originalaufnahme durch Braun, Ottobeuren.

erstenmal und liess die Landschaft, die noch durch keinerlei menschliche Kunst verändert ist, auf mein Gemüt einwirken. Wahrhaft, in diese unberührte Schönheit der Natur passt auch ein Mann wie Sebastian Kneipp, mit seinen einfachen, unendlich klaren Ideen, mit seiner unerschütterlichen Ruhe und seinem grossen, goldenen Herzen! —

Die Stelle, wo das Haus Sebastian Kneipps stand, ist im Laufe der Jahre aus dem Besitze der Familie in andere Hände übergegangen. Doch ist sie bereits durch ein Komitee von Kurgäsen aus Wörishofen, das an dieser Stelle einen Merkstein errichten will, wieder angekauft; und in kurzer Zeit wird ein schlanker Obelisk als Wahrzeichen der Dankbarkeit von Kneipp Geheilter der Mit- und Nachwelt verkünden, dass die Pietät seiner Anhänger nicht dulden wollte, dass die Stelle, wo sein Geburtshaus stand, in fremden Händen sei. Es wird der Brunnen wieder geöffnet werden, aus dem er selbst Wasser schöpfte, und es soll dem müden Wanderer die labende Quelle beständig fliessen, zum Andenken an den Reformator der Wasserheilkunde des 19. Jahrhunderts, Sebastian Kneipp. —

Das Klima dieses Ortes ist rauh, und wenn man bedenkt, dass die Meereshöhe derjenigen Hochebene, über welche der Hügel von Stephansried noch etwa 30 m hinausragt, etwa 600 m ist, dass schützende Berge und Wälder in unmittelbarer Nähe sich nicht befinden, dass das Gebirge etwa 10 Stunden entfernt ist, so erkennt man leicht, dass es ein rauhes, subalpines Klima ist, wo starke, häufige Winde wehen und der Boden einer besonders guten Bearbeitung bedarf, um rechten Ertrag zu bieten.

Rauh wie das Land sind auch seine Bewohner: aus derbem Holze geschnitzt, ehrlich, doch nicht ohne einen gewissen, ausgesprochenen Zug schwäbischer Pfiffigkeit, die der allgemeinen deutschen Bauernschlauheit eigentlich um eine oder zwei Ochsenlängen voraus zu sein glaubt, hoch und gross gewachsen, mit starkem Knochenbau.

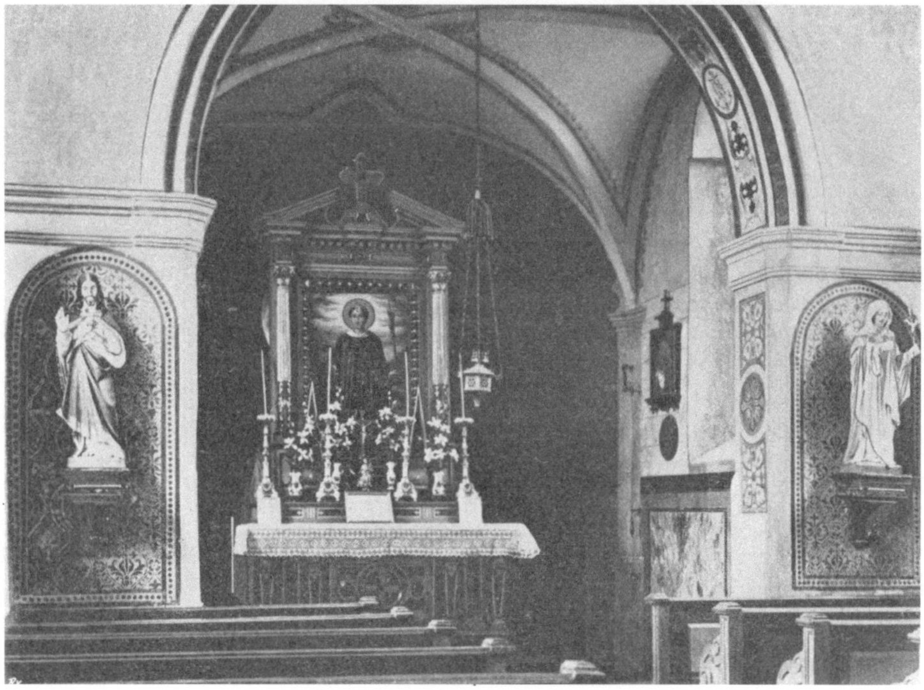

Inneres der Kapelle zu Stephansried.
Originalaufnahme durch Walter Wilda, Berlin.

Die Beschäftigung der Leute ist naturgemäss der Ackerbau und wegen der vielen Wiesen auch die Milchwirtschaft und die Käserei. Die Nähe des Allgäus hat zur Folge, dass man schönes Vieh hier hat, und der Sinn für die Viehzucht ist jedenfalls hoch entwickelt, was wir ja auch bei Sebastian Kneipp finden.

Es lebt das Volk in dieser Gegend meist ohne Fleisch. Die Milch, die Erdäpfel und die Feldfrüchte, die in Gestalt von Mus zubereitet werden, und mancherlei treffliche Mehlspeisen bilden die Hauptbestandteile der sogenannten Bauernkost, und nur alle heiligen Zeiten wird Fleisch genossen; jedesmal aber nur am heiligen Tage, d. h. am ersten Weihnachtstage, ersten Ostertage und ersten Pfingsttage, und am „Fescht“, d. h. Patrocinium oder Fest des Kirchenpatrons. — Dann wird allerdings dem Fleischgenusse in einer Weise gefrönt, die jeglicher Beschreibung spottet.

Unglaubliche Mengen werden verzehrt, und von morgens früh bis abends spät hat die Küche der Bäuerin vollauf Arbeit, um für die hungrigen „Mannsbilder“ genügend zu sorgen. — Hausvater und Hausmutter, Söhne und Töchter, Knechte und Mägde, alles isst und freut sich des Essens vom frühen Morgen bis in die späte Nacht; und die notwendigen Raufereien, die aus solchem übermässigen Genusse schliesslich hervorgehen, werden meistens in später Abendstunde „beim Wirt drunta“ Mann gegen Mann ausgekämpft. Doch geht's bei diesen Raufereien im südlichen Bayern meist gnädiger zu als

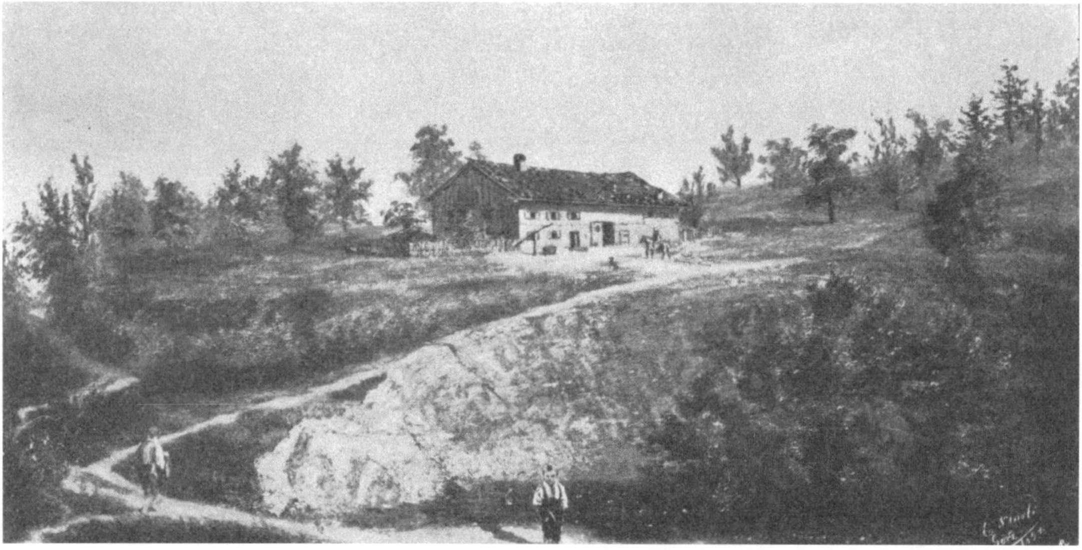

Das Geburtshaus Seb. Kneipps in Stephansried.
Gemälde von E. Sturli Görz. Originalaufnahme durch Walter Wilda, Berlin.

in Niederbayern. — Stephansried ist als ein äusserst solides Dörfchen zu bezeichnen; denn zur Jugendzeit Kneipps befand sich, wie Kneipp oft mit Stolz bemerkte, noch kein Wirt in Stephansried, und es hat lange gedauert, bis eine Wirtschaft gegründet wurde. Jetzt ist ein Wirt da, doch ist er nicht übermässig beschäftigt.

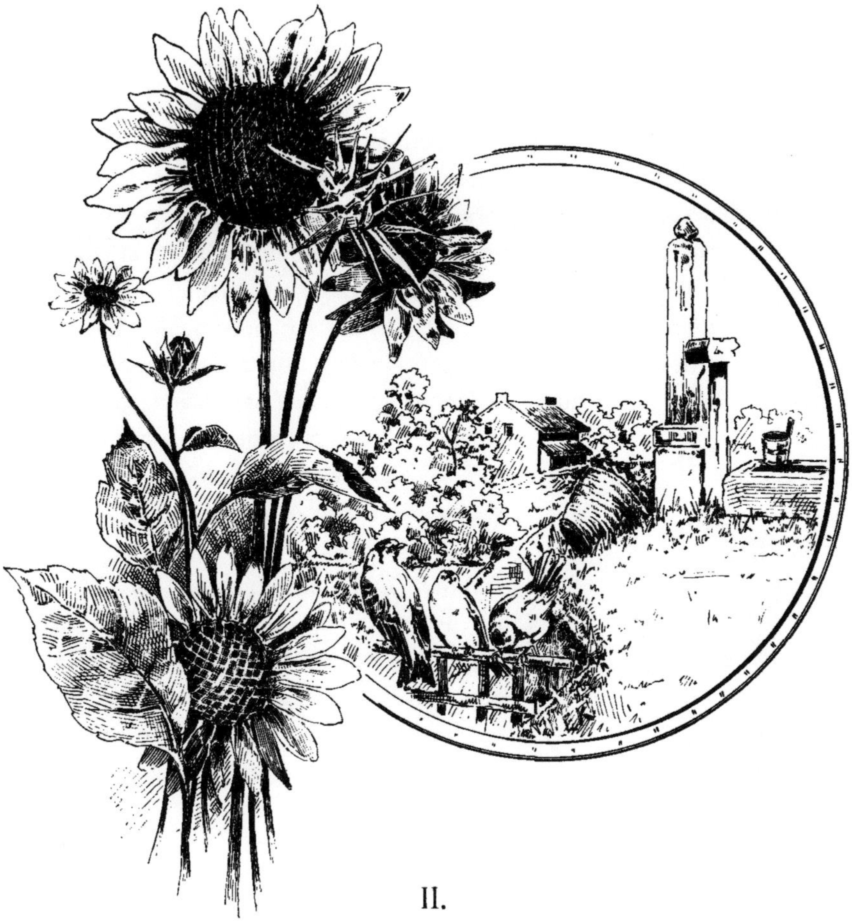

II.

Eltern und Geschwister.

Die eigentliche Heimat der Familie Kneipp befindet sich in Unterkamlach, einige Stunden von Stephansried entfernt.

Der Vater Sebastian Kneipps, Xaver mit Namen, war unter sechs Kindern der älteste Sohn einer Weberfamilie in Unterkamlach, und darum berufen, „d'Hoimat" (die Heimat) anzutreten und das Anwesen fortzuführen. — Da man aber „d'Hoimat" einem nachgeborenen Sohn zugedacht hatte, so suchte man ihn „fortzuschupfen", und veranlasste ihn, die Witwe Rosina Schalber zu heiraten, welcher er dann auf deren Anwesen nach Stephansried folgte. Sebastian Kneipps Vater war noch sehr jung, als er heiratete; seine Base erzählte mir nämlich, dass man damals noch habe heiraten dürfen, bevor man zum Militär ging.

Der Vater Sebastian Kneipps war ein ungewöhnlich begabter Mann. Seines Zeichens war er Weber, und wie aus allen Erzählungen seines berühmten Sohnes Sebastian und auch anderer Verwandten hervorgeht, ein sehr fleissiger Handwerksmeister, und seine Ware war gesucht, weil sie sorgfältig und sauber gearbeitet war. — Aber nicht nur am sausenden Webstuhl war er ein trefflicher Wirker, sondern auch sonst hatte ihn Mutter Natur mit allerhand ungewöhnlichen Geistesgaben bedacht.

Er hatte eine besondere Vorliebe für geschichtliche und geographische Studien. Staunenswert waren die Kenntnisse, die sich der einfache Mann im Laufe der Zeit durch

Komposition der Titelvignette von M. v. Karnicka.

vieles Lesen und häufigen Verkehr mit geistlichen Herren in der Geschichte, Kirchengeschichte und Geographie angeeignet hatte; der Ruf seiner Gelehrsamkeit sicherte ihm unter den bäuerlichen Anwesensbesitzern von Stephansried eine besondere Stellung.

Wie weit die Kenntnisse des alten Kneipp gingen, mögen folgende Erzählungen beweisen, die Monsignore Kneipp öfters und gerne mitteilte.

„Als ich bereits auf dem Gymnasium mich befand", so sagte er, „kam eines Tages ein Alumnus, der vor den Priesterweihen stand, uns zu besuchen. Am Feierabende kam das Gespräch auf allerhand Dinge und auch auf die Kirchengeschichte.

Der Alumnus liess sein Licht leuchten, erzählte von seinen Studien und was er alles gelernt, erzählte auch einiges aus der Kirchengeschichte, und da passierte ihm der kleine Fehler, dass er eine Jahreszahl verkehrt angab. Mit grosser Ruhe verbesserte ihn mein Vater und sagte: „Sie, Herr Alumnus, i glaub, 's war dies Jahr." — „So", meinte Jener, „Sie verstehen auch etwas von der Kirchengeschichte?" — „Ja, i hab' hie und da drinn' g'lesa", sagte der alte Kneipp. — Nun fingen die beiden an, gegenseitig ihre Kenntnisse auszutauschen, und es dauerte gar nicht lange, bis der gelehrte Herr Alumnus vor dem einfachen Weber die Waffen strecken musste; so genau wusste mein Vater Bescheid in diesen Dingen. — Derartige Fälle sind häufiger vorgekommen. —

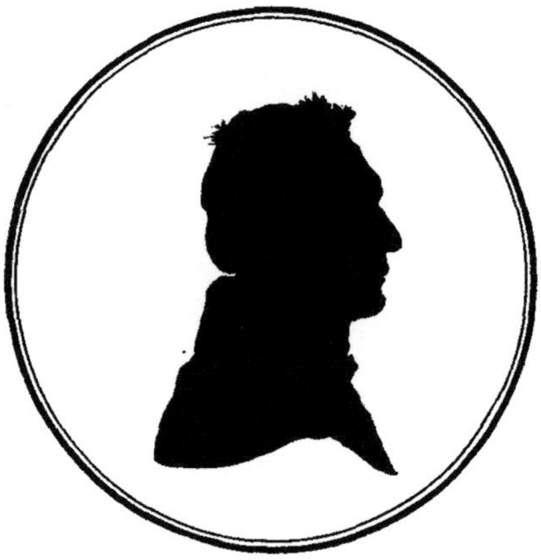

Xaver Kneipp, Vater Seb. Kneipps.
Nach einer Silhouette aus Kneipps Nachlass.

Dann war damals die Zeit, wo die Landkarte in den Schulen eingeführt werden sollte. Unser Schullehrer, der zugleich auch der Schuster des Ortes war, kannte sich in dem „nuia Zuig" (neuen Zeug) natürlich zunächst nicht aus; um aber doch der Regierungsverfügung, welche die Einführung und Erklärung der Landkarte in der Schule dringend geboten hatte, zu entsprechen, beschloss er, die Hilfe meines Vaters in Anspruch zu nehmen.

„Kan'scht uf d'Nacht rum komma, nacha zeig i Dir's", sagte mein Vater; und er kam abends herüber; der Vater zeigte und erklärte ihm die Landkarte, und morgens trug der Schusterprofessor uns seine junge Weisheit als eigenes Wachstum vor." —

Es machte Monsignore Kneipp immer Vergnügen, diese Stücklein zu erzählen; und sein kostbarer Humor würzte stets aufs neue diese einfachen Begebenheiten, so dass sie auch Verwöhnten gefielen.

So war der alte Kneipp die geistige Grösse von Stephansried; und wer etwas Schriftliches brauchte, wer mit dem Gerichte zu thun hatte, oder wer irgendwie an die Behörde musste, der versäumte nicht, zunächst den Rat des alten Kneipp über vorliegenden Fall einzuholen.

Körperlich war er von mittlerer Grösse und Kraft — durchaus mässig in jeder Beziehung. Er trank nicht, er rauchte nicht; nüchtern, arbeitsam, streng religiös und ernst floss sein Leben dahin.

Die Mutter Sebastian Kneipps war eine Frau von ungewöhnlicher Schärfe und Strenge des Charakters; und was die Erziehung der Kinder angeht, so dürfte wohl kaum eine gefunden werden, wie er oft selbst erzählte, die mit ähnlicher Strenge zu Werke ging. Kein Widerspruch, oder die derbe Bauernfaust zeichnete sich im Gesichte des Schuldigen ab. Oft erzählte Monsignore Kneipp, dass das Haus des Nachbars nur etwa 15 Schritte von dem eigenen Elternhause entfernt war; 12 Jahre sei er alt geworden, ohne in die Familienstube des Nachbarhauses gekommen zu sein. So streng war seine Mutter, indem sie sagte: „Du g'hörscht hoim u it dau num." (Du gehörst heim und nicht da hinüber.) Verkehr mit Anderen duldete sie ebenfalls nicht, wohl aber hatte sie nichts dagegen, wenn andere Leute auf den „Hoimgarta" d. h. zum Plauderstündchen in ihr eigenes Haus

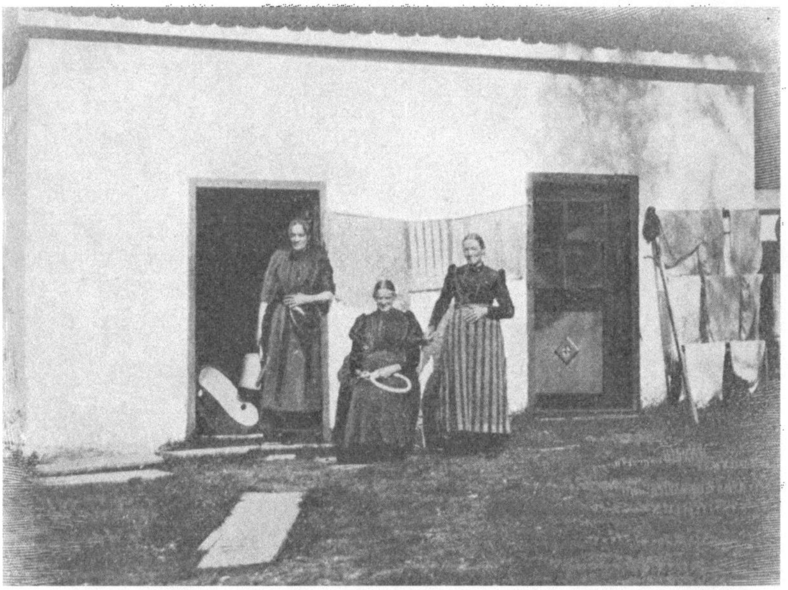

Die drei Nichten Msgr. Kneipps vor der Waschküche des Pfarrhauses zu Wörishofen: Frl. Theres, Frl. Rosina und Frl. Walburga.
Originalaufnahme durch Walter Wilda, Berlin.

kamen; und es war wegen der bereits angeführten hohen geistigen Begabung des alten Kneipp der Heimgarten abends bei ihm meist sehr besucht.

Die Familie Kneipp war auf den Ertrag der Weberei und den einer kleinen Ökonomie angewiesen, und so ist es selbstverständlich, dass Einfachheit im Hause herrschte, weil die Not hiezu zwang; von der einfachen Bauernkost das Einfachste und was die eigene Scholle bot, mehr konnte zur Ernährung der Familie nicht aufgewendet werden, da irgend welche sonstige Hilfsquellen nicht vorhanden waren.

Dass trotz der Schärfe im Charakter der Mutter Kneipps doch im Hause ein friedlicher, ruhiger Ton herrschte, war wohl hauptsächlich das Verdienst des alten Kneipp. — Wie es manche alte Bauersleute giebt, die sich am Ende ihres Lebens noch nicht ein einziges Mal miteinander wirklich ausgesprochen haben, so scheint es auch in Kneipps Elternhause gewesen zu sein. Man sah sich, man arbeitete, aber zur eigentlichen Aussprache dessen, was das Herz bedrückte, zur gegenseitigen Aufmunterung kam es nie; ein Jeder trug still und ergeben seine Last, und in bäuerlicher Scheu hütete er sich, dem Anderen mit seinen eigenen Angelegenheiten unbequem zu werden. Man arbeitete, trug und schwieg.

Aus der Ehe Kneipps mit Rosina Schalber stammten 3 Kinder: Viktoria, Sebastian und Theresia. In die Ehe mitgebracht hatte sie, da sie eine Witfrau war, zwei Mädchen: Magdalena und Maria mit Namen; es war also Sebastian der einzige Sohn. Von der Magdalena Schalber, welche als Ehefrau später Mayer hiess, stammen die drei Nichten bezw. Stiefnichten Sebastian Kneipps, welche während seiner Pfarrherrnzeit im Pfarrhause zu Wörishofen als Haushälterinnen und Giesserinnen thätig waren: Walburga, die älteste, welche das Hauswesen und die kleine Ökonomie besorgte; Rosina, welche die Badeanstalt an der Klostermauer inne hatte, und Therese, welche bis zum Tode Monsignore Kneipps und auch nach demselben noch in der historischen Waschküche des Pfarrhauses

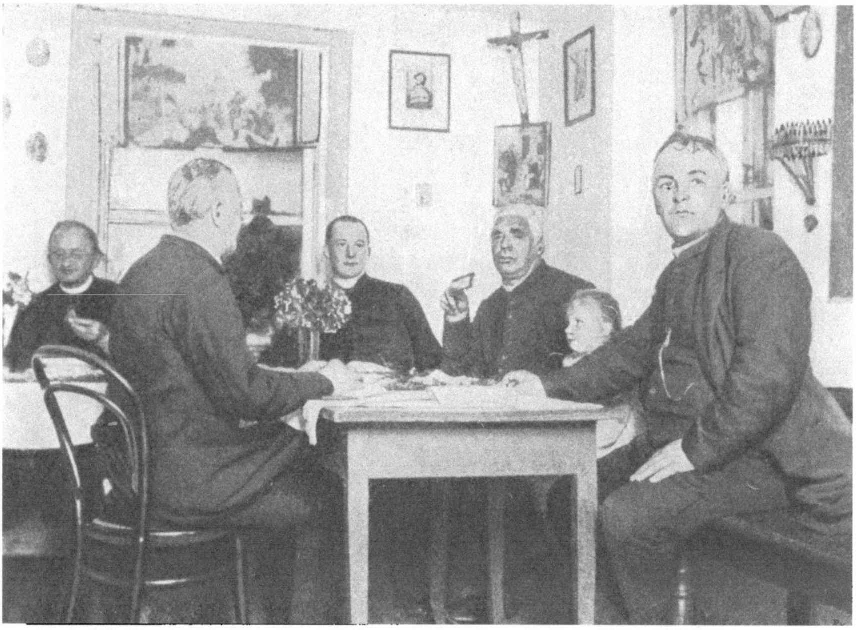

1 2 3 4 5 6

Beim Frühstück in der Stube der jetzigen Heimat.
Nach einer Photographie aus Kneipps Nachlass.
Personen: 1. Jubilarpriester Funk, 2. Msgr. Gabrietcek, 3. Msgr. Baumgarten, 4. Msgr. Kneipp, 5. s' Mariele (Kneipps Grossnichte), 6. Pfarrer Stückle.

von Wörishofen das Amt einer sehr gesuchten Giesserin versah. Die höchsten Herrschaften hat sie meist behandelt, und mancherlei kostbare und eigenartige Andenken geben Zeugnis von der Anhänglichkeit, welche diese hohen und höchsten Herrschaften an die Nichte Kneipps hatten. — Von der ältesten Stiefschwester Sebastian Kneipps, welche verheiratet Epple hiess, stammt der Hansjörg, der heute die neuerbaute Heimat in Stephansried hält und dort Ökonomie und Käserei betreibt. — Von seinen eigentlichen Schwestern ist Viktoria, die älteste, verheiratet gewesen, aber kinderlos gestorben; Theresia, die jüngere, ist unverheiratet geblieben, und Jungfer Theres hat ihre letzten Lebensjahre im Dominikanerinnenkloster zu Wörishofen zugebracht, ist auch auf dem Gottesacker in Wörishofen begraben. — Frau Sebastiana, Klosterfrau im Dominikanerinnenkloster zu Wörishofen, in den letzten 20 Lebensjahren seine eigentliche Bedienerin, und diejenige, welche das Ehrenamt hatte, für seine kleineren leiblichen Bedürfnisse, Wäsche, Kleidung u. s. w., zu sorgen, ist ein Geschwisterkind mit ihm: Monsignore Kneipps Vater und ihre Mutter waren Geschwister. —

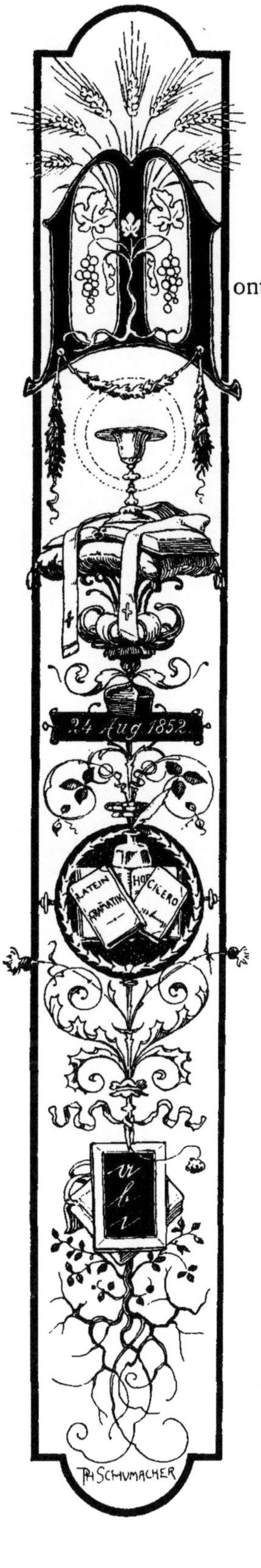

III.

Seb. Kneipps Jugend.

Montag den 17. Mai 1821 nachts 11½ Uhr ward Sebastian Kneipp geboren; getauft wurde er am 18. Mai, 7½ Uhr vormittags in der Pfarrkirche zu Ottobeuren auf die Namen Sebastian Anton, vom hochwürdigen Herrn Pfarrer Rösl, unter Assistenz der Taufpaten: Matthias Rothärmel, Bauer von Stephansried, und Magdalena Mayer, ebenfalls von dort. —

Aus seiner frühesten Jugendzeit hat er selbst gar oft allerhand erzählt. — Hart wurde er gewöhnt und rauh war die Art seiner Mutter. Viel Liebe, so sagte er häufig, habe er im Elternhause nicht erfahren, wohl aber eine überaus strenge und religiöse Erziehung. Die Mutter duldete gemäss ihres scharfen Charakters nicht die geringste Unregelmässigkeit, und auch der Vater war mit Strenge darauf bedacht, dass Pflichtvernachlässigungen nicht vorkommen konnten; der Schulbesuch war regelmässig, und es sind aus dieser Zeit noch recht wertvolle Schriftstücke erhalten.

Im Jahre 1827 trat Sebastian in die Dorfschule von Stephansried ein, welche 3 bis 4 oder auch wohl 5 Schüler zählte, und erwarb sich nach Ausweis seiner Schulzeugnisse, die zum Teil noch vorhanden sind, unter der Leitung des bereits erwähnten Schusterprofessors genügende Kenntnisse.

Die ältesten, von Sebastian Kneipp herrührenden Schriftstücke, die überhaupt noch existieren und deren Originale sich zum Teil in meinem Besitz befinden, sind Probeschriften auf sogenannten Prüfungsbogen, wie sie in den Volksschulen auch heute noch angefertigt werden; sie stammen aus den Jahren 1835, 1836 und 1837. Das Charakteristische der Kneippschen Handschrift ist schon in dessen frühesten Schriftstücken deutlich erkennbar und lassen wir zum Beweise dessen eines derselben und zwar dasjenige aus dem Jahre 1836 umstehend in Faksimile folgen.

Als Schüler war er stets ausgezeichnet, und die strenge Erziehung im Elternhause machte auf diese Weise dem Lehrer das Amt um vieles leichter. — Die noch erhaltenen Schulcensuren, deren

Komposition der Titelvignette von Ph. Schumacher, Maler in Rom. 24. Aug. 1852: Datum der Primiz Msgr. Kneipps.

Abschrift mir durch die Güte des Kgl. Schulinspektorates Ottobeuren zur Verfügung gestellt worden ist, haben folgenden Wortlaut:

„Schuljahr 1827—28. Unter drei Mitschülern der zweite. Zeigt sehr viele geistige Anlagen, hat einen grossen Fleiss in und ausser der Schule. Sein sittliches und religiöses Betragen ist sehr lobenswert.“

„Schuljahr 1828—29. Unter drei Mitschülern der erste. Er besitzt sehr viele geistige Anlagen, hat einen zimmlichen (richtig „ziemlichen“) Fleiss in und ausser der Schule. Sein sittliches und religiöses Betragen ist in und ausser der Schule lobenswert.“ — Das Schuljahr 1830—31 setzt ihn als ersten unter drei Schülern. — In der fünften Klasse

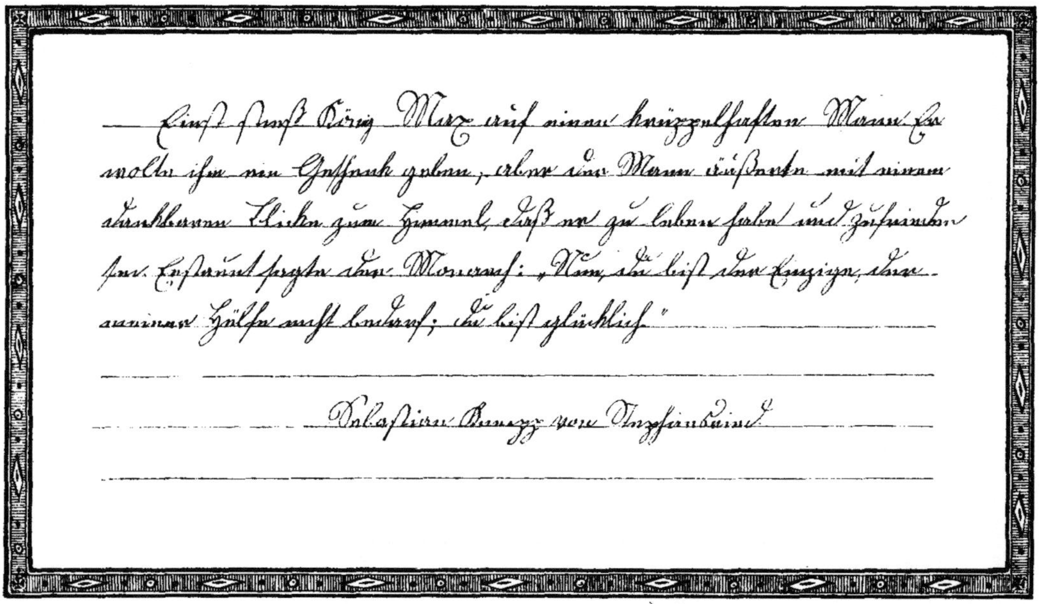

Verkleinertes Faksimile einer Probeschrift des Werktagschülers Seb. Kneipp, geschrieben im Mai 1836. Original freundl. zur Verfügung gestellt durch die ehem. Schwester Leopoldine, Oberin des Kneippianums zu Wörishofen.

(1831—1832) ist Kneipp „unter drei Mitschülern der erste. Zeigt sehr viele geistige Anlagen, hat einen grossen Fleiss in und ausser der Schule. Sein sittliches und religiöses Betragen ist sehr lobenswert.“ — Das Censurbuch für 1832—33 führt aus: Allgemeiner Fortgang, unter vier Mitschülern der erste. Besitzt viele geistige Anlagen. Er hat einen grossen Fleiss in und ausser der Schule. Sein sittliches und religiöses Betragen ist sehr lobenswert.“

So ist schon in den ersten Lern- und Bildungsjahren übereinstimmend stets gleich lobend des jungen Webersohnes Fleiss und Benehmen gerühmt.

Und was die Censurbücher der Volksschule Stephansried bezeugt haben, das anerkannten in gleichem Grade die Zeugnisse der Feiertagsschule, welche für die zur Pfarrei gehörenden Gemeinden in Ottobeuren gehalten wurde. Am 2. Juni 1833 war Sebastian Kneipp in diese Sonntagsschule übergetreten, und während sich von der Volksschule die eigentlichen Zeugnisse nicht vorfinden — das Schulhaus wurde erst im Jahre 1834 gebaut und auch Kneipp war dabei thätig —, sind uns von der Sonntagsschule noch die Jahreszeugnisse erhalten, deren Abschrift durch die Güte des Leiters der Schule zur Verfügung gestellt ist. Ihr Wortlaut ist hinsichtlich der am Schlusse jeweils angefügten Censurbemerkungen folgender:

Während sich aus dem ersten Schuljahre 1833—34 keine Bemerkung vorfindet, heisst es im nächsten Zeugnis für 1834—35: „Mit tüchtigen Talenten, ebenso grossem Fleiss machte er meistens sehr gute Fortschritte. In Hinsicht seines Betragens gehört er zu den ordentlichsten Schülern seiner Abteilung.“ — Das Schuljahr 1835—1836 lässt ihn folgendes Lob heimtragen: „Hat viele Talente, ebenso grossen Fleiss und machte gute Fortschritte. Seine Höflichkeit und Ordentlichkeit sind an ihm besonders lobenswert.“ — Im folgenden Zeugnis für 1836—37 ist er „einer der ordentlichsten Schüler seiner Abteilung. Seine Höflichkeit und Artigkeit sind an ihm besonders zu loben.“ — Im Jahre 1837—38 sieht sich sein Lehrer veranlasst, ihn „viel mehr seines ordentlichen Betragens als seiner Kenntnisse wegen vor allen Schülern vorzuziehen.“ — Das letzte Zeugnis der Feiertagsschule endlich — Kneipp verliess dieselbe im Mai 1839 — giebt ihm die Anerkennung: „Gehört zu den ordentlichsten Schülern seiner Abteilung. Besonders zu loben an ihm sind seine Artigkeit und Höflichkeit.“ Das Abgangszeugnis selbst bringen wir nebenstehend in Faksimile.

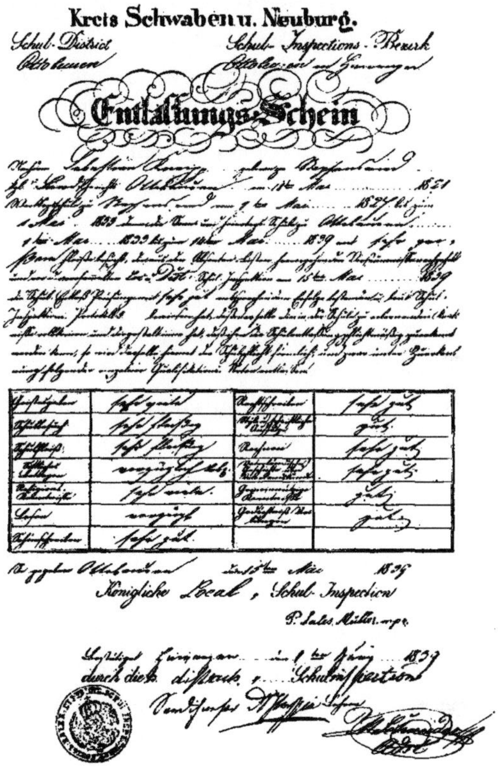
Kreis Schwaben u. Neuburg.
Schul-District Ottobeuren
Schul-Inspections-Bezirk
Entlassungs-Schein
Königliche Local-Schul-Inspection

Verkleinertes Faksimile des Entlassungsscheines des Sonntagschülers Seb. Kneipp, ausgestellt am 15. Mai 1839 zu Ottobeuren.
Original zur Verfügung gestellt durch die ehrwürdige Frau Alphonsa, Subpriorin im Dominikanerinnenkloster zu Wörishofen.

Aber nicht etwa, dass Sebastian die Schule besuchte und in den freien Stunden Zeit gehabt hätte, kindlichem Spiele obzuliegen und die Kräfte zu üben, er wurde in der schulfreien Zeit auch noch zu den mannigfaltigsten häuslichen Arbeiten herangezogen. So musste er in frühester Jugend das Vieh hüten, und da erzählte er oft, wie es ihm die grösste Freude machte, beim Viehhüten auf den gegenüberliegenden Höhen seine Stimme zu üben und laute Jodler und Juchzer in die Luft hinauszustossen, um zu sehen, wer besser und lauter jodeln könne, er oder der Nachbarsbub, der, auch beim Viehhüten, auf einer nahe gelegenen Weide ihm antwortete; so habe er seine Stimme nach Möglichkeit ausgebildet, was ihm für später tief in Erinnerung geblieben sei und worüber er sich noch oft gefreut habe.

Kam dann der Winter, so musste der junge Sebastian als elfjähriger Knabe bereits an den Webstuhl und nach Möglichkeit mitarbeiten helfen; wenn auch die kleinen Beine manchmal den Dienst versagen wollten, so war doch der Vater unerbittlich streng, und die freie Zeit wurde ausschliesslich benutzt zu harter Arbeit. Eigentliche wonnige Kindestage hat Sebastian niemals erlebt, und so ist ihm auch für diese Seite des menschlichen Lebens mehr oder minder das Verständnis versagt geblieben.

Es soll aber nicht unterlassen werden, zu erwähnen, welches die Eigentümlichkeiten des Knaben waren und wie er sie bethätigte. Im Hause hiess Sebastian einfach der „Bua“, und wurde er ausnahmsweise bei seinem Vornamen gerufen, so nannte man ihn „Baschtl“; hatte er etwas verbrochen und geriet die Mutter in Zorn, so rief sie ihm zu: „Bua borschtiger“, weil er struppiges Haar hatte.

Besonders hervorstechend in seinem Charakter war der Zug, dass er immer gerne etwas anderes that, als was ihm aufgetragen war. — Das Weben, das er sollte, war ihm nicht angenehm, er fühlte sich nicht heimisch dabei, und jede mögliche oder unmögliche Gelegenheit ergriff er, um vom Webstuhle loszukommen; gar oft fand der erzürnte Vater die Bücher im Webstuhl, und dann gab's harte Scenen und der „borschtige Bua“ bekam tüchtig Schläge. —

Seine Stiefschwester Magdalena erfreute sich besonderer Beliebtheit bei ihm, weil sie oft und gerne für ihn eintrat. So z. B., wenn sie beide im Keller wirkten, veranlasste er Magdalena, an seinem Webstuhl zu arbeiten, damit, wenn der Vater komme, er auch einige Ellen Tuch habe und nicht bloss sie; inzwischen las er. — Wenn man die Kinder hinausschickte, um Gras zu „rupfen“ fürs Vieh, so war Magdalena recht fleissig und hatte bald ihren Sack gefüllt; aber der „borschtige Bua“ ging inzwischen Vogelnester suchen und Naturstudien machen. Und wenn er dann zurückkam und in seiner Bestürzung erkennen musste, dass er seine Arbeit nicht gethan, so steckte er „Stecklein“ in den Sack hinein, um ihn weit zu machen und auf diese Weise den Eindruck zu erwecken, als sei der Sack voll Gras; zu Hause wurde der Betrug natürlicherweise entdeckt, und was dann folgte, dürfte bekannt sein. Dann hatte er eine Liebhaberei fürs Malen plötzlich gewonnen, und Sonntags und in Stunden, wo er glaubte, sich freimachen zu dürfen, ging er jetzt mit kolossaler Energie seinem Malerberufe nach; doch dauerte das nicht lange. Dann fing er gelegentlich an, Kräuter zu suchen und zu trocknen; aber auch das gab er bald wieder auf.

Die Bücher, das war halt seine Hauptliebhaberei, und er hätte am liebsten Stunden und aber Stunden bei seinen Büchern zugebracht, die er sich mit ausserordentlicher Findigkeit bald durch den Einen, bald durch den Andern, den er gelegentlich zu Gesicht bekam, zu verschaffen wusste.

Die Ernährung war, entsprechend den ärmlichen Verhältnissen der Familie, von äusserster Dürftigkeit und Einfachheit. Sonntags gab es meistens Erdäpfel, Montags Kartoffeln, und so abwechselnd die ganze Woche hindurch, wie er selbst oft mit gutem Humor erzählte; dazu das rauhe Brot und was von der Milch kam. Butter und Käse wurden selbstverständlich verkauft, und so war die Nahrung mit Ausnahme der heiligen Zeiten stets einförmig und dieselbe.

Selbst kleine Vergünstigungen wurden nicht geduldet; hier ein Beispiel: Auf dem Tische stand ein Gefäss mit Salz, in welches Vater und Mutter die Kartoffeln „einstupften“ (eintauchten), um so der einfachen Nahrung mehr Würze zu geben. Eines Tages dachte sich Sebastian: „Darf's der Vater, darf's die Mutter, darf ich's vielleicht auch“, und „stupfte“ ebenfalls die Kartoffeln ins Salzfässchen hinein. Kaum hatte die strenge Mutter das gesehen, so hatte er auch schon eine Ohrfeige, dass er unter den Tisch fuhr, und die harte Rede dazu: „Hascht no koi Salz verdeant, brauchscht au koins z' essn; sei frauh, dass man Dir Erdäpfel geit.“ — („Hast noch kein Salz verdient, brauchst auch keins zu essen; sei froh, dass man Dir Erdäpfel giebt.“) — Seit der Zeit, meint er, habe er die Kartoffeln nie mehr ins Salzfass eingestupft.

Er schlief, weil die Heimat eng war und wenig Raum bot, unter dem Dache auf dem Speicher; und da das Dach nicht ganz dicht war, so kam es im Winter bei den

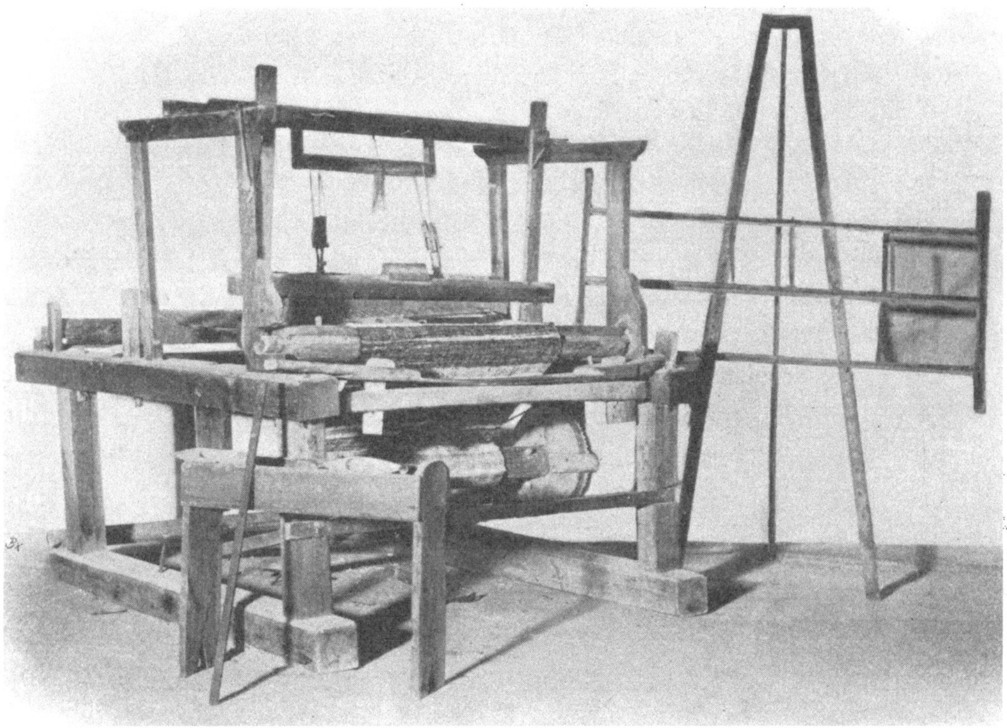

Seb. Kneipps Webstuhl.
Bei Gründung des Haushaltungsinstitutes (vergl. Kapitel IV) im Dominikanerinnenkloster zu Wörishofen von Seb. Kneipp aus der Heimat Stephansried ins Kloster herübergebracht, wo sich derselbe noch heute befindet.
Originalaufnahme durch Walter Wilda, Berlin.

scharfen Schneewehen öfters vor, dass durch die lückenhaften Schindel des Daches hindurch der Schnee auf seine Lagerstätte wehte, so dass er morgens einen Schneeball auf seinem Bette machen konnte. Trotzdem entwickelte er sich zunächst körperlich nicht schlecht, und seine Kräfte waren im ganzen in früher Jugend recht befriedigend.

Verkehr mit anderen Knaben hatte er entsprechend den Ansichten seiner eigenartigen und strengen Mutter nicht; er war auf sich selbst angewiesen und auf den Verkehr mit seinen Geschwistern; das war alles. Übrigens blieb beim harten Leben, das geführt wurde, auch nicht die Zeit, um irgend welchen Verkehr zu pflegen. Nachdem der musterhafte Schüler sein Schulentlassungszeugnis bekommen hatte, kam er erst recht in die Lehre als Weber; so sass er denn den ganzen Tag beim Vater unten im Keller, und Tag um Tag schnurrte die Spindel und sauste der Faden. „Huit kam kam!“ war die einzige Musik, die Stunde um Stunde in dem feuchten Webekeller an sein Ohr drang; und als er eines Tages versuchte, das Singen einzuführen, verwies ihm das der Vater mit aller Strenge. So musste er in Ruhe seiner harten Arbeit obliegen. Es musste in dem Keller eine gewisse Feuchtigkeit gehalten werden, damit das Garn nicht spröde wurde und der Faden nicht riss; aber dennoch bildete sich viel Staub, und so kam es denn, dass sich nach und nach bei ihm, dem sonst starken und kräftigen jungen Menschen, ein Luftröhrenkatarrh entwickelte, der chronisch wurde und in späteren Jahren zu einem Lungenleiden ausartete. Massenhaft, sagte er, sei der Auswurf gewesen; der Vater aber habe ihn auf seine Klagen hin immer damit getröstet; ‚die Weber spucka alle viel; warum sollscht denn Du nit spucka dürfe.“ Er selbst habe sich manchmal gewundert über die Mengen von Schleim, die er bei seiner Arbeit ausspucken musste.

Kam dann das Frühjahr, so freute er sich, dass die ländlichen Arbeiten wieder begannen, und der Webstuhl wurde dann mit dem Bauernhandwerkszeug vertauscht. —

Im Juni, wenn der Grasschnitt kam, zog er auch mit hinaus; und wenn er dann zum erstenmale wieder zur Sense griff, um seine Kräfte zu erproben, so merkte er erst, wie die Kellerarbeit den Körper ruinierte. — Tagelang fühlte er sich wie zerschlagen und gerädert, und erst nach und nach gewöhnte sich der Körper wieder an die gesündere ländliche Arbeit.

Waren die Feldarbeiten soweit beendet, d. h. waren die Bedürfnisse der kleinen Ökonomie im Hause Kneipps befriedigt, so zog er hinaus, um sein Brot zu verdienen: als Tagelöhner, Maurer, Bauernknecht, wie es gerade das Glück spielte. In dieser Zeit hatte er es eigentlich besser: denn er war im ganzen ein verträglicher, umgänglicher junger Mann, mit dem sich gut reden liess, und der sich auch in seiner Bildung etwas über das mittlere Mass eines Arbeiters erhob. —

Niemals konnte ich im Laufe der Jahre von dem Verstorbenen so recht erfahren, aus welchem Grunde er sich eigentlich dem Studium der Theologie gewidmet hat; auf seinem Krankenbette hat er's erzählt. — Es war am 13. Juni 1897, am Dreifaltigkeitssonntage, also vier Tage vor seinem Tode, da war ich nachmittags mit Msgr. Hauser aus Augsburg, dem verdienten Präsidenten der katholischen Arbeitervereine, bei dem Kranken; er plauderte über dies und das, und schliesslich sagte er auch: „Zwei Dinge sind es gewesen, die ich in meiner Jugend hauptsächlich gefürchtet hab': die Rute und die Hölle; und um beiden zu entgehen, wollte ich alle möglichen Mittel anwenden. Es sagte mir nun klar eine innere Stimme: Willst Du der Hölle entgehen, so werde Priester. — Dies aber geschah zuerst, da ich noch ein kleiner Knabe war. — Und seit der Zeit verliess mich dieser Gedanke nicht mehr, und ich war einzig und allein von dem Wunsche beseelt, Priester zu werden.“

Wenn jemals im Leben eines Menschen ein solcher Wunsch als aussichtslos bezeichnet werden musste, so war es wohl bei Seb. Kneipp der Fall: Sohn armer Eltern, die Mutter ohne jegliches Verständnis für eine solche Idee, der Vater wohl mit Verständnis ausgerüstet, aber ohne jegliche Mittel, und dazu noch allerhand Unglück, das dem Knaben widerfuhr — aussichtsloser ist noch niemals ein Mensch mit Bezug auf seine wichtigsten Wünsche und Bestrebungen gewesen.

Der Herr Kaplan von Ottobeuren kam öfters in das Haus des Xaver Kneipp nach Stephansried, da er nach der zeitweiligen hl. Messe in der Kapelle mit dem alten Kneipp sich gern unterhielt. — Eines Tages, es war etwa im Jahre 1834—35, richtete nun der alte Kneipp die Frage an den hochwürdigen Herrn Kaplan Ziegler — das war sein Name, — ob es wohl geraten sei, dass er dem Drängen seines Sohnes Sebastian nachgebe und ihn Theologie studieren lasse; Mittel seien keine da, niemand, der sich für ihn verwenden wolle oder könne; er bitte den hochwürdigen Herrn Kaplan recht eindringlich, ihm seinen guten Rat nicht vorenthalten zu wollen. — Der Herr Kaplan Ziegler, ein etwas kurzschauender aber wohlmeinender Herr, antwortete ihm: „Wenn Sie ihm zweitausend Gulden geben können zum Studieren, ist's recht; sonst lassen Sie's lieber bleiben.“ — „Hascht's gehört?“ sprach der Vater zu dem in einer Ecke des Zimmers atemlos lauschenden Sebastian. Es war nun keine Rede mehr vom Theologiestudieren; nur die Mutter konnte sich's nicht versagen, wenn er eine kleine Pflichtversäumnis sich zu schulden kommen liess, gelegentlich zu bemerken: „Den Herrn möcht' er macha, der Bua, der borschtige, aber arbeita möcht er nix, der koinzige (nichtsnutzige).“

So arbeitete er, der arme, verlassene „Baschtl“ weiter; die „Ideen“ gingen ihm aber nicht aus dem Kopf, und er suchte, was er überhaupt ersparen konnte, zu ersparen, um vielleicht doch noch an das Ziel seiner Wünsche zu kommen. Er tagwerkte gelegentlich bei einem Bauern in Hawangen bei Ottobeuren, und dieser erzählte abends im „Hoimgarta“, da man vom Studium der Theologie sprach, er habe in früheren Jahren einmal einem zweihundert Gulden versprochen, der Geistlicher werden wollte; dieser aber sei ein Viehdoktor geworden. Er habe ihm die zweihundert Gulden bezahlt, aber das verdriesse ihn, und seit der Zeit möchte er keinem so recht mehr helfen. — Darauf fragte ihn Sebastian: „Würden Sie mir die 200 fl. auch geben, wenn ich studierte?“ „Dees schon“, antwortete der Bauer, „aber was wirscht denn Du zemmabringa (zusammenbringen)!“

Immer mächtiger wurde der Drang in dem jungen Sebastian, sich seinem wahren Berufe zuzuwenden, und so entlief er einmal in finstrer Nacht heimlich nach Kempten, um sich beim dortigen Schulrektor zu erkundigen, was es bedürfe, um in die Rektoratsschule zu kommen. Als Vorwand gab er zu Hause an, er wolle in die Schweiz, um eine neue Art von Webstühlen, die damals gerade eingeführt worden war, kennen zu lernen. Der Schulrektor antwortete ihm: „Vor allen Dingen bedarfst Du zur Aufnahme in die Schule der Einwilligung Deiner Eltern.“ — Also auch dieser Stern erlosch! — Dann ging's schnell wieder nach Hause, und so arbeitete er, studierte heimlich und sparte und sparte, bis er schliesslich siebzig Gulden beisammen hatte; diese verbarg er unter den Dachsparren des elterlichen Hauses.

Am 17. Mai 1841 brannte das Haus ab und mit ihm auch die ersparten 70 fl. unseres armen Sebastian. Die letzte Hoffnung schien so für ihn geschwunden; und noch in seinen letzten Krankheitstagen hat er oft davon gesprochen, dass nie in seinem Leben ihn etwas so erschüttert habe als diese „lebendige Mahnung Gottes“, wie er sagte, man soll sich nicht an Geld hängen und seinem Werte nicht allzusehr vertrauen. — Er sah sich jetzt am Grabe seiner Hoffnungen, und glaubte, dass er nun endgiltig werde verzichten müssen, Priester zu werden. — Ein Gutes habe das Verbrennen der siebzig Gulden für ihn für sein ganzes Leben gehabt, und das sei dies gewesen, dass er seit der Stunde niemals mehr Geld gezählt und wirklich besonders geachtet habe.

Es musste dann die neue Heimat aufgebaut werden, und das waren schlimme Wochen: schwere Arbeit vom frühen Morgen bis in die späte Nacht und keine Zeit zu anderen Gedanken.

Diese Heimat, die er damals — an anderer, höher gelegener Stelle — mit erbauen half, sie steht heute noch und wird gehalten vom Hansjörg Epple, einem Sohne seiner Stiefschwester Maria. Zu diesem Hause, das also heute noch in Stephansried steht, hat er selbst den Mörtel gerührt und hat selbst daran gemauert; und wie manchen Gedanken an seine aussichtslose Zukunft mag wohl der arme Sebastian mit eingemauert haben!

Nachdem das Haus gerichtet, konnte er immer noch nicht die Wünsche, die in ihm lebten, zurückdrängen; er musste, er konnte nicht anders. Er wollte Priester werden um jeden Preis.

Etwa 25—30 geistliche Herren, die er befragte, hatten ihm sämtlich abgeraten, da

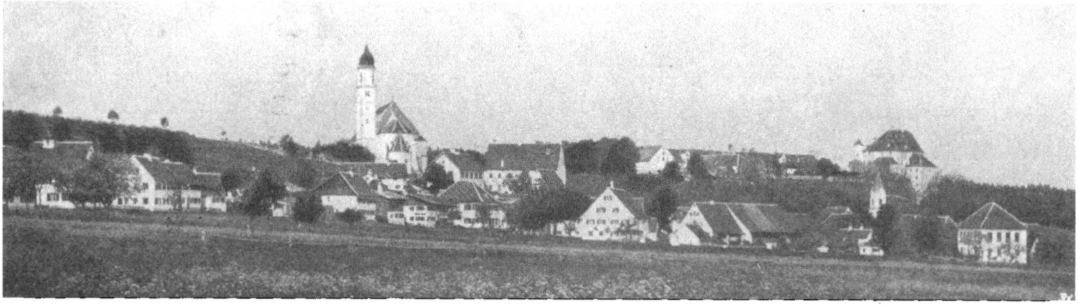

Grönenbach.
Originalaufnahme durch Braun, Ottobeuren.

sie ihm alle sagten: „Es ist nicht möglich, es wird nicht gehen; lassen Sie's bleiben, Sie kommen zu nichts. Besser gar nicht anfangen, als mitten drinnen stecken bleiben.“

Darauf entschloss er sich, ohne Mittel zu gehen und entlief mit fünf Gulden unter Mitnahme seines Wanderbüchleins über Mindelheim, Türkheim und Augsburg nach München hin, wo er gerade um die Zeit des Oktoberfestes ankam. Er ging hinaus auf die Oktoberwiese, sah das fröhliche Treiben, und in all dem Festesjubel war's ihm wund und weh ums Herz: er legte sich nieder und weinte bitterlich.

Aber auch in München fand er niemand, der ihm half, und da gar keine Mittel aufzutreiben waren, ging er zurück und kam wieder nach Ottobeuren. Es war aber Markt in Ottobeuren an diesem Tage, und er traf dort auf dem Markte seinen Vater; auch des Vaters Bruder war anwesend. Ein langer, strafender Blick von seiten des Vaters begleitete die Anrede: „So, bischt hoimgekehrt von der Wanderschaft?“ — Diese Wanderschaft aber hatte fünf Tage gedauert. — Man ging ins Wirtshaus, und des Vaters Bruder meinte: „Jetzt wirscht n'en ordentlichen Arbeiter an ihm haben!“

Xaver Kneipp aber sagte zu seinem Bruder: „In den paar Tagen ist ein solcher Starrkopf noch nit 'brochen.“

So ging er also wieder mit nach Hause und wurde selbstverständlicherweise ob seiner Wanderschaft von allen Familienmitgliedern und allen Bekannten weidlich verspottet. Er machte sich nichts daraus und arbeitete weiter; nur in seinem Innern lebte und webte einzig der Gedanke, wie er es wohl machen sollte, dass er doch noch zum Studieren käme. Eines Nachts fiel ihm ein, dass in Grönenbach bei Memmingen ein junger Priester sich befinde, dessen Bruder eine Schwester seines Vaters zur Frau hatte, Merkle mit Namen. An einem Sonntage zwischen Amt und Christenlehre ging er hinüber nach Grönenbach und fragte den hochwürdigen Herrn Mathias Merkle, ob er ihn wohl unterrichten möchte, da er sich zum Studieren vorbereiten wolle.

Die Unterredung war sehr kurz, der hochwürdige Herr Merkle sagte zu, und etwa eine Woche später entwich Sebastian heimlich aus dem väterlichen Hause und wanderte hinüber nach Grönenbach.

Da war nun wieder guter Rat teuer. Denn wohnen konnte er nicht beim Herrn Merkle, da dieser keinen eignen Haushalt führte; so war er also auf der Strasse. Sein guter Stern führte ihn in das Haus des Bürgermeisters, wo er durch die Vermittlung des Herrn Merkle ein Unterkommen fand, indem er seine Arbeitskraft in den Dienst des Hauses stellte und dafür freie Kost und Logis hatte. Er studierte fleissig, sogar sehr fleissig, etwa $1\frac{1}{2}$ Jahre lang und half im Hause dreschen und mähen und bei allen Feldarbeiten mit.

Zunächst sah man ihn, den alten Studenten, ungern im Hause des Bürgermeisters; man betrachtete ihn mehr als eine Last und wäre seiner gern wieder ledig geworden. Aber sein angenehmer, ruhiger Charakter und seine anspruchslose Bescheidenheit und Schüchternheit gewannen ihm zunächst das Herz der Hausfrau und so nach und nach auch die Herzen der anderen Insassen des Hauses, so dass man ihn schliesslich sehr lieb gewann und ihn mit als zum Hause gehörig betrachtete. Er hat oft von dieser seiner Grönenbacher Zeit erzählt und immer mit besonderer Vorliebe von dem Bürgermeisterhause gesprochen, wo man ihm so viel Gutes erwiesen habe.

Auch Merkle wäre zunächst des 21 jährigen Studenten gern wieder ledig gewesen, weil es ihm ein tollkühnes Unterfangen erschien, diesen in den Gelehrtenfächern zu unterrichten; da er aber einen so bereitwilligen und fleissigen Schüler an ihm fand und da ihn sein bescheidenes und ruhiges Wesen so ausserordentlich befriedigte, nahm er sich ernstlich seiner an und gewann ihn schliesslich ebenfalls recht lieb.

Dann wurde Herr Merkle nach Augsburg als Stadtkaplan von St. Moritz versetzt; natürlich musste Sebastian mitziehen. Dort bekam er dann auch durch die Güte seines Gönners Merkle die Kost im Hause, und so studierte er fleissig weiter. Hier in Augsburg fanden sich einige Gönner, welche dem „alten Studenten" hilfreich beistanden und ihm es so ermöglichten, die Privatstudien weiter zu führen. Unter diesen war dem sel. Herrn Prälaten noch in späteren Jahren in dankbarer Erinnerung der damalige Domdekan Stadler, der dem Studenten manche Gabe zuwandte und ihm auch weiterhin verschiedene Gönner verschaffte. Wohl das liebste Heim, wo sich Kneipp am wohlsten fühlte, war das Haus des Herrn Peter Paul Platzer, Associé der Messingfabrik Beck. Auf die Empfehlung des Domdekan Stadler hin fand Sebastian hier gastliche Aufnahme. Besonders nahe stand ihm die ältere Tochter Josephine, welche sich des „armen Studenten vom Lande" in zuvorkommendster Weise annahm. Noch in späteren Jahren, als Kaplan, Beichtvater und Pfarrer, verband ihn eine lebhafte Korrespondenz und treue Anhänglichkeit an den

„alten Platzer" und an dessen Kinder, den jetzigen Herrn Administrator Platzer und besonders die „gute Josephine", und noch in späteren Jahren rühmte er laut und öffentlich die Gastfreundschaft der Familie Platzer; und öfters erzählte er im trauten Kreise, wie er als Kandidat der Theologie, als er ins Seminar in München, ins Georgianum, einrücken sollte und keinen schwarzen Rock besass, in dieser Not zum „guten Vater Platzer" gegangen. Kurz entschlossen zog Herr Platzer seinen Feiertagsrock aus — und unser Theologe hatte einen stattlichen Feiertags- und Seminarrock, der freilich nicht so ganz genau passte.

So verging denn wieder einige Zeit fleissigen Studiums in Augsburg. Späterhin wurde Merkle zum Professor der Moraltheologie am bischöfl. Lyceum in Dillingen ernannt, und Kneipp ging wieder mit. Er trat als Schüler in das Gymnasium zu Dillingen ein, aber nicht ohne Schwierigkeiten; denn als er sich beim Rektor meldete, wies ihn dieser ab, da er zu alt sei und man im ganzen mit den alten Studenten schlechte Erfahrungen gemacht habe. Mehrmals versuchte er sein Glück beim Rektor, aber immer mit dem gleichen Erfolge. Darauf ging er nach Augsburg, um die gesetzlich erforderliche Dispens nachzusuchen, welche er denn auch erhielt, und so ins Gymnasium aufgenommen werden konnte.

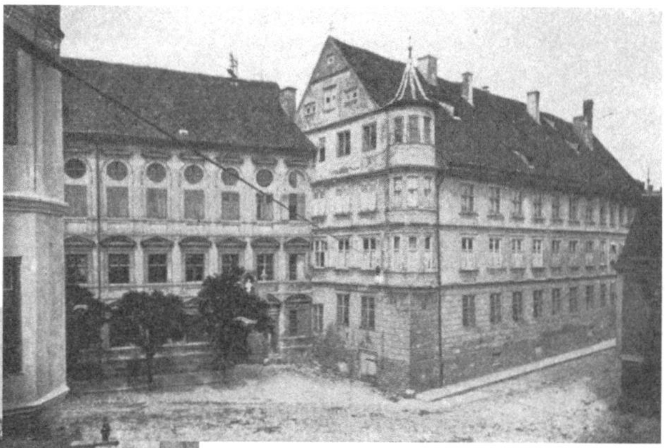

Altes Jesuitenkolleg u. Lyceum in Dillingen.
(Seb. Kneipps Wohnung 1846—1849.)
Originalaufnahme durch Fritz Gallemüller, Dillingen.

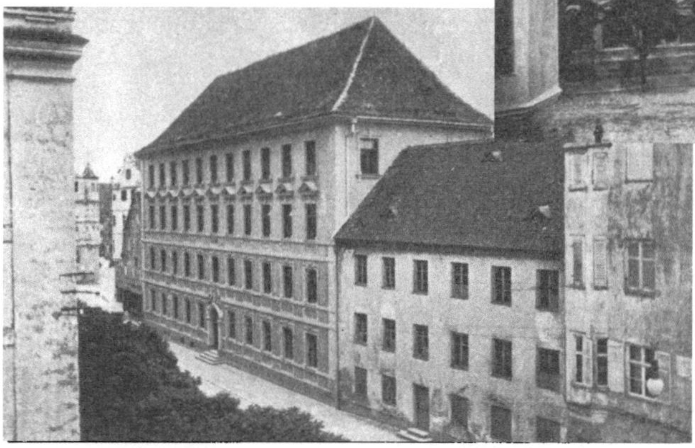

Altes und Neues Gymnasium in Dillingen.
Originalaufnahme durch Fritz Gallemüller, Dillingen.

Am 13. Dezember des Jahres 1844 trat der 23jährige gross gewachsene Student in die erste Gymnasialklasse der k. Studienanstalt zu Dillingen ein; es ist dies nach den jetzt gebräuchlichen Benennungen die VI. Gymnasialklasse oder Untersekunda. Es mag ihm wohl etwas eigen zu Mute geworden sein unter den um vieles jüngeren Studienkollegen; und auch diese blickten vielleicht mit etwas gemischten Gefühlen zu ihrem „alten" Schulgenossen empor. Aber einerseits das ungewöhnliche, unentwegte Festhalten an dem einmal erkannten Berufe, die Kämpfe und Hindernisse, die der „Alte" zu bestehen hatte, und wovon trotz der Zurückgezogenheit unseres Sebastian gar bald die Kunde unter der Studentenwelt verbreitet war, andererseits aber auch Kneipps liebevollbescheidenes Benehmen erwarben ihm in kurzem die Liebe und Anhänglichkeit seiner Mitstudenten, und er wurde jetzt schon, was er die ganze Studienzeit und darüber hinaus blieb: „Papa Kneipp".

So waren denn die grössten Hindernisse beseitigt, die sich in scheinbar unüberwindlicher Weise vor dem schlichten Webergesellen aufgetürmt. Kneipps unerschütterliches Gottvertrauen und seine zähe Energie in Verfolgung eines einmal als recht und gut erkannten Zieles liessen ihn durch alle Wirrnisse den Weg finden. Jetzt mochte wohl einige Befriedigung und Ruhe eingezogen sein in jenes Herz, das so oft gebangt und gesorgt, das so manchen Spott ob seiner ungewöhnlichen Pläne erdulden musste, ohne sich einem teilnehmenden Freunde gegenüber erleichtern zu können.

So ging denn „der Student" täglich den Weg ins Gymnasium, wohin es nicht sonderlich weit war; denn Kneipp wohnte im ersten Studienjahre bei Frau Therese Feldle, in dem hinter dem neuen Knabenseminar stehenden, jetzt dem Hochw. Herrn geistl. Rat Weinhart gehörigen Häuschen, vom Herbste 1845 ab dann bei seinem Gönner, Professor Dr. Merkle, im alten Jesuitenkolleg.

Von dieser Zeit ist nicht mehr viel bekannt.

Kneipps Zeitgenossen aus der Dillinger Bürgerschaft sind gestorben, und zudem verbrachte der Student seine Zeit zum grössten Teil in den Lehrzimmern des Gymnasiums und in der Studierstube daheim in stiller Zurückgezogenheit und eifrigem Studium. Denn es hiess fest arbeiten, um trotz der doch immerhin etwas mangelhaften privaten Vorbereitung gegenüber den eingeschulten und eingewöhnten Kollegen nicht allzuweit zurückzubleiben.

Eifer, Energie und Arbeitsgeist besass unser Student in hohem Grade; und diese liessen ihn all die ungewohnten Mühen und Verhältnisse ruhig und fest ertragen. Sein unermüdlicher, grosser Fleiss überwand die Nachteile des verhältnismässig hohen Alters.

Wenn man bedenkt, dass Kneipp bei seinem Eintritt in die VI. Gymnasialklasse (Untersekunda) bereits 23 Jahre zählte, so ersieht man leicht, dass er ein recht alter Gymnasialstudent war; und wenn es auch eine bekannte Thatsache ist, dass diese alten Studenten meist sehr schwer lernen, so muss doch Kneipp zu seinem Ruhme nachgesagt werden, dass er immer, wenn er auch nicht ein besonders glänzender Schüler war, doch in der Mitte bezüglich der Leistungen sich befand und vor allen Dingen sein Fleiss und sein sittliches Betragen von seinen sämtlichen Lehrern und Professoren als durchaus musterhaft und tadellos bezeichnet worden sind.

Durch die Freundlichkeit des Herrn Rektor Faber, derzeitigen Rektors des Gymnasiums zu Dillingen, sind mir die Abschriften der Zeugnisse, die er an der dortigen Anstalt erhielt, zur Verfügung gestellt; zum Teil sind sie aber auch noch im Original vorhanden und in meinem Besitze. Man muss bei der Betrachtung dieser Zeugnisse bedenken, dass sich's um einen Mann handelte, der in der Mitte der 20er Jahre stand und im 21. Lebensjahre das Studium begonnen hatte; dann wird man zugeben, dass die Leistungen vollständig genügend genannt werden müssen.

Des mehrfachen Interesses halber seien die Zeugnisse hier in ihrem Wortlaute angefügt. In der VI. (damaligen I.) Gymnasialklasse (Untersekunda) erhielt Kneipp:

„Religionslehre: Fleiss I*) (ganz vorzüglich), — Fortgang I/II (sehr gut);

Latein: Fleiss I (vorzüglich), Fortgang II (sehr gut); Platz 13;

Griechisch: Fleiss I (vorzüglich), Fortgang III (gut); Platz 15;

*) Die ältere Notenskala, wie sie hier angeführt ist, enthält 5 Stufen.

Deutsch: Fleiss II (sehr gut), Fortgang IV (mittelmässig); Platz 23;
Mathemathik: Fleiss I (vorzüglich), Fortgang I (vorzüglich); Platz 7;
Geschichte: Fleiss I (vorzüglich), Fortgang III (gut); Platz 19;
Geographie: Fleiss III (gut), Fortgang III (gut); Platz 36.
Allgemeine Fleissnote: I (vorzüglich);
Allgemeine Fortgangsnote III (gut);
Allgemeiner Fortgangsplatz: unter 29 Schülern der 16.
Fähigkeiten: III (gut).
Sittlich-religiöses Betragen: tadellos."

So hatte denn das erste regelrechte Studienjahr ganz zufriedenstellende Resultate gebracht. Etwas schlimmer erging es im folgenden Jahre 1845—46, wo wiederholt lange Krankheiten hinderlich entgegentraten. Doch auch in diesem Jahre gehörte er noch keineswegs zu den schlechten Schülern, wie auch das nebenstehende Zeugnis bestätigt.

Als Bemerkung ist unten noch angefügt: „Wurde beinahe das ganze Sommersemester durch Krankheit am Schulbesuch verhindert; die Plätze und Noten gelten daher nur für das I. Semester.

Das erste (Winter-) Semester also brachte mancherlei Unterbrechung, so dass es schwer hielt, mitzukommen, und das Sommersemester war vollends ununterbrochene Leidenszeit. Den weitaus grössten Teil des Sommers musste Kneipp in seinem Zimmerchen im alten Kolleggebäude krank liegen, treu gepflegt von seinem Wohlthäter und „Hausherrn", Herrn Lycealprofessor Merkle.

Bisher hatte unser Student in den beiden Jahren zum Ordinarius der Klasse Professor Valentin Seibel, in der Religionslehre Hochw. Prof. Anton Kräh, in Mathematik und Geographie Dr. Franz Minsinger. Während dieser auch für die beiden kommenden Jahre Kneipps Lehrer blieb, traten an die Stelle der beiden erstern als Klassenlehrer Prof. Johann Beitelrock, als Religionslehrer Hochw. Prof. Jakob Schaur, welcher heute noch als Dekan von Zusamaltheim bei Dillingen lebt.

Das nächste Studienjahr, welches wohl keine völlige Genesung, aber doch immerhin einige Erleichterung im Lungenleiden brachte, liess ihn bei seinem rastlosen Fleisse wieder bedeutend bessere Erfolge erzielen. Und sein Zeugnis für 1846—47 lautet:

Religionslehre: Fleiss I (vorzüglich) — Fortgang I (vorzüglich);
Latein: Fleiss I (vorzüglich) — Fortgang II (sehr gut), Platz 18
Griechisch: Fleiss I (vorzüglich) — Fortgang II (sehr gut), Platz 16
Deutsch: Fleiss I (vorzüglich) — Fortgang II (sehr gut), Platz 13
Mathematik: Fleiss II (sehr gut) — Fortgang II (sehr gut) Platz 14
Geschichte: Fleiss I (vorzüglich) — Fortgang III (gut) Platz 25
Geographie: Fleiss II (sehr gut) — Fortgang II (sehr gut), Platz 25
Hebräisch (untere Abteilung): Fleiss I (vorzüglich), Fortgang III (gut);
Allgemeine Fleissnote: I (vorzüglich);
Allgemeine Fortgangsnote II (sehr gut);
Allgemeine Fähigkeiten sehr grosse;
Religiös-sittliches Betragen ausgezeichnet;
Allg. Fortgangsplatz: unter 30 Schülern der 17.

Nun kam das letzte Jahr. Bei den angestrengten Studien, der äusserst knapp bemessenen freien Zeit und der kärglichen Bewegung in freier, frischer Luft nahm sein Leiden stetig zu; doch mit Gottes Hilfe konnte er auch das letzte Jahr des Gymnasialstudiums absolvieren, und am 26. August 1848 schlossen sich für den 27jährigen Studenten die Hallen des Gymnasiums. Das vom Studienrektor Schrott ausgefertigte und vom Prüfungskommissar Graetz unterzeichnete Gymnasial-Absolutorium hat untenstehenden Wortlaut.

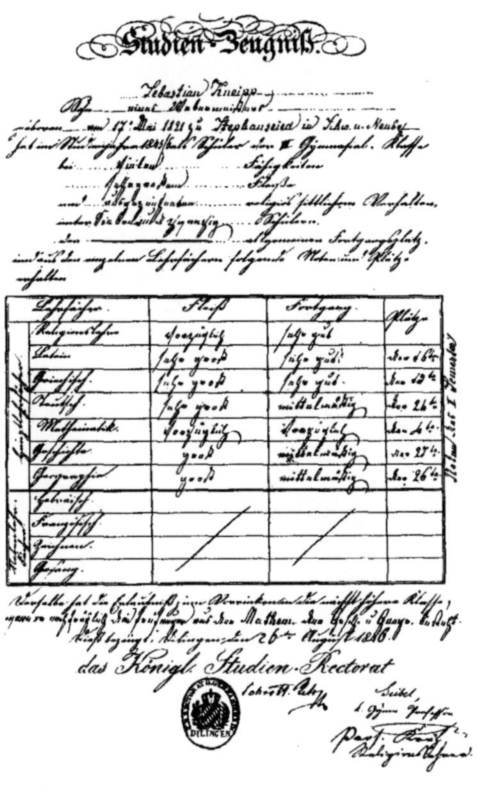
Studien-Zeugniß.

Sebastian Kneipp

das Königl. Studien-Rectorat

DILLINGEN

Studienzeugnis für das Jahr 1845/46, ausgestellt zu Dillingen, am 26. August 1846.
Original gefunden bei Kneipps hinterlassenen Personalakten.

Mit diesem Gymnasialabsolutorium waren die Hauptschwierigkeiten überwunden; und wenn schon wohl jedes Studentenherz freudiger schlägt, wenn das Absolutorium glücklich bestanden ist, um wie viel mehr wird Kneipp erleichtert aufgeatmet haben, als er das Zeugnis in Händen hielt, das ihm die Thüren öffnete zu den höheren, eigentlichen Berufsstudien.

Frohen Herzens zog er heim als glücklicher Absolvent, froh, dass es seinem Eifer gelungen, bis hieher sich durchzuarbeiten. Im Herbste des Jahres 1848 wanderte Kneipp dann wieder nach Dillingen, um sich den höheren Studien der Philosophie und deren Nebenfächern zuzuwenden, sowie es allen Studierenden der Theologie vor dem eigentlichen Berufsstudium als Einleitung und zum besseren Verständnis desselben vorgeschrieben ist. Das erste (Winter-)Semester wohnte er wieder bei seinem alten Gönner und väterlichen Freund Professor Merkle im Kolleg. Eigentlicher Alumnus des bischöflichen Diözesan-Klerikalseminars zum heiligen Hieronymus in Dillingen war Kneipp nie gewesen, aber er stand wohl schon von seinen Gymnasialjahren her und jetzt im ersten philosophischen Semester besonders mit dem Seminar zu Dillingen und mit dessen Alumnen in naher Verbindung, und zeitlebens hat er diese wohlwollende Gesinnung dem Dillinger Seminar gewahrt, wie es sich auch deutlich

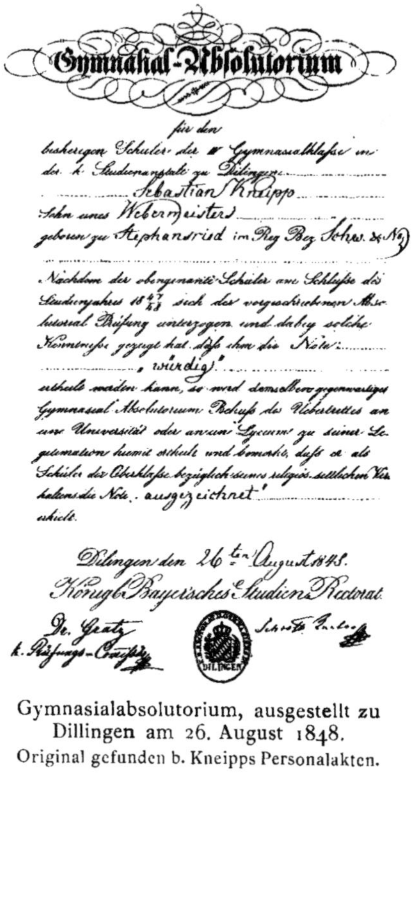
Gymnasial-Absolutorium

für den

Sebastian Kneipp

Dillingen den 26. August 1848.

Königl. Bayerisches Studien-Rectorat.

DILLINGEN

Gymnasialabsolutorium, ausgestellt zu Dillingen am 26. August 1848.
Original gefunden b. Kneipps Personalakten.

aus den später zu erwähnenden Stiftungen ergiebt. Als der Sommer anbrach, zog Kneipp nach München an die dortige Universität, um die philosophischen Studien zu Ende zu führen. In München führte Kneipp — wie bisher — ein stilles, arbeitsames Leben. Dabei hatte er gar manchesmal schmale Kost, um mit den wenigen Gulden, die ihm zur Verfügung gestellt waren, auszureichen. Die Ferien brachte er teils in Augsburg bei der Familie Platzer, teils in der heimatlichen Gegend zu.

Den ersten theologischen Kurs absolvierte Kneipp wieder in Dillingen mit Auszeichnung. Jedes Jahr durfte das bischöfliche Lyceum zu Dillingen ein paar arme, fleissige Theologen auswählen, welche im Münchener Georgianum einen vollständigen Freiplatz erhielten. Dieses Theologen-Konvikt war im Jahre 1494 von Herzog Georg dem Reichen von Niederbayern für Theologie-Studierende der Universität errichtet worden, und im Laufe

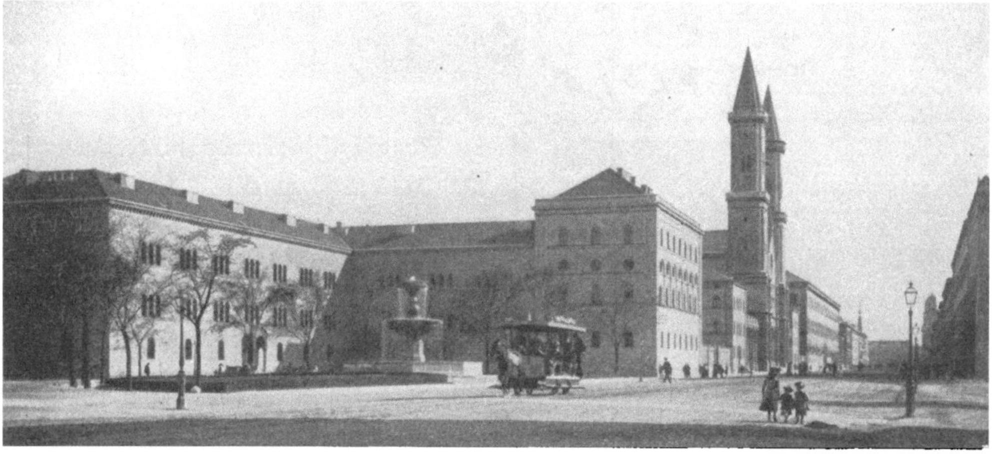

Ansicht des Collegium Georgianum zu München vom Universitätsplatze aus.
Originalaufnahme von L. Schiessl, München.

der Zeiten ward das Stiftungskapital bedeutend vermehrt, so dass eine stattliche Anzahl von Freiplätzen für bayerische Theologen alljährlich freisteht. Im Jahre 1850 nun befürwortete das k. Lycealrektorat wiederum zwei seiner Studierenden für das Georgianum, nämlich den nunmehrigen Jesuiten-Missionar in Brasilien, P. Fluge, und — Sebastian Kneipp. Im Oktober 1850 trat er ins Georgianum ein, wo er zwei Jahre hindurch, bis zu seiner Priesterweihe, verblieb. Kneipp äusserte sich oftmals, wenn im trauten Verkehr das Gespräch auf diese Zeiten sich lenkte: „Nach den armseligen Studentenjahren mit seinen Sorgen und Entbehrungen hab' ich jetzt im Georgianum geglaubt, alle Tage Kirchweih zu feiern.“ Der verliehene Freiplatz benahm dem Alumnus so ziemlich alle materiellen Sorgen. Ruhig und gleichmässig gingen jetzt die 2 Studienjahre vorüber. Bei seinen Mitalumnen war Kneipp ungemein beliebt und wurde kurzweg „Vater Kneipp“ oder „Papa Kneipp“ oder auch wegen seiner Wasserkur, die er jetzt systematisch betrieb, kurzweg „Eisbär“ genannt. Auch bei den Vorständen des Seminars stand er in hohem Ansehen, infolge seiner grossen Zuvorkommenheit und Bereitwilligkeit. Als der damalige Herr Subregens Dr. Carl Thumann nach dem Gutachten des Hausarztes Dr. Horner in einem Nervenleiden die eigentümliche Verordnung erhielt, vor Mitternacht nicht einzuschlafen, um nicht in nervöse

Aufregungen zu geraten, da war es der stets hilfsbereite Alumnus Kneipp, welcher trotz seiner eigenen grossen Nervenschwäche abends von 9—12 Uhr vor dem Bette seines Herrn Vorstandes sass und denselben wach erhielt. Von den damaligen Mitalumnen Kneipps leben nur noch drei: Hochwürden Herr Stiftspropst zu St. Cajetan in München, Ritter Jacob von Türck, Hochw. Domkapitular Alban Winter in Augsburg und Hochw. Herr Pfarrer Karl Schattenhofer in Bernried am Starnberger See Gern und oft erinnerte sich der selige Herr Prälat an die „schönen Tage im Georgianum", und als im Jahre 1894 das vierhundertjährige Jubiläum des Georgianums gefeiert wurde, konnte er es sich, obwohl mit Arbeit überladen, doch nicht versagen, an der Feier teilzunehmen, und heimgekehrt berichtete er freudig von dem „Abstecher" und dem „schönen Fest". All die Er-

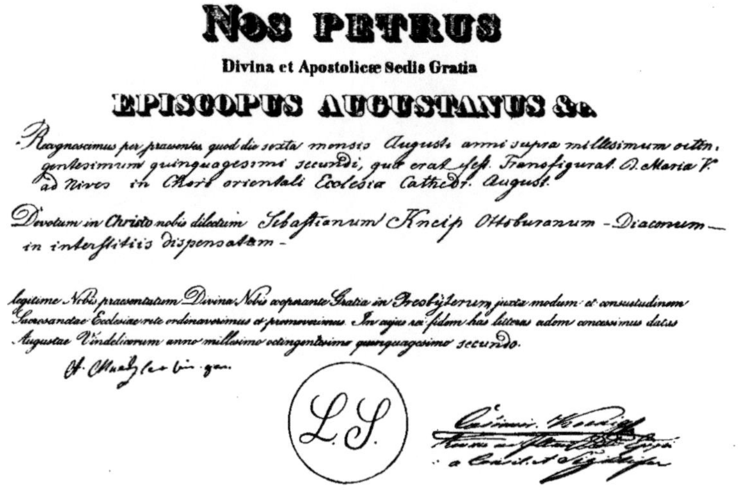
NOS PETRUS
Divina et Apostolicæ Sedis Gratia
EPISCOPUS AUGUSTANUS &c.

Recognoscimus per praesentes quod die sexta mensis Augusti anni supra millesimum octingentesimum quinquagesimi secundi, qui erat fest. Transfigurat. B. Maria V. ad Nives in Choro orientali Ecclesia Cathedr. August.

Devotum in Christo nobis dilectum Sebastianum Kneip Ottoburanum - Diaconum - in interstitiis dispensatam -

legitime Nobis praesentatum Divina Nobis cooperante Gratia in Presbyterum juxta modum et consuetudinem Sacrosanctae Ecclesiae rite ordinavorimus et promovorimus. In cujus rei fidem has litteras adem concessimus datas Augustae Vindelicorum anno millesimo octingentesimo quinquagesimo secundo.

L. S.

Das Diplom der Priesterweihe Seb. Kneipps 1852.
Original gefunden in Kneipps hinterlassenen Personalakten.

innerungen wurden in ihm wach, und feuchten Auges sagte er im Vortrag: „Ich hab' recht wehmütig an die alten Zeiten gedacht. Es geht halt alles vorbei und der Mensch wird alt, eh' er sich's versieht."

In eifrigem Studium und in gewissenhafter Vorbereitung auf das hohe Ziel vergingen die zwei Jahre des Georgianer Aufenthaltes und des Universitätsstudiums. Nachdem Kneipp schon früher im Jahre 1851 die erste Tonsur und die vier niederen Weihen erhalten hatte, ging er am 4. August 1852 in aller Frühe nach Augsburg, wo er durch Bischof Petrus Richartz am gleichen Vormittag im Ostchor des herrlichen Domes die Subdiakonatsweihe, am nächsten Tage die Weihe des Diakonats erhielt, um dann am 6. August ebendaselbst zum Priester geweiht zu werden. Welche Gefühle mögen wohl den Weihekandidaten durchdrungen haben, als er hingestreckt vor den Stufen des Altares lag und in ernsten Tönen die Allerheiligen-Litanei über ihn erklang, als er dann durch die Handauflegung des Bischofs das wurde, was der Gegenstand seines Sehnens und Strebens so viele viele Jahre hindurch gewesen war, was er mit so vielen Kämpfen sich hatte erkaufen müssen: Gefühle des Dankes, aber auch berechtigter Genugthuung und Selbstzufriedenheit. Von der Vorstandschaft des Georgianums erhielt er am 17. August 1852 noch das ehrenvolle Abgangszeugnis:

„Kneipp, Sebastian, besitzt sehr viele Fähigkeiten, vorzüglichen Fleiss, sehr viele Kenntnisse. Die Lücke in denselben datiert von der mangelhaften Vorbildung, indem Kneipp bereits an Alter vorgerückt war, als er vom Webstuhl seines Vaters und den bäuerlichen Arbeiten, gemahnt durch einen unüberwindlichen Drang, den Studien sich zuwandte. Sein Eifer namentlich für die Schule ist sehr gross, und er verspricht bei seiner grossen Gewissenhaftigkeit, seinem frommen Sinne und heiteren Ernste ein tüchtiger Seelsorger zu werden, zumal er die in seinem früheren Berufsleben unter dem Landvolke gemachten Wahrnehmungen und Erfahrungen wohl zu benutzen versteht. Durch die ungewöhnliche Energie seines Willens wird er mit der Gnade Gottes manches Unbehilf-

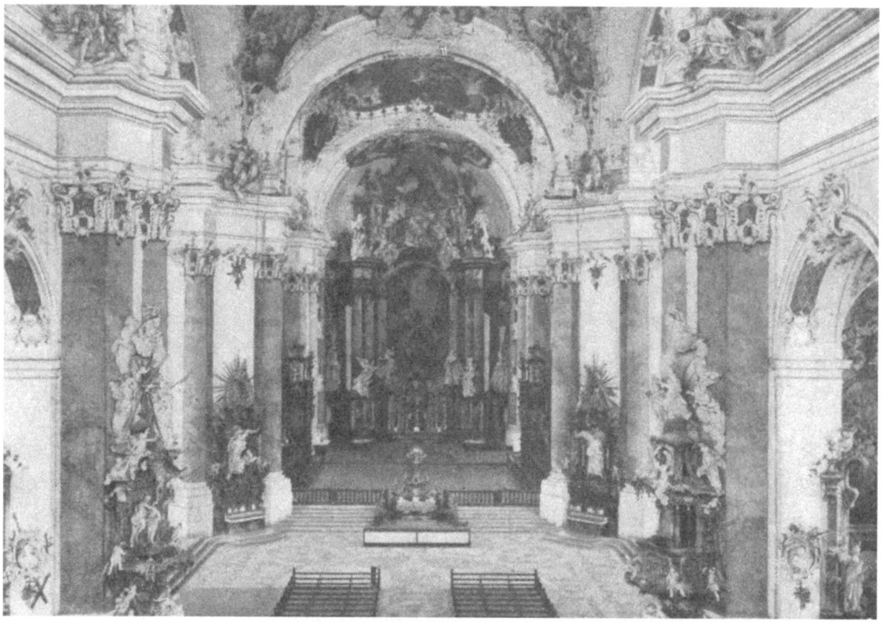

Inneres der Pfarrkirche zu Ottobeuren.
Photographische Aufnahme von Braun, Ottobeuren.

liche im Umgang noch überwinden. Sein Vortrag nach Inhalt und Deklamation verdient die erste Note. Die Form der Darstellung und die Aktion werden durch die Übung gebessert werden. Seine Gesundheit ist sehr kräftig."

Am Ziele seiner Wünsche angelangt, konnte er am Bartholomäitage, am 24. August des Jahres 1852, seine Primiz in der Pfarrkirche zu Ottobeuren feiern. Gewaltig war der Zulauf zu dieser Primiz. Und wenn es schon in Bayern ein Sprichwort ist, dass man, um eine Primiz mitzufeiern, ein Paar Sohlen durchlaufen soll — d. h. man soll ja nicht versäumen, dem ersten hl. Messopfer eines neugeweihten Priesters beizuwohnen, auch wenn der Weg recht weit ist —, so war doch begreiflicherweise das Interesse, das diese Primiz in der Nachbarschaft erweckte, ein weit über das gewöhnliche Mass hinausgehendes. Er, der „borschtige Bua", der vielverspottete „Baschtl", der von Pontius zu Pilatus gelaufen war, der sich von allen Menschen hatte hänseln, verspotten und verhöhnen lassen müssen wegen seiner „thörichten Einbildung", war schliesslich doch an das Ziel seiner Wünsche gelangt; die gewaltige Pfarrkirche von Ottobeuren war vollständig gefüllt, um die Andächtigen alle zu fassen, welche diesem erhabenen Gottesdienste beiwohnen wollten. — Welchen Eindruck musste es auf das Herz Seb. Kneipps machen, da er unter den Seinigen zum erstenmal am Altare im Dienste des Herrn walten und seinem Vater die hl. Kommunion reichen konnte!

Dazu die grossartige Schönheit der Pfarrkirche von Ottobeuren. Weltberühmt sind manche Benediktinerkirchen, aber ein Juwel, landauf, landab, in Bayern und Württemberg und selbst in dem benachbarten Italien kaum in gleicher Schönheit zu finden, ist die Pfarrkirche von Ottobeuren. Gewaltig wölbt sich der Bau, im edelsten Renaissancestil gehalten, und die weiten Hallen umfassen neben zwei prachtvollen Orgelwerken, berühmtem geschnitzten Chorgestühl, die schönsten Kunstwerke in Malerei und Skulptur und eine grosse Menge heiliger Geräte aus alter Zeit. So ist z. B. unter den Paramenten der Pfarrkirche von Ottobeuren der Krönungsmantel der unglücklichen Königin Marie Antoinette, zu einem Messgewande verarbeitet, noch vorhanden. Dasjenige Messgewand, das Luther trug, als er die letzte Messe celebrierte — denn dies geschah bei den Benediktinern in Ottobeuren, ist heute noch zu sehen; es ist ein grünes Messgewand.

Das Innere der gewaltigen Kirche ist wunderschön ausgemalt und erglänzt ausserdem in reichem architektonischen Schmuck. In dieser Kirche also feierte der hochwürdige Herr Seb. Kneipp als neugeweihter Priester seine Primiz; und als der einstige Webergeselle an den Altar trat, ein Bild der Bescheidenheit und Schüchternheit, da glaubte wahrlich keiner, dass sein Name einstens die Welt bewegen werde, und dass er einst berufen sein werde, in ganz besonderer Weise der leidenden Menschheit Heil und Segen zu bringen.

IV.

Seb. Kneipp als Priester.

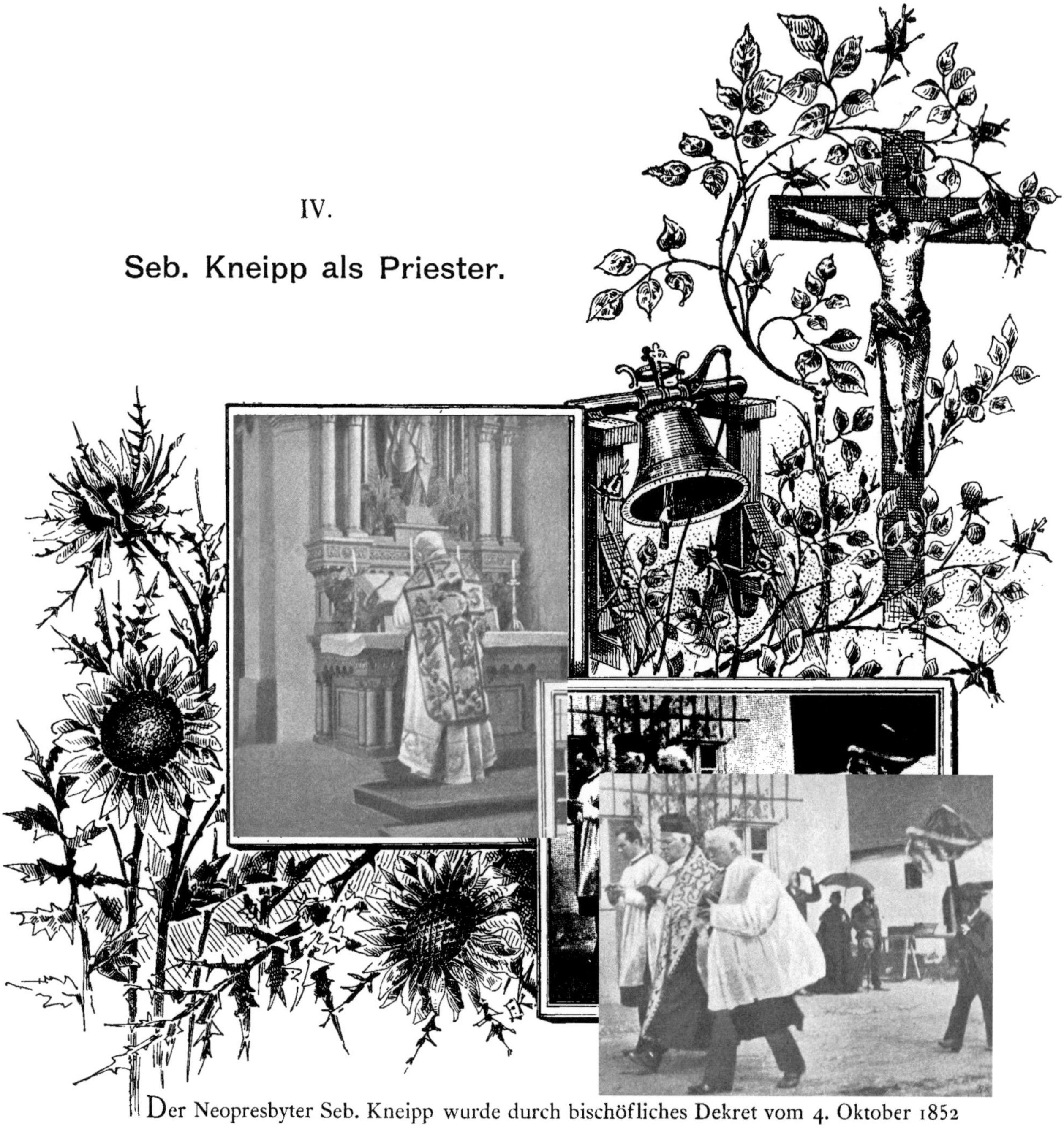

Der Neopresbyter Seb. Kneipp wurde durch bischöfliches Dekret vom 4. Oktober 1852 als III. Kaplan in Biberbach angestellt. Dieser stattliche Markt liegt mit seiner grossen, schönen Wallfahrtskirche anmutig an den Höhen des Schmutterthales, ca. 5 Stunden nördlich von Augsburg. Die priesterlichen Arbeiten in der besuchten Wallfahrtskirche, sowie in den Filialen Feigenhofen, Eisenbrechtshofen und Albrechtshofen füllten wohl die ganze Zeit des eifrigen Neopresbyters (neugeweihten Priesters) aus.

Aus dieser Zeit ist uns eigentlich über sein ganzes Leben und Wirken kaum etwas erhalten. Die Pfarrarchive von Biberbach ergaben keinerlei bemerkenswerte Aufzeichnungen, und es scheint, dass sich die Thätigkeit Kneipps in Biberbach einzig und allein auf das stille priesterliche Wirken eines Kaplans auf dem Lande beschränkt hat. — Nur

Titelvignette: Im Leichenzuge. — Beim Evangelium (nach Photographieen aus Kneipps Nachlass). — Komposition der Titelvignette von M. v. Karnicka.

ein Schriftstück deutet darauf hin, dass es damals bereits bekannt war, dass er sich speziell für die Jugend mehr interessierte; der Wortlaut desselben ist folgender:

Das Direktorium
des Waisenvereines in München
als Direktorium des Vereines für
Erziehung der verwahrlosten Jugend

lässt an den hochwürdigen Herrn Cooper. Pr. Kneipp in Biberbach die Einladung ergehen, die Stelle eines Erziehers und geistlichen Vaters in der hiesigen am 1. Januar 1853 zu eröffnenden Anstalt für die verwahrloste Jugend zu übernehmen. Derselbe wird nebst Kost und freier Wohnung 300 fl. jährliche Geldbezüge erhalten, wenn er sich diesem Berufe ganz hingeben will.

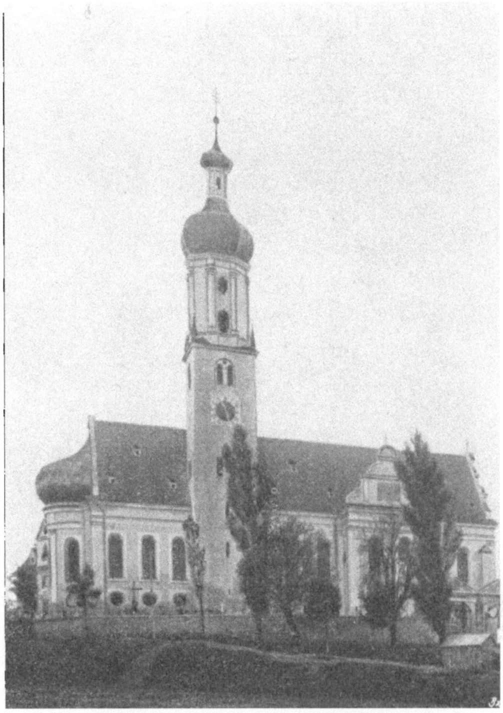

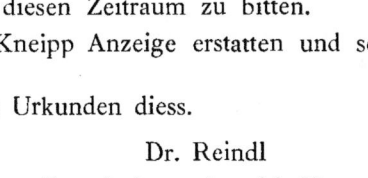

Wallfahrtskirche von Biberbach.
Originalaufnahme von Gall. Wertingen.

Um jedoch sattsam sich vor der definitiven Übernahme einer solchen Stelle prüfen zu können, wird erst nach Verlauf des ersten Vierteljahres dieselbe eintreten und daher auch geraten seyn, nur um temporäre Entlassung aus dem Diöz. - Verbande bey dem hochwürdigsten Ordinariate für diesen Zeitraum zu bitten.

Sobald diese erfolgt seyn wird, möge Hr. Kneipp Anzeige erstatten und seine Berufung erwarten.

Zu Urkunden diess.

München, den 12. Dez. 1852.

Dr. Reindl
Domdechant als zeitl. Vorst.

Nicht lange war er in Biberbach, denn bereits am 20. Januar 1853 wurde er versetzt als Kaplan nach Boos, einem freundlichen, am Waldesrand sich anlehnenden Dörfchen, etwa 2 Stunden nördlich von Memmingen.

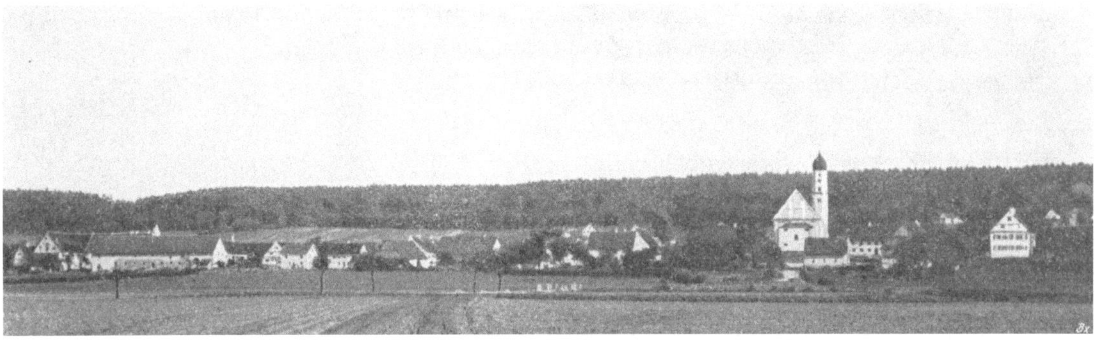

Pfarrdorf Boos.
Originalaufnahme durch Maler Schmid, Babenhausen.

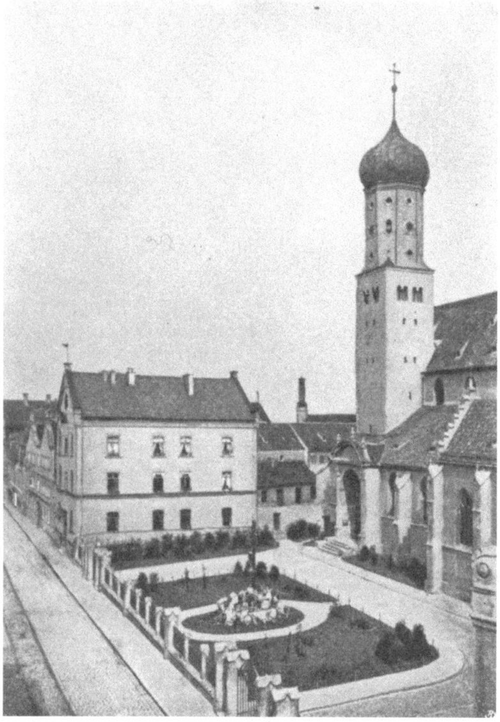

Kirche und Pfarrhaus von St. Georg in Augsburg.
Nach einer alten, in Kneipps Nachlass gefund. Photographie.

In Boos fand er viel Arbeit, denn der damalige Pfarrer war erkrankt und geradezu dienstunfähig. — So kam es denn, dass nahezu die ganze seelsorgerische Arbeit durch den Kaplan Kneipp besorgt werden musste. Dazu kam noch, dass er sogenannter „Cholera-kaplan“ war, d. h., dass zu der Zeit, als Kneipp in Boos amtierte, gerade die Cholera in dieser Gegend herrschte, was naturgemäss die Pflichten des Seelsorgers um ein Bedeutendes erhöhte. — Er unterzog sich denselben mit Lust und Liebe und wurde auch, als der erkrankte Pfarrer schliesslich starb, zum Pfarrvikar in Boos ernannt.

Dann kam er als Stadtkaplan nach St. Georg in Augsburg, und zwar am 24. November 1854. Dort entwickelte er nun eine ziemlich bedeutende Thätigkeit als Seelsorger. Die Leute bei St. Georg in Augsburg haben den Kaplan Kneipp ausserordentlich geschätzt, und sowohl als Beichtvater wie auch als Katechet hatte er grossen Anhang. – Er wohnte damals in einem Dachzimmerchen des IV. Stockwerkes im Hause, im Georgigässchen E. 287. Kaplan Kneipp war ununterbrochen thätig, an der Verbesserung des Menschengeschlechtes seinen Anteil zu leisten.

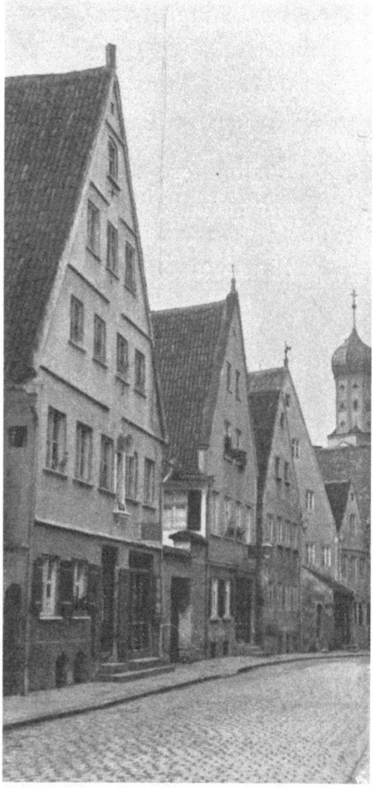

Das Haus Georgigässchen E 287, in welchem der Kaplan Seb. Kneipp im Jahre 1854 wohnte.
Das Fenster im IV. Stock, wo Kneipp wohnte, ist mit einem Kreuze bezeichnet.

Eine ganz besondere Thätigkeit entwickelte er in der Katechese. Er unterzog sich gerade dieser Seite seiner priesterlichen Thätigkeit mit ganz besonderem Eifer und Geschick, was ihm selbstverständlich die Herzen der Jugend im Sturme eroberte.

Wie tief er in den Herzen der Jugend sass, beweist folgender kleine Vorfall: Als es in der Pfarrei St. Georg bekannt geworden war, dass Kaplan Kneipp als Beichtvater in das Kloster Wörishofen kommen solle, wurde die Jugend sehr betrübt, und es beschlossen die Buben der Pfarrei St. Georg eine Demonstration. Sie wählten aus ihrer Mitte eine Deputation und schickten dieselbe hinter dem Rücken des Herrn Kaplan zum hochwürdigen Herrn Generalvikar mit der Bitte, man möge den Kaplan Kneipp doch nicht versetzen und der Jugend der Pfarrei von St. Georg ihren Katecheten nicht nehmen. — Der damalige Generalvikar fasste aber die Sache etwas übel auf und schickte die Deputation unverrichteter Dinge wieder heim; Kneipp musste nun am nächsten Tage Augsburg verlassen und durfte die für den St. Georgitag angesetzte Festpredigt nicht einmal mehr halten, was er selbstverständlicherweise im Gehorsam auch that.

So kam Seb. Kneipp als Beichtvater an das Kloster der Dominikanerinnen nach Wörishofen, in welchem er auch sein ereignisreiches Leben beschliessen sollte. —

Am 2. Mai 1855 trat der hochwürdige Herr Seb. Kneipp seine Stelle als Beichtvater des Dominikanerinnenklosters zu Wörishofen an. Die wichtigste Epoche seines Lebens spielte sich in diesen Räumen zum grossen Teile ab, und darum verweilte er auch später

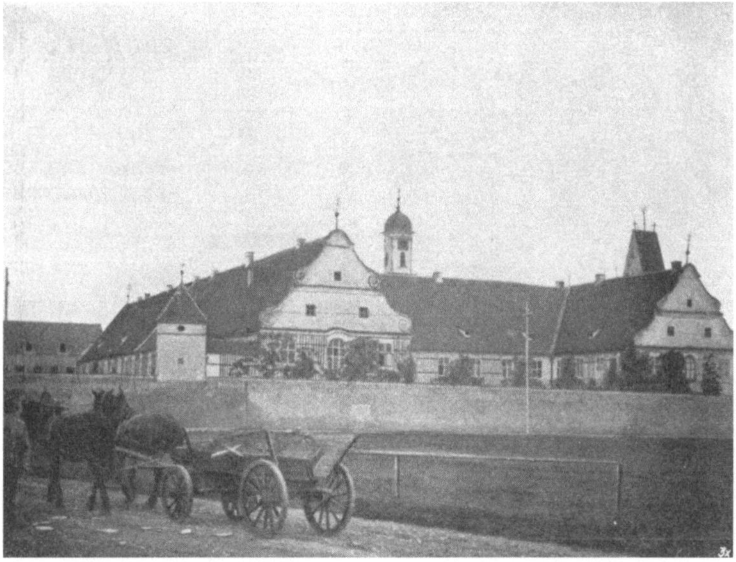

Ansicht des Dominikanerinnenklosters in Wörishofen von Osten.
Originalaufnahme durch Walter Wilda, Berlin.

als Pfarrer stets mit besonderer Vorliebe unter diesen Klosterfrauen, welche ihm so vieles verdanken und denen er aber auch gar manches verdankt. Ein ihm nahestehender Freund äusserte sich bei seinem Tode: „Ohne das Kloster wäre Prälat Kneipp das nicht geworden, was er jetzt ist.“ — Es ist ihm das Dominikanerinnenkloster von Wörishofen so recht eigentlich zur zweiten Heimat geworden; darum war es auch bei seinem Lebensende sein sehnlichster Wunsch, in diesem Kloster gepflegt zu werden und auch in diesem Kloster zu sterben, welcher Wunsch in Erfüllung gegangen ist.

Das Dominikanerinnenkloster in Wörishofen ist erbaut im Jahre 1722. Die Dominikanerinnen von St. Katharina in Augsburg, deren Kloster meist aus Adeligen bestand und sehr reich war, wünschten eine weitere Niederlassung zu gründen, da von Rom aus zur Zeit durch Papst Clemens XI. angeordnet worden war, dass in einer Ordensprovinz wenigstens zwei Klöster nach der strengen Observanz eingerichtet werden sollten. Die geistliche Behörde antwortete, dass einer Niederlassung auch mit weniger strengen Regeln nichts im Wege stehe, für den Fall, dass die Klosterfrauen von St. Katharina ein neues

Kloster zu dem Zwecke erbauen wollten. So wurde denn das Kloster Wörishofen erbaut, und man merkt es heute noch den stattlichen Räumlichkeiten, der geräumigen Kirche und dem weiten Chore an, dass beim Baue des Klosters die Geldmittel jedenfalls nicht gespart worden sind. — Um den inneren Quadrathof führt ein gewölbter, weiter Kreuzgang, und massig und kräftig heben sich die Bauformen auch von der Ferne ab; der ganze Klosterbau hat etwas Schlossähnliches und ist auch mit Bezug auf den Raum weit und verschwenderisch ausgestattet.

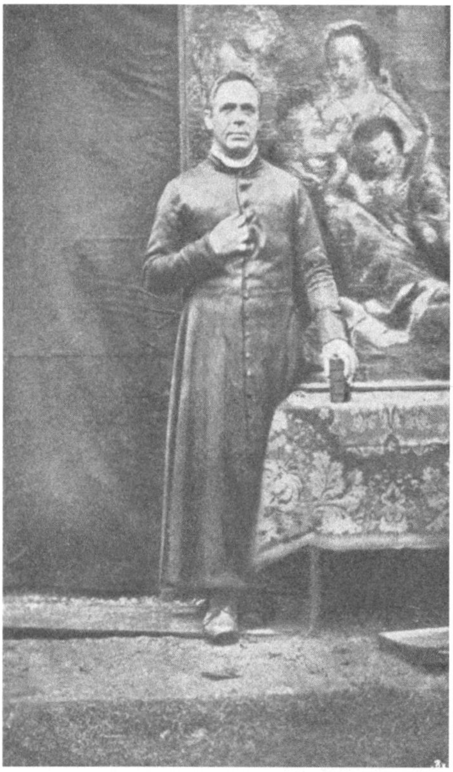

Seb. Kneipp, nach einer Photographie aus dem Jahre 1855. Kurz nach seinem Eintritte als Beichtvater in das Kloster zu Wörishofen.

Der Hintergrund: die Madonna mit dem Jesusknaben und dem hl. Johannes ist ein Bild, das sich heute noch im Refektorium des Klosters vorfindet und von dem verstorbenen Msgr. Kneipp besonders geschätzt wurde.

So führten diese von St. Katharina ausgewanderten Klosterfrauen ein beschauliches Dasein nach ihrem Wunsche, bis das Kloster im Jahre 1803 bei der Säkularisation aufgehoben wurde. Durch König Ludwig I. wurde es im Jahre 1842 wieder ins Leben gerufen, und es wurde ihm die Bestimmung gegeben, eine Mädchenschule und ein Waisenhaus zu führen. Diesen Obliegenheiten widmeten sich denn auch die Klosterfrauen mit grossem Eifer, doch blieb die Wirksamkeit derselben immerhin eine beschränkte. Erst durch die Anstellung des bisherigen Kaplans von St. Georg in Augsburg, des hochwürdigen Herrn Seb. Kneipp, trat ein Umschwung in den Verhältnissen des Klosters ein.

Kneipp kam in das Kloster zu Wörishofen mit dem Auftrage seines Bischofes, das Kloster zu heben, das religiöse Leben zu überwachen, dafür zu sorgen, dass in diesem Kloster der echte kirchliche Geist erhalten bleibe und weiterhin alles aufzubieten, um den Kindern, welche zur Erziehung den Klosterfrauen anvertraut waren, Liebe zur Tugend abzugewinnen, deren Fleiss anzuspornen und ihnen Sinn für alles Schöne und Nützliche beizubringen.

Der schüchterne, zaghafte Kaplan von St. Georg sah sich vor eine Aufgabe gestellt, deren Tragweite ihm erst im Laufe der Zeit klar wurde; er unterzog sich derselben mit grosser Liebe und bedeutender Geschicklichkeit. — Bei seiner Ankunft im Kloster zu Wörishofen waren es nur zwanzig Chor- und Laienschwestern, die er vorfand.

Zwei von den Chorfrauen hatten die Stürme der Säkularisation noch mitgemacht; eine derselben starb einige Tage nach dem Eintritte des neuen Beichtvaters, die zweite dieser Jubilarinnen stand noch drei Jahre unter seiner Leitung. Sie wusste sich glücklich unter derselben, denn seine kernhaften Grundsätze und seine Art und Weise, eine gediegene Frömmigkeit zu lehren, sagten der hochbetagten Ordensfrau in jeder Beziehung zu. Der Beichtvater Kneipp, der schüchterne, zaghafte, erwies sich als ein vorzüglicher Menschenkenner und war ein Feind aller religiösen Schwärmerei.

Sein Streben ging durchaus dahin, der Frömmigkeit eine solide Grundlage zu geben, Entsagung und Abtötung in bescheidener Weise anzuwenden, Willensverleugnung dagegen ohne Schonung zur Durchführung zu bringen. Alle seine religiösen Vorträge zielten darauf ab, und jede Gelegenheit war ihm willkommen, in launiger und humoristischer, sowie in ernster Form eine Lebenswahrheit, eine christliche Wahrheit dem Herzen nahezulegen.

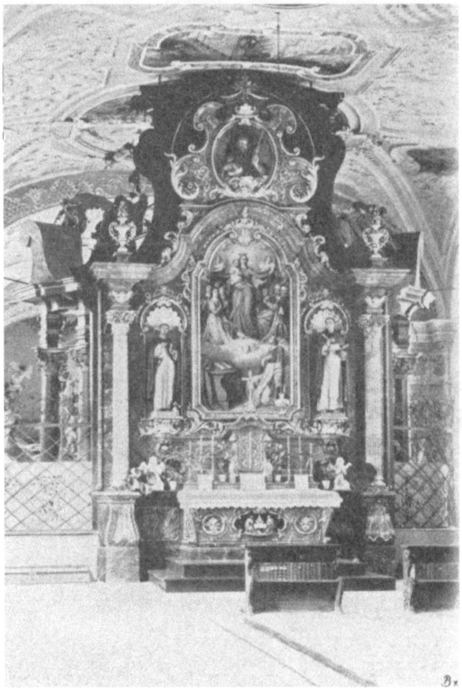

Altar im Chor der Klosterkirche zu Wörishofen.
Gestiftet von Seb. Kneipp.
Originalaufnahme durch Walter Wilda, Berlin.

Die Feier des Gottesdienstes zu erhöhen, war er von erster Stunde an eifrigst bestrebt. Eine Restauration des Klosterchores wurde vorgenommen und der vorhandene Altar mit bescheidenen Mitteln verschönert; einen Holztapetenüberzug gab man ihm, was bei aller Einfachheit doch einen freundlichen Anblick gewährte. Vierzig Jahre später hat dann der berühmte Kneipp einen würdigen, den Gesetzen christlicher Kunst entsprechenden Altarbau an die Stelle des früheren setzen lassen. Zweimal wurde auch unter seiner Leitung die Klosterkirche renoviert, mit gemalten Fenstern versehen, und auch die kleine Muttergotteskapelle, ein von den Einwohnern gern besuchtes Heiligtum, erhielt eine neue Gewandung.

Als Beichtvater im engeren Sinne legte er immer ein Hauptgewicht darauf, die ihm Anvertrauten zu jener Einfachheit zu führen, die ihm selbst eigen war, um eine gesunde, einfache Frömmigkeit zu erzielen.

Nichts, was an Luxus oder Weichlichkeit streifte, fand Gnade vor seinen Augen; Arbeitsamkeit, Genügsamkeit, Selbstverleugnung, das waren seine Schlagwörter; und es waren ihm das klösterliche Leben und die hl. Armut Veranlassung und Beweggrund seiner edlen Absichten.

Die Erfahrung hatte ihn bereits gelehrt, dass nur in einem gesunden Körper ein gesunder Geist wohnen kann; darum wandte er auch von Anfang an sein Augenmerk darauf, die körperliche Gesundheit der Schwestern zu erhalten und zu fördern. Zu diesem Zwecke empfahl er nährende Kost in gehöriger Menge, aber auch viele körperliche Arbeit in Haus, Garten und bei der Ökonomie. Selbst diejenigen, welchen dies ganz ungewohnte Beschäftigungen waren, durften es nicht wagen, unter dem Vorwande, das habe man nicht gelernt, das tauge nicht für sie etc., sich denselben entziehen zu wollen. So hiess er eines Tages, bloss um den Gehorsam zu üben, eine Chorfrau, die dieser Arbeit durchaus ungewohnt war, eine Fuhre Mist aufladen; die Klosterfrau gehorchte. Selbstverständlich musste sie sich wegen der ungewohnten, überaus grossen Anstrengung alsbald nachher zu Bette legen, und heute noch erzählt sie mit Freude und Stolz von dieser etwas ungewöhnlichen Bethätigung des Gehorsams.

Unter seiner Leitung entfaltete sich im Kloster Wörishofen ein reges Leben; alles wetteiferte, den gegebenen Winken des klugen und einfachen Priesters Folge zu leisten. Da im Jahre 1855, in dem er diese seine Stelle antrat, ein eigener Katechismus für die Diözese Augsburg noch nicht existierte — derselbe erschien erst im Jahre 1859 — so verfasste er selbst einen solchen, und diese Handschriften liegen noch vor: Fragen und Antworten von ihm selbst ausgearbeitet, in derselben Weise wie beim späteren Diözesankatechismus. Er verfasste auch, und das dürften wohl die Wenigsten wissen, die ihn kennen, Gebete, sowohl zur Erbauung der Schwestern wie der Kinder, welch letztere sie mit grossem Fleisse auswendig lernten; es seien hier drei kurze Proben gegeben:

Gebet zu Jesus, Maria u. Joseph.

Euch ruf' ich an, so lang' ich kann; Jesus Maria Joseph;
In jeder Not bis in den Tod; Jesus Maria Joseph;
Auf Euch ich bau' und fest vertrau'; Jesus Maria Joseph;
Euch ich empfehl' meine arme Seel'; Jesus Maria Joseph;
Im letzten Streit, ach seid nicht weit; Jesus Maria Joseph;
Denn nicht verdirbt, wer bei Euch stirbt; Jesus Maria Joseph;
Alle Feind' vertreibt, wer bei Euch bleibt; Jesus Maria Joseph;
Meine Seel' bewahrt, wenn sie ausfahrt; Jesus Maria Joseph;
Nach meinem Tod führt sie zu Gott. Jesus Maria Joseph.

Gebet zum hl. Schutzengel.

Heiliger Schutzengel, mein getreuester Führer, den mir Gott gegeben hat, ich grüsse Dich am Morgen und bitte Dich demütig, verlass mich niemals, sondern bleibe allezeit mir zur Seite, dass ich nie in eine Sünde falle und einst mit Dir bei Gott ewig wohnen darf.

Gebet zum hl. Namenspatron.

Heiliger Namenspatron! Gott mein Vater und Jesus Christus mein Erlöser hat mir Deinen Namen gegeben, dass ich so leben soll wie Du. O hilf mir den Tag hindurch, dass ich das Gute thue, das Böse meide und einst wie Du die ewigen Freuden im Himmel geniessen darf. Amen.

Aber auch für die Erheiterung war er bedacht, und auf seine Veranlassung mussten die Kinder bei den einfallenden Festlichkeiten, Namensfesten u. s. w. Gedichte lernen und Theaterstücke aufführen; zum erstenmale wurde im Kloster Wörishofen von den Kindern Theater gespielt im Jahre 1858, und von der Zeit an wurde dieser Gebrauch nicht mehr ausgesetzt. — Der Beichtvater Kneipp konnte $1^1/_2$—2 Stunden festsitzen und den verschiedenen Aufführungen horchen, und dann fragte er meist: „Ist's schon gar? Hat man nicht noch 'was?"

Auch in seiner späteren Zeit als berühmter Kneipp ist das Theaterspiel noch fleissig geübt worden, und mit den hohen und höchsten Herrschaften, die er dann zu diesen Festlichkeiten einlud, sass er zwei und, wenn es nötig war, auch drei Stunden, und langweilte sich nicht.

Er förderte die Anstalt, die ihm zur Aufsicht unterstellt war, ganz bedeutend; er belehrte, tadelte, regte durch kleine Geschenke den Wetteifer an und überzeugte sich selbst von den Leistungen, indem er vor seinen Augen Wäschestücke zuschneiden liess. Nichts entging seinem forschenden Blicke. Gelegentlich sagte er zur Vorsteherin:

„So, jetzt wird man einmal nachschauen, wie es in den Schränken aussieht!“ Alles wurde zusammengetrommelt, und die Kinder mussten ihre Schränke öffnen. Da kam's wohl vor, dass Unordnung getadelt werden musste, und es soll auch gelegentlich vorgekommen sein, dass Süssigkeiten, Bonbons und dergleichen seinem spähenden Blicke nicht entgingen; dann gab's eine grosse Strafpredigt für die Näscherin. Auch die Betten sah er nach, und wenn er eine kleine Unordnung bemerkte, sagte er: „Ist das auch ein Bett gemacht? — Ist das auch Ordnung?“ So war er überall ein echter Aufseher im besten Sinne und entfaltete für seinen Posten die erforderliche bedeutende Umsicht in hohem Masse.

Ein abgesagter Feind aller weiblichen Eitelkeit war er; er duldete weder an der Kleidung noch an Gerätschaften irgend etwas, das ihm überflüssig erschien. Dergleichen Artikel nahm er ohne weiteres weg. Goldene Ohrringe erschienen ihm überflüssig, und Fingerringe zu konfiszieren machte ihm besonderes Vergnügen. Damals war die Mode, dass man weite Ärmel an den Kleidern trug. Da ihn diese Ärmel ärgerten, so schaffte er sich eine Schere zur Hand und schnitt sie auf, damit sie noch weiter würden, wie er sagte.

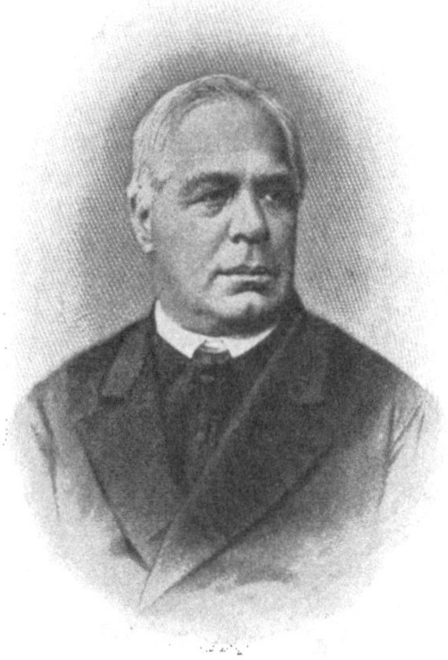

Beichtvater Seb. Kneipp.
Aufnahme aus dem Jahre 1881.

Die gleiche Aufmerksamkeit verwandte er darauf, dass die Zöglinge wie die Waisenkinder in der Kochkunst, wie sie in das einfache, bürgerliche Leben hineingehört, genügend unterrichtet wurden. Er ging von dem richtigen Grundsatze aus, dass zu einem Haushalte vor allen Dingen erforderlich ist, dass die Hausfrau kochen kann und ihre Arbeit versteht; darum befahl er auf das strengste, dass in dieser Beziehung den Zöglingen die notwendige Unterweisung erteilt werde.

So entstand späterhin unter seiner Mitwirkung im Jahre 1885 die noch bestehende Haushaltungsschule, die 60—70 Zöglinge zählt und in welcher die Mädchen für die einfachen bürgerlichen Verhältnisse vorgebildet und unterrichtet werden. Auch für die Industriearbeiten: Nähen, Stricken, Häkeln, legte er Interesse an den Tag; am meisten aber freute es ihn, als er Gelegenheit bekam, einer alten Neigung wiederum zu frönen, durch Anlegung einer Weberei.

Aus der Heimat liess er seinen eigenen Webstuhl kommen, und diesen stellte man im Kloster auf; und Jungfer Theres, seine Schwester, half fleissig mit spulen und die Zöglinge in der Weberei genügend unterweisen. Gerade dieser Zweig der Industrie machte ihm, dem Weberssohn, die meiste Freude, und er erwies sich selbstverständlich in diesem Industriezweige als echter Meister.

Dann entstand auf seine Anregung in späteren Jahren die jetzt noch bestehende Klosterbrauerei, damit man ein unverfälschtes Bier für den Haushalt stets habe.

Auch der Ökonomie des Klosters schenkte er besondere Beachtung. Den Viehstand im Kloster hob er in ganz bedeutender Weise, er interessierte sich für alle Arten von ländlichen Arbeiten, die erforderlich waren, und wenn er dann hinausging in die Fluren, um den Stand der Saaten zu besichtigen, so hatte er meist zwei Waisenkinder bei sich von 5—6 Jahren, die er an der Hand mitführte; und das naive Geplauder der Kleinen gewährte ihm Unterhaltung und manchmal auch Belehrung.

In dem benachbarten Türkheim machte sich das Bedürfnis nach einer Mädchenschule geltend, und man trat an das Kloster Wörishofen heran, ob die Klosterfrauen die Leitung der Schule nicht übernehmen wollten; selbstverständlich boten die Klosterfrauen die Hand dazu, und auch der Beichtvater Kneipp war einverstanden mit dieser neuen Gründung. Am 2. Oktober 1859 wurde die Schule in Türkheim bezogen, und viele Schwestern übersiedelten mit hinunter. Kneipp selbst leitete gemäss der am 27. September 1859 aus-

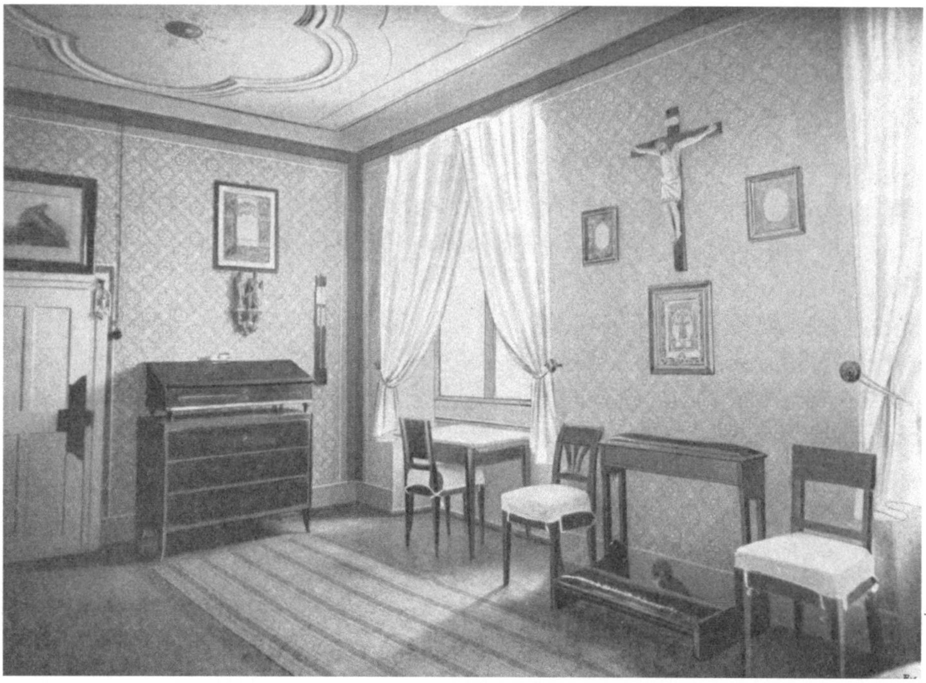

Wohnzimmer Seb. Kneipps im Kloster, in welchem er 25 Jahre wohnte.
Originalaufnahme durch Fritz Grebmer, Photograph in Wörishofen.

gefertigten oberhirtlichen Anweisung noch 17 Jahre lang diese junge Pflanzung als Beichtvater; nicht bloss einmal, nein 2—3 mal wöchentlich kutschierte er hinunter, und zwar bediente er sich dazu nicht des schönen „Wägerls“, das er nach Landessitte auch besass, sondern er nahm einen Bauernwagen, und sein treuer Gaul, „Baron“ hiess er, fuhr ihn dann hinunter zu den Schwestern nach Türkheim.

Den Bauernwagen nahm er aber deshalb, weil er in seiner Gutmütigkeit nicht gern mit leeren Händen kam, sondern jedesmal war das Wägerl gehörig bepackt mit allen möglichen Lebensmitteln und Dingen, die sie „da drunten in Türkheim“, wie er sich auszudrücken pflegte, notwendig hatten. Es machte ihm eine besondere Freude, wenn er aus dem Mutterkloster den Transport dieser Sachen nach der Filiale selbst übernehmen konnte; er gab überhaupt gern und machte gern Anderen Freude. — Und wenn es dann heimging von Türkheim, so wusste der „Baron“ ganz genau, dass wenigstens Zwei unterwegs aufsitzen mussten.

Und wenn das Pferd den einsamen Wanderer einholte, so hielt's von selber still; es wusste aber wohl, dass nicht öfter als zwei-, höchstens dreimal gehalten wurde, weil dann kein Platz mehr war. So kannte der treue „Baron" die Gewohnheiten seines Herrn, der immer gern Anderen half, wenn es ihm nur eben möglich war.

Kneipp war in Türkheim auch sonst eine beliebte Persönlichkeit, was schon daraus hervorgeht, dass 20 Jahre später, als die Pfarrei Türkheim vakant wurde und er bereits der berühmte Kneipp war, die Türkheimer eine eigene Deputation nach Wörishofen schickten, um ihn zu ersuchen, dass er um die Pfarrei Türkheim sich bewerben möchte.

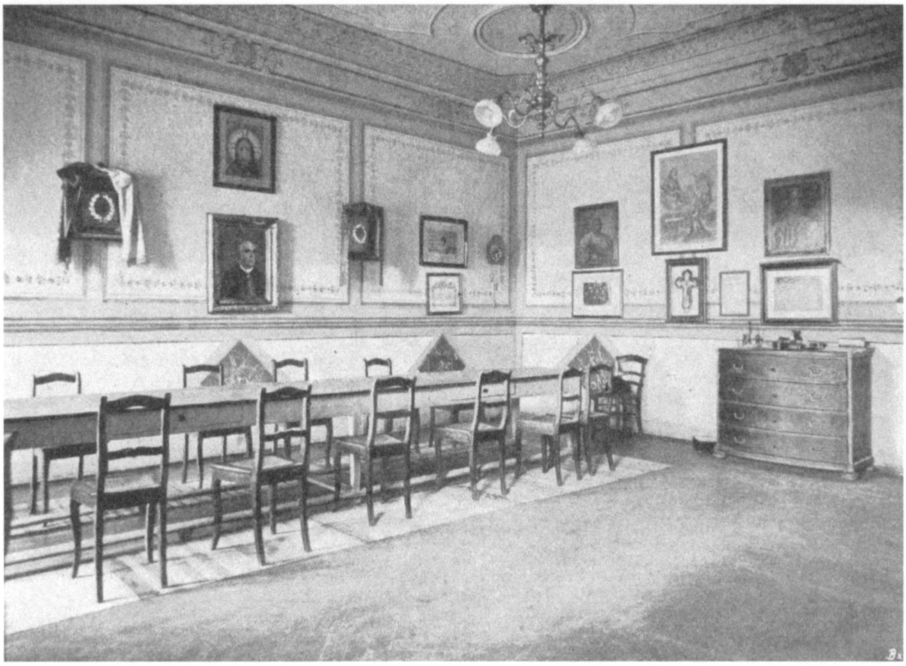

Gastzimmer im Kloster zu Wörishofen.
An der Wand bemerkt man das Portrait Seb. Kneipps von Prof. Heyden, sowie rechts und links einen goldenen und silbernen Lorbeerkranz, welche dem Verstorbenen gelegentlich seiner Reisen in Berlin verehrt worden sind.
Originalaufnahme durch Fritz Grebmer, Photograph in Wörishofen.

— Das Kloster in Wörishofen aber, dessen treuer Berater Kneipp bis zu seinem Tode blieb, wuchs und gedieh unter seiner Führung zu einer ausserordentlichen Blüte; bei seinem Eintritt im Jahre 1855 waren 20 Klosterfrauen, an seinem Sarge trauerten 55 Töchter des hl. Dominikus.

Als Beichtvater hatte Kneipp keinerlei Verpflichtungen irgend welcher Art gegen die Pfarrgemeinde, sondern es war ihm ausschliesslich die Verpflichtung auferlegt, für die Klostergemeinde der Dominikanerinnen und für das Mädcheninstitut zu sorgen. — Selbstverständlicherweise musste und wollte er mit dem jedesmaligen Pfarrer ein gutes Einvernehmen halten, wie das ja seinem gutmütigen Charakter durchaus entsprach. Kneipp half aus in der Pfarrei, so gut er konnte, und hauptsächlich war es der Pfarrer Michael Ziegler, welchem er in jeder Beziehung seine Hilfe zur Verfügung stellte.

Dieser Pfarrer Michael Ziegler war merkwürdigerweise derselbe Geistliche, der seinerzeit in Stephansried im Hause des Webers Xaver Kneipp die Äusserung gethan: „Wenn

Sie Ihrem Sohne nicht 2000 fl. geben können, dann soll er nicht studieren", und der dadurch die Hoffnungen Seb. Kneipps gründlich vernichtet hatte. —

Am 31. Oktober 1880 starb Pfarrer Michael Ziegler. Es lag sehr nahe, dass Beichtvater Kneipp um die erledigte Pfarrei nachsuchte; allein der Kulturkampf stand damals in höchster Blüte, und auch Kneipp hatte an einzelnen Orten Wahlreden gehalten, welche nicht geeignet waren, ihn zu besonderer Berücksichtigung zu empfehlen. Kneipp dachte: „Schiessen ist erlaubt" und gab ein, erhielt aber von dem damaligen k. Bezirksamtmann Wilhelm Spengler in Mindelheim aus dem angeführten Grunde ein Zeugnis, welches den Erfolg bedenklich machte. — Ein Zwischenfall gab jedoch dieser Angelegenheit eine günstige Wendung. In München lag Dr. Anton Schmid, Domkapitular in Bamberg und Referent des Kultusetats, an Asthma krank und liess Beichtvater Kneipp zu sich rufen. Aus Dankbarkeit redete der erwähnte, vielvermögende Herr mit Herrn Minister Dr. v. Lutz und empfahl Kneipp für die Pfarrei Wörishofen. Nun wurde vom Ministerium abermals ein Gutachten über Kneipp nachverlangt.

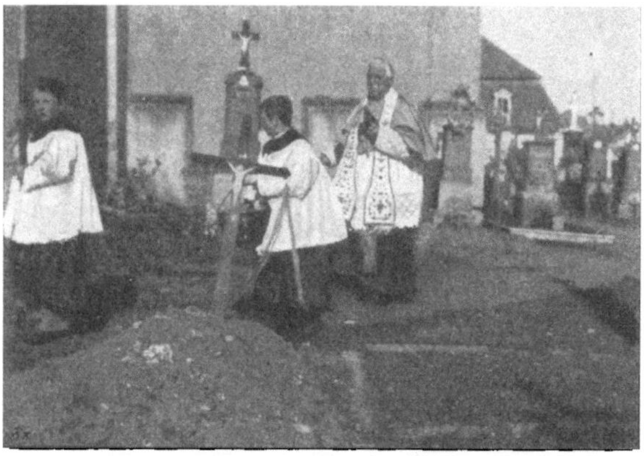

„Asperges me", Segen über den Friedhof.
Nach einer Photographie, die sich in Kneipps Nachlasse fand.

Damals war Regierungspräsident von Schwaben Winfried v. Hörmann; dessen Sekretär August Kellner war mit Kneipp näher bekannt geworden, als er mit ihm zufällig in einem Eisenbahnkoupee längere Zeit zusammenreiste und hörte, wie Kneipp gerade von einem Viehhandel aus der Schweiz zurückkehrte, Viehzucht, Landwirtschaft, Bienenzucht u. s. f. fördere.

Auf diesen Wink von oben lief aus Mindelheim ein Zeugnis ein, welches die Verdienste Kneipps nach dieser materiellen Seite hin hervorhob, und die Folge war, dass Kneipp zum Pfarrer in Wörishofen ernannt wurde. — Beichtvater im Kloster blieb er nach wie vor.

Durch die erfolgte Ernennung zum Pfarrer von Wörishofen wurde seine seelsorgerische Arbeit nicht wesentlich vermehrt; denn auch vorher hatte Kneipp eigentlich die gesamten Geschäfte der Pfarrei für den Erkrankten mit versehen.

Seb. Kneipp als Pfarrer war eine Erscheinung, wie sie typischer nicht gedacht werden kann. Jedes Kind wollte er selbst taufen, jede Kopulation selbst vornehmen und jedes seiner Pfarrkinder auch selbst zur Erde bestatten. Auf genaueste Pünktlichkeit für den Beginn des Gottesdienstes hielt er mit äusserster Strenge; würdige Ausschmückung des Gotteshauses in jeder Beziehung lag ihm ebenfalls sehr am Herzen. Das waren die Hauptgesichtspunkte, die er für sein Leben als Pfarrer sich gesetzt hatte.

Als dann später die Hochflut der Kranken nach Wörishofen sich wälzte und infolge der dadurch geschaffenen Verhältnisse die Pfarrei sich wesentlich vergrössert hatte, war er genötigt, zu seiner Hilfe und Stütze einen Kaplan zu halten. So hätte er sich denn mancherlei Erleichterung verschaffen können; aber er suchte auch jetzt noch mit grösster

Genauigkeit und Gewissenhaftigkeit seinen pfarramtlichen Pflichten nachzukommen, was dem schier überarbeiteten und nicht mehr in jungen Jahren stehenden Priester und Arzte selbstverständlicherweise manchmal grosse Schwierigkeiten bereiten musste.

Er liess manchmal ganze Sprechstunden ausfallen, weil eine Leiche war. Wie oft mussten die Kranken warten wegen eines Brautexamens, das er zur genau bestimmten Zeit vornahm, oder einer Kopulation, die angesagt war! Dieses Brautexamen selbst ging in einer originellen, packenden Art und Weise vor sich: Kein Ausfragen in den Elementen des Katechismus, o nein, das setzte er bei seinen Pfarrkindern schon voraus; aber die künftigen sozialen und religiösen Pflichten des Standes, besonders das wichtige Amt der Kindererziehung hat er immer besprochen, und dies mit Ernst und Nachdruck.

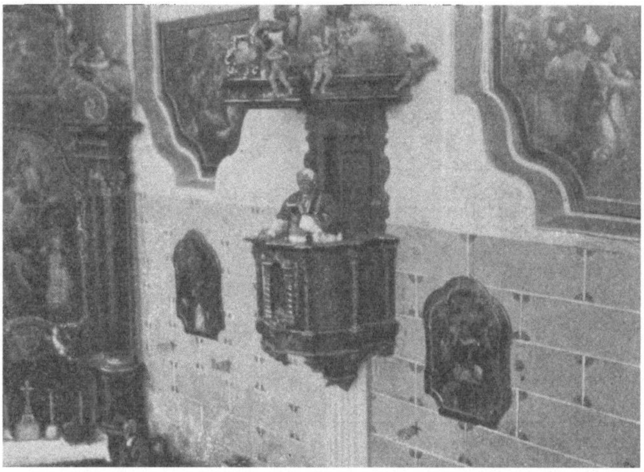

Seb. Kneipp Evangelium verlesend auf der Kanzel der Klosterkirche.
Nach einer Photographie aus seinem Nachlasse.

Wenn er dann nach Beendigung der Funktion bei seinen Freunden erschien, gab er jedesmal folgendes Histörchen zum besten: „Bei uns dahier in Schwaben ist es Sitte, dass bei der Hochzeit der Geistliche der Braut einen Hosenträger giebt. ‚Ist das bei Ihnen auch so?‘ fragte er dann denjenigen, der ihm zunächst sass oder stand. — Erstaunt blickte ihn der Betreffende an, erstaunt über den sonderbaren Gebrauch, der in Schwaben herrschen sollte, und antwortete: ‚Nein, das ist allerdings nicht der Fall!‘ — ‚Bei uns ist es wohl der Fall‘, sagte Kneipp; ‚der Gebrauch ist zwar etwas merkwürdig, aber es wird bei Ihnen schliesslich doch auch nicht anders sein.‘ — Der Angeredete wehrte sich natürlich und sagte: ‚Sie können sich darauf verlassen, Herr Pfarrer, bei uns ist das nicht der Fall; der Priester giebt niemals der Braut am Altare einen Hosenträger.‘ — ‚Und er thut's doch!‘ wendete schliesslich Kneipp die Konversation, ‚denn jeder Bräutigam trägt doch eine Hose‘.“

Hauptsächlich war er auch darauf bedacht, dass der Pfarrgottesdienst durch ihn abgehalten wurde, wenigstens die Predigt; und es wird wenige Sonntage gegeben haben, wo nicht Pfarrer Kneipp selbst seiner Gemeinde gepredigt hat.

Und wenn wegen des grossen Andranges von Kurgästen im Sommer sich die Notwendigkeit herausstellte, Parallelgottesdienste zu halten, so waren zwei Predigten zu gleicher Zeit; die eine hielt er selbst, entweder in der Pfarrkirche oder in der Klosterkirche, die andere einer der fremden Herren oder sonst ein tüchtiger Prediger, der gerade anwesend war.

Wenn Seb. Kneipp in Zeiten, wo sich die Kranken um ihn drängten, der Not gehorchend, manchmal nicht zu sprechen sein wollte, für seine Pfarrkinder war er immer zu sprechen, und es lag ihm besonders am Herzen, in dieser Beziehung keine begründeten Klagen aufkommen zu lassen.

Was Seb. Kneipp als Lehrer der Jugend und Katechet gewesen ist, geht aus einzelnen bereits erzählten Zügen zur Genüge hervor.

Die Buben bei St. Georg wollten ihren geliebten Katecheten nicht verlieren, und bei den Mädchen im Kloster Wörishofen war er ebenfalls als Katechet sehr geschätzt. — Da ein Katechismus nicht vorhanden war, so machte er sich selbst einen; und es dürfte interessant sein, aus diesem seinem eigenen Katechismus einzelne Fragen und Antworten zu kennen. Ich kann es mir nicht versagen, einige Proben hier wiederzugeben:

Frage: Ist es zur Seligkeit schon hinreichend, wenn man den wahren Glauben im Herzen hat? — Antwort: Nein, man muss erstens seinen Glauben im Werke zeigen, zweitens, wenn es notwendig ist, ihn offen bekennen, wenn es auch das Leben kostet.

Frage: Was setzt uns der Gefahr aus, vom wahren Glauben abzuweichen? — Antwort: 1. Stolz und vorwitziges Grübeln über die Geheimnisse der hl. Religion; 2. ein unchristliches, lasterhaftes Leben; 3. Lesen schlechter Bücher; 4. Umgang mit schlechten Menschen.

Frage: Was ist bei der Strafe nach dem ersten Sündenfalle (im Paradiese) zu merken? — Antwort: Die Barmherzigkeit Gottes, die grosse: Gott hatte das Recht, sie gleich in der Sünde sterben zu lassen; er gab aber Zeit zur Busse; noch mehr: er giebt Mittel dazu. Er verspricht einen Erlöser. Alle Not ist gehoben, wenn man (noch) Hoffnung hat.

Seine Art und Weise zu unterrichten war ebenfalls charakteristisch. Er erzählte mir, er habe eigentlich niemals die Kinder beim Namen gekannt, sondern mit äusserster Strenge darauf gehalten, das alles gerade sass und ein jedes ihn anschaute. Ein rascher Blick seines Auges genügte, um den zu Fragenden wissen zu lassen, dass er gemeint sei. Höchstens zwei- oder dreimal im Semester sei er genötigt gewesen, irgend einen besonders faulen Schüler zu bestrafen; er habe den Faulen zum erstenmal gewarnt, zum zweitenmal wieder gewarnt, und wenn er dann noch nicht gelernt hatte, habe er ihn gestraft; allerdings so, dass die ganze Klasse vor einer solchen Bestrafung Respekt bekam, und nicht zum wenigsten der arme Sünder. Jedesmal aber geschah es nur dann, wenn sich die Schüler selbst sagen mussten, dass eine Strafe notwendig sei.

Trotz duldete er einfach nicht; und es gelang ihm auch durch sein bestimmtes, den Verhältnissen der Jugend angepasstes Benehmen, das Vertrauen und die Liebe seiner gesamten jungen Zuhörer zu gewinnen.

In seinem „Käpple“ hatte er vielleicht 2—3 Dutzend verschiedene religiöse Fragen auf einzeln zusammengefaltete Papierstückchen geschrieben und liess nun jeden Schüler wie bei einem Lotto seine Frage ziehen; dann erwartete er, dass der Betreffende je nach seinen Fähigkeiten sich über das auf ihn entfallene Thema aussprach. Verwunderlich sei es gewesen, wie die Kinder mit Freude und Eifer gerade auf diese Methode eingegangen seien; und er habe als Lehrer durch dieses Vorgehen die erfreulichsten Resultate erzielt.

Kneipp als Prediger, darüber liesse sich ein ganzes Buch schreiben; denn wohl keiner von seinen sämtlichen Confratres war fleissiger in dieser priesterlichen Thätigkeit als Seb. Kneipp, Pfarrer von Wörishofen. Zunächst predigte er jeden Sonntag wenigstens einmal, wenn es notwendig war, auch zweimal; und wenn in der Nachbarschaft irgend ein besonderes Fest war, so war sicher das eine oder andere Jahr Kneipp als Prediger gebeten, und gern folgte er diesen Einladungen. Herr Direktor Schmid von München berichtet in seiner Würdigung der Verdienste Kneipps als Priester (in der Linzer Quartalschrift 1897,

4. Heft): „Da Kneipp infolge seines vorgerückten Alters bei Beginn seines Studiums sein Wort- und Sachgedächtnis zu wenig ausgebildet hatte, so sah er sich als Alumnus des Georgianums ausser stande, auch nur eine kurze Anrede auswendig zu lernen und so zu halten. Nun kam er auf den Gedanken, früh aufzustehen und im Hörsaal im Anschluss an einen Bibelvers eine Betrachtung laut vorzutragen. Durch ausdauernde Übung brachte er es dahin, stets redeflüssig zu sein. Aber keineswegs betrat er jemals unvor-

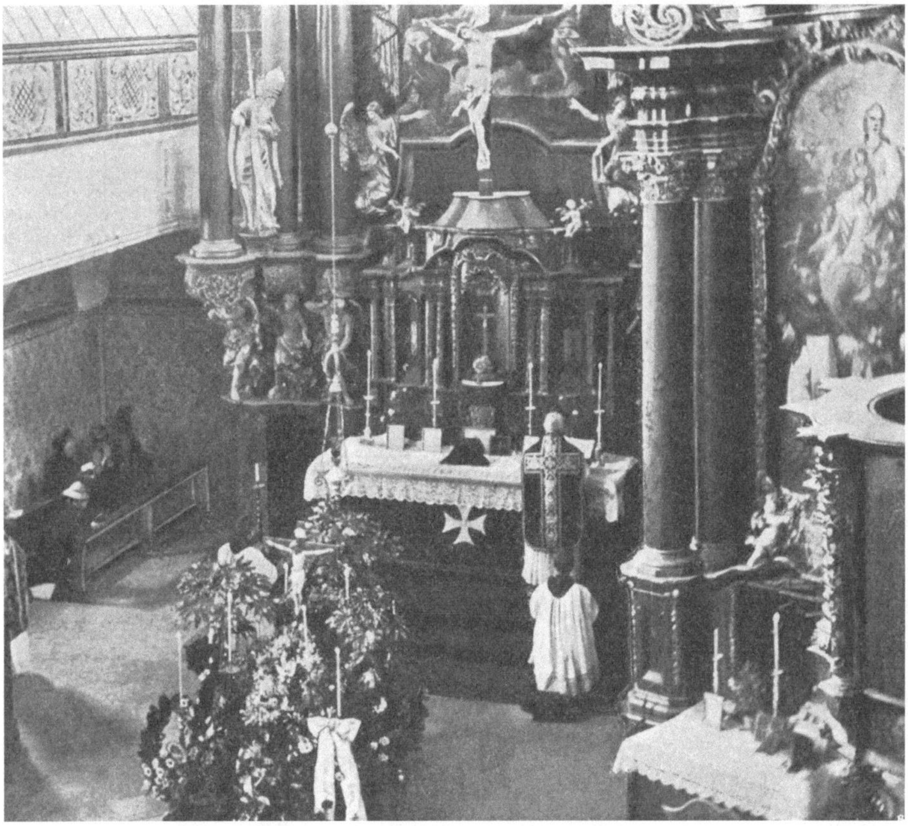

Seb. Kneipp das Requiem für die verstorbene Priorin des Dominikanerinnenklosters, die ehrwürdige Frau Augustina celebrierend, am 6. Juli 1896.
Nach einer Photographie aus seinem Nachlasse.

bereitet die Kanzel; schon im Seminare hatte er Skizzen über die verschiedensten Themata ausgefertigt. Er sah nicht so sehr auf fein und logisch gegliederte Predigten, als vielmehr auf Fasslichkeit und auf grossen Bilderreichtum: „Tableau-Predigten“ nannte er selbst seine Predigten. Seine Stimme war ungewöhnlich stark, ohne je zu ermüden, entbehrte aber musikalischer Ausbildung und eines schönen Klanges.“

Ich kann dem nur hinzufügen, dass diese seine einfachen Predigten von solch elementarer Gewalt waren und seine Worte gelegentlich eine solche Wucht besassen, dass er thatsächlich durchdrang. Und wenn auch zum grossen Teil seine berühmte Persönlichkeit ihm ein so zahlreiches Auditorium verschaffte, wie er es stets gewohnt war, so war doch auch die Kraft seiner Rede und die Eindringlichkeit seiner Ermahnung schuld, dass die Christen aller Konfessionen und selbst Israeliten gern seinen Predigten lauschten. Ich kenne einen protestantischen Pfarrer, der öfter in Wörishofen war und niemals eine Predigt Kneipps versäumte. Die Naturwahrheit und der durchaus nicht gekünstelte Stil befriedigten das Herz eines Jeden, der es gut mit sich und seiner Seele meinte.

Vor allen Dingen liebte er auch in der Predigt die Einfachheit. Zum Beweise, dass sich sein Predigtstil nicht wesentlich verändert hat, lasse ich zum Teil in Faksimilenachbildung den Entwurf seiner ersten Predigt, die er am 27. August 1852 in seiner Pfarrkirche zu Ottobeuren gehalten, hier folgen:

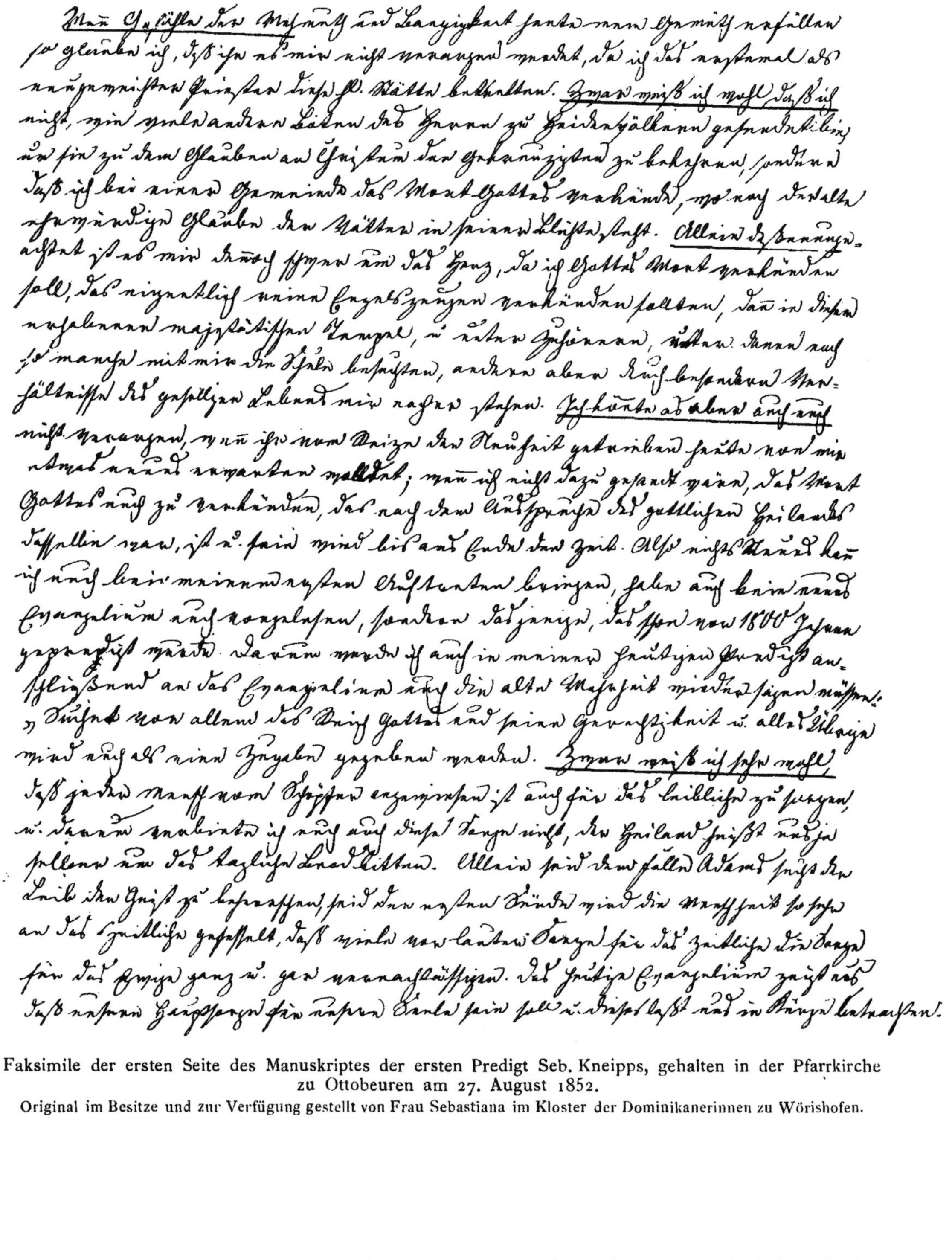

Faksimile der ersten Seite des Manuskriptes der ersten Predigt Seb. Kneipps, gehalten in der Pfarrkirche zu Ottobeuren am 27. August 1852.
Original im Besitze und zur Verfügung gestellt von Frau Sebastiana im Kloster der Dominikanerinnen zu Wörishofen.

Abhandlung.*)

Die erste und letzte Sorge eines jeden Christen soll die Seele sein, denn sie ist das höchste Gut. Wenn der Mensch blos für diese Welt geschaffen wäre, so möchte ich mit jenem Manne im Evangelium zu mir und zu euch rufen: Meine Scheuern sind gefüllt, nun meine Seele, iss, trink und lass dir wohl sein; ja ich würde es sogar für meine heiligste Pflicht halten, euch von dieser hl. Stätte aus zuzurufen: suchet vor allem das Zeitliche; wer keine Güter hat, suche auf was immer für eine Weise sich solche zu erwerben; ja ich könnte selbst den Dieb und den Strassenräuber nicht verurtheilen, denn was sollte es uns nützen, Noth und Entbehrung auf dieser Erde zu leiden, wenn wir blos für diese Welt geschaffen sind, wenn die letzte Stunde dieses Lebens für uns keine andere ist als für das unvernünftige Thier; Mord und Ungerechtigkeit müssten Thor und Thür geöffnet sein, wenn nicht das Evangelium uns etwas anderes lehren würde. „Du Thor sagt der göttl. Heiland in derselben Stelle: „Heute Nacht noch wird deine Seele vor dem Richterstuhle Gottes stehen.“ Was, will er sagen, nützt es dir, wenn deine Scheuern gefüllt sind, was nützt es dir, wenn du strotzt in der Fülle der Gesundheit, was nützt es dir, wenn du alle Weltfreuden geniessest und wenn deine Seele in einer Nacht allem diesem entrissen wird und vor einen gerechten Richter treten soll, der uns zuruft, was nützt es dem Menschen, wenn er die ganze Welt gewinnt aber an seiner Seele Schaden leidet. Wenn nun diese Worte woran niemand zweifelt, wahr sind, so geht daraus mit aller Bestimmtheit hervor, dass unsere erste und einzige Sorge für unsere Seele sein muss, da sie ja das kostbarste ist.

Je kostbarer ein Gut ist, desto mehr Sorge verwendet man darauf. Welche Sorge, o Landmann trägst du für den Feldbau, wie viel sorgt der Reiche für die Geldkiste, welche Sorge trägt man für die Kleidung und für die Seele, die doch kostbarer ist als alle anderen Kostbarkeiten, die Gottes Ebenbild und ewig unsterblich ist, für diese Seele will man keine Sorge tragen. Ist denn die Seele nicht mehr werth als der Leib und der Leib nicht mehr werth als die Kleidung. Betrachtet die Vögel des Himmels, sie säen nicht aus und sammeln nicht in ihre Scheuern und euer himml. Vater ernährt sie, seid ihr denn nicht viel mehr als sie? Seid ihr denn nicht Kinder des himml. Vaters, der alles weiss, was ihr bedürfet? Was ist euer Leib? er ist aus Erde gebildet und wird wieder Erde: was ist alles irdische? es wird Staub und vergeht, die Seele allein ist für die Ewigkeit erschaffen. Warum fragt der hl. Gregor, hat sich Gott des Athems und des Hauches nicht aber eines Wortes seines göttlichen Mundes bedient, wie es bei den übrigen Geschöpfen geschehen ist? Warum muss sogar sein Innerstes mitwirken wenn er die Seele des Menschen hervorbringen will? Darum sagt dieser grosse Heilige, damit er seine Hochachtung gegen dieselbe zeigen möchte. Seht da geliebte Zuhörer, welch grossen Werth die menschliche Seele in ihrer Schöpfung erhalten hat, dadurch, dass sie ein Hauch Gottes ist.

Der Werth der menschl. Seele wird noch mehr erhöht durch ihren hohen Erlösungspreis. Wisset sagt der Apostel Petrus, dass ihr nicht mit vergänglichen Dingen, als mit Gold und Silber erlöst seid, sondern mit dem kostbaren Blute Christi, als eines unschuldigen unbefleckten Lammes. O dass ich euch in recht klaren Zügen vor die Seele malen könnte, was unser göttlicher Heiland für unsere Seelen für die Erlösung der ganzen Menschheit gethan hat. Folgt mir im Geiste einige Augenblicke hin auf den Oelberg und seht da den göttlichen Heiland niedergeworfen auf die Erde und wie ein Wurm sich krümmen, kommt mit mir hin an die Geisselsäule und seht da, mit welcher Wuth ihn da die unbarmherzigen Menschen zerfleischen, seht ihn mit der Dornenkrone auf dem Haupte, den Purpurmantel auf der Schulter, dem Rohre in der Hand, dem Gespötte einer wilden Henkersrotte preisgegeben. Ja folgt mir hin bis unter das Kreuz und blickt hinein in die klaffenden Wunden und ihr werdet mit mir fragen: Wozu denn alles dieses? Hat der Gottmensch diese Leiden und Entsagungen auf sich genommen um zeitl. Gütter uns zu erwerben, nein nicht zeitl. Gütter will er uns verschaffen, Er, der in Wahrheit sagen konnte, die Füchse haben ihre Höhlen, die Vögel ihre Nester, der Menschensohn aber nicht, wohin er sein Haupt hinlege. Er hat dieses Alles gethan, um unsere unsterbliche Seele der Gewalt des bösen Feindes zu entreissen, dem sie durch die Sünde anheimgefallen ist. Der sterbende Heiland ruft uns gleichsam am Kreuze zu: suchet das Reich Gottes und seine Gerechtigkeit. Dieses Reich Gottes, das Reich der Wahrheit und Gnade es soll gegenüber dem Reiche der Finsterniss auf Erden Wurzeln fassen, es soll in dem Herzen eines jeden einkehren. Darum beten wir auch täglich zu komme uns dein Reich. Christus ist vom Himmel herabgestiegen und hat uns das Reich der Wahrheit und Gnade auf die Erde gepflanzt, denn er war im Schoose des Vaters und brachte nicht blos Wahrheit und Gnade sondern war selber Wahrheit und Gnade. Durch die hl. Taufe sind wir aufgenommen in dieses Reich Gottes und werden daselbst gestärkt zu treuen Kämpfern Christi und herangezogen zum

*) Zweite und folgende Seiten des Manuskriptes der ersten Predigt Kneipps.

vollen Besitze dieses Gottesreiches, das uns einst jenseits zu Theil werden soll. Ja wenn einmal das Reich Gottes in den Herzen der Menschen Eingang gefunden hat, da ist wahr geworden, was der Apostel sagt: es ist Christus Alles in Allem geworden. Wo einmal Christus alles in Allem geworden ist, d. h. wo jeglicher bestrebt ist, von Anbeginn seines Lebens bis zum Ende seines Lebens in allem seinem Thun und Lassen nur Christum zu suchen, im Hinblick auf ihn alle Leiden und Widerwärtigkeiten geduldig zu ertragen, da wird bald das Reich des Satans vom Reiche der Gnade verdrängt werden müssen. Ja wenn Christus einmal Alles in Allem geworden ist, dann werden selbst Könige auf dem Throne freudig anerkennen, dass ihre Gewalt von Gott kommt und dass er von ihnen Rechenschaft fordern wird. Es werden die Unterthanen in der Obrigkeit die Stellvertretter Gottes erkennen, denn jede Obrigkeit sagt der Apostel ist von Gott. Ist Christus Alles in Allem geworden, dann werden die Eltern ihre wahren Elternpflichten nie vergessen und den Kindern Gehorsam befehlen wird eine unnöthige Aufgabe sein. Blicken Knechte und Mägde immer auf Christum hin, dann wird das von Gott über sie verhängte Loos nicht lästig sein und sie werden nicht blos ehrlich und redlich um der Welt zu gefallen sondern weil es Gott so will und das ist die wahre und ächte Ehrlichkeit. O dass doch alle Dienstherren erkennen möchten, dass ihre Untergebenen eine unsterbliche Seele haben und dass sie die Bedürfnisse derselben eben so wenig vernachlässigen dürfen als die des Leibes. O dass doch in uns allen dass in jeden Einzelnen Christus mit seiner Gnade einkehren könnte, dann würde Unzucht und Ungerechtigkeit und wie diese Laster alle heissen mögen bald aus der Welt verbannt werden und das Reich Gottes mit all seinen Segnungen würde bei uns einkehren. Wie vieles wäre zu sagen von dem Reiche Gottes, allein um eure Geduld nicht zu prüfen will ich schliessen und zwar nur mit der einen Bitte, dass ihr diese wenigen Worte nicht möget werthlos an euch vorübergehen lassen. Kann ich mit diesem Bewusstsein von der Kanzel tretten, dann glaube ich für eure grosse Liebe, Aufmerksamkeit und Theilnahme die ihr mir sammt und sonders geschenkt habt, einigen und sei es auch nur wenigen Ersatz geleistet zu haben. Ich weiss ich habe euch viel zu danken, allein ich kann nichts thun als für euch beten und Gott bitten er möge alles Zeitlich und Ewig an euch ersetzen. Amen.

Er gebrauchte in seinen Predigten auch gern die Bilder, aber stets die einfachsten, und jene, die dem Verständnis des Volkes am nächsten lagen; und mir will es scheinen, dass er durch die geschickte Benutzung gerade dieser Jedem sofort verständlichen Bilder, Vergleiche u. s. w. die grosse Wirkung bei seinen Zuhörern erzielte.

Die Predigt entwarf er in späteren Jahren niemals mehr in dieser Vollständigkeit, sondern er überdachte sich sein Thema, warf eine Skizze auf das nächste beste Stück Papier und verliess sich dann auf die Kenntnisse, die er besass, und auf sein rednerisches Talent, das ihm stets treu blieb. Dieser Predigtskizzen fand sich in seinem Nachlass eine grosse Menge: teils bloss in einigen Worten skizziert, teils einige Punkte angegeben, oder aber auch mehr ausgearbeitete Entwürfe.

Im ganzen befinden sich etwa 120 solcher Skizzen in meinem Besitze, grösstenteils durch die freundliche Vermittlung des hochw. Herrn Pfarrvikars Gernlein; die Übersicht dieser Entwürfe gestattet einen sehr guten Einblick in die Art und Weise, wie Kneipp zu arbeiten gewohnt war.

Es ist bekannt, dass man den Verstorbenen vielfach angegriffen hat, da man ihm vorwarf, dass er Andersgläubige zum Übertritt zur katholischen Religion veranlasste. Ich habe mit Kneipp täglich mehrere Stunden zusammen gearbeitet und bin daher in der Lage, über diese Dinge mehr wie mancher andere Auskunft zu geben.

Es kam oft vor, dass er die Leute fragte: „Sind'S katholisch?“ Wenn es dann „Nein“ hiess, so vertiefte er sich wohl in irgend ein Gespräch: „Was sind'S denn?“, „Was glaubt man bei Euch?“ und so stellte er mehrere Fragen. Sehr viele kamen dann aus eigenem Antriebe und weil sie seine Predigten gehört hatten, um bei ihm Belehrung zu suchen, die sie selbstverständlich auch fanden. Ich habe oft mit ihm über diese Dinge gesprochen und da gebrauchte er gern folgenden Vergleich: „Wenn ich von Türkheim nach Wörishofen gehe, und es kommt mir ein Mann entgegen und fragt mich: ‚Bin ich auf dem rechten Wege nach Wörishofen?‘ und er ist es thatsächlich nicht, habe ich dann aus Nächstenliebe die Verpflichtung, ihm den richtigen Weg zu zeigen oder habe ich sie nicht? Und wenn mich als Priester einer fragt: ‚Was hat man in Euerer Religion für Glaubenssätze? Wie ist die Sittenlehre? Wie viele Sakramente gibt's?‘, habe ich dann als gewissenhafter Priester die Verpflichtung, dem anderen das zu erklären oder habe ich sie nicht?

Man hat ihm nachgesagt, er habe die Leute durch irgend welche unlautere Mittel zu veranlassen gesucht, den Glauben zu wechseln; das ist selbstverständlich eitel Lug und Trug. Weil man die Sache auf natürliche Weise nicht erklären wollte, hat man nach dieser künstlichen Erklärung gesucht. Fehler hat Kneipp allerdings bei diesen Konversionen manche gemacht, aber das waren sogenannte technische Fehler. Selbstverständlich kannte er all die gesetzlichen Bestimmungen nicht, die dabei einzuhalten sind, und so geriet er öfters wegen Nichteinhaltung der notwendigen Formalitäten in Schwierigkeiten. Man hat diese Dinge ausgebeutet, als ob er sich irgendwie unberechtigte Übergriffe hätte zu schulden kommen lassen; es hat dies aber natürlich in keinem einzigen Falle bewiesen werden können. Im ganzen sind etwa 25 Konversionen durch ihn bewerkstelligt worden, darunter einige, die ungebührlich viel Staub aufgewirbelt haben

Das Verhältnis zu seinem jedesmaligen Diözesanbischof war bei Kneipp durchaus das, wie es sich vom Untergebenen gegen den legitimen Vorgesetzten geziemt. Bischof Pancratius, der von 1858 bis 1894 regierte, also zur Zeit der in Wörishofen erstehenden Wasserkur, hat zunächst das Vorgehen Kneipps in keiner Weise gebilligt; er sagte sich ganz richtig, dass es unstatthaft sei für einen Priester, sich mit der Heilkunde zu beschäftigen — Notfälle ausgenommen. Auf diesem Standpunkte ist Bischof Pancratius längere Zeit geblieben.

Da er aber sah, dass der Beichtvater und nachmalige Pfarrer Seb. Kneipp seine Pflichten als Priester und Seelsorger in ausserordentlich gewissenhafter Weise erfüllte, und da er weiterhin sah, dass in diesem Falle die Vox populi thatsächlich die Vox Dei bedeutete, so liess er Kneipp gewähren und verhinderte wenigstens nicht, dass die Wasserkur ihre Ausdehnung nehmen konnte. Er hat niemals den Beichtvater oder Pfarrer Kneipp ermuntert zum Weiterschreiten oder Fortarbeiten in der Wasserkur; im Gegenteil, er hat ihn stets ermahnt, sich ja nicht zu viel in diese Dinge zu vertiefen, sondern die Behandlung der Kranken den Fachmännern zu überlassen. So hat er sich auch stets gesträubt, für Kneipp um eine Anerkennung beim heiligen Stuhle sich zu verwenden, weil er glaubte, es nicht mit seinem Gewissen vereinbaren zu können, dass man einem Priester für seine Erfolge auf einem ihm fremden Gebiete kirchliche Auszeichnungen zuteile.

Als aber ohne sein Zuthun die Auszeichnung für Kneipp von Leo XIII. verfügt wurde, da hat Bischof Pancratius ihm von Herzen gratuliert, wie nachstehendes eigenhändige Gratulationsschreiben, das sich in Kneipps Nachlass befand, bezeugt:

Augsburg, 30. Oktober 1893.

Mein lieber Herr Pfarrer und Kapitelsassistent!

Zu der Ihnen von Sr. Heiligkeit verliehenen ehrenden Auszeichnung bringe ich Ihnen meinen innigsten Glück- und Segenswunsch dar. Er hat Sie in Würdigung Ihrer durch Ihr Kurverfahren erworbenen Verdienste, in welche sich eine ausserordentlich grosse Zahl von Leidenden sowohl des höchsten wie des niedrigsten Standes schon seit Jahren teilt, zum Zeichen dankbarer Anerkennung in die Zahl seiner Camerieri segreti supranumerarii aufzunehmen geruht: eine Gnade, welche Ihnen zur Aufmunterung in Ihrer selbstlosen Ausübung christlicher Charitas gereichen kann. Gott segne Ihr ferneres Wirken auf diesem Gebiete. Indem ich das Ernennungsdekret Ihnen anruhend zurückstelle mit dem Bemerken, dass ich mein Ordinariat zugleich angewiesen habe, geeignete Vormerkung hiervon zu machen, verbleibe ich in aller Liebe und Verehrung

Ihr wohlgeneigter Bischof

Pancratius.

„Mein Augenlicht ist so, dass ich fast gar nicht mehr sehen kann", fügt der hochwürdigste Herr noch unten bei, zur Entschuldigung für die Schrift. Ein schönes Zeugnis des oberhirtlichen Wohlwollens ist dieses Schreiben.

Zum Schlusse hatte sich Bischof Pancratius vollständig mit den Verhältnissen in Wörishofen abgefunden. Er sah, dass die Gewalt solcher Bewegungen, wie die Kneippsche es ist, sich nicht eindämmen liess, und dass thatsächlich die Erscheinung Kneipps einem Bedürfnisse der Menschheit entsprach; und so ist Bischof Pancratius auch bis zu seinem Lebensende ein angenehmer Vorgesetzter und gnädiger Herr für Seb. Kneipp geblieben.

Nach Bischof Pancratius kam Bischof Petrus von Hötzl zur Regierung, am 1. Mai 1895. Als klarsehender Kirchenfürst nahm er die Verhältnisse, wie er sie vorfand; er suchte nur nach Möglichkeit in Wörishofen Ordnung zu schaffen, und Missbräuche, die sich hie und da eingeschlichen hatten, zu beseitigen, was ihm auch voll und ganz gelungen ist.

Auch Bischof Petrus steht auf dem Standpunkte, dass die Heilkunde den Ärzten gehört; er hat den Wunsch öfter ausgesprochen, dass sich gerade in Wörishofen die vortreffliche Wasserkur, die von Kneipp der Menschheit geschenkt worden war, durch ärztliche Vertreter weiter vererben möge und so Wörishofen der Bestand und der Menschheit eine wertvolle Heilmethode gesichert bleibe.

Mit seinen Confratres stand Kneipp auf sehr gutem Fusse. Kein Wunder; denn wenn jemand einen Festprediger brauchte und keiner Zeit hatte, so fand Kneipp fast immer noch die Zeit; und wenn er in der Seelsorge aushelfen konnte, so versäumte er es niemals. Er scheute weder persönliche, noch pekuniäre Opfer, um seinen Confratres behilflich und gefällig zu sein. Oft kam es vor, dass Kneipp zu einer Predigt eingeladen wurde; bereitwillig kam er jedesmal und wurde nach der Predigt von Pfarrer und Gemeinde in Krankheitsfällen konsultiert, während er zu letzterem Zwecke allein nicht zu haben gewesen wäre.

Da er in den Jahren 1877—1886 in seinem Seeleneifer glaubte, nicht genug zu thun, so wollte er durch ausserordentliche religiöse Veranstaltungen, sogenannte Missionen, dem Volke nützen; und er fasste den Plan, mit einigen seiner Kollegen aus dem Weltklerus Volksmissionen zu halten; Benefiziat Anton Hauser, Dekan Schild, Kämmerer Leonhard Nagler, Pfarrer Joseph Wiedemann, Pfarrer B. Koneberg O. S. B. Pfarrer Eberhard Spickermann, Pfarrer Schwab und Rödelbronn u. a. standen ihm hilfreich zur Seite, und diese seeleneifrige Priesterschar hielt jährlich ca. 10 Missionen. Erst als Pfarrer Kneipp mit den Arbeiten der heimatlichen Seelsorge und infolge des Andranges von Kurgästen gar nicht mehr konnte, beschränkte er diese ausserordentliche Thätigkeit auf Exerzitien im Kloster und bei den Kindern.

Diese Missionsgesellschaft von Weltpriestern hat auch in Wörishofen im Jahre 1895 eine Mission abgehalten, und ich erinnere mich noch sehr gut, wie Kneipp damals sagte: „Jetzt will ich gerne sterben, da meine Gemeinde doch noch einmal eine gute Mission gehabt hat.“ Er half aber seinen Confratres nicht nur aus mit billigem, gutem Rat und hie und da einer Predigt, o nein! Auch pekuniär gab er, wo er konnte. Er hatte überhaupt das Bedürfnis, mit seinen Amtsbrüdern den notwendigen freundschaftlichen Ton in jeder Beziehung aufrecht zu erhalten, und es bezeugt die ungewöhnlich starke Beteiligung von Geistlichen bei seiner Beerdigung, wie er es verstanden hat, sich die Liebe und Freundschaft seiner Amtsbrüder zu erwerben und bis nach seinem Tode zu erhalten.

So war der Priester Kneipp, im ganzen genommen, das Bild eines seeleneifrigen Lehrers, Predigers und Seelsorgers, der keine Mühe scheute, um die ihm auferlegten Pflichten gewissenhaft zu erfüllen und die ihm anvertrauten Seelen zur Wahrheit zu führen. Niemals überschwänglich, sondern stets nüchtern, praktisch und einfach in seinen Predigten sowohl, wie auch in seinen Ermahnungen, hat er vieles erwirkt, Hohes erreicht, und sein Andenken wird seinen Pfarrkindern und denen, die sich seiner Führung anvertraut hatten, niemals aus der Erinnerung schwinden können.

Innigen Anteil nahm Bischof Petrus von Augsburg, als Seb. Kneipp erkrankte; und er liess es sich nicht nehmen, den ihm untergebenen Pfarrer in seiner Krankheit zu besuchen und ihm seinen bischöflichen Segen persönlich zu spenden. Bei der Beerdigung Msgr. Kneipps wäre der Hochwürdigste Herr ebenfalls erschienen, allein unaufschiebbare Amtsgeschäfte hielten ihn zurück, und so delegierte er seinen Generalvikar, den Hochwürdigen Herrn Dr. Hehnle, in seinem Namen und Auftrage und in seiner Vertretung den Leichenfeierlichkeiten für den Verstorbenen beizuwohnen.

Auf den Sarg Seb. Kneipps liess Bischof Petrus einen Strauss von Rosen legen, die er mit eigener Hand in seinem Garten gepflückt hatte.

So war das Verhältnis Kneipps zu seiner vorgesetzten geistlichen Behörde stets ein ungetrübtes, und im pflichtschuldigen Gehorsam hat er den Winken und Wünschen, die ihm von seinem zuständigen Bischofe zu teil wurden, stets willig und demütig Gehör geschenkt.

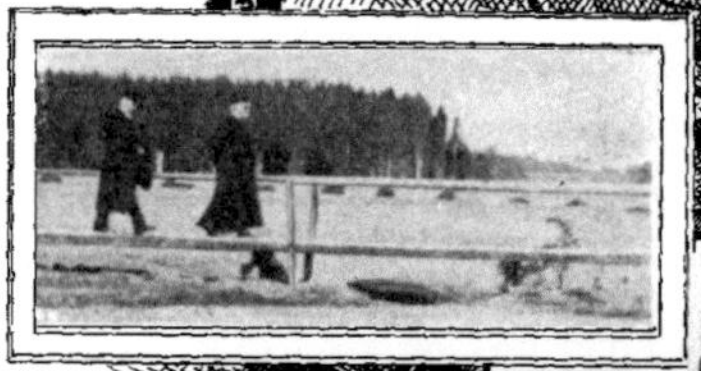

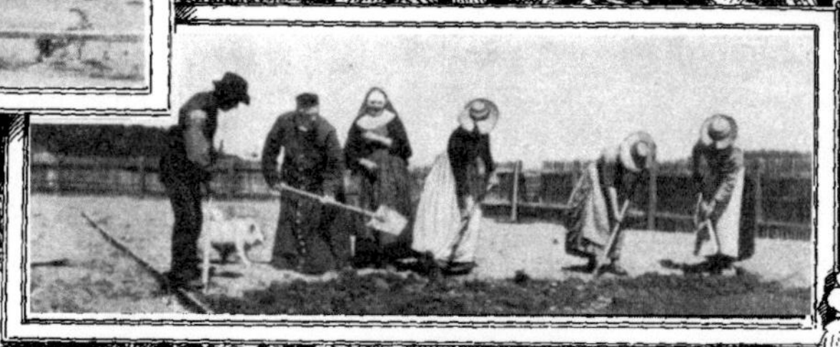

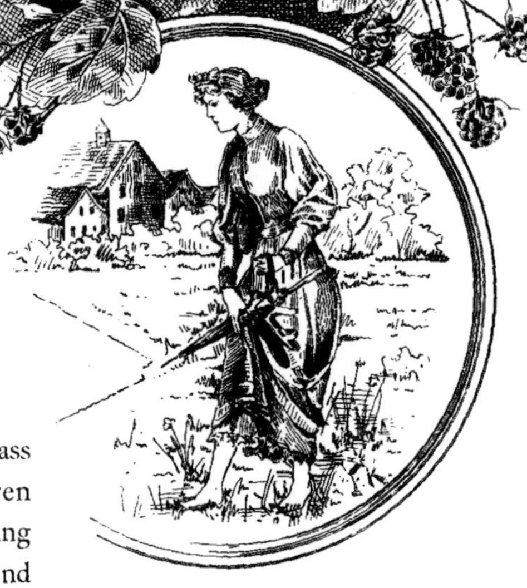

V.

Seb. Kneipp als Landwirt.

Es ist eine bekannte Erscheinung, dass Männer, die erst in späterer Jugend zum Studieren kamen und nur mit grosser Mühe und Entbehrung ihr Ziel erreichten, viel arbeitsamer bleiben und ihre freie Zeit viel besser ausnützen als diejenigen, welche in jüngeren Jahren ohne Schwierigkeit ihr Ziel erreichen konnten. Es schwebt solchen der Ernst des Lebens und die Wichtigkeit der Benutzung der Zeit weit mehr vor Augen, da sie selbst erfahren haben, wie schwer das Erreichte errungen werden musste. Aus dem Grunde finden wir auch, dass Seb. Kneipp eigentlich niemals Mussestunden hatte, sondern seine Musse war stets durch irgend eine nützliche oder notwendige Beschäftigung ausgefüllt; immer suchte er zu lernen oder zu lehren. — Seine ernste Lebensauffassung gestattete ihm nicht, in nutzlosem Geplauder, mit Kartenspiel oder Trinkgelagen die Zeit tot zu schlagen; sondern wenn er keine Berufsgeschäfte zu besorgen hatte, suchte er auf irgend eine andere Weise seinem rastlosen Geiste Nahrung zu geben.

Die Verwendung seiner praktischen Kenntnisse in landwirtschaftlichen Dingen, die er sich erworben hatte durch eigene Arbeit und Versuche sowohl, als auch durch dasjenige, was er vermöge seiner ausgebildeten Naturbeobachtungsgabe erlernt, kam ihm bei seiner Stellung als Beichtvater im Kloster zu Wörishofen sehr zu statten; er hatte dort Gelegenheit,

---

Titelvignette: Msgr. Kneipp grabend. „Bin schon 75 Jahr, kann aber doch noch grab'n". — Mit Herrn Direktor Schmid auf dem Wiesensteg. — Die kleine Kneippianerin nach einer Bronze von Bildhauer Seebock in Rom. — Komposition der Titelvignette von M. v. Karnicka.

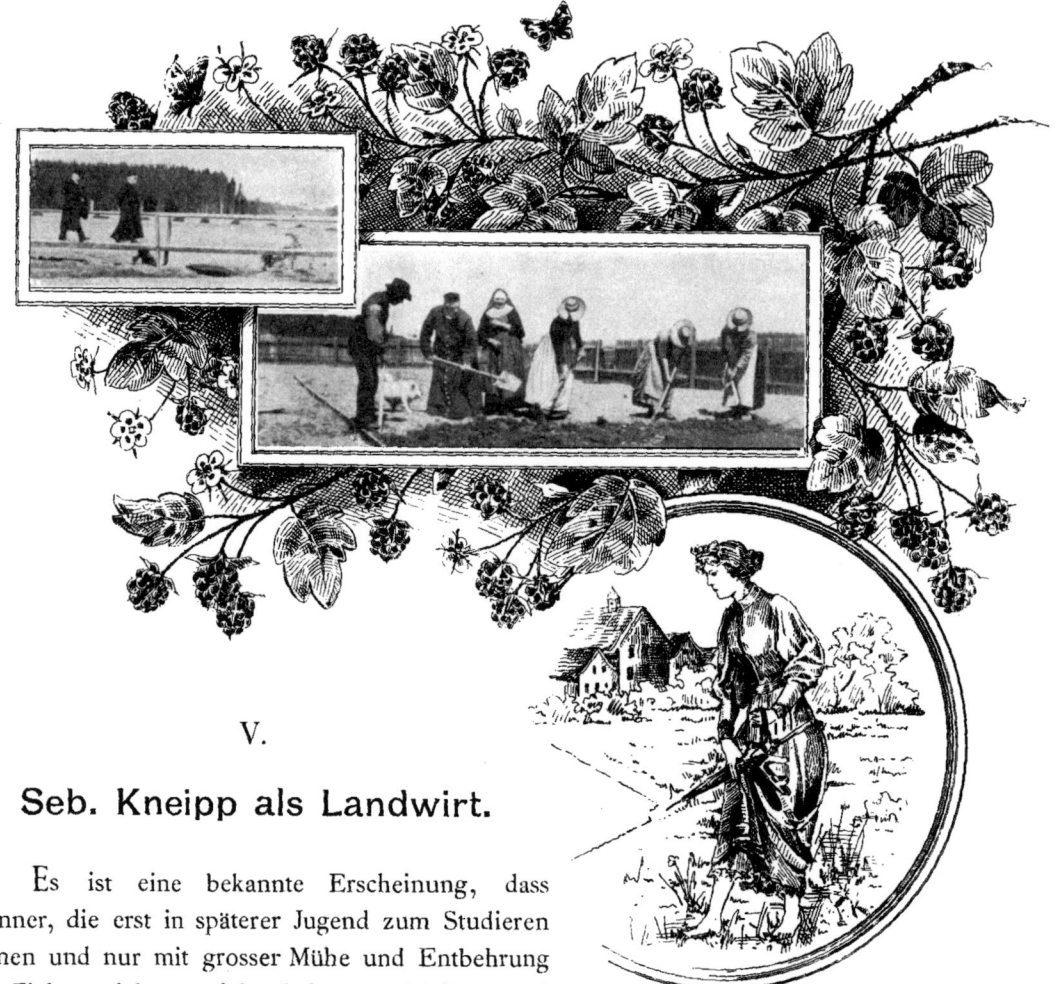

die auf allen Gebieten des Bauernstandes erworbenen Kenntnisse zum Nutzen seiner Nebenmenschen anzuwenden.

Jedermann weiss, dass nichts schwerer ist, als Bauern in der Landwirtschaft zu unterrichten. Von alters her sind die vererbten Gewohnheiten und die vererbten Methoden in der Familie als kostbares geistiges Eigentum vorhanden, und daran wird einfach nichts geändert. So hat's der Sohn vom Vater, der Vater vom Grossvater u. s. w., und der Bauer sagt sich: „Ist's für meinen Alten gut genug gewesen, wird's auch wohl für mich gut genug sein!" So erhalten sich die landwirtschaftlichen Irrlehren von Geschlecht zu Geschlecht, und das um so mehr, je zäher der Bauer ist.

Da nun Seb. Kneipp mit einem Bauernstande zu thun bekam, der vielleicht zu den zähesten gehört, was die Erhaltung der vererbten Traditionen angeht, so war er bei seinen landwirtschaftlichen Versuchen und Neuerungen anfänglich dem grössten Spotte ausgesetzt. Der Bauer spottet natürlich nicht ins Gesicht, aber hinter dem Rücken um so kräftiger; und wenn Kneipp wieder etwas Neues versuchte, so konnte er sicher sein, dass er den nächsten Sonntag am Wirtshaustische mit seinem „ewig neuen Sach'" weidlich herhalten musste. Das hinderte Kneipp aber nicht, energisch wenigstens die ihm unterstellten Güter, das Klostergut und auch die Pfarrpfründe, nach den von ihm als richtig erkannten Ideen bebauen und bearbeiten zu lassen.

Er legte selbst Hand an, er grub und ackerte, er that selbst alle landwirtschaftlichen Arbeiten mit, um Knechten und Mägden zu zeigen, dass er auch selbst verstand, was er angab; denn es ist ein Geheimnis des menschlichen Geistes, dass man viel leichter und mit mehr Überzeugung gehorcht, wenn man weiss, dass der Befehlende das, was er verordnet, auch selber machen könnte.

Im Feldbau hat Kneipp in der Beziehung reformierend einzuwirken gesucht, dass er vor allen Dingen auf die grossen Vorteile des Wechselbaues hinwies und immer und immer wieder betonte, man solle ja nicht den Acker durch einseitige Bebauung ermüden und ausziehen.

Er führte verschiedene Samen ein und liess sie oftmals weit herkommen, um zu versuchen, ob das Wörishofener Klima für die betreffenden Samengattungen geeignet sei. So hat er in dieser Richtung manch schöne Resultate zu Tage gefördert, und auf den landwirtschaftlichen Versammlungen, auf denen er gern erschien und oft redete, hat er diese seine Erfahrungen der Allgemeinheit mitgeteilt.

Da die Wiesen in der Feldmark von Wörishofen ein bedeutendes Areal bedecken, so war es selbstverständlich, dass Kneipp dem Wiesenbau eine besondere Aufmerksamkeit schenkte.

Zunächst beschäftigte er sich bei der Verbesserung der Wiesen mit der Drainage. Es gab manch nasse Wiesen, welche keinen rechten Ertrag lieferten; da machte er sich die Erfahrungen anderer auf dem Gebiete der Wiesenkultur zu nutze und fing an zu drainieren. Er wurde in diesen Kulturarbeiten kräftig unterstützt durch die Winke eines befreundeten Kulturingenieurs.

So brachte er es zuwege, dass vollständig erträgnislose Wiesen einen üppigen Graswuchs bekamen, bloss deswegen, weil sie richtig behandelt bezw. getrocknet wurden; einige dieser von ihm drainierten Wiesen, die früher wenig erträglich waren, werfen heute einen schönen, grossen Nutzen ab. Er war auch der Erste, der die tiefe Wiesenegge hierzulande einführte. Als er zum erstenmal mit diesem neuen Instrumente die Wiesen von Grund aus aufriss, da lachten die Bauern, schüttelten die Köpfe und freuten sich schon auf den Hereinfall des Herrn Beichtvaters. Die Sache kam natürlich anders und so bat später hie und da einer der Bauern den Herrn Beichtvater, ob er ihm nicht „des nuie Ding" auch einmal leihen wollte, was Kneipp auch bereitwillig zusagte.

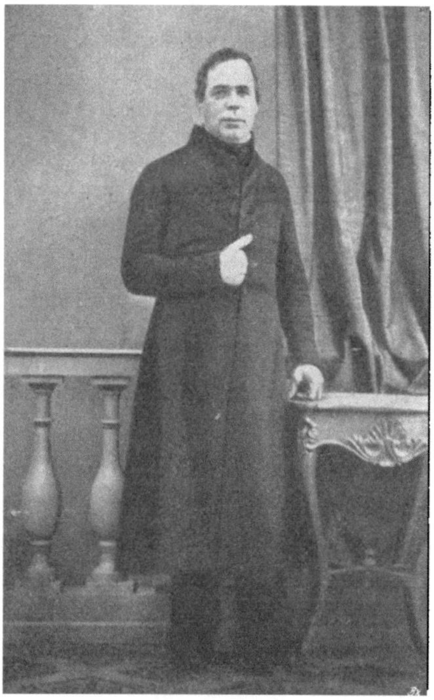

Seb. Kneipp, Stadtkaplan bei St. Georg in Augsburg.
Nach einem Portrait aus dem Jahre 1854.
(Ältestes von Kneipp erhaltenes Bildnis.)

Um besseres Futter zu erhalten, liess er auswärtige Kleesamen kommen, baute sie versuchsweise an und gab dann auch den Anderen die Winke, wie es gemacht werden müsse. Um das Erträgnis der Wiesen selbst nach Möglichkeit zu steigern, führte er die rationelle Düngung der Wiesen ein, und zwar wandte er sich mit Eifer dem Studium des Kunstdüngers für Wiesen und Äcker zu.

Zunächst bestellte er für die Äcker des Klosters und der Pfarrpfründe die notwendige Menge Kunstdünger; und als die Leute sahen, dass es damit wirklich nicht so schlecht war, musste er schliesslich auf Wunsch der Bauern für Wörishofen und Umgebung die Bestellung des Kunstdüngers für Wiesen und Äcker besorgen, was er natürlich auch that.

Dem Obstbau wandte er seine Aufmerksamkeit in hohem Masse zu, hauptsächlich deswegen, weil man ihm zur Zeit gesagt hatte, für die Obstbaumzucht sei das Wörishofener Klima zu rauh. Natürlich war das Klima nicht zu rauh, sondern die Leute waren zu träge, dem Obstbaum die richtige Pflege zu geben; und dann schob man's auf das Klima. — Die herrlichen Spalierbäume, die man an den Häusern von Wörishofen sieht, besonders am Dominikanerinnenkloster und am Pfarrhof, sind entweder von Kneipp selbst gepflanzt oder aber jedenfalls auf seine Anregung hin. Es gab eine Zeit, da beschäftigte er sich so eingehend mit der Obstbaumzucht, dass er die heranwachsende Jugend im Okulieren und ähnlichen Obstbaumarbeiten persönlich und gern unterrichtete.

Das wichtigste für den Bauern in Wörishofen ist die Viehzucht. Die reichen Wiesengründe ermöglichen die Haltung eines bedeutenden Viehstandes, und der klarsehende Kneipp erkannte auch alsbald, dass man durch Hebung des Viehstandes die Wohlhabenheit dieses Ortes am meisten fördern könne.

Im Kloster der Dominikanerinnen sah es in dieser Beziehung traurig aus; die Klosterfrauen hatten für den Viehstand wenig Interesse gezeigt, und darum war derselbe auch sehr zurückgegangen. Kneipp machte es sich nun zur Aufgabe, zunächst dort helfend einzugreifen. Er scheute keine Mühen und Opfer, um für das Kloster und auch für Wörishofen einen schönen Viehschlag zu erhalten; persönlich besuchte er die Viehmärkte und kaufte gutes, schönes, nutzbringendes Vieh. Nicht nur auf die Viehmärkte im nahegelegenen Allgäu ging er, sondern auch mehrmals in die Schweiz; zweimal sogar besuchte er den berühmten Viehmarkt zu Schruns in Vorarlberg. Oft erzählte er im Freundeskreise, welch grosse Mühe es ihm gekostet, einen Waggon voll Mustervieh, das er in Schruns gekauft, über Lindau einzuführen. Heute sind die Stallungen des Dominikanerinnenklosters vorzüglich eingerichtet und sogar elektrisch beleuchtet; Mustervieh hervorragender Rassen findet man dort, und mit Sorgfalt geschieht die Pflege dieses kostbarsten Eigentums des Landmanns. Kneipp war es, der dafür sorgte, dass ein solch schöner Viehstand erzielt wurde; mit ordnender Umsicht gab er zur Zeit alles an, was für die Gesundheit des trefflichen Viehstandes erforderlich war.

Auch bei den Krankheiten des Viehes hat er mit bestem Erfolge seine Wasserkur angewandt.

Im vorigen Jahre gab er ein paar Anweisungen, wie man das Vieh bei Maul- und Klauenseuche behandeln sollte; und Dutzende von Zeitungen, die sich für die Landwirtschaft interessieren, nahmen sofort diese Kneippschen Anweisungen auf, um sie so weiter zu verbreiten.

Noch im Frühjahre 1897 kurierte er den Hofhund des Klosters, ein Tier edle Rasse, Geschenk Seiner k. k. Hoheit des Erzherzogs Joseph von Österreich, mit Wasseranwendungen, nachdem ein herbeigerufener Tierarzt den Hund bereits aufgegeben hatte.

Auch draussen im Lande mochte man Kneipp als Viehdoktor ganz gern, was folgendes Histörchen beweist. — Einst war er von einem Confrater zur Predigt gebeten worden. Als dieselbe vorüber war, kommt ein Weib und bittet Kneipp, er möge doch nach ihrer Kuh schauen; sie sei krank, und es wäre ihre einzige Habe. Sofort steht er auf, besichtigt das Tier und giebt seine Ratschläge; die Frau handelt danach und die Kuh wird gesund. Nach einiger Zeit kommt dieselbe Frau wieder zum Pfarrer des Ortes und sagt: „Sie, Herr Pfarrer, könnt' man nicht einmal wieder den Herrn Pfarrer Kneipp zur Predigt kommen lassen? — Meiner Kuh fehlt auch wieder 'was."

In jeder Beziehung anerkannt sind weiterhin die Verdienste Seb. Kneipps bezüglich der Bienenzucht; diese Verdienste sind so gross, dass er allgemein der schwäbische Bienenvater hiess und dass er mit zu den bedeutendsten „Imkern" Schwabens gerechnet wurde.

Stadtpfarrer Schuster von Mindelheim hat ein Imkeralbum herausgegeben, und ich entnehme demselben folgende Angaben über Seb. Kneipp als Imker: „Pfarrer Kneipp ist auch auf dem landwirtschaftlichen Gebiete zu Hause; sein rationeller Landwirtschaftsbetrieb im Kloster Wörishofen und einige Zeit auf seinem Gute giebt das beste Zeugnis von seinem richtigen Verständnisse. Wer immer in Wörishofens Umgebung ein gutes Stück Vieh haben wollte, ging zum ehemaligen Beichtvater Kneipp, und mit grösster Zufriedenheit konnte der Landmann von dort zurückkehren.

Die Vorträge Kneipps, die er bei verschiedenen Anlässen bei Abhaltung der landwirtschaftlichen Vereine gehalten hat, haben für ganz Schwabenland grossen Nutzen gebracht. Sehr segensreich wirkte derselbe aber auf bienenwirtschaftlichem Gebiete durch seine originellen und äusserst populär gehaltenen Vorträge. Kneipp fehlte in früherer Zeit nicht leicht bei den schwäbischen, sowie den deutsch-österreichisch-ungarischen Bienenzüchterversammlungen, wo er immer durch sein eingehendes theoretisches und praktisches

Wissen die Aufmerksamkeit der Imkerwelt in ganz besonderer Weise auf sich zog. Jetzt noch gedenkt derselbe mit Freude jener Stunden, welche er im engeren und weiteren Kreise seiner lieben Imkerfreunde zugebracht hat. Wer in der Bienenzucht etwas profitieren wollte, ging zum Pfarrer Kneipp nach Wörishofen.

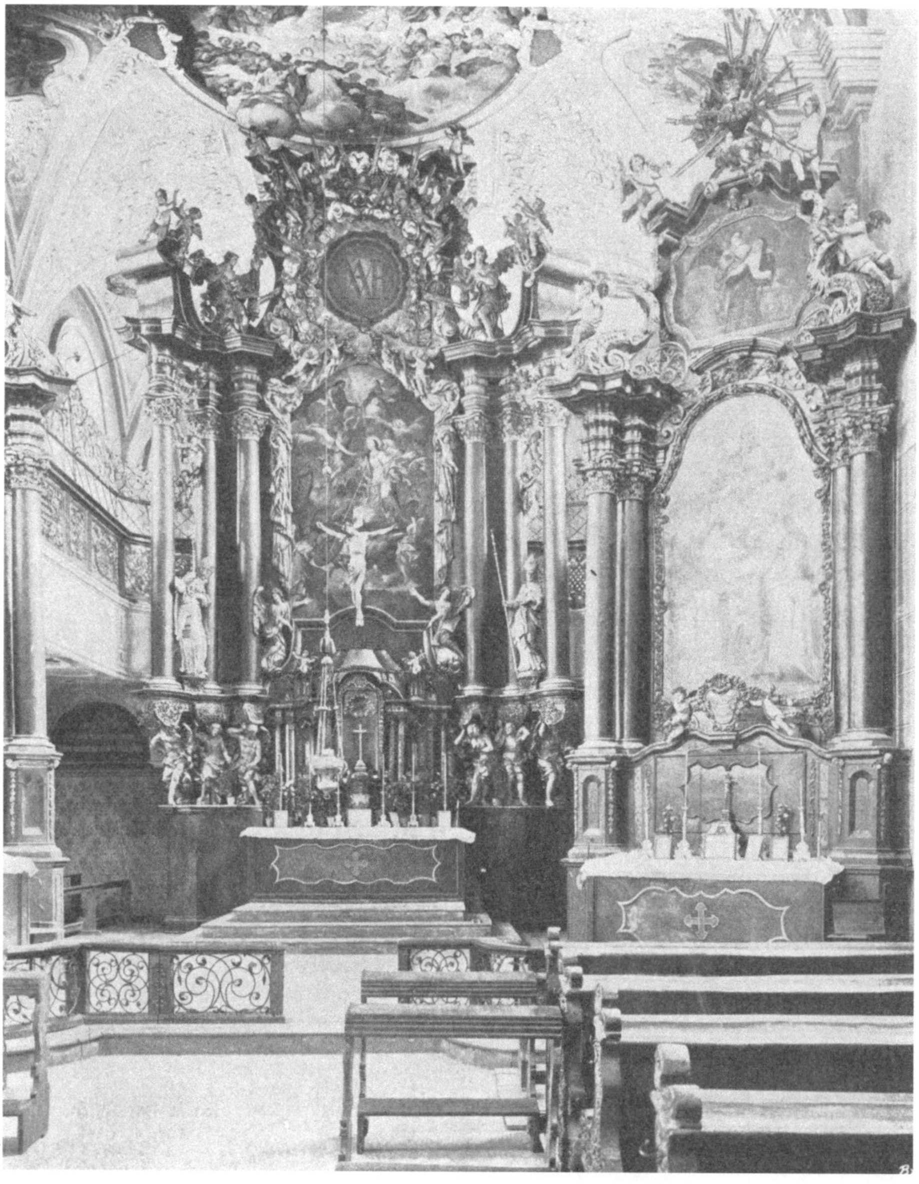

Hochaltar in der Klosterkirche zu Wörishofen.
Nach einer Photographie von Dr. E. Mertens & Cie., Berlin.

Hunderte von Bienenhaltern, die oft den weitesten Weg nach Wörishofen nicht scheuten, hat er erst zu Bienenzüchtern gemacht, und immer bereitete es dem würdigen Manne grosse Freude, wenn er den in Wörishofen versammelten Bienenfreunden Unterricht in der Bienenzucht geben konnte."

Die Beschäftigung mit seinen geliebten Bienen führte den Beichtvater Kneipp, der immer bedacht war, alles, was er sah und hörte, für die leidende Menschheit nutzbar zu machen, zum genauen Studium des Honigs und seiner guten Eigenschaften für die kranke Menschheit. Er riet deswegen zum Gebrauche des Honigs bei Augenkrankheiten: ein Tropfen Honig in die Augen eingeträufelt wirkt stärkend. Er liess den Honig öfter einnehmen als Arznei; vor allen Dingen aber empfahl er auch stets den Honigwein als Getränk für Kranke sowohl, als für Gesunde. Die Bereitung eben dieses Honigweines wird gewiss Manchen interessieren; er selbst giebt dieselbe folgendermassen an: „Man bringt in einen recht reinlichen Kupferkessel 60 bis 65 Liter weiches Wasser. Ist dasselbe ziemlich warm geworden, so werden circa 6 Liter Honig daran gerührt. Nun lässt man Wasser und Honig recht gelinde anderthalb Stunden sieden. Zeitweilig wird der schmutzige Schaum, der sich oben ansetzt, weggeschöpft. Ist die Zeit des Siedens vorbei, dann wird dies Honigwasser ausgeschöpft in blecherne oder irdene Geschirre. Ist dann selbes so abgekühlt, dass es nur noch etwas mehr Wärme hat als Wasser, das an der starken Sonnenhitze erwärmt wurde, dann wird es in ein sorgfältig gereinigtes Fass gebracht. Der Spund wird darauf gelegt, aber nicht befestigt. Ist der Keller ziemlich warm, dann beginnt nach 5 bis 10 Tagen die Gärung. Nach ungefähr 14 Tagen Gärungszeit wird dieser junge, gegorene Honigwein in ein anderes Fass abgezogen. Die Hefe natürlich bleibt weg. Im zweiten Fasse dauert die Gärung ungefähr 10 bis 14 Tage; und wenn der Honigwein ganz ruhig wird, dass man im Fasse nichts mehr hört, dann wird das Spundloch geschlossen. Nach 3 bis 4 Wochen wird er hell und trinkbar. Wird er dann in Flaschen abgezogen, gut verkorkt und in kalten Sand gebracht, moussiert er in einigen Tagen ziemlich stark. Dieses Getränk ist sehr kühlend, deshalb trinken es die Fieberkranken sehr gern.“ —

Herr Lehrer Weichselfelder aus Kaufbeuren, selbst ein Veteran in der Bienenwirtschaft, hat dem Heimgegangenen ebenfalls ein freundliches Andenken bewahrt; denn auf die Anfrage, was er von dem Verstorbenen bezüglich seiner Leistungen auf bienenwirtschaftlichem Gebiete noch in seiner Erinnerung habe, hatte derselbe die Freundlichkeit, folgenden Bericht zu geben:

Auf gefl. Zuschrift vom 12. ds. teile Ihnen folgendes mit:

„Im Herbst des Jahres 1868 hielt Herr Prälat Kneipp in Pforzen einen Vortrag über Bienenzucht. Durch seinen populären Vortrag vor mehr als 70 Zuhörern hat er Begeisterung für Bienenzucht und Liebe für die fleissigen Bienen zu wecken verstanden, und im nächsten Frühjahr war ich sein eifriger Schüler. Ich scheute nicht den weiten Weg nach Wörishofen, den ich in jenem Sommer wohl fünfmal auf Schusters Rappen zurücklegte, um im Klostergarten dortselbst in zuvorkommendster, freundlichster Weise in die Geheimnisse des Bienenstaates eingeweiht und mit der Behandlung der Bienen vertraut zu werden. Msgr. Kneipp überliess mir eine Bienenwohnung mit Mobilbau und ein abgetrommeltes Volk, das ich hier in die Wohnung verbrachte als erstes Debut in der Bienenzucht. Mit Unterstützung des sel. Herrn Prälaten Kneipp wurde hier ein Bienenzuchtverein ins Leben gerufen — Mai 1870 — und hochw. Herr Kneipp war dessen erster Vorstand bis 12. Dez. 1877, da er zum Ehrenvorstand erwählt wurde. Während dieser Zeit hielt derselbe, jedesmal vor zahlreichen Zuhörern von Land und Stadt, nachverzeichnete Vorträge:

21\. Aug. 1871: Die Arbeiten am Bienenstand im Herbst und die Einwinterung der Bienen.

21\. Nov. 1872: Wie sind die Bienen im ersten Frühjahr zu behandeln, wenn sie nicht volksarm werden sollen? — Wie können die Stöcke gegen Wachsmotten und Räuber (Raubbienen) geschützt werden? —

5\. Okt. 1874: Über die Ursachen des geringen Erträgnisses der Bienenzucht in diesem Jahre und der Weisellosigkeit vieler Völker. — Wie kann die Kaninchenzucht mit Vorteil getrieben werden? — Die besten Düngungsmittel für Wiesen. —

14\. Dez. 1876: Über den rationellen Betrieb der Bienen- und Schweinezucht. — Die Kultivierung von Ödungen.

18\. Sept. 1877 wurde hier die erste Kreisversammlung des im Vorjahre gegründeten schwäbischen Bienenzuchtvereines abgehalten, bei welcher Gelegenheit Msgr. Kneipp vor mehr als 100 Bienenzüchtern aus dem südlichen Schwaben und Oberbayern über den rationellen Betrieb der Bienenzucht im Strohkorb Vortrag hielt, der mit vielem Beifall aufgenommen wurde. —

Im Jahre 1872 hat der hiesige Bienenzuchtverein für seinen neugegründeten Vereinsstand sechs Bienenvölker in Dzierzonwohnungen von den im Klostergarten zu Wörishofen sehr zahlreich aufgestellten Bienen erhalten, und zwar Italiener und Krainer Bastardvölker, und ein reines, ägyptisches Volk, dem deutsche Bienen zur sicheren Überwinterung beigegeben waren.

Im Juli 1872 und im Juni 1878 unternahm der hiesige Bienenzuchtverein in corpore einen Ausflug nach Wörishofen, wo wir nicht nur freundliche Aufnahme, sondern auch reichliche Belehrung fanden. — Hochachtung und Liebe verband uns mit unserm hochverehrten Vorstand und Ehrenvorstand, und Msgr. Kneipp hat mir sein Wohlwollen bis zu seinem Tode bewahrt, was bei zufälliger Begegnung sich stets zeigte."

Aber nicht nur in Wort und That hat Seb. Kneipp rastlos gearbeitet für das Wohl der Landwirte, sondern er hat auch zur Feder gegriffen, um diesen seinen als richtig erkannten Ideen noch mehr Geltung und Eingang beim Bauernstande zu verschaffen. In überaus leicht fasslicher Dialogform hat er mehrere landwirtschaftliche Büchlein geschrieben, die noch heute, was verständliche, leichte Schreibweise, Klarheit des Inhaltes und Inhaltsreichtum angeht, ihresgleichen suchen. Er hat in diesen Büchlein eine solche Summe von praktischem Verständnis bethätigt und so viele brauchbare Winke dem Landmann erteilt, dass man ihn unbedenklich unter die Ersten der populär-landwirtschaftlichen Schriftsteller rechnen kann. Diese seine Schriften sind folgende:

1) Fritz, der fleissige Landwirt. Ein Büchlein, worin enthalten sind die seit 20 Jahren gemachten Erfahrungen in Verbesserung der Landwirtschaft, als einfache Anleitung für jeden Landwirt, der bemüht ist, seinen Betrieb zu verbessern. — Augsburg.

2) Fritz, der eifrige Viehzüchter. Ein Büchlein zur Belehrung, zusammengestellt aus den vielfältigen Erfahrungen. — Donauwörth.

3) Fritz, der fleissige Futterbauer. Eine auf vieljähriger Erfahrung beruhende Anleitung zur Verbesserung und Pflege der Wiesen, wie auch zum Klee- und Futter-

bau auf den Äckern, nebst einer vorteilhaften Belehrung über Düngerbereitung. — Augsburg.

4) Bienenbüchlein. Eine einfache Anleitung zur Verbesserung der Bienenzucht, in Körben und Kästen, besonders für Anfänger. — Augsburg.

5) Die Kaninchenzucht. — Kempten.

Als Honorar für „Fritz, der fleissige Landwirt“ bezog Kneipp 200 fl. für die Auflage; denn § 2 des zwischen Herrn Beichtvater Seb. Kneipp in Wörishofen und Herrn

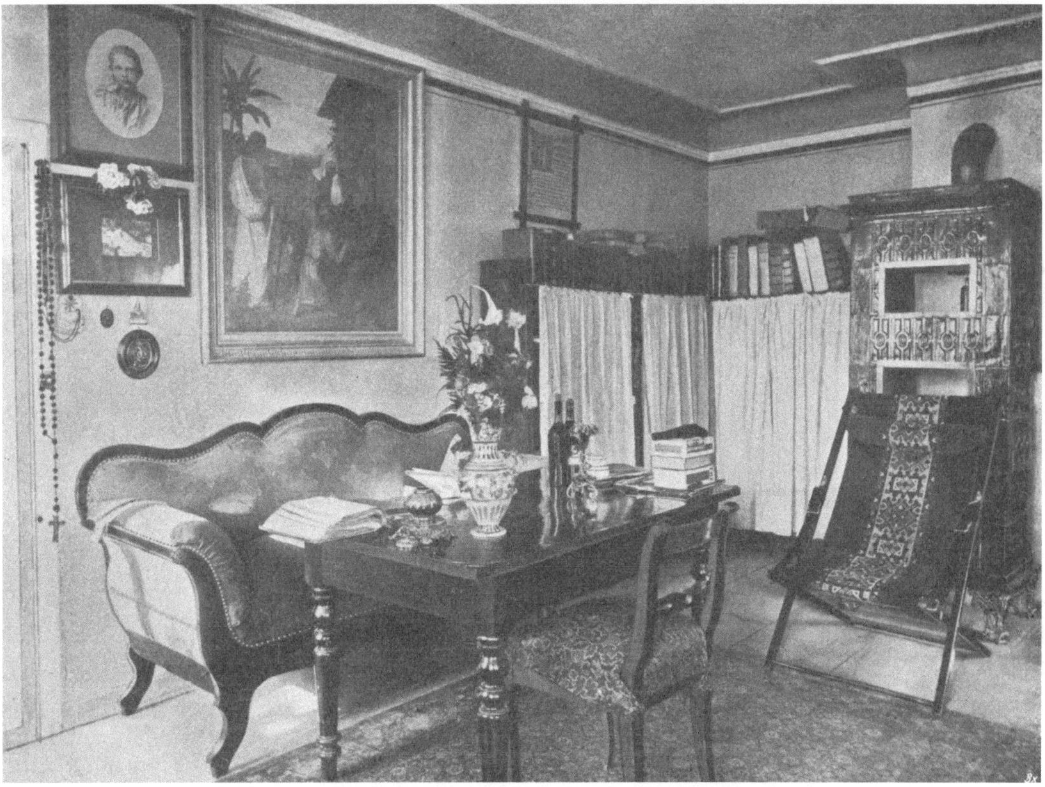

Wohnzimmer des Pfarrer Kneipp im Pfarrhause zu Wörishofen.
Nach einer Photographie von Fritz Grebmer.

A. Manz, Besitzer der B. Schmid'schen Verlagsbuchhandlung in Augsburg, geschlossenen Vertrages vom 1 Juni 1876 lautet folgendermassen:

§ 2. — Für diese und jede folgende Auflage von 2000 Exemplaren in Oktavform erhält der Herr Verfasser sofort nach beendigtem Druck ein Honorar von 200 fl. oder 342 Mk. von der Verlagsbuchhandlung ausbezahlt, nebst 12 broschierten Freiexemplaren. —

Die Bedingungen für „Fritz, der fleissige Futterbauer und Viehzüchter“ waren im ganzen dieselben, und erschienen diese Bücher ebenfalls in der Schmid'schen Verlagsbuchhandlung. Es scheint aber späterhin eine Änderung in diesen Verhältnissen eingetreten zu sein.

In manchen landwirtschaftlichen Schulen des In- und Auslandes sind diese Kneipp-schen Büchlein im Gebrauche; und weil eben die Dialogform zur Darstellung gewählt ist, gewinnt die an sich hie und da etwas trockene Materie an Leben, und der Zweck des Büchleins, die Belehrung des einfachen Mannes, wird nur um so leichter erreicht.

Diese seine Verdienste um die Landwirtschaft wurden denn auch, nachdem Kneipp für sein Talent die unwiderleglichsten Beweise erbracht hatte, gebührend anerkannt. — An anderer Stelle ist es erzählt, dass er wegen dieser seiner Verdienste um die Landwirtschaft die Stelle als Pfarrer in Wörishofen schliesslich erhielt.

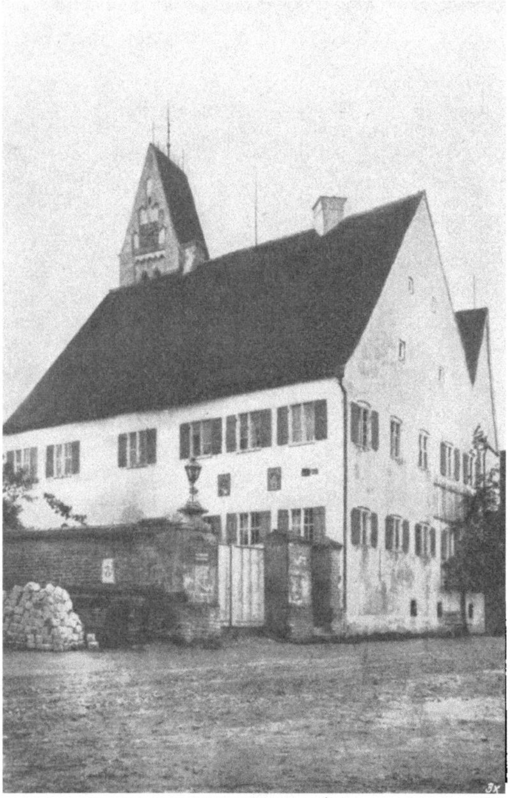

Pfarrhof und Kirchturm von Wörishofen. Nordseite.
Originalaufnahme von Fritz Grebmer.

Unter seinen hinterlassenen Papieren finden sich auch zwei Ehrendiplome: Das eine von dem landwirtschaftlichen Vereine für das Königreich Bayern, nebst Preis einer grossen silbernen Vereinsdenkmünze für verdienstliche Leistungen in der Landwirtschaft. München, den 9. Oktober 1868. — Das zweite, ein Ehrendiplom der 20. Wanderversammlung deutscher und österreichischer Bienenwirte, als Anerkennung für sein Bienenbüchlein. Strassburg, den 16. September 1875.

Wenn es sich darum handelte, eine Neuerung einzuführen, und die Landwirte von dem Nutzen einer neuen Sache zu überzeugen, dann ging Kneipp meist sehr klug zu Werke. Er sagte zu dem betreffenden Landwirte: „Ich sehe, Du glaubst mir nicht; darum mache ich Dir folgenden Vorschlag: Bearbeite den vierten Teil Deines Feldes nach meiner Anweisung, und wenn dann der Ertrag nicht so gross ist, als bei Deiner eigenen Bebauung, so ersetze ich Dir das Fehlende doppelt.“ Auf einen solchen Vorschag gingen natürlich viele Bauern ein. — Wenn er sie dann zur Zeit der Ernte fragte: „Was bin ich Euch schuldig?“ erhielt er meist zur Antwort: „Aber Herr Beichtvater, Sie sind mir gar nichts schuldig; es reut mich nur, dass ich nicht das ganze Feld nach Ihrer Anweisung bebaut habe.“

So zeigte Seb. Kneipp auf allen Gebieten der Landwirtschaft seine umfangreichen und wirklich hervorragenden Kenntnisse theoretisch und praktisch, in Wort und Schrift. Das Wichtigste aber ist, dass er es auch verstand, diese seine Kenntnisse zum Vorteile seiner eigenen Ökonomie zu verwerten und auch andere Landwirte erst zu überzeugen und dann zur Benutzung der von ihm gegebenen praktischen Winke in Haus und Hof zu veranlassen.

IV.

Seb. Kneipp als Priester.

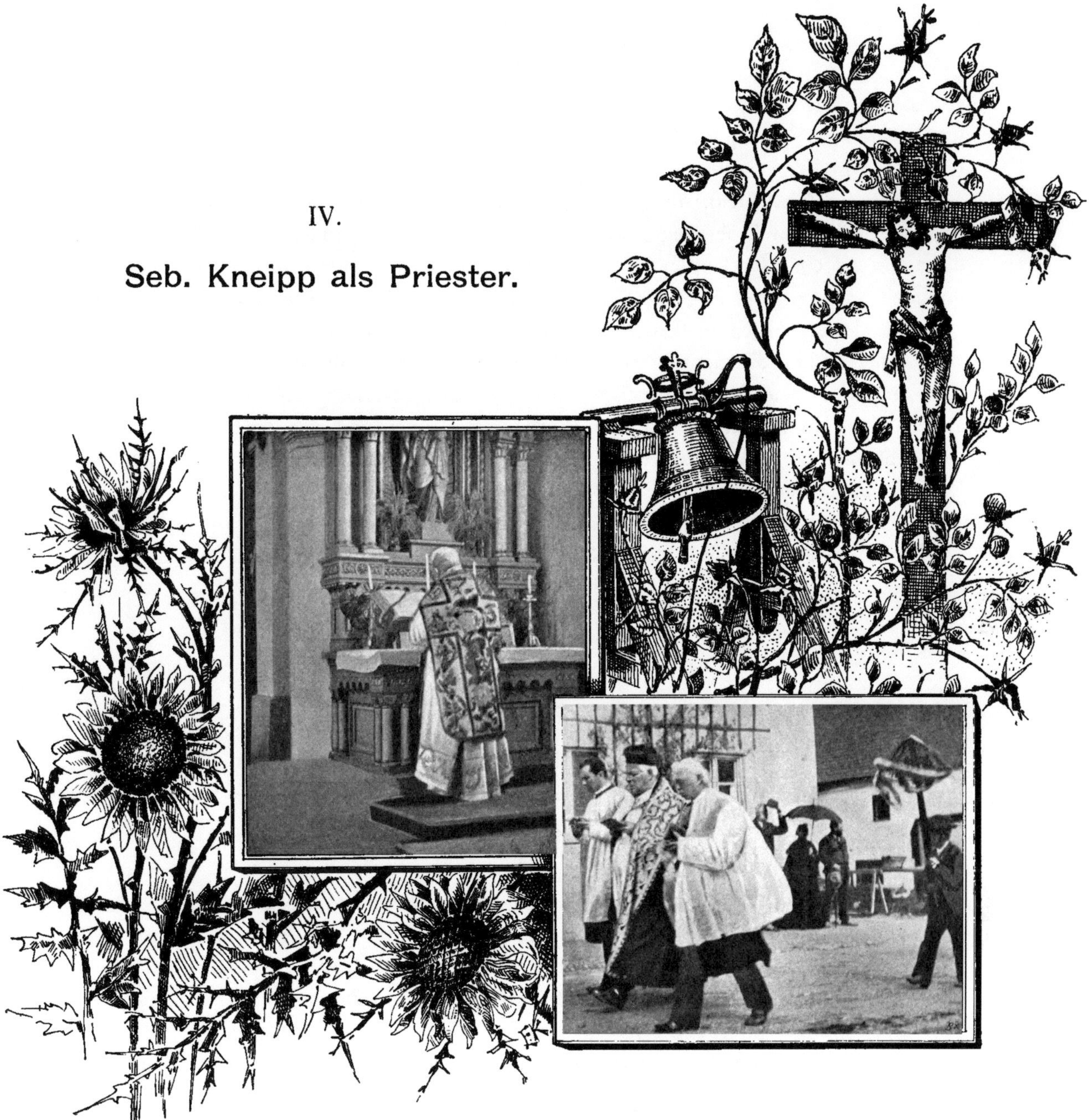

Der Neopresbyter Seb. Kneipp wurde durch bischöfliches Dekret vom 4. Oktober 1852 als III. Kaplan in Biberbach angestellt. Dieser stattliche Markt liegt mit seiner grossen, schönen Wallfahrtskirche anmutig an den Höhen des Schmutterthales, ca. 5 Stunden nördlich von Augsburg. Die priesterlichen Arbeiten in der besuchten Wallfahrtskirche, sowie in den Filialen Feigenhofen, Eisenbrechtshofen und Albrechtshofen füllten wohl die ganze Zeit des eifrigen Neopresbyters (neugeweihten Priesters) aus.

Aus dieser Zeit ist uns eigentlich über sein ganzes Leben und Wirken kaum etwas erhalten. Die Pfarrarchive von Biberbach ergaben keinerlei bemerkenswerte Aufzeichnungen, und es scheint, dass sich die Thätigkeit Kneipps in Biberbach einzig und allein auf das stille priesterliche Wirken eines Kaplans auf dem Lande beschränkt hat. — Nur

Titelvignette: Im Leichenzuge. — Beim Evangelium (nach Photographieen aus Kneipps Nachlass). — Komposition der Titelvignette von M. v. Karnicka.

von Jahrhunderten besteht diese menschliche Niederlassung schon, und es mag Manchen interessieren zu wissen, welches die eigentliche Geschichte von Wörishofen und seiner Umgebung ist.

Um die Zeit Christi, als Kaiser Augustus regierte, drangen bereits die römischen Legionen bei ihren Eroberungszügen in das damalige Germanien vom Bodensee her in diese Gegend ein. Im Jahre 15 v. Chr. hatten die Römer zwischen dem alten Campodunum (Kempten) und Augusta Vindelicorum (Augsburg) bereits ein verschanztes Lager errichtet, das sich auch in den Marschtafeln des Kaisers Augustus als Castrum Nemaviae verzeichnet findet; die Spuren dieses verschanzten Lagers will man jetzt in der Nähe von Türkheim, eine Stunde nördlich von Wörishofen, entdeckt haben. Urkundlich der älteste Name in der Umgebung von Wörishofen ist zunächst das erwähnte Türkheim; denn bereits im Jahre 727 wird dasselbe als Durnkaim, und im Jahre 1083 als Durincheim genannt.

Schlingen, etwa eine Stunde südöstlich von Wörishofen gelegen, wird im Jahre 897 als Lurcilinga erwähnt, während Wörishofen uns zum erstenmal im Jahre 1067 in den

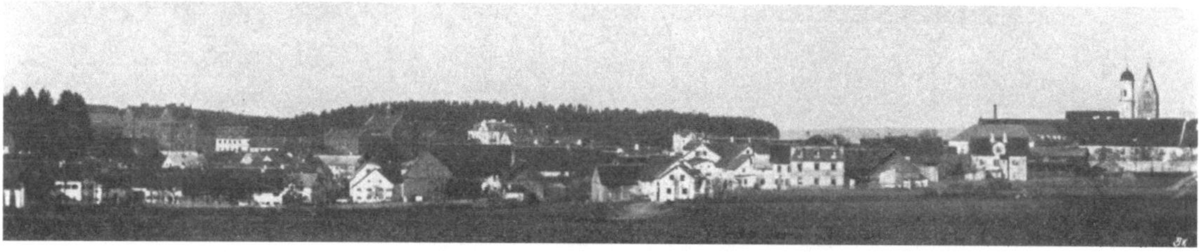

Wörishofen von Südosten.*)
Originalaufnahme durch Fritz Grebmer, Wörishofen.

Urkunden begegnet; und zwar wird es da genannt Werenshova, wie denn Wörishofen auch lange Zeit Wereshofen geschrieben wurde.

Die Umgegend von Wörishofen gehörte zum Augst-Gau, der Welfenbesitz war, während das Dorf Wörishofen selbst dem adeligen Dominikanerinnenkloster St. Katharina zu Augsburg zinste und zugehörte.

Da Wörishofen unweit der Durchgangsstrasse von Italien nach Süddeutschland liegt, da weiterhin über die Schweizer Hochebene und die schwäbisch-bayerische Hochebene sich manchmal die französischen Heerscharen nach Deutschland ergossen haben, so hatte naturgemäss Wörishofen im Laufe der Jahrhunderte ein wechselvolles Schicksal zu bestehen. Besonders waren es auch die Bauernkriege, welche Wörishofen stark mitnahmen. $1^1/_2$ Stunden nordwestlich von Wörishofen steht noch heute bei Mindelheim das alte Frundsberg-Schloss, wo der starke Recke Georg von Frundsberg gehaust hat; und es ist zweifellos, dass er von dort aus mit seinen reisigen Knechten manches blutige Tänzlein gewagt haben mag. Dort, auf dem Frundsberg-Schloss, war es auch, wo Luther auf seinem Durchzuge nach Augsburg erschien, und Frundsberg damals zu ihm das hochdenkwürdige Wort sagte: „Mönchlein, Mönchlein, Ihr geht einen schweren Gang!"

*) Die Lage des Kinderasyls und des Kneippianums zum Orte wird bei dieser Aufnahme erkennbar.

Weiterhin hatte Wörishofen zu leiden im 30jährigen Kriege, dann in den spanischen Erbfolgekriegen, und auch die napoleonischen Durchzüge haben deutliche Spuren in Wörishofen hinterlassen. Neben meinem Hause findet sich aus jener Zeit noch ein kleines Denkmal, dessen Inschrift ich hier folgen lasse:

Im Jahre 1803, den 18. Mai, Nachts 12 Uhr, wurde beim Nachhausegehen der Söldner und Klosterbaumeister Georg Riedler von Wörishofen von den einquartierten Franzosen hier erschossen. Gott sei ihm gnädig! — Wanderer, gedenke seiner mit einem Vaterunser!“

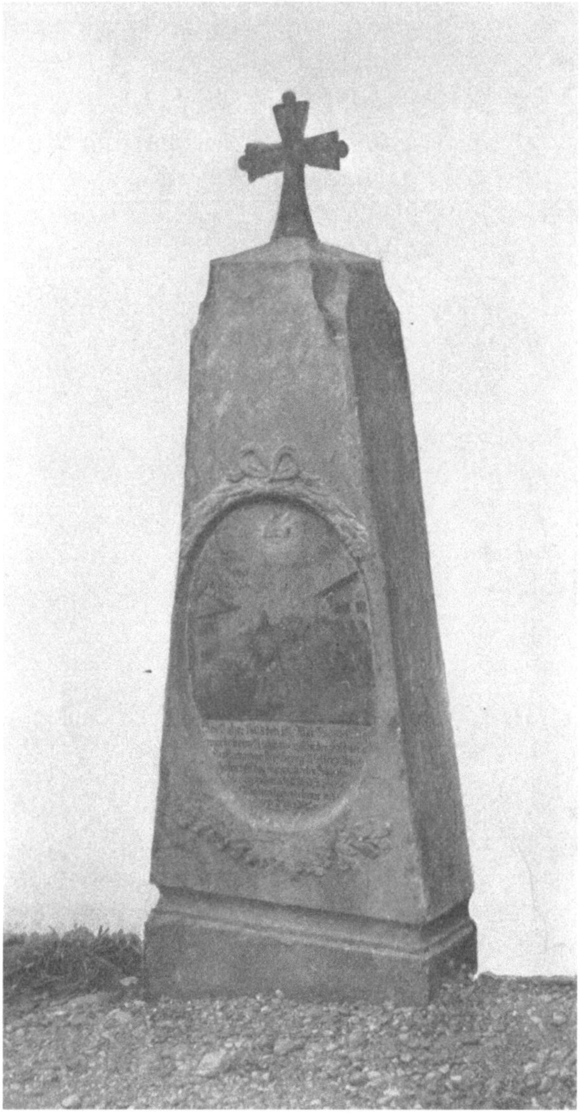

Denkmal für den am 18. Mai 1803 in Wörishofen von den Franzosen erschossenen Klosterbaumeister Georg Riedler.

Auch seinen Landesherrn hat Wörishofen öfter gewechselt, bis es im Jahre 1666 endgiltig an Bayern fiel, wobei es auch geblieben ist.

Die politische Landgemeinde Wörishofen besteht aus den Ortschaften: Wörishofen, Schönenschach, Ober- und Untergammenried, Vorder- und Hinterhartenthal. Wörishofen gehört zum Amtsgericht Türkheim, Bezirksamt Mindelheim, Kreis Schwaben und Neuburg.

Die Lage von Wörishofen ist so, wie die Lage manch anderer Orte auf der bayerischen Hochebene. Ganz geringe, hügelartige Erhebungen, die zum grossen Teil bewaldet sind, unterbrechen die Einförmigkeit der Ebene und verleihen ihr einen gewissen Reiz. Saftige Wiesen dehnen sich weit aus in der Gemarkung von Wörishofen, und überall eingesprengt in die Wiesen und Felder hat man kleine Waldpartieen stehen gelassen, welche dem Auge einen angenehmen Ruhepunkt gewähren. In unmittelbarer Nähe von Wörishofen zieht sich westwärts ein Hügelzug dahin, und auf einem der Ausläufer liegt das Kinderasyl und das Kneippianum.

Die Landschaft ist eben sehr eigenartig. Sie entbehrt selbstverständlicherweise der grossen Reize einer Hochgebirgslandschaft und ist auch nicht zu vergleichen mit der lieblichen Rheingegend; wohl aber fesselt gerade eine solch einfache Landschaft durch ihre Ruhe und eine eigenartige Schönheit den Blick und das Gemüt auch eines verwöhnten

Naturfreundes. Die Aussicht ist weit, und auf den kleinen Hügeln giebt es Stellen, wo man 25 bis 30 Ortschaften in der Umgebung zählen kann bei klaren Tagen; in der Ferne erblickt man unschwer die Zugspitze und andere Erhebungen der bayerischen Alpenkette, welche die Landschaft nach Süden hin abschliesst.

Allerdings ist es kein gutes Zeichen für das Wetter in Wörishofen, wenn das Alpenpanorama zu deutlich sichtbar wird; denn es bedeutet meist Regen. Je klarer und je näher das Gebirge, desto eher ist der Regen zu erwarten.

Wörishofen wird durchströmt vom Wettbache, der sich unterhalb Unterrammingen

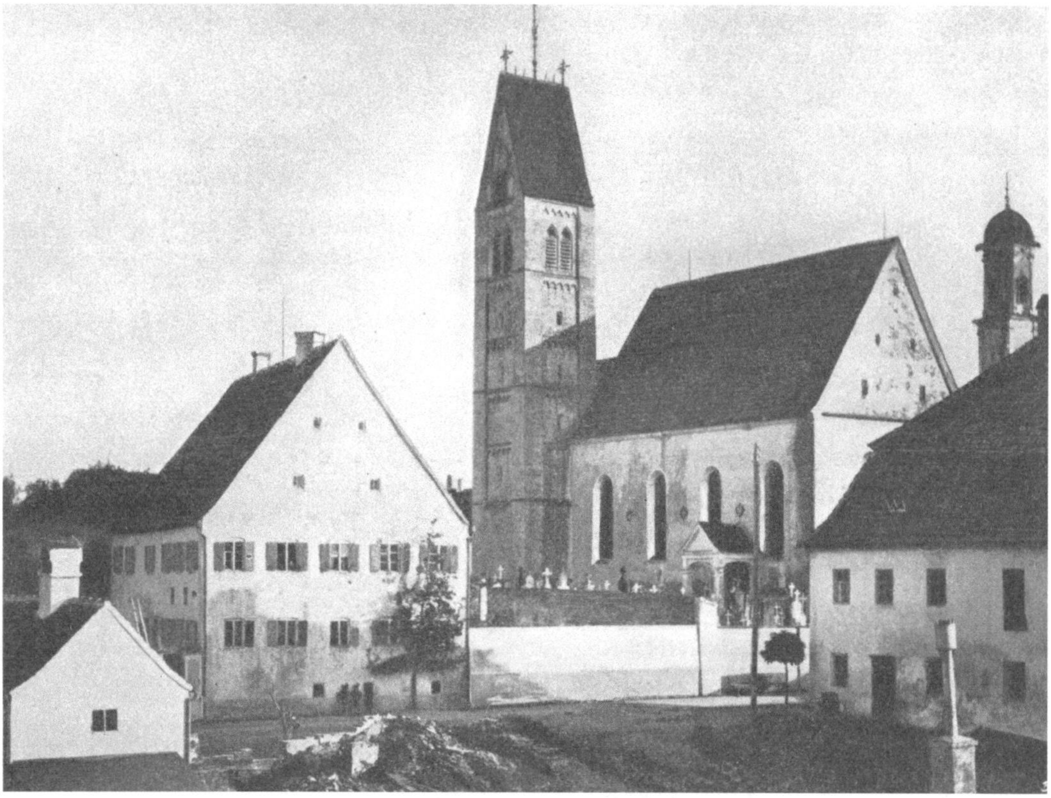

Pfarrhaus und Kirche. Strassenansicht.*)
Originalaufnahme von Walter Wilda.

mit der Flossach, einem Nebenflusse der Mindel, vereinigt. Das Flussgebiet der Mindel aber, welche selbst ein rechtseitiger Nebenfluss der Donau ist, gilt als lieblich romantisch.

Die Meereshöhe von Wörishofen beträgt etwa 615 m; und da die Hochebene sich weit ausdehnt ohne wesentliche Erhebungen, so ist es selbsverständlich, dass das Klima ziemlich rauh sein muss. Und so ist es auch. — Rasche Temperaturwechsel gehören nicht zu den Eigentümlichkeiten dieses Klimas, wohl aber ziemlich starke Winde, zumal zur Zeit der Tag- und Nachtgleiche. — Die Winde, die in Wörishofen wehen, haben aber eine sehr gute Eigenschaft: sie kommen meist von Westen her und der Ostwind ist sehr

*) Diese Photographie wurde nur möglich, als das inzwischen wieder aufgebaute Haus, von welchem die Trümmer im Vordergrunde des Bildes zu sehen sind, abgebrannt war.

selten. Nach Westen nun ist Wörishofen sozusagen eingedeckt von Waldungen, und zwar ausschliesslich Nadelwaldungen. Wenn der Wind nun beständig durch diese grossen, schweren Nadelwaldungen streicht, so kämmt er sich, d. h., er wird staubfrei, nimmt von dem Ozon, das die Nadelhölzer ausscheiden, an und wird so stark sauerstoffhaltig, versorgt also die Hochebene mit einer gesunden, anregenden Luft. Eben dieser Umstand dürfte auch der Grund sein, warum die Luft gerade in Wörishofen so ausserordentlich kräftigend auf die erkrankten Nerven und den erkrankten Organismus überhaupt einwirkt und mit Recht von den hilfesuchenden Kurgästen und den Ärzten so geschätzt wird.

Das Dorf Wörishofen selbst, auch in seiner alten Gestalt, bot keinen unfreundlichen Anblick. Weit und geräumig ist die ganze Anlage des Dorfes, und breit windet sich auch

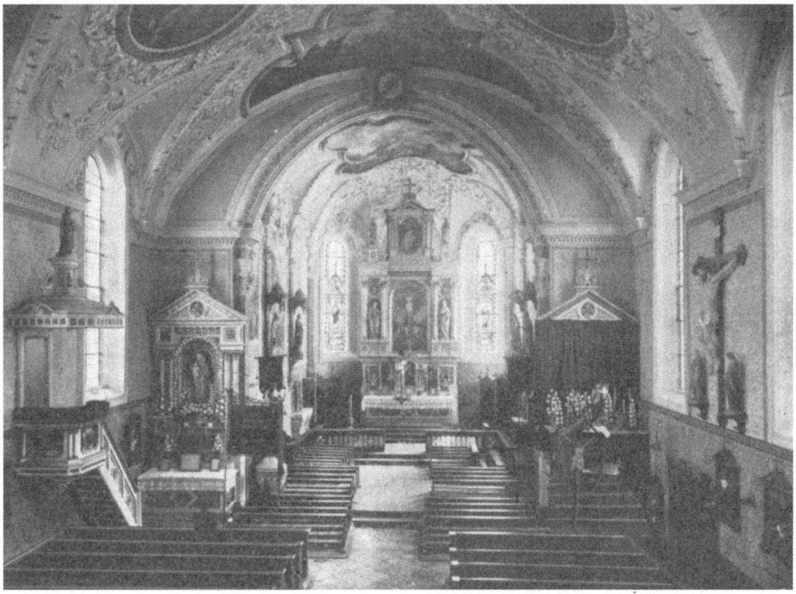

Inneres der Pfarrkirche.
Nach einer Photographie von Fritz Grebmer.

die steinigte Strasse zwischen den einzelstehenden Bauernhöfen dahin. Die niedrig gestochenen, glänzend weiss gestrichenen Häuser mit den grossen, hohen Dächern, die mit Ziegeln gedeckt sind, und meist grünen Läden für die kleinen Fenster, geben dem Dorfe ein sauberes Aussehen.

Jede Hofstatt liegt für sich; das Wohnhaus, der Viehstall, der Stadel für die Fruchtvorräte, und bei den besseren Bauernhöfen auch noch das „Zinshäusl“, in welchem die Alten wohnen, wenn sie die „Hoimat“ übergeben haben, bilden eigentlich jedesmal ein abgeschlossenes Ganzes. Und wenn man die Hauptstrasse von Wörishofen entlang geht, so findet man, dass jeder solche Hof deutlich vom Nachbarn sich abgrenzt, denn Haus an Haus baut man selbstverständlicherweise auf dem Lande nicht. An einzelnen Häusern findet man Anlagen von Spalierbäumen, die, künstlich gezogen, mit Freilassung der „Kreuzstöck“ (Fenster), die Giebelwand des Bauernhauses hinaufstreben.

Inmitten des Dorfes, wie sich's gehört, die Pfarrkirche und der geräumige Pfarrhof.

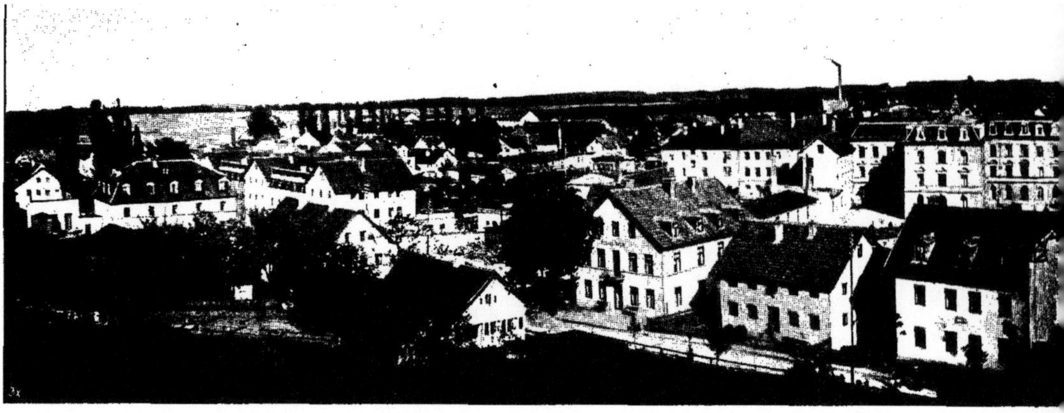

Panorama von Wörishofen. Ansi

mit besonders hohem, spitzwinkligem Giebeldache. Die Kirche selbst in ihren äusseren Formen keinerlei architektonischen Schmuck zeigend, aus Backstein erbaut, und nebendran der Turm mit der für das südliche Bayern charakteristischen keilförmigen Spitze. Rauhe Bauten, aber wetterfest und geräumig.

Neben der Pfarrkirche die Schule, dann über die Strasse hinüber das Dominikanerinnenkloster, das einen besonders grossen Flächenraum bedeckt, mit schöner grosser Klosterkirche und geschmackvollem Renaissanceturm. Die beiden Kirchtürme: der Pfarrkirchturm und der Klosterkirchturm, das Wahrzeichen Wörishofens.

Dieses Wörishofen hat sich nicht verändert; es liegt noch heute da, wie es vielleicht vor 30, 40 Jahren gelegen hat, und nur sehr vereinzelt finden sich neue Häuser in der Hauptstrasse Wörishofens, der eigentlichen Wohnstätte der eingebornen Bevölkerung.

Als Kneipp noch Kaplan bei St. Georg in Augsburg war, hatte er einen Traum, den er mir späterhin einmal erzählte.

Es erschien ihm im Traum eine grosse, weite Gegend, und aus der Gegend heraus ragten über viele Dächer hinweg zwei Kirchtürme von charakteristischer Gestalt. Ein grosses Getriebe und viele Menschen sah er an diesem Orte, und er hatte das Gefühl, dass er hier leben, wirken und sterben werde. Bald darauf sollte dieser Traum zur Wirklichkeit werden; denn als er nach Wörishofen als Beichtvater versetzt wurde, erkannte er sofort die beiden Kirchtürme wieder, die er im Traume geschaut. — „Träume sind Schäume" — aber nicht immer.

Das Volk, das diese Gegend bewohnt, ist eigenartig. Zäh hängt man fest an der alten Überlieferung, und das Neue findet nur sehr schwer Eingang, selbst wenn es etwas Gutes ist. Rauh sind die Sitten des Landes, und diese Eigentümlichkeit macht sich beim Verkehr dem Fremden manchmal recht unangenehm bemerkbar. Im ganzen sind die Eingebornen kräftig und hoch gebaut, der Gesichtsausdruck ist nicht unfreundlich und trägt ebenfalls ein gut Teil der bekannten schwäbischen Pfiffigkeit zur Schau.

Als Kneipp die Wasserkur einführen wollte, waren es gerade die „Hiesigen", welche der Sache am meisten widerstrebten, weil sie nicht daran glaubten. Eine Unterkunft im Dorfe zu bekommen, war schier unmöglich; und erst nach und nach ist es Kneipp gelungen, in den geräumigen Bauernhäusern für die Unterbringung seiner Kurgäste zu

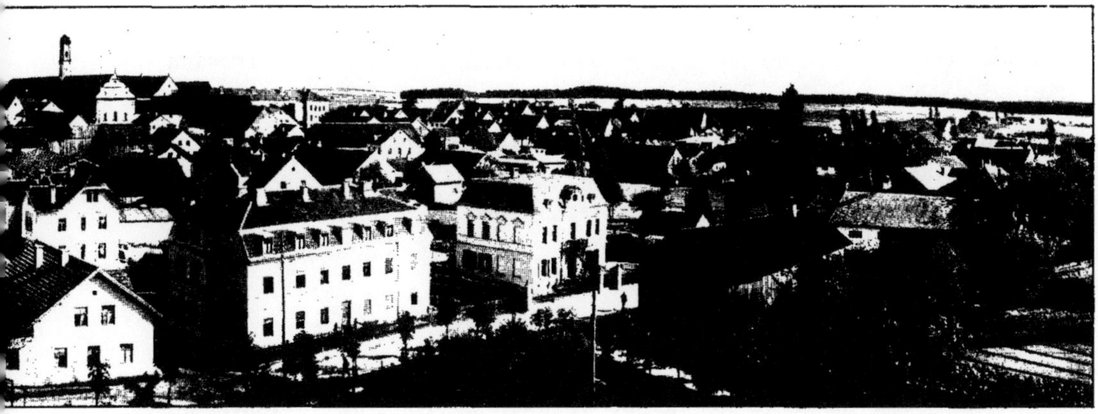

ahme durch Walter Wilda.*)

sorgen. Die Wörishofener waren der Ansicht: „Wir haben leben können, bevor die Kurgäste kamen, also was brauchen wir eine Wasserkur dahier?“ Und dieser Unzufriedenen, die mit den neuen Verhältnissen sich nicht abfinden können, giebt es auch heute noch gar manche.

Die Beschäftigung und der Erwerb der Leute in Wörishofen sind naturgemäss Ackerbau und Viehzucht. Die Viehzucht ist ziemlich bedeutend, weil die umliegenden grossen Wiesenstrecken kräftiges Futter in genügender Menge liefern.

Der Ackerbau steht nicht ganz auf der Höhe, denn die Feldbebauung ist im ganzen recht schwierig; aber schliesslich werden die andauernden fachmännischen Belehrungen ihre Wirkung auch hier nicht verfehlen, und man kennt schon jetzt die ersten Früchte dieser gemeinnützigen Bemühungen. Der Boden ist allerdings an einzelnen Stellen nicht günstig; denn es giebt Felder, wo höchstens 3-handbreit guter Boden ist und darunter gleich der Kies anfängt, was darauf hindeutet, dass in frühesten Zeiten die schwäbisch-bayerische Hochebene ein See gewesen sein muss, wovon die Reste: der Ammersee, der Starnbergersee und andere Seen ja noch vorhanden sind.

Die Einwohnerzahl von Wörishofen hat sich im Laufe der Zeit naturgemäss sehr verändert, was aus der nebenstehenden amtlichen Übersicht hervorgeht. Es hatte Wörishofen

im	Jahre	1875	198	Gebäude	mit	1809	Einwohnern
„	„	1885	183	„	„	1030	„
„	„	1890	183	„	„	1478	„
„	„	1895	290	„	„	2746	„

So wurde also die ursprüngliche Einwohnerschaft der sogenannten „Hiesigen“ alsbald mit einem ziemlich starken Prozentsaz von fremden Elementen vermischt; aber unverfälscht halten sich die Eingebornen unter sich und wollen im ganzen von den Hereingezogenen nicht viel wissen.

Es musste selbstverständlich, um dem Andrange der Menschen zu genügen, auch für Wohnungen Sorge getragen werden; und da die „Hiesigen“ sich nicht entschliessen

*) Dieses Panorama wurde in der Weise hergestellt, dass vom Türmchen des Kinderasyls aus die Aufnahme in 5 Platten gemacht und in entsprechender Weise zur Reproduktion zusammengefügt wurde.

wollten, ihre Häuser in entsprechender Weise zu erweitern, so haben zum Teil Fremde die Sache in die Hand genommen, und eine grössere Anzahl von Neubauten entstand in kürzerer Zeit. So zählte man

im Jahre	1891	18	Neubauten	und	27	Bauveränderungen
	1892	30	"	"	42	"
	1893	22	"	"	37	"
	1894	15	"	"	40	"
	1895	8	"	"	27	"
	1896	30	"	"	52	"
	1897 (bis 1. Okt.)	9	"	"	15	"

In derselben Weise musste auch für die Ausführung der Kurvorschriften Sorge getragen werden; und so entstanden nach und nach Badeanstalten aus kleinen, bescheidenen Anfängen, stattliche Gebäudekomplexe, Hôtels und Villen, so dass heutzutage der Hilfesuchende in Wörishofen bei bescheidenen Ansprüchen alles findet, dessen er zum Leben bedarf; sogar ein mässiger Luxus fehlt nicht.

Drollig war es zu sehen und zu hören, wenn zur Zeit die Kurgäste in Türkheim ankamen und der Bahn entstiegen, wie dann die verschiedenen Besitzer von Fuhrwerken über die Ahnungslosen herfielen und mit den lautesten und eindringlichsten Worten ihre Fahrgelegenheit nach Wörishofen anpriesen. Alle möglichen und unmöglichen Vehikel besorgten den Transport der Hilfesuchenden in das Land der Barfüsser, und eine Strasse, die bezüglich mangelhafter Instandhaltung das Menschenmöglichste leistete, sorgte dafür, dass dem Kurgaste auf dem Wege von Türkheim nach Wörishofen die Zeit nicht lang wurde.

Dieser Post- und Wagenverkehr von Türkheim nach Wörishofen war naturgemäss, entsprechend dem Fremdenverkehr, ein sehr bedeutender. Im Jahre 1881 wurde in Wörishofen auch eine Postagentur errichtet, die sich aber im Laufe der Zeit zu einer derartigen Grösse auswuchs, dass heutzutage 5 Beamte und 7 Briefträger den Post- und Telegraphenverkehr bewältigen müssen. — Der Telegraphenverkehr vor allen Dingen ist ausserordentlich gross; und da das Kurpublikum sehr international ist, so gehören Telegramme nach Brasilien, Südafrika und dem asiatischen Russland etc. etc. hier nicht zu den Seltenheiten. Über den Aufschwung, den der Postverkehr im Laufe der Zeit genommen hat, geben folgende amtliche statistische Daten Auskunft:

Im Jahre 1885 lieferte das Postamt Wörishofen

1 606,62 M. Gefälle ab, ist also in d. Reihe d. bayer. Postanstalten d. 834.
" " 1891 23 931,97 " " " " " " " " " " " " 73.
" " 1893 45 014,99 " " " " " " " " " " " " 47.

An Postanweisungen wurden im Jahre 1893 auf dem Postamt Wörishofen

eingezahlt 475 735 M.,
ausgezahlt 589 742 "

Auf meine Anfrage an das kgl. Oberpostamt Augsburg um gütige Überlassung von statistischem Material, betreffend die Postanstalt Wörishofen, wurden mir von der besagten kgl. Behörde folgende Schriftstücke zugestellt:

Num. 36611. **Augsburg,** den 20. Oktober 1897.

Königl. Ober-Post-Amt für Schwaben u. Neuburg.

Betreff: Aufschlusserteilung.

Zufolge Entschliessung der Direktion der k. b. Posten und Telegraphen vom 24. l. Mts. Nro. 37244 wurde die Ermächtigung erteilt, dem Ansuchen des Herrn Dr. med. Baumgarten in Wörishofen durch Bekanntgabe der erbetenen statistischen Ermittelungsergebnisse über den Post- und Telegraphenverkehr in Wörishofen zu entsprechen.

Das bezügliche Übersichts-Verzeichnis ist in der Anlage beigefügt.

Winckelmann.

An den Kleriker
Herrn **Franz Stadler**
Wörishofen.

Übersicht

der Betriebs-Einnahmen — Post und Telegraphen-Gefälle ohne Zustellgebühren — der K. Postexpedition Wörishofen vom Tage der Errichtung — 1. Januar 1881 bis mit 30. September 1897.

Jahrgang	Betriebs-Einnahmen M.	Betriebs-Einnahmen ₰	Bemerkungen
1881	943	03	Die Postexpedition Wörishofen wurde am 1. Januar 1881 errichtet und mit derselben am 16. Oktober 1886 eine Telegraphenstation vereinigt. Die Verbindung Wörishofen — Türkheim wurde ab 1. Januar 1881 durch täglich 2 malige Kariolfahrten hergestellt. Am 1. Januar 1883 gelangte statt des Kariolwagens ein 4 sitziger Postomnibus zur Verwendung. Vom 16. Oktober 1890 anfangend wurden täglich 3 Postomnibusfahrten zwischen Wörishofen und Türkheim-Bahnhof eingeführt. Seit 15. August 1896 ist der Postomnibusverkehr eingestellt und erfolgt die Vermittelung der ankommenden und abgehenden Postsendungen durch die Lokalbahn. Während im Jahre 1887 die Stückzahl der aufgegebenen
1882	1238	40	
1883	1235	41	
1884	1374	31	
1885	1606	62	
1886	1727	54	
1887	1966	53	
1888	2968	36	
1889	7606	74	
1890	14080	67	
1891	23931	97	
1892	39111	04	
1893	45014	99	
1894	49616	35	
1895	53785	78	
1896	57689	14	
1897 vom 1. I. m. 30. IX.	41061	06	

Telegramme 186 und jene der eingegangenen 121 betrug, steigerte sich dieselbe im Jahre 1895 auf 8493 bei der Aufgabe und 7126 bei der Ankunft. Der Anfall an Zustellgebühren für Packetsendungen und Postanweisungen belief sich im Jahre 1896 auf 5015 Mk. 55 Pfg.

Augsburg, den 28. Oktober 1897.

Königliches Oberpostamt.
Winckelmann.

Auch die Erhebungen, welche sich auf der Bahnstation Türkheim über den dortigen Verkehr ergeben haben, sind für die steigende Bedeutung Wörishofens nicht ohne Interesse. — Der Personenverkehr bietet folgende Einnahmen:

Im Jahre 1885:	10 497,87 M.	— Gefällsablieferung:	27 042,23 M.,
„ „ 1891:	50 879,70 „	— „	130 831,63 „
„ „ 1893:	56 137,00 „	— „	182 557,00 „

Hohe Gönner Wörishofens und unternehmende Leute gründeten am 4. Juni 1895 eine Aktiengesellschaft zum Zwecke des Baues einer Bahn Türkheim—Wörishofen für den Personen- und Frachtverkehr. — Es konnte die elektrische Bahnstrecke im August desselben Jahres eröffnet werden, wodurch der idyllischen Zeit Wörishofens jedenfalls ein Ende bereitet war; für den Verkehr mag's ja seine Vorteile haben. — Zugleich werden durch die elektrische Kraftmaschine von 162 Pferdekräften die Strassen des Ortes mit etwa 11 Bogenlampen und 30 Glühlampen, und die Privathäuser nach Massgabe der Bedürfnisse mit elektrischem Lichte versehen. —

Die Zunahme der Fremdenfrequenz Wörishofens hat sich ausserordentlich plötzlich entwickelt. — Zu den Zeiten des Beichtvaters Kneipp waren immer schon einige Kurgäste hier: 6, 7, 8, 10, späterhin auch wohl einige mehr; in den 70er Jahren konnte es schon auf 20 gehen. Dann kamen die 80er Jahre; da war man stolz, dass schon 30 und sogar 40 Kurgäste zu gleicher Zeit in Wörishofen waren.

Die Herausgabe des Buches „Meine Wasserkur" entfesselte aber erst den eigentlichen Fremdenstrom nach Wörishofen. — Man konnte die Leute nicht logieren, und so wälzte sich denn der ganze Strom zum Kloster der Dominikanerinnen. In mehreren grösseren Räumlichkeiten mussten die Klosterfrauen die Hilfesuchenden speisen, und es waren damals für das Kloster Wörishofen schwere Zeiten; aber in christlicher Nächstenliebe unterzogen sich die Klosterfrauen dieser Arbeit, und nach und nach wurde es dann auch möglich, die Kurgäste im Orte unterzubringen. —

Um einen Überblick zu haben, wie viele Kurgäste wohl da seien, fing man im Jahre 1889 an, im Pfarrhause ein Fremdenbuch aufzulegen, in welches sich jeder ankommende Kurgast eintragen sollte. Natürlich sind die Angaben in diesem Fremdenbuche sehr lückenhaft, denn es schrieb sich ja doch nur ein, wer wollte.

Da man nun sah, dass es unmöglich war, bei dem grossen Fremdenandrange mit den gewöhnlichen einfachen Mitteln die erforderliche Ordnung aufrecht zu erhalten, so beschlossen einige Leute, einen Verein zu gründen, der es sich zur Aufgabe machte, für

---

*) Die auf nebenstehendem Vollbilde dargestellten kleinen Ansichten von Wörishofen stellen von oben beginnend und nach rechts fortfahrend dar: Früheres Doktorhaus, jetzt Gemeindekanzlei. Im Hintergrunde der Pfarrkirchturm und der hohe Giebel des Kirchendaches. — Auf der Hauptstrasse. Links springt der Pfarrhof heraus, und rechts zwischen den beiden vorderen Häusern führt die Kneippstrasse hinab zum Bache. — Auf dem Wege zum Eichwalde. — Am See. — Am Bache. — Wandelbahn oder Mariengang, in welcher Msgr. Kneipp seine täglichen, öffentlichen Vorträge zu halten pflegte. — Auf der Hauptstrasse. Links der alte Gasthof „Zum Adler", rechts zunächst das Haus eines Ökonomen, dann das Dominikanerinnenkloster. — Am Bache, andere Ansicht. — An der Brücke, wo die Kneippstrasse in die Bachstrasse mündet. Seine k. k. Hoheit Erzherzog Leopold Salvator und der Graf Lassuen, letzterer dem Herrn Erzherzog mit dem Stock zeigend. Dabei die Gräfin Lassuen und die drei kleinen Erzherzoginnen. Ihre k. k. Hoheit Erzherzogin Blanka im weissen Gewande, mit der Gouvernante der jungen Erzherzoginnen gehend.

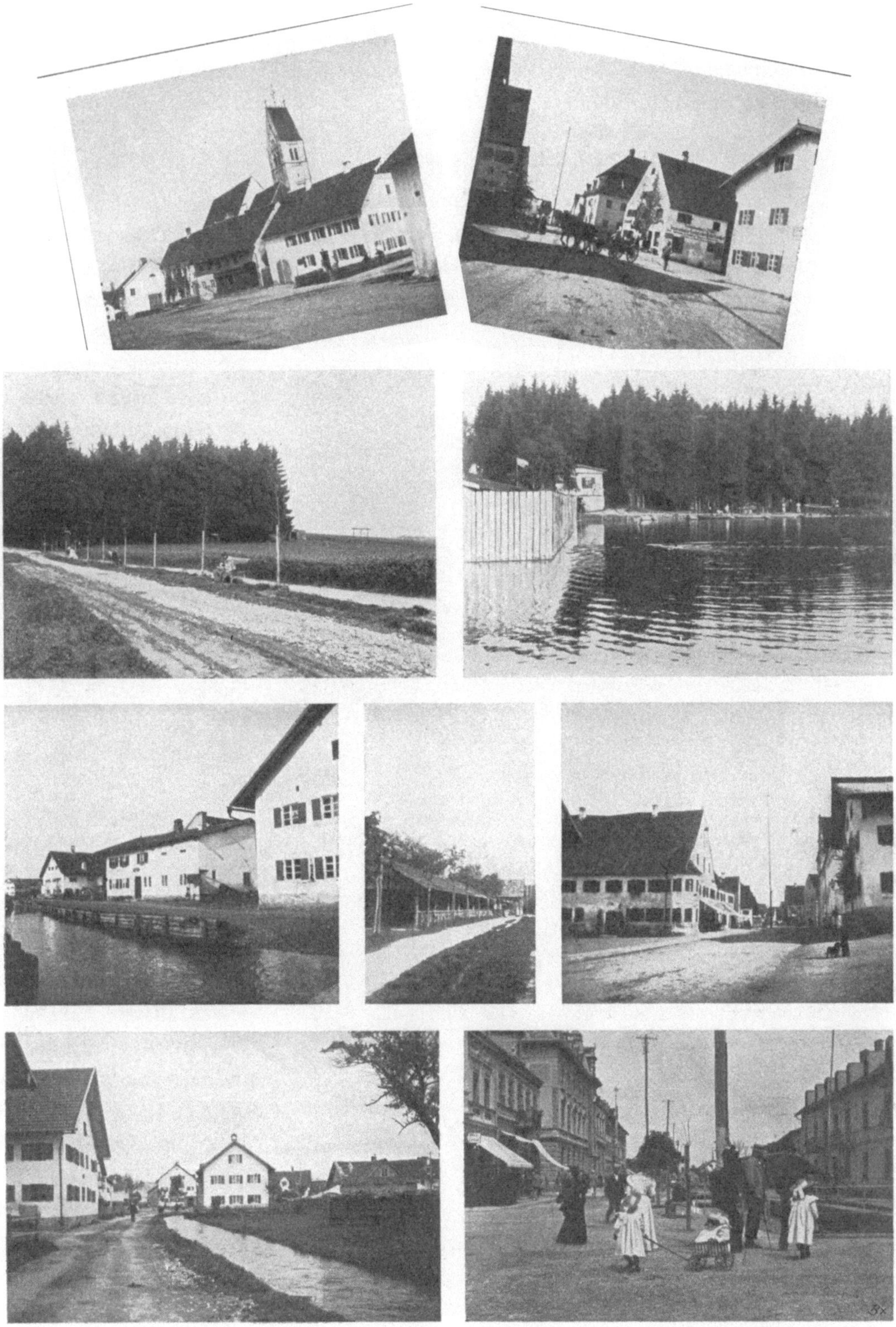

Kleine Ansichten aus dem Dorfe Wörishofen und seiner Umgebung.
Nach Originalaufnahmen von Herrn Mendez de Vigo (Berlin-Madrid), Herrn Meunier (Paris) und Herrn D'Oriol (Madrid).*)

die Ordnung bei den Sprechstunden des Herrn Pfarrer Kneipp und für die Ausbreitung seiner Heilmethode nach Kräften Sorge zu tragen. Dieser Verein wurde gegründet am 14. Dezember 1890 und nannte sich Kneippverein; die Gründer desselben waren:

L. Auer in Donauwörth,
Dr. Kleinschrodt, Badearzt in Wörishofen
und der Priester Simon Greck.

Alsbald zeichneten sich Hunderte in die Listen ein, und es nahm nun dieser Verein die Ordnung bei den Sprechstunden des Herrn Pfarrer Kneipp in der Weise in die Hand, dass jeder ankommende Kurgast vom 1. März 1891 ab sich vor der Konsultation gegen eine Gebühr von 50 Pfennigen einzeichnen musste. Am gleichen Datum wurde auch eine Kur- und Badeordnung eingeführt und man gab zur Sprechstunde fortlaufende Nummern aus.

Am 10. Juni 1891 wurden die Kurbüchlein eingeführt, zum Preise von 1 M.; am 13. Oktober 1893 wurde diese Gebühr auf 2 M. festgesetzt, um dann mit dem neuen Jahre 1895 auf 3 M. erhöht zu werden. —

So hatte man in geschickter Weisse eine Kontrolle geschaffen, und man konnte nun bestimmen, wie viele Kurgäste in der öffentlichen Sprechstunde des Herrn Pfarrer Kneipp verkehrten. — Manche nahmen ja kein Kurbüchlein und gingen zu ihm ins Pfarrhaus oder ins Kloster; die meisten Kurgäste aber mussten doch ihren Weg durch die öffentliche Sprechstunde nehmen.

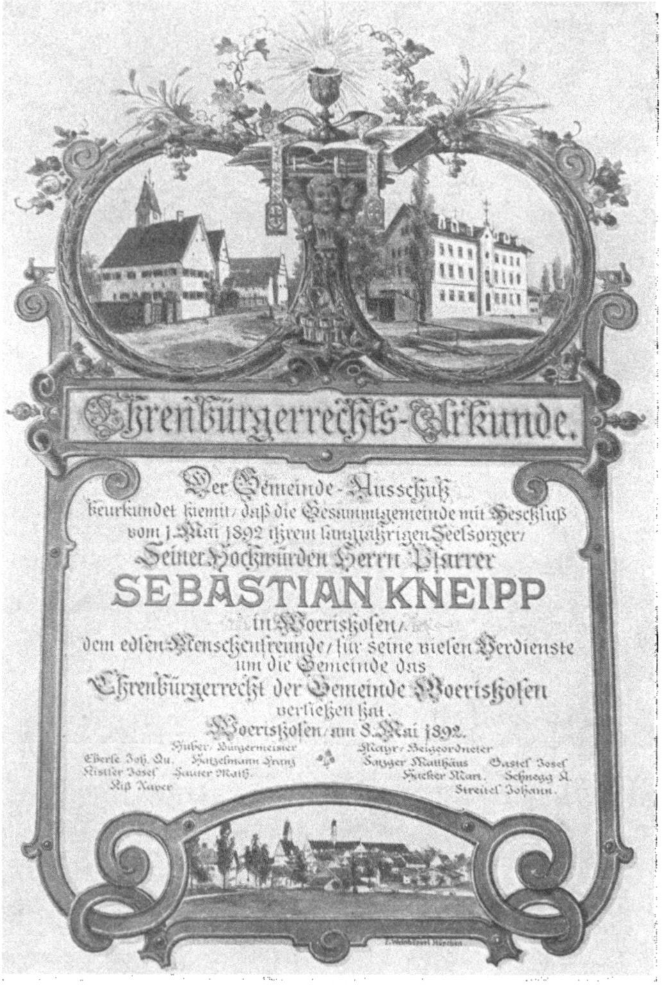
Ehrenbürgerrechts-Urkunde.
Der Gemeinde-Ausschuß
beurkundet hiemit, daß die Gesammtgemeinde mit Beschluß
vom 1. Mai 1892 ihrem langjährigen Seelsorger,
Seiner Hochwürden Herrn Pfarrer
SEBASTIAN KNEIPP
in Woerishofen,
dem edlen Menschenfreunde, für seine vielen Verdienste
um die Gemeinde das
Ehrenbürgerrecht der Gemeinde Woerishofen
verliehen hat.
Woerishofen, am 8. Mai 1892.

Ehrenbürgerrechtsurkunde der Gemeinde Wörishofen.

Nach den Aufzeichnungen des Kneippvereins wurde folgende Anzahl von Kurgästen auf diese Weise gezählt:

Im Jahre 1891: . . . . 11094 Kurgäste,
„ „ 1892: . . . . 12107 „

im Jahre	1893:	10879	Kurgäste,
„ „	1894:	9988	„
„ „	1895:	9884	„
„ „	1896:	8943	„
„ „	1897: (bis zum 28. Sept.)	6660	„

Der Rechenschaftsbericht des Kneippvereins Wörishofen erklärt die Abnahme der Zahl der Kurgäste wohl mit Recht daraus, „dass mit der Ausbreitung der Methode, resp. durch Errichtung von Anstalten in den verschiedenen Bezirken und Ländern der Zuzug nach Wörishofen selbst eine Einbusse erleiden musste.“ — So ist es übrigens zur Zeit des Priessnitz auf dem Gräfenberge auch gewesen.

Nach dem Muster des Wörishofener Kneippvereins bildeten sich nach und nach in den Städten draussen im eigenen Lande und im Auslande verschiedene Zweigvereine. Die Tendenz all dieser Kneippvereine ist, durch geeignete Mittel die Heilmethode des verstorbenen Msgr. Seb. Kneipp zu erhalten und weiter zu verbreiten.

Wenn die Kneippvereine diese sehr löblichen Ziele durch legale Mittel, unter energischer, zielbewusster ärztlicher Führung auch weiter erstreben, so können sie der Kneipp'schen Heilmethode viel nützen; wenn sie sich hingegen zu sogenannten Kuriervereinen auswachsen, in welchen ein Jeder Arzt zu sein glaubt und Keiner etwas Rechtes versteht, dann sind sie ein Krebsschaden für die ganze Bewegung, und hemmen die offizielle Anerkennung des Kneipp'schen Heilverfahrens.

Im Kneippvereine soll der Arzt nicht bloss der sogenannte „treue Berater“ sein, sondern Führer und Leiter; sonst kann von diesen Vereinen eine günstige Einwirkung auf die Reformation unserer medizinischen Verhältnisse kaum erwartet werden.

Die Ausdehnung der Kneippvereine ist ziemlich bedeutend. Im August 1897 zählte man im ganzen 76 Vereine mit etwa 12500 Mitgliedern.

Wenn man an der Hand dieser wenigen Mitteilungen überlegt, welch aussergewöhnliche Bedeutung ein einfaches, kleines Bauerndorf durch die Thätigkeit eines Mannes wie Kneipp erlangen konnte, so begreift man, dass die Einwohner von Wörishofen alle Ursache haben, dem verstorbenen Prälaten Kneipp ein ehrendes Andenken, eine tiefe Dankbarkeit und eine grosse Liebe zu bewahren. — Dieser Dankbarkeit suchte auch die Vertretung der Gemeinde Wörishofen bei jeder Gelegenheit Ausdruck zu geben, und der Ehrenbürgerbrief, den die Gemeinde Wörishofen dem verstorbenen Msgr. Kneipp am 1. Mai 1892 überreichte, ist ein entsprechender Ausdruck derselben.

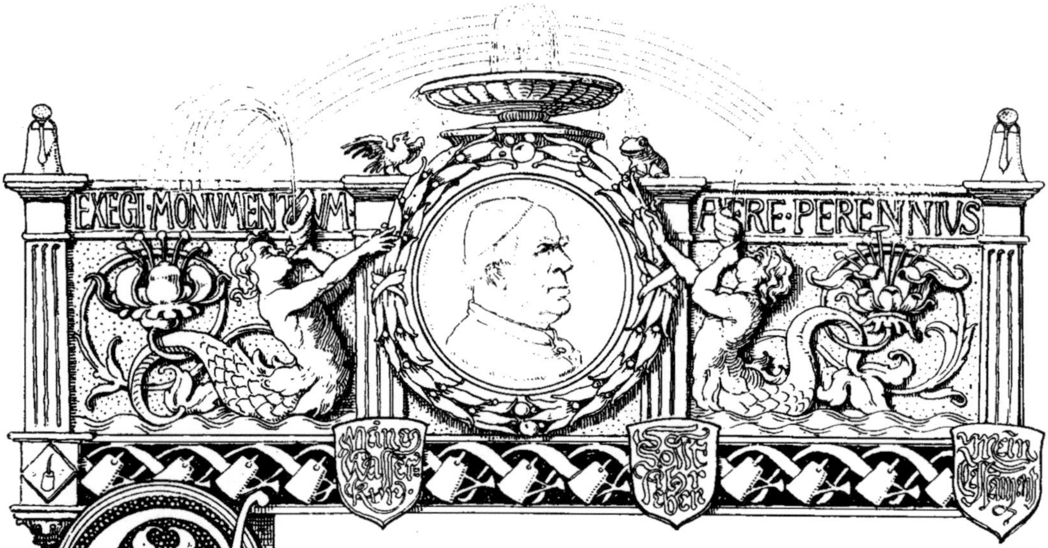

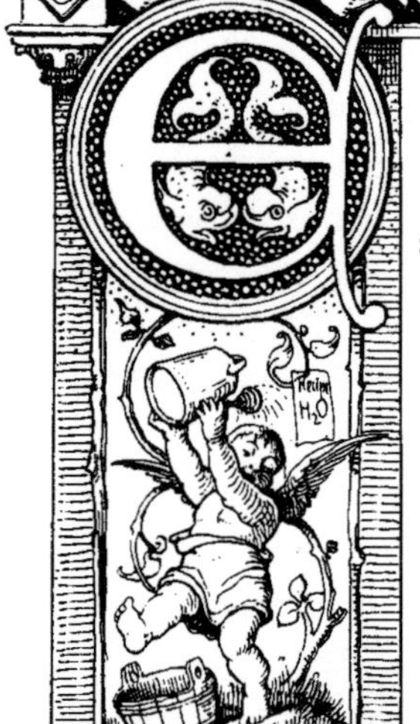

VII. Der Reformator der Wasserheilkunde.

Es ist die Anregung, sich überhaupt mit den Leiden der Menschheit zu beschäftigen, bei Seb. Kneipp aus seinem eigenen Krankheitszustande, aus persönlichem, körperlichem Elende herausgewachsen.

Seb. Kneipp war zunächst ein kräftig gebauter, mittelstarker Bauernbursche, welcher körperlich zu den besten Hoffnungen berechtigte. Wenngleich bei ihm das Weberhandwerk nicht fördernd auf seinen Gesundheitszustand einwirkte, insofern, als durch die feuchte Kellerluft bedeutende Reizungen seiner Luftröhrenschleimhäute sich eingestellt hatten, mit massenhaftem Auswurfe, so war er doch imstande, bei der Sommerarbeit, die in Mähen, Taglöhnerarbeiten, Mauern, kurz, den schwereren körperlichen Arbeiten bestand, diese Schädigung seiner Gesundheit wieder wett zu machen; und so musste er wohl als gesunder junger Mensch gelten, der allerdings, wie er selbst erzählte, bedeutend älter aussah, als er wirklich war. — Eines Tages, so sagte er, sei er nach Memmingen gegangen; unterwegs habe sich ein Bauersmann zu ihm gesellt, mit dem er einen „Diskursch" anfing. Und es habe ihn dann der Bauersmann gefragt, ob er schon verheiratet sei — er zählte aber damals erst 18 Jahre; so alt sah er aus. Und als nun dieser Webergeselle sich im 21. Lebensjahre dem Studium der Wissenschaften zuwandte, war es selbstverständlich für ihn ein vollständig neues Leben mit vollständig neuen Gewohnheiten.

Am besten ging es ihm naturgemäss noch in Grönenbach, wo er im Hause des Bürgermeisters wohnte, und neben den

---

Titelvignette: Original-Komposition von Ph. Schumacher, Maler in Rom. Die Übersetzung der Inschrift lautet: „Ich habe ein Denkmal errichtet, dauernder als Erz".

Studien, die er eifrig betrieb, für die notwendige Bewegung des Körpers sorgte, dadurch, dass er häusliche und Feldarbeiten verrichtete. So war für seinen körperlichen Zustand noch am ehesten der notwendige Ausgleich geschaffen.

Dann aber ging's nach Augsburg in die Stadt und dann nach Dillingen aufs Gymnasium; das war die eigentliche kritische Zeit in seinem Leben. — Die regelmässigen Schulstunden, dabei die starke geistige Beschäftigung auch in der freien Zeit, Mangel jeder körperlichen Arbeit brachten es mit sich, dass der ziemlich robuste Körper Seb. Kneipps allmählich in Verfall kam; weiterhin die ungebührliche Anstrengung des an so starke

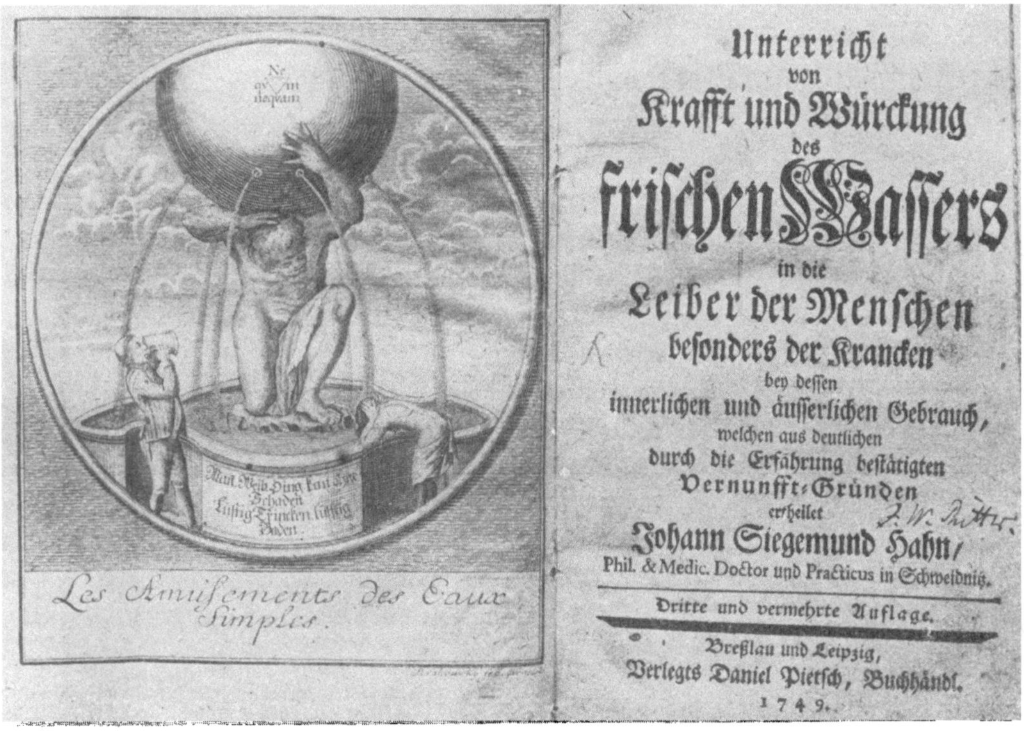

Titelblatt und Titelkupfer des Joh. Siegmund Hahn'schen Wasserbüchleins.
(Aus der Münchener Hof- und Staatsbibliothek.)
Originalaufnahme von L. Schiessl, München.

geistige Thätigkeit nicht gewöhnten Gehirnes und der noch vorhandene Rest von alten Luftröhrenentzündungen aus seiner Weberzeit her bewirkten, dass sich bei Sebastian ein Lungenleiden entwickelte, das man wohl mit dem deutschen Worte Schwindsucht bezeichnen muss.

Er wurde bettlägerig und stand damals in Behandlung eines Militärarztes, des Dr. Kraus, der ihn mehr als 90mal besuchte kein Geld von ihm annahm und ihn mit der grössten Liebe und Aufopferung pflegte. — Kneipp hatte zu dieser Zeit starkes Blutspucken mit unaufhörlichem, quälendem Husten, Abmagerung des Körpers, Verfall der Kräfte, und vollständiger Unfähigkeit zu körperlicher, oder geistiger Arbeit. Irgend welche wirksame Arzneien konnte ihm Dr. Kraus zu seinem grössten Leidwesen nicht geben; er riet ihm Kissinger Rakoczy und auch wohl Bitterwasser, wahrscheinlich, um durch eine

Ableitung auf den Darm Besserung des Lungenleidens bei Sebastian zu erzielen. Mit diesem Dr. Kraus hat er sich sehr oft unterhalten, und Dr. Kraus sagte ihm jedesmal: „Vielleicht ist mit Geduld im Laufe der Zeit etwas zu erreichen; irgend welche Heilmittel giebt es aber nicht. Man muss den Körper gut ernähren; das ist alles, was wir thun können.“ Und so riet er ihm auch, Bier zu trinken und vor allen Dingen Stücklein Brot ins Bier zu tauchen, das sei sehr gut und blutbildend. Oder auch, da Kneipp das Bier nicht gut vertrug, Stücklein Brot in Zuckerwasser zu tauchen. Es findet sich diese letztere Vorschrift von Dr. Kraus bei Kneipp noch bis in seine letzten Lebenstage, denn in seinen Vorträgen hat er sehr oft gerade dieses Mittel den Blutarmen empfohlen.

Als dann später in München im Jahre 1849 der körperliche Zustand Seb. Kneipps sich auch nicht besserte, war er vollständig ratlos, was wohl zu thun sein möchte. Eines Tages war er auf der Kgl. Hof- und Staatsbibliothek, und es fragte ihn der Kurator, was er ihm geben solle; darauf antwortete Kneipp, er wisse es selber nicht. Da gab ihm der Kurator das Hahn'sche Büchlein über das kalte Wasser. Dr. Joh. Sigmund Hahn, prakt. Arzt zu Schweidnitz in Schlesien, geboren 1696, gestorben 1773, hat eine Schrift verfasst, betitelt:

„Unterricht von Krafft und Würckung des frischen Wassers in die Leiber der Menschen, besonders der Kranken bey dessen innerlichen und äusserlichen Gebrauche, welchen aus deutlich durch die Erfahrung bestätigten Vernunfftgründen ertheilet Joh. Siegmund Hahn, Phil. u. med. Doctor u. Practicus in Schweidnitz. — Bresslau u. Leipzig. Verlegts Daniel Pietsch, Buchhändler.“

Diese Schrift erschien in 4 Auflagen, von 1738—1754.

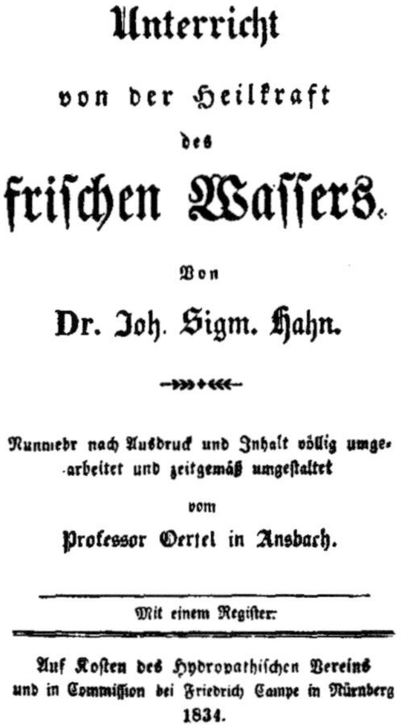
Unterricht

von der Heilkraft

des

frischen Wassers.

Von

Dr. Joh. Sigm. Hahn.

Nunmehr nach Ausdruck und Inhalt völlig umgearbeitet und zeitgemäß umgestaltet

vom

Professor Oertel in Ansbach.

Mit einem Register.

Auf Kosten des Hydropathischen Vereins und in Commission bei Friedrich Campe in Nürnberg 1834.

Titelblatt der Überarbeitung des Joh. Siegm. Hahn'schen Wasserbüchleins durch Prof. Oertel.
(Aus der Münchner Hof- und Staatsbibliothek.)
Originalaufnahme von L. Schiessl, München.

Der sogenannte „Wasserprofessor Oertel von Ansbach“ gab nun diese Schrift Hahns neu heraus im Jahre 1831 und 1833, und im Nachlasse Kneipps findet sich dieses Hahn'sche Büchlein aus dem Jahre 1831. Ich selbst besitze sowohl ein Original des alten „Wasserhahn“, als auch eine Bearbeitung der Hahn'schen Schrift von Professor Oertel. Die Worte, die Oertel dieser neuen Bearbeitung mit auf den Weg giebt, sind zu charakteristisch für den streitbaren Wasserprofessor von Ansbach, als dass ich sie hier nicht einfügen sollte:

„Und hiermit tritt denn nun ein ganz verjüngter Hahn — ein neu aufgelebter Phönixhahn — ein Naturhahn — ein Kampfhahn mit hohem Kamm und kräftigen Sporen zum Kampfe mit jedem Kunsthahn auf.“

Zunächst blätterte Kneipp achtlos in dem Schriftchen herum; doch fesselte die kernige Sprache, die bekanntlich Joh. Sigmund Hahn, Stadtarzt von Schweidnitz, und seinen Patrem, Dr. Sigmund Hahn, auszeichnet, den jungen Kneipp dergestalt, dass er beschloss, das Büchlein zu erwerben. Er begab sich zu einem Antiquar, Namens Zipperer und kaufte das Büchlein in der Bearbeitung von Oertel, studierte mit Begeisterung dasselbe durch, und zwar mit solcher Begeisterung, dass er sich vornahm, dieses einfache Verfahren am eigenen kranken Leibe zu erproben. Er überlegte: „Geholfen werden kann dir so wie so nicht mehr, aufgegeben bist du von allen; darum könnte es ja vielleicht sein, dass mit dem Wasser, dem schuldlosen, kalten Wasser, ein Versuch gelänge.“ Es waren ihm die Lehren des biederen alten „Wasserhahn“ derartig sympathisch und derartig einleuchtend, dass er sofort zur That überging.

Er kam von München alsbald wieder nach Dillingen, und dort war es, wo er zuerst mit kaltem Wasser grössere Versuche anstellte. Er hatte sich durch die Lektüre des Hahn'schen Büchleins davon überzeugt, dass bei richtiger Vorbereitung kalte Bäder niemals schaden können; und so entschloss er sich, da irgend eine Badegelegenheit für ihn, den armen Studenten, fehlte, in der Donau bei Dillingen die ersten Badeversuche zu machen. Er ging hinaus zur Winterszeit, im November des Jahres 1849 war's, etwa Dreiviertelstunden weit bis zur Donau hin, kleidete sich rasch aus, indem er unterwegs bei den letzten

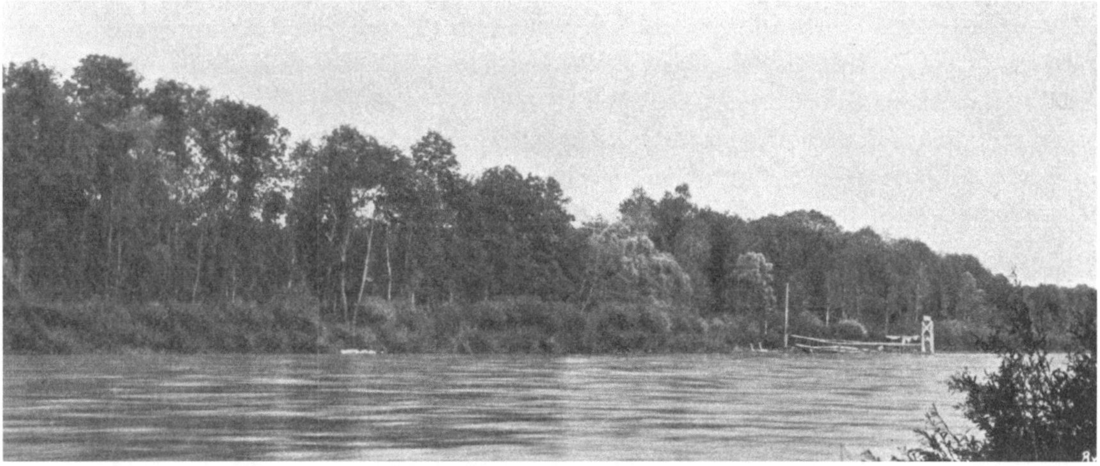

Donaubadeplatz bei Dillingen.*)
Originalaufnahme durch F. Gallenmüller, Dillingen.

Minuten seiner Wanderung bereits die Kleider aufknöpfte, stieg in das Wasser, tauchte ein bis an den Hals — den Kopf liess er draussen — und so blieb er vielleicht 3—4 oder 5 Sekunden im Wasser. Dann mit grösster Geschwindigkeit wieder heraus und zurück nach Hause. Bereits das erste Bad, das er in dieser Weise nahm, überzeugte ihn, dass der Weg, auf dem er war, jedenfalls kein falscher sein musste; er hat es oft erzählt, und in seinen Vorträgen findet sich die Beschreibung darüber gar häufig. Hinaus ging er müde, matt und abgespannt; im kalten Wasser gewann er die Kräfte wieder, und mit erneuter Spannkraft und mit erneuter Frische kehrte er heim. Es fiel dieser sein etwas veränderter Gesundheitszustand alsbald Manchem auf; da er aber im ganzen eine wenig mitteilsame Natur war, so sprach er auch nicht darüber, aus Furcht, man möchte ihm das verbieten. Denn soviel wusste er genau: Wenn man von diesem tollkühnen Unternehmen

*) Dieses ist der Ort, wo Kneipp, im November anfangend, Bäder im Freien nahm. Der Platz, wo die Bäder stattgefunden haben, ist auf der gegenüberliegenden Seite durch einen weissen Querstrich bezeichnet.

Kenntnis gehabt hätte, würde man alles angewendet haben, um ihn an der Fortsetzung desselben zu verhindern.

Es hoben sich infolge der Wasserkur seine Kräfte, und er fühlte, wie er thatsächlich neue Anregung und neue geistige Frische im kalten Wasser fand. Seine Studien konnte er infolge dieses veränderten Gesundheitszustandes selbstverständlich besser und in förderlicherer Weise wieder aufnehmen; und als er dann im Jahre 1850 nach München kam ins Georgianum, war seine einzige Sorge nur die, ob es ihm auch wohl möglich sein würde, die Wasserkur weiter zu betreiben.

Weitere Anregung bezüglich des Wasserheilverfahrens hat Kneipp aus einigen Oertelschen Schriften geschöpft; denn der Professor Oertel von Ansbach war es, der in jenen Zeiten mit seiner Wasserkur gross von sich reden machte.

Oertels „Allerneueste Wasserkuren“, etwa 18 kleine Hefte, in welchen die Erfolge der Kaltwasserbehandlung in drastischer, manchmal etwas lärmender Weise bekannt gegeben werden, befanden sich zu jener Zeit, zumal in Bayern, fast in jedem Hause, da sie viel gelesen wurden; ebenso die sonstigen enthusiastischen Schriften des Ansbacher Wasserprofessors. Priessnitz, der geniale Bauer und Autodidakt vom Gräfenberge, hatte um jene Zeit durch seine auffallenden Heilerfolge bereits eine ganze Anzahl von Schriften für und wider den Gebrauch des kalten Wassers zu Heilzwecken hervorgerufen. Von München war im Jahre 1837 durch König Ludwig I. der Doktor Ed. Schnizlein zur Erforschung der Wasserkur des Vinzenz Priessnitz nach dem Gräfenberge eigens abgesandt worden, und es hatte dieser Arzt einen sehr günstigen Bericht über die Wasserkur veröffentlicht. Alle diese Umstände haben anregend auf die Weiterentwickelung Kneipps bezüglich seiner Wasserstudien gewirkt, und Spuren von dem einen und dem andern finden sich bei seiner eigenen Wasserkur in reichlicher Menge vor.

Als der Alumnus Kneipp nun ins Georgianum kam, suchte er selbstverständlich auch dort nach der Gelegenheit, seine Wasserkur weiter zu betreiben; er fand sie, und zwar in einem Bassin, das dazu diente, um das Wasser zum Begiessen der Blumen der Sonne auszusetzen. Und hier im Georgianum war es, wo er mit seinen Giessungen den Anfang machte.

Köstlich war es, wenn er selbst in seinen Vorträgen die Geschichte von der Erfindung der Güsse mitteilte; hier ist sie:

Da er wegen seines Alters als „Vater Kneipp“ öfters ankonsultiert wurde, so gab's auch einen unter den Mitalumnen, dem der Doktor, da er lungenkrank war, keinen Tischtitel geben wollte; d. h. das bischöfliche Ordinariat wollte sich auf Grund des verweigerten ärztlichen Zeugnisses nicht verpflichten, für diesen betreffenden Geistlichen im Falle der Invalidität weiter zu sorgen. In seiner Not wandte sich nun dieser Kranke an den „Vater Kneipp“, welcher ihm sagte, er behandle sich selbst mit Wasser und habe sich von seinem Lungenleiden mit Blutspucken soweit ziemlich erholt; er wolle ihm auch wohl helfen, soweit es in seinen Kräften stehe. Der Bund wurde geschlossen, und Kneipp wurde der Doktor seines Mitalumnen.

Er wollte ihn mit Wasser behandeln und wollte ihn giessen, aber wie das anfangen? Da irgend eine Badegelegenheit nicht ausfindig gemacht werden konnte, so beschloss er, mit seinem Patienten nachts hinab in den Garten des Georgianum zu steigen und ihn in dem Bassin zu begiessen. Die Giesskanne stahl man dem Gärtner, d. h. man stellte sie abends so zurecht, dass man sie während der Nacht finden konnte. Und so stiegen die beiden, Arzt und Patient, in der Nacht hinab, und es sollte dieser Wasserbehälter für den Mitalumnen Seb. Kneipps thatsächlich zum Teiche von Bethseda werden; denn er wurde gesund, und nach einiger Zeit wunderte sich der Präfekt über die starke Stimme, die jener beim Predigen bekommen hatte, und der Doktor bei der Feststellung des Lungenbefundes. Er bekam seinen Tischtitel und lebte noch lange Zeit.

Der Mitalumne wurde selbstverständlicherweise befragt, wem er seine Gesundheit verdanke, und darauf räumte er ein, dass „Vater Kneipp" ihn nächtlicherweile im Garten mit Wasser behandelt habe. Kneipp wurde zum Präfekten gerufen, einem strengen Verhöre

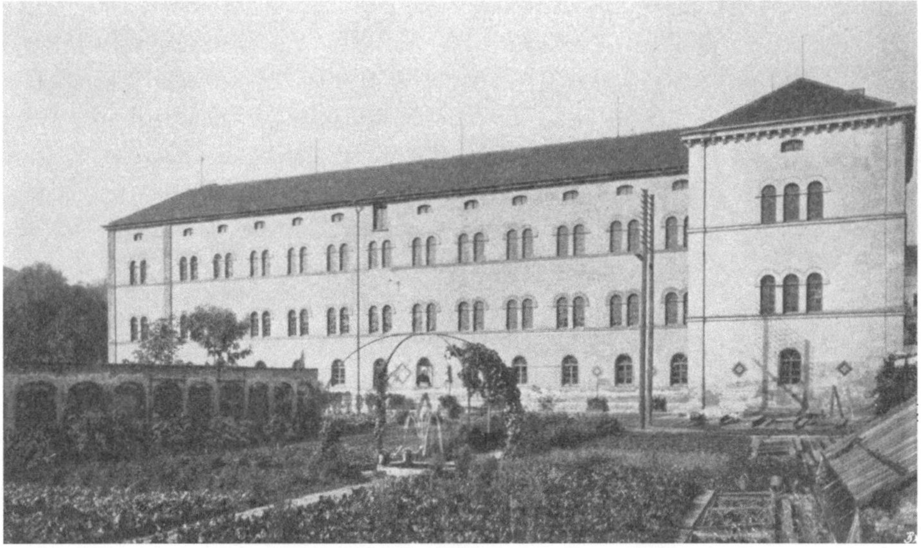

Das Bassin im Garten des Georgianum.*)
Originalaufnahme, nach Anleitung des Herrn Direktor Schmid, durch den Photographen L. Schiessl, München.

unterzogen und ihm am Schlusse bedeutet, es sei zwar gut, dass sein Mitalumnus jetzt gesund sei, aber derartiges Kurieren dürfe doch nicht mehr vorkommen. Ein sonderbarer Entscheid! Ein Lob nebst Tadel zugleich, wie es eben dem guten Kneipp so oft in seinem Leben erging.

Und noch ein anderer Mitalumnus, der Jesuitenpater Pfluger, der später in Brasilien seines Amtes als Missionar gewaltet hat, verdankt ihm seine Gesundheit. Auch dieser war lungenleidend und wurde durch Kneipp veranlasst, sich von ihm giessen und mit Wasser behandeln zu lassen; Pater Pfluger lebt heute noch und erfreut sich besten Wohlseins. Es war ihm aber die Gesundheit vom behandelnden Arzte abgesprochen worden, da seine Lunge bereits zu stark angegriffen sei.

Dass die Wasserfreudigkeit Kneipps unter solchen Umständen nicht ab- sondern zunahm, ist selbstverständlich; und den hauptsächlichsten Unterhaltungsstoff in seinen Musse-

*) Hier verabreichte Kneipp dem Studiosus Langmeyer die ersten Güsse. Im Hintergrunde ist das Fenster, durch welches die Beiden nächtlicherweile hinausstiegen, durch das Bildnis Kneipps bezeichnet.

stunden bildeten immer die Wasserkuren und die Wasserkuren. Seine Mitalumnen verdanken ihm mancherlei Anregung und mancherlei heilsame Vorschriften.

Es wurde ihm bekannt, dass sich in München auch ein Verein der Wasserfreunde gebildet hatte; und da er selbst ein grosser Wasserfreund war, so wollte er diesen Verein kennen lernen und, wenn es ihm gefiele, zur Förderung der Sache sich anschliessen. Kneipp ging also in das Versammlungslokal, und da fand er, nach seiner eigenen Schilderung, Leute, welche bleich aussahen und unendlich grosse Wassergläser vor sich stehen hatten, aus denen sie tranken und über Gebühr tranken. Diese Menschen hätten derartig entsetzliche Mengen von Wasser vertilgt, dass er sich sofort sagen musste: „Das kann nicht richtig sein.“ Man redete nichts als vom Wassertrinken, als ob das Wasser zum äusserlichen Gebrauche weniger gut und wirksam sei. Er befand sich eben in dem Verein, welcher der Oertelschen Richtung angehörte; denn Prof. Oertel von Ansbach empfiehlt vor allen Dingen bei allen Krankheiten das Wassertrinken, das reichliche Wassertrinken, das überreichliche Wassertrinken und dann noch mehr, wie er selbst sagt.

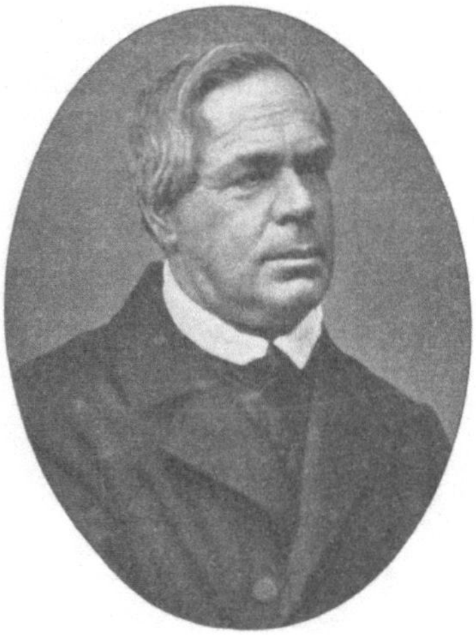

Beichtvater Kneipp.
Porträt aus dem Jahre 1875.

Dass das ungebührlich starke Wassertrinken und die kalten Waschungen allein zur Heilung der Krankheiten ausreichen sollten, konnte der klardenkende Kneipp selbstverständlich nicht glauben, und er fühlte sich durch die Übertreibungen, welche in diesem Vereine gepflegt wurden, abgestossen von der Oertelschen Richtung; er ging einmal hin, später noch einmal, und dabei blieb's. Das habe ihm nicht gefallen, sagte er oft. „Ich bin schon für's Wassertrinken, aber dass das nicht richtig war, konnte man sofort bemerken.“

Dieser zweimalige Besuch im Verein der Wasserfreunde dürfte auch für Kneipp bestimmend gewesen sein, das geringe Wassertrinken in seiner Kur einzuführen. Er hat ja den Grundsatz aufgestellt, dass man möglichst wenig trinken solle; und ich glaube, eben diesen Grundsatz, den ich nicht ganz als richtig anerkennen kann, auf den abstossenden Eindruck zurückführen zu müssen, den er in dem Vereine der Wasserfreunde in München zur Zeit bekommen hat.

Der Beruf des Priesters, dem Kneipp mit ganzer Seele anhing, gab ihm in der Zeit vor der Priesterweihe und während derselben bis zu seiner Primiz und Anstellung in Biberbach wenig Gelegenheit, die Wasserheilkunde weiterhin praktisch auszuüben. Aus der Zeit, wo er Kaplan in Biberbach war, sind irgend welche in dieser Beziehung interessante Ereignisse niemals bekannt geworden, wohl aber aus der Zeit, wo er Kaplan und Pfarrvikar in Boos war. Dort hat er sich vielfach mit Kurieren beschäftigt, was ihm die Feindschaft des Herrn Dr. med. Mannheimer aus Fellheim und des Herrn Apotheker Semmelbauer aus Babenhausen zuzog, welche Beide ihn auch wegen dieser Angelegenheit verklagten. Sowohl die geistliche wie die weltliche Behörde wurde gegen den Kaplan Seb. Kneipp mobil gemacht, und es finden sich unter den hinterlassenen Papieren Msgr. Kneipps folgende bemerkenswerte Schriftstücke aus dieser interessanten Zeit:

Vom Dekanatssitze Erkheim (bei Sontheim) war an den Kaplan Kneipp in Boos folgendes Schreiben unterm 17. Februar 1854 abgegangen:

„Vom Bischöflichen Dekanate.

Der Apotheker Semmelbauer von Babenhausen stellte gegen Herrn Kaplan Kneipp eine Klage beim Hochw. Bischöfl. Ordinariate wegen Gewerbsbeeinträchtigung. Hochdasselbe erliess nun unterm 7. d. M. auf einen Bericht des Bischöfl. Dekanates folgendes:

Durch den Bericht des Bischöfl. Dekanates Ottobeuren vom 12. v. Mts. rubr. Betreffs sind wir veranlasst, dasselbe anzuweisen, den Herrn Kaplan Kneipp in Boos in geeigneter Weise darauf aufmerksam zu machen, dass, wenn einerseits das Wasser kein Heilmittel sei, auf dessen Verkauf den Apothekern ein Privilegium zusteht, daher dessbezüglich von einer Gewerbsbeeinträchtigung eine Rede nicht sein kann, andererseits jedoch bei dem Empfehlen oder Anraten dieses Heilmittels grosse Um- und Vorsicht, zumal für die Geistlichen, sehr notwendig sei, um nicht etwa der Anschuldigung fahrlässiger Tötung — wegen nicht rechtzeitigen Gebrauch des Arztes und der von diesem angeordneten Arzneien, oder Inquisitionen über die obwaltenden Krankheitszustände — die dem Geistlichen nicht zustehen, zu verfallen.

Dies wird dem Hochw. Herrn Kaplan zur Kenntnisnahme und Darnachrichtung eröffnet.

Der Bischöfliche Dekan

Königsberger."

Auf dieses hin sandte Kneipp eine Verteidigung ein, die nicht mehr vorhanden ist; erhalten aber ist eine ähnliche Verteidigungsschrift datiert vom 2. April 1854, welche an das Kgl. Landgericht zu Babenhausen gerichtet ist, und folgenden Wortlaut hat:

„Was die medizinischen Pfuschereien betrifft, wie sie Herr Dr. Mannheimer in seinem etwas harten Schreiben bezeichnet, so habe ich mich offen am 23. Februar beim Kgl. Landgericht erklärt, dass die Kranken nur solche gewesen sind, die, nach längerer oder jahrelanger Anwendung ärztlicher Mittel, wenig oder keine Hilfe gefunden, auch geradezu von Ärzten abgewiesen wurden, weil keine Hilfe mehr stattfinden werde, dass nicht Vorliebe oder Interesse, sondern Mitleiden für die Unglücklichen mich veranlasste, den Versuch mit Wasser auf vieles Bitten zu raten. Ist ein mündlicher Rat erlaubt, so zweifelte ich auch nicht an einem schriftlichen, der Sicherheit wegen. Doch, wie ich beim Kgl. Landgerichte in Babenhausen am 23. Februar erklärte, ich werde selbst solche Unglücklichen, die auch keine Hilfe gefunden, zurückweisen, so ist es bereits schon geschehen, um allen Zwist, den ich mir auf diese Weise im geringsten nicht vermutete, zu beseitigen.

Was das Kind Jeremias Klaus in Boos betrifft, dessen Tod mir zur Schuld gelegt wird, so kann ich, wie auffallend mir diese Anschuldigung vorkam, mit wenigen Worten alles sagen, was ich von diesem Kinde weiss. Das Kind wurde zur hl. Taufe gebracht, ganz schwarzblau, wie ich noch nie eines gesehen habe, mit einer solchen Farbe, es empfing auch die Nottaufe. Nach mehreren Wochen kam die Mutter des Kindes, wo ich die kranke, nun gestorbene, Magdalena Albrecht besuchte, bat mich weinend, ich möchte im Vorbeigehen ihr krankes Kind besuchen, es könne weder Speise, noch irgend ein Getränk zu sich nehmen, es werde sterben, wie schon 7 Kinder, somit alle bis auf eines, gestorben. Ich versprach der weinenden Mutter zu folgen, kam in das Haus, das Kind lag schlafend in der Wiege, liess es aber nicht aus der Wiege nehmen, und auf die Frage, ob nichts versuchsweise zu thun sei, gab ich der Mutter zur Antwort, sie solle das Wasser nicht anwenden und verliess nach vier Minuten das Haus. Nach zwei oder drei Tagen wurde das Kind als gestorben im Pfarrhofe angezeigt. Dieses ist Alles, was ich vom Kinde weiss. Sollte diese meine Erklärung zu schwach sein, so bitte ich ein Kgl. Landgericht, die Mutter dieses Kindes selbst zu vernehmen.

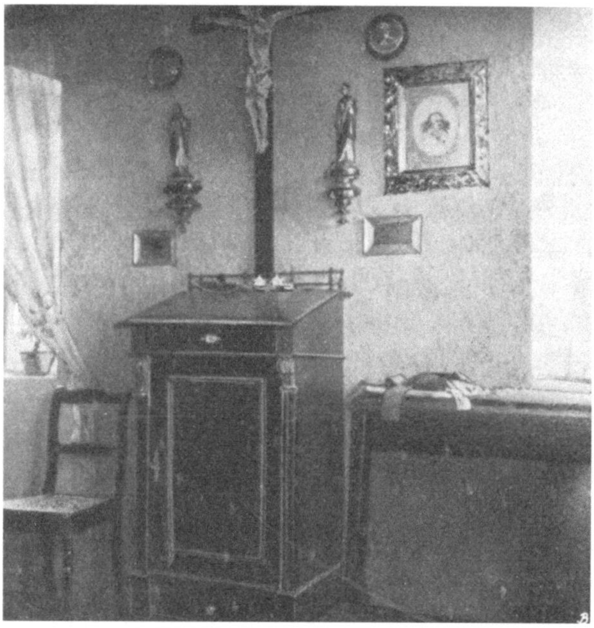

Detail aus Msgr. Kneipps Wohnzimmer im Pfarrhofe.*)
Nach einer Photographie des Herrn Maler Höflinger aus Basel.

Wünscht ein Kgl. Landgericht auch nähere Kunde über die, denen ich auf vieles Bitten Wasser anzuwenden geraten habe, so bin ich bereit, nicht bloss die Namen und Krankheit zu nennen, sondern auch die Anwendung, und es wird sich klar herausstellen, dass ich beim Anraten nicht mordend, sondern auf die schonendste Weise, ja vielmehr unschuldigste und natürlichste verfahren bin.

Womit verehrungsvollst besteht
Eines Königlichen Landgerichtes
Gehorsamster
Seb. Kneipp, Kaplan.

Es ist selbstverständlich, dass irgend eine Bestrafung des angeschuldigten Seb. Kneipp nicht erfolgen konnte; im Gegenteil, der Landrichter von Babenhausen konsultierte ihn selbst wegen eines Rheumatismus, der ihn quälte.

Als Stadtkaplan bei St. Georg in Augsburg hat er ebenfalls, wie es ihm schon zur zweiten Natur geworden war, ausser seinem Rat als Priester, da er äusserst beliebt und gesucht war, den Kranken, von denen freilich die meisten wohl schon dem Ende ihres Lebens entgegensahen, immer noch ein Wörtlein der Ermunterung gewusst, und auch hie und da, voll Mitleid mit den Kranken, einen Rat für den Gebrauch des Wassers mit eingeflochten, ohne sich aber irgendwie aufzudrängen. Auf diese Weise half er gar Manchem, der schon dem Tod ins Aug' zu sehen wähnte.

Und es lebt heute noch die erste Patientin, welche der damalige Stadtkaplan Sebastian

*) Die Darstellung zeigt das Pult, an welchem Kneipp morgens sein Brevier zu beten pflegte, und an welchem er hauptsächlich seine schriftlichen Arbeiten verrichtete. Rechts ein Betstuhl, auf welchem die Stola liegt. Die beiden Fenster schauen nach dem Gottesacker.

Kneipp behandelt hat. Die Krankengeschichte ist, in kurzem dargethan, folgende: „Im Kreuz“ wohnte damals — im Jahre 1854 — die Frau Katharina Hoffmann, Kreisbaubeamtensgattin. Dieselbe lag schon längere Zeit an einem Unterleibsleiden darnieder, ohne irgendwelche Besserung zu merken. Im Gegenteil, es ging immer schlechter. Da liess sie ihren Pfarrer, H. H. Wankmüller, rufen zum geistlichen Zuspruch. In Verhinderung desselben ward Stadtkaplan Kneipp gesandt, damals schon in Augsburg bei Hoch und Niedrig als „Wundermandl“ bekannt. Ehe dieser von der Kranken schied, sagte er, sie sei keineswegs ganz verloren. Wenn sie zu ihm und seiner Kur Vertrauen habe, wolle er sie mit kaltem Wasser behandeln. Fusswickel, Auflagen, Ganzwickel, Rückengüsse wechselten ab, und die Patientin genas in wenigen Wochen. Heute erfreut sie sich — mit 89 Jahren — einer ausserordentlichen Rüstigkeit und Geistesfrische und erzählte mit Dank gegen ihren „Lebensretter“, wie sie Kneipp heute noch nennt, von der ersten Augsburger Kur des damaligen Stadtkaplans.

Ich hätte gewünscht, den Lesern diese interessante Patientin im Bilde vorzuführen. Allein trotz freundlichsten Zuredens wollte sie davon nichts wissen: „Ich konnte mich nie mit dem Photographieren befreunden“, sagte sie.

Kneipps Wörishofer Zeit, welche er im Jahre 1855 begann, war zunächst ziemlich ereignislos mit Bezug auf die Fortführung der Wasserheilkunde; er vertiefte sich aber mehr in das Studium und daraus sich ergebende praktische Versuche an Tier und Mensch. Einzelne Patienten aus früherer Zeit suchten nach wie vor Hilfe beim Beichtvater in Wörishofen, und die Anwendungen, die er verordnete, wurden in dem Badehäuschen erteilt, das in der Mitte des Quadrathofes des Dominikanerinnenklosters sich befindet.

Als die Klientel des Beichtvaters von Wörishofen anfing, etwas grösser zu werden, als es bekannt wurde, dass auch Leute „von Stand“ hie und da seinen Rat suchten, da konnte natürlich nicht ausbleiben, dass mannigfaltige Anfeindungen ihn trafen; und da finden wir denn unter den hinterlassenen Akten mancherlei zum grossen Teil recht interessante Schriftstücke, welche Zeugnis davon ablegen, wie Kneipp auch in der Zeit, da er noch nicht eine Weltberühmtheit war, seinen Beruf auffasste, und wie er seinen ärztlichen Beruf durchführte. Weder der Beichtvater Kneipp, noch auch später der Prälat Kneipp hat je gegründeten Anlass gegeben, dass man ihm hätte einen ausgebildeten Erwerbstrieb zum Vorwurfe machen können. Die nachfolgenden Schriftstücke zeigen am besten, wie er mit Vorsicht und Geschicklichkeit operierte und von jedem Verdachte, als sei das Kurieren für ihn ein Geschäft, aus dem er Gewinn ziehen wolle, glänzend sich reinigte.

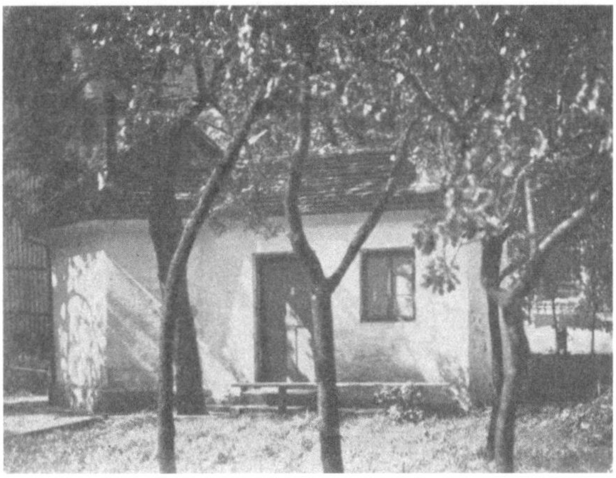

Badehäuschen im Quadrathofe des Dominikanerinnenklosters zu Wörishofen.*)
Originalaufnahme von Walter Wilda, Berlin.

*) In diesem Badehäuschen behandelte der Beichtvater Kneipp seine Kranken, bis dasselbe sich als zu klein erwies.

Auszug Ad num. 12307.

Jahresbericht des kgl. Bezirksarztes von Türkheim pro 1864/65.

p. p.

Der andere grossartige Pfuscher ist der hochwürdige Pater Beichtvater Kneipp im Kloster Wörishofen, ein Mensch, der mit der grössten Unverschämtheit seit 12 Jahren sein Wesen treibt, eigene Ordinationstage hält, eine eigene Badeanstalt im Kloster nicht nur für die Insassen desselben, sondern zur Benützung anderer Badegäste, namentlich geistliche Herren, unter anderen auch Laien, Cuirassieroffiziere pp. die ihre Badewart im Kloster selbst geniessen, errichtet hat, sehr viel ordinirt, zwar keine Bezahlung annimmt, desshalb es doch so einzurichten weiss, dass er für seine Bemühungen nicht leer ausgeht, und was das Schlimmste ist, von den Gesetzen nicht erreicht werden kann, öfters verklagt, immer straffrei ausgeht und desshalb auch seine Unverschämtheit wo möglich auf die höchste Spitze treibt.

Türkheim, den 31. Jan. 1866.

Dr. Schmidt.

Verteidigungsschrift.

(Aus dem Akt 3078 des Augsburger Diözesan-Archives.)

Wörishofen, am 14. März 1866.

Hochwürdigstes Bischöfliches Ordinariat

Augsburg.

Erklärung des Beichtvaters Sebastian Kneipp von Wörishofen gegen die Beschwerdeberichte der Kgl. Bezirksärzte von Mindelheim und Türkheim, medizinische Pfuscherei betreffend.

In pflichtschuldigster Befolgung des hohen Auftrages meiner hochwürdigsten bischöfl. Stelle vom 24. Februar l. J. No. 2457 wage ich erfurchtsvollst Unterzeichneter im ausgesetzten Betreffe und wahrheitsgemässe Erklärung gegen die Beschwerdeberichte der Kgl. Bezirksärzte Dr. Schmidt in Türkheim und Dr. Sauter in Mindelheim wegen medizinischer Pfuschereien abzugeben.

Vorerst aber erlaube ich mir, im allgemeinen folgendes vorauszuschicken. Ich habe mich mit medizinischen Behandlungen der Kranken nie abgegeben, auf dem Gebiete der eigentlichen Medizin nie einen Schritt gethan, habe auch dazu — ich gestehe es offen — nicht die irgend erforderlichen Kenntnisse; meine Thätigkeit beschränkt sich auf das allereinfachste Naturheilverfahren mit Anwendung von Wasser und einzelnen Kräutern, die der schlichteste Mensch finden oder bei jedem Materialisten kaufen kann, folglich mit Gegenständen, die der Medizin im Sinne dieses Wortes gar nicht angehören. Meine eigene, früher missliche Gesundheit, die durch ärztliche Hilfe nicht hergestellt werden konnte, veranlasste mich zu den angedeuteten Versuchen, die, Gott sei Dank, vortrefflich gelangen. Auch habe ich in den letztern Jahren um bewährte, einfache, nicht pharmazeutische Mittel — Hausmittel — wie oft solche in Büchern und öffentlichen Blättern dem Volke ohne Behinderung von Seiten der Gerichtsbehörden zum Kaufe angeboten werden, und nur heilsame Kräuter, die ich selbst sammelte, umgesehen. Nun bin ich seit meiner Anstellung in Boos bis auf diesen Tag nicht selten in die Lage gekommen, kranken, hilflosen Menschen einen guten Rat zu erteilen, wobei ich in Fällen der Not oder wenn das Sammeln oder Kaufen jener Hausmittel für die Kranken sehr umständlich oder beschwerlich war, besonders bei Armen, gleich von meinem eigenen Vorrat mit Einbusse des eigenen Geldes abgegeben habe.

Zur Beruhigung über meine Handlungsweise habe ich mich einmal mit dem Gerichtsarzte Dr. Betzendorfer benommen, der sich folgendermassen äusserte: „Ich bin gegen das Pfuschen und muss es begreiflicherweise sein und würde Sie bei der nächsten Gelegenheit fassen; aber so wie Sie, kann, wenn Sie es nicht weiter betreiben, jeder, Land auf und ab, kurieren; denn einen guten Rat erteilen, ein Hausmittel anraten, darf zuletzt jedes alte Weib.“ Und wer kann auch einem Hilflosen in dem Weg stehen, wenn er Hilfe sucht?

Und obwohl der Kgl. Gerichtsarzt Dr. Betzendorfer eine Klage gegen mich nicht führte, wurde ich doch beim Kgl. Landgerichte wiederholt angeklagt, dass ich mit Wasser die Leute gesund mache und dafür nichts nehme. Aber der jeweilige Richter konnte mich nie schuldig sprechen und zu einer

Strafe verurteilen. Jeder dieser Richter hat mich mit ähnlichen Äusserungen entlassen, wie die Rede des Herrn Dr. Betzendorfer gelautet hat. Das nun, und das Resultat einer Kammerverhandlung der letztern Jahre, wonach auch einem Nichtarzte erlaubt sein soll, solchen Kranken beizuspringen, welche bei wirklichen Ärzten vergeblich Hilfe gesucht haben oder von ihnen aufgegeben worden sind, hat mich bis zu dieser Stunde in meinem guten Glauben bestärkt, nicht gesetzwidrig gehandelt zu haben. Denn ich habe mich stets nur um solche Kranke angenommen, namentlich um arme Dienstboten, die oft jahrelang kurieren liessen, viel Geld verdokterten, aber die gewünschte Hilfe nicht fanden. Diesen teilte ich auf dringende Bitte meine Erfahrungen mit, gab ihnen wohlmeinendst manchen Rat und mitunter meine Wasser- und Kräutermittel, und hatte nicht selten die Freude sichtlichen Gedeihens. Hätten die Medizinen der H. H. Ärzte, welche man längst konsultierte, und die ihre Kunst sattsamst versucht hatten, den rechten Erfolg gehabt, so wäre an mich kaum je eine Bitte gerichtet worden, indem gerade Wasseranwendungen und bittere Tränke nicht gesucht werden. Gewöhnliche und solche Kranke, die der ärztlichen Besuche und stündlichen Aufsicht bedürfen, habe ich stets an die Ärzte gewiesen, so dass die allermeisten Kranken im Notzustande waren, und in solchen Fällen dürfte nicht einmal medizinische Hilfe, geschweige denn ein simples Naturheilverfahren verboten sein. Dass einzelne und dann gewiss nur recht wenige schon nach den Versuchen eines Arztes zu mir gekommen sein mögen, besonders wenn sie aus weiter Ferne kamen, ist möglich, obwohl sie mich nicht selten unter Thränen des Gegenteiles versicherten.

Mit gutem Gewissen kann ich sagen, dass ich nichts gethan habe, um die Leute, deren Erscheinen mir bei meiner vielseitigen Beschäftigung doch nur eine Last sein kann, anzulocken; ich habe vielmehr das Gegenteil gethan, habe sie vielfältig fortgeschickt, ohne sie vorzulassen, wenn mir nicht klar war, dass ein Fall gegeben sei, in welchem mein Rat am Platze wäre; ich darf weiter sagen, dass ich mit den Leuten eher schroff und derb bin, so dass ich mit meinem Herzen oft in Kampf gerate, wenn ich die abgewiesenen Kranken in ihrem elenden Zustande in namenloser Betrübnis unter Weinen und Schluchzen von dannen ziehen lassen muss. Selbst hiesigen Bürgern, ich könnte ihre Namen nennen, und sie würden es mir bezeugen, ist schon oft das Herz weich geworden, wenn sie den weinenden Kranken begegneten, und von ihrem Jammer überwältigt glaubten sie, aus christlicher Liebe ihnen eine Fürsprache bei mir schuldig zu sein. Es ist notorisch in der ganzen Umgebung, dass es für Kranke schwer ist, zu mir zu kommen, und noch schwerer, etwas von mir zu erlangen. Schon öfters musste ich das Urteil über mich ergehen lassen: „Ist's möglich und recht, dass ein Geistlicher so harten Herzens sein kann!“ Man hiess mich schon oft, freilich mehr im Scherze, womit man aber stets die Wahrheit nahe legen wollte, den unbarmherzigen Leviten am Wege nach Jericho.

Ich habe bisher auch wenig Unterschied den Bittenden gegenüber gemacht, jedoch mehr mich mit Leuten aus dem gemeinen Stande abgegeben, dagegen mehrere aus den höheren Ständen abgewiesen. So habe ich einer Gräfin, die ihr krankes Kind in die Nähe bringen wollte, erst nach dreimaligem Anschreiben erwidert, dass ihre Verhältnisse wohl gestatten, noch länger bei Ärzten Hilfe zu suchen. Es ist mein entschiedener Grundsatz, nur eigentlich Verlassenen und Armen mit meinem Rate zu dienen.

Ehe ich nun mit Folgendem zu meiner eigentlichen Erklärung auf die Beschwerdeberichte der beiden Herren Gerichtsärzte schreite, erlaube ich mir noch zur näheren Konstatierung ihrer Gesinnung gegen mich auf eine frühere Klage des Kgl. Gerichtsarztes Dr. Schmidt in Türkheim in Verbindung mit dem damaligen Landarzt Kling von hier hinzuweisen, in welcher diese beiden Herren mit unendlichem Verschweigen des eigentlichen Sachverhaltes derart mit Unwahrheiten gegen mich aufgetreten sind, dass eine hohe königliche Regierungsentschliessung vom 16. Oktober 1861 meine Handlungsweise nicht nur nicht straffällig, sondern als vollkommen korrekt erklärte.

I. Erklärung gegen die Beschwerde des Kgl. Bezirks-Gerichtsarztes Dr. Schmidt von Türkheim.

Der Kgl. Bezirksarzt Dr. Schmidt wirft mir vor, dass ich seit 12 Jahren mit grösster Unverschämtheit mein Wesen treibe als grossartiger Pfuscher. Ob mein Naturheilverfahren, wie es oben dargestellt worden ist, den Namen medizinischer Pfuscherei verdiene, und unter den § 112 des P. Ht. G. B. verfalle, lasse ich dahingestellt, bin aber der festen Ansicht, dass man sich nur ungesetzlicher entehrender Handlungen zu schämen habe. Solche glaube ich nicht begangen zu haben und weise darum diesen Vorwurf entschieden zurück. Herr Bezirksarzt sagt nun allerdings weiter, „dass ich eigene Ordinationstage habe“, womit wohl gesagt sein will, dass es eigens von mir bestimmte Wochentage seien, bekannt gegebene oder bekannt gewordene, an denen Hilfesuchende zu mir Zutritt hätten, was aber völlig unwahr ist. Für Verringerung des Gewichtes der Anklage spricht das zwar nicht, dass ich Patienten oder ihren Abgesandten gegenüber keinen Unterschied der Tage gemacht habe; aber es dürfte doch mitbeweisen, dass ich aus meinem Raterteilen kein regelmässiges

Geschäft machen wollte. Der scheinbar so fleissigen Spionage des Herrn Dr. Schmidt hätte es doch nicht so schwer sein sollen, über diese vermeintlichen „eigenen Ordinationstage“ sich zu vergewissern; dann hätte er auch nicht nötig gehabt, auf ein Hörensagen oder gar nur auf eigene Vermutung hin sie bei einer hohen königlichen Regierung als ausdrücklichen Klagepunkt zu machen.

Ferner beschuldigt mich der Bezirksarzt von Türkheim: „Ich hätte im Kloster eine eigene Badeanstalt errichtet.“ Insofern derselbe damit nichts anderes sagen will, als dass im Kloster zu Wörishofen ein höchst bescheidenes Badehäuschen ist, mit einer Badewanne für laufendes Wasser, mit einem Kessel zum Wärmen des Wassers und einer zweiten Wanne, die aber wegen Mangels an Raum im Gebrauchsfalle von kaltem und warmem Bade aufgestellt wird, kann ihm zugestimmt werden. Diese Vorrichtung ist für ein Haus von 150 Bewohnern gewiss ebenso zeitgemäs als notwendig und dürfte in den Augen eines Kgl. Bezirksarztes nicht auffällig sein. Doch er klagt weiter: „Die berührte Badeanstalt sei nicht nur für die Insassen des Klosters, sondern besonders zur Benutzung für fremde Badegäste, namentlich für geistliche Herren, unter andern auch Laien, Kürassier-Offiziere, die ihre Badewart im Kloster selbst geniessen, errichtet.“ Wer berechtigt aber, muss ich hier fragen, den Kgl. Bezirksarzt, gleich von vorneherein über die Intentionen bei Errichtung des Badehäuschens ein Urteil zu fällen und zu sagen, es sei wohl für die Insassen, aber besonders für fremde Badegäste errichtet worden? Und ist es ihm etwa unbekannt, dass selbst auf Befehl und auf Kosten der hohen Kgl. Regierung bei Eröffnung der Erziehungsanstalt im Kloster ein eigenes Badezimmer hergerichtet wurde, wofür dann in Rücksicht auf seine Schädlichkeit für das Klostergebäude (ein Kellergewölbe war dem Einsturz nahe) ein eigenes Badehäuschen errichtet wurde. Und wenn hin und wieder geistliche Herren auf Besuch ins Kloster kamen, oder zu mir, z. B. meine Jugendfreunde, Bekannte, Wohlthäter, für die ich doch auch ein Gastrecht vom Kloster beanspruchen kann, wenn diese Gäste dann mit Erlaubnis der Klosteroberin Gebrauch von diesem Badehäuschen machen, was liegt darin Gesetzwidriges? Die Behauptung, dass Laien die Badewart genossen, ist eine pure Unwahrheit, weil sie in der That kein einziger genossen.

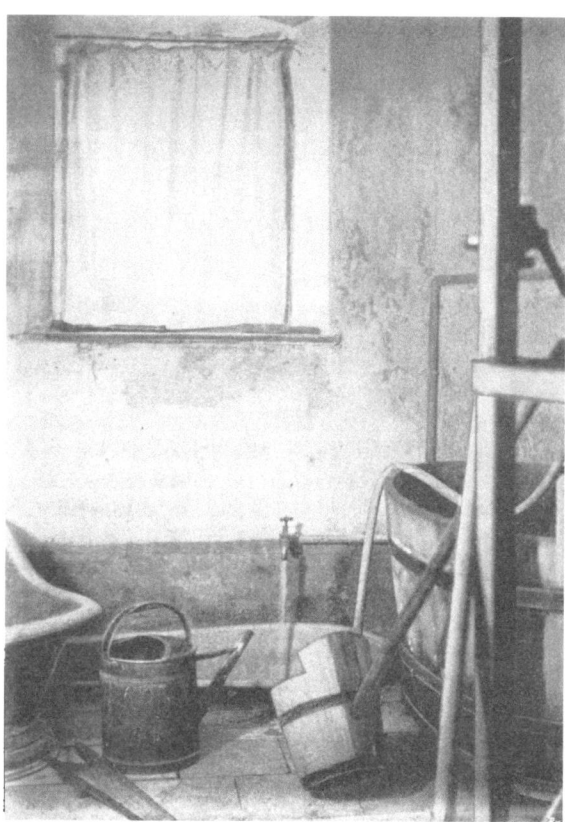

Erstes Handwerkszeug Seb. Kneipps.*)
Originalaufnahme von Walter Wilda, Berlin.

Dr. Schmidt beliebt gleich von Offizieren überhaupt, also in der Mehrzahl zu sprechen, als wenn schon das halbe Offizierkorps eines Kürassier-Regimentes in Wörishofen sich befunden hätte. Die Wahrheit beschränkt sich aber auf einen einzigen Lieutenant, Herrn von Liel, Sohn des ehemaligen Kriegsministers, der, ohne dass wir einander vorher im Leben gesehen hätten, hierher kam, um meinen Rat einzuholen, nachdem er in München seine verlorene Gesundheit nicht erhalten konnte, und dem ausserhalb des Klosters in einem hiesigen Gasthause die sogenannte Badewart sein Bedienter leistete, was der genannte Herr auf Verlangen bezeugen wird. Sein Herr Vater hat ihn hier besucht und seine

*) Rechts die grosse Holzwanne, die noch steht, in den Boden eingelassen eine grosse, blecherne Wanne, links eine Sitzbadewanne, dann die Giesskanne, mit welcher er zunächst die Güsse verabreichte, und der grosse Schöpfer am Stiele, den er besonders bei Vollgüssen gerne verwandte. Der Schlauch, der über die Holzbadewanne herunterliegt, ist eine Neuerung.

Freude ausgesprochen, seinen Sohn in der Genesung sichtlich voranschreiten zu sehen, während in München alle Mittel erfolglos geblieben waren. Vielleicht hat Herr Dr. Schmidt von diesem zweiten Offizier gehört, der hierher gekommen und ein paar Tage dageblieben ist, was ihm verzeihlich machen könnte, wenn er von mehreren redet.

Übrigens fällt der Vorgang des eben Angeführten etwa in das Jahr 1862 und ich muss mich nur wundern, dass erst der Jahresbericht des Kgl. Bezirksarztes pro 1864/65 davon referiert. Wenn der Klagebericht von Dr. Schmidt weiterfährt, dass ich zwar keine Bezahlung nehme, aber es doch so einzurichten wisse, dass ich nicht leer ausgehe, und die Art und Weise meiner Manipulationen nicht bezeichnen kann, so halte ich das für eine grundlose und unberechtigte Verdächtigung, die ich mit aller Indignation zurückweise.

In dem Schlusssatze des Dr. Schmidt: Das Schlimmste sei, dass ich von den Gesetzen nicht erreicht werden könne, liegt wohl eher eine Rechtfertigung als eine Klage gegen mich.

II. Erklärung gegen die Beschwerden des Kgl. Gerichtsarztes Dr. Sauter in Mindelheim.

Auf den Bericht des Kgl. Physikates Mindelheim erwidere ich folgendes: Herr Dr. Sauter heisst mich den grossartigsten Pfuscher des Bezirksamtes Mindelheim. In dem Verfahren mit Wasser als Heilmittel glaube ich mich nicht für unwissend halten zu dürfen, da mir jedenfalls eine reiche Erfahrung zur Seite steht; darin aber, dass ich anderen mit Rat an die Hand gegangen bin, kann ich eine unberechtigte Handlung nicht erkennen, muss daher protestieren dagegen, mich den „sogenannten“ Beichtvater, wie Herr Physikus sich auszudrücken beliebt, einen Pfuscher und zwar grossartigen Pfuscher zu heissen.

Der Kgl. Bezirksarzt von Mindelheim sagt weiter: Das Kloster Wörishofen gleiche, wie die Leute mit Recht sagen, mehr einer Heilanstalt, als einem Erziehungs- und Bildungsinstitute und werde hiernach seinem eigentlichen Zwecke mehr und mehr entfremdet.

Das ist doch eine tiefgehende und verletzende Anklage, nur allgemein hingestellt, ohne eingehende Begründung! Wer sind denn die Leute, die das sagen? Was berechtigt den Kgl. Bezirksarzt von Mindelheim, ein Kloster und ein Institut bei Königlicher Regierung grundlos zu verdächtigen und anzuschwärzen, durch dessen Pforten er vielleicht noch gar nicht gekommen und das seiner Respizienz auch nicht unterliegt. Zudem stehe ich als Beichtvater der Klosterfrauen mit der Erziehungsanstalt in keiner pflichtmässigen Verbindung. Die Zöglinge besuchen die Volksschule im Orte. Wenn ich zu andern Stunden mit ihnen verkehre, geschieht es aus freiem Willen und Liebe für ihr Wohl, ohne von irgend einer Seite her für meine vielen Bemühungen ein Honorar zu erhalten. Herr Dr. Sauter soll nachweisen, wie ich auf die Bildung und Erziehung der Zöglinge hemmend einwirke, soll näher angeben, wie die Anstalt ihrem Zweck entfremdet werde. Gerade seit meiner Anstellung im Kloster sind die Zöglinge von 30 auf 90—100 gestiegen und ich kann mir von vielen Seiten bezeugen lassen, wie ich und was ich ohne alle Verpflichtung für die Anstalt wirke. Durch mein unausgesetztes Bemühen ist die Ökonomie des Klosters wesentlich vergrössert und verbessert worden, was es möglich macht, so viele Zöglinge, die alle aus niederm Stande sind, in Feld-, Garten- und hauswirtschaftlichen Arbeiten zu unterrichten. Damit die Zöglinge in den sogenannten weiblichen Arbeiten vorankommen, besuche ich oft zur Ermunterung die Arbeitsschule und lasse unter meinen Augen sie üben im Zuschneiden von Kleidern und Leibwäsche. Dass ich für Wiederholung des Religionsunterrichts nicht unthätig bin, habe ich wohl nicht nötig zu sagen. Auch kann ich nicht unterlassen zu bemerken, dass von Zeit zu Zeit die Anstalt revidiert wird und dass der Herr Regierungspräsident selbst schon wiederholt eine genaue Visitation vorgenommen hat. Sollte nun diesem und allen visitierenden Regierungskommissären entgangen sein, dass die Anstalt ihrem Zwecke entfremdet wird. Müssen sich diese erst von dem Kgl. Bezirksarzt von Mindelheim aufmerksam machen lassen? Die Klage in Dr. Sauters Jahresbericht an die Kgl. Regierung lässt sich weiter also vernehmen:

Kneipps Gebahren hatte, insbesonders im verflossenen Jahre, einen wahrhaft bedauerungswürdigen Höhepunkt erreicht. Eine angeblich glücklich vollbrachte Kur an dem Herrn Pfarrer Baader von Wald, den vier Ärzte, von Valta, Primus, Egger und Dering aufgegeben, machte gewaltig Furore. Über dieses gewaltige Furore kann ich mich wohl nicht aussprechen, weil ich nichts davon bemerkt habe, aber der einfache Sachverhalt soll hier konstatiert werden.

Pfarrer Baader ist von den vorgenannten Ärzten lange Zeit behandelt und, wie seine Dienstboten und Pfarrmänner, die viel um ihn waren, samt dem Hilfsgeistlichen, desgleichen die Amtsnachbarn, die ihm seine Gefahr beibrachten, wissen, als unrettbar erklärt worden. Erst darauf nahm ich auf vieles

Bitten den Todkranken in Behandlung. Dass seine Genesung keine angebliche war, dafür zeugt, dass er mehrere Monate hindurch alle kirchlichen Funktionen verrichten, an einem Tage Predigt, Amt und Christenlehre halten, reisen und essen und trinken konnte wie ein Gesunder. Herr Dr. Sauter soll auf sein Gewissen sagen, ob er ihn bei der berührten Zusammenkunft noch für krank hielt. Dass Herr Pfarrer Baader fast nach einem halben Jahre erst wieder in eine tödliche Krankheit verfiel, die den Tod zur Folge hatte, finden Jene leicht erklärlich, welche die Art der überstandenen Krankheit in ihren Folgen zu beurteilen vermögen und alle Verhältnisse und Umstände genau kennen, die auf den Genesenen einwirkten. Letztere sind mitunter delikater Natur, was mich auf ihre Anführung verzichten heisst. Übrigens überlasse ich es dem Urteile der kompetenten Behörden, dem Hinweise auf einen Verstorbenen die entsprechende Beweiskraft einzuräumen. Was Herr Pfarrer Baader, dessen derber Witz überall bekannt ist, über ärztliche Mittel zu urteilen sich erlaubte und den H. H. Doktoren gegenüber ausgesprochen haben mag, weiss ich nicht und habe es nicht zu verantworten; ich meinerseits bin mir bewusst, die Achtung des wichtigen Standes der Ärzte nie verletzt zu haben.

Wenn dann Herr Dr. Sauter nach einer Expektoration über die Geistlichen als die Träger der Intelligenz und die Pfleger der Humanität sagt, es sei schwierig, gegen mich einzuschreiten, weil meine Klienten gut unterrichtet werden, erwidere ich, dass diese weder gut noch schlecht, sondern einfach gar nicht unterrichtet werden und dass ich von mehreren nicht einmal Namen und Wohnort gemerkt habe.

„Direkte Belohnungen", so referiert derselbe weiter, „werden zumeist nicht angenommen", wogegen ich bei Ehre und Gewissen erkläre, dass solche nie und in keinem Falle angenommen wurden. Die assistierende, die Patienten vorführende und ausfragende Schwester betreffend, verhält sich der Wahrheit gemäss die Sache so: „Ich habe bei meiner vielfältigen Beschäftigung mit Kloster- und Ökonomieangelegenheiten um der kostbaren Zeit willen oft schon eine Klosterschwester bei Anmeldung von Leuten beauftragt, sie gleich zu fragen, was sie wollten, um sie nach Umständen ohne weiteres fortzuschicken. Belohnungen für mich hat sie nie in Empfang genommen.

Herr Dr. Sauter meint zum Schlusse, mit Erfolg werde sich gegen mich kein Zeuge vernehmen lassen, was eine polizeiliche Einschreitung gegen mich unmöglich mache, und ich meine zum Schlusse meiner Erklärung gegen ihn, er werde auch keinen Zeugen, der sich mit Erfolg für seine grundlosen Behauptungen gegen mich und das hiesige Institut vernehmen lässt, finden.

In diesem umfassenden Bericht glaube ich den wahren Sachverhalt erschöpfend dargestellt zu haben. Ich unterbreite die ganze Angelegenheit dem weisesten Ermessen meiner Hochwürdigsten geistlichen Oberbehörde und werde jeden Bescheid dankbarst annehmen und gewissenhaft befolgen.

In aller Unterthänigkeit

eines Hochwürdigsten Bischöflichen Ordinariates

ehrerbietigst gehorsamster Diener

S. Seb. Kneipp, Beichtvater.

Beilage zur Verteidigungsschrift.

Wörishofen, den 14. März 1866.

Hochwürdigstes, bischöfliches Ordinariat.

Beilage zur Verantwortung der Beschwerdeschrift.

Der gehorsamst Unterzeichnete erlaubt sich, der Erklärung gegen die Beschwerdeberichte der beiden Kgl. Physikate Mindelheim und Türkheim einen Zusatz beizufügen, der plastisch darstellen soll, wie ich mich bisher verhalten und wie ich mit Unrecht der medizinischen Pfuscherei erklärt und ausgeschrieen werde.

1. Wie im Jahre 1854 die Cholera herrschte, als ich Kaplan in Boos war, wurde ich vielseitig gefragt, was bei der allgemein gefürchteten Cholera schleunigst zu thun wäre. Bis ein Arzt an Ort und Stelle sei, der zwei Stunden weit entfernt war, empfahl ich ein paar Hausmittel mit einigen Anwendungen von Wasser mit dem Bemerken, wenn innerhalb einer Viertelstunde Besserung nicht eintrete, schnellstens den Arzt zu rufen. Es kamen 40 Cholerine- und 2 Cholerafälle vor. Keiner dieser Kranken bedurfte eines Arztes bei Anwendung dieser einfachen Mittel. Waren solche Räte erlaubt oder nicht?

2. Ich wurde zu einer Gattin gerufen, bei der man befürchtete, sie möchte sich hintergehen, da selbe innerhalb vier Jahren drei tote Kinder geboren, und der Arzt ihr erklärte, sie werde nie mehr ein lebendes Kind zur Welt bringen, weil auf die vorausgegangenen so strengen Kuren kein günstiger Erfolg sich zeige. Wirklich fast vergebens war alles Trösten, bis ich sie zu beruhigen suchte, ich werde ihr eine Anleitung von Wasseranwendungen geben, und glaube durchaus nicht, dass nicht geholfen

werden könne. Diese Hausmutter freut sich jetzt bei fünf gesunden, kräftigen Kindern, und Krankheit und Unglück sind beseitigt. Ist dieser Rat Unverschämtheit, oder darf man ein solches Verfahren der gröbsten Strafwürdigkeit bezichtigen?

3. Vor etwa fünf Jahren kam ein Rechtspraktikant von Türkheim und erklärte, dass Kopfleiden, Schwindel, Kongestionen, ungewöhnliches Herzklopfen, fast gänzliche Appetitlosigkeit und sein herabgekommener Organismus ihn arbeitsunfähig gemacht hätten. In Türkheim finde er keine Hilfe. Auf der Universität habe ihn dasselbe Übel seines Amtes unfähig gemacht und nach $^3/_4$ Jahren sei er im Krankenhause geheilt worden. Wenn ich ihm keine Hilfe bringen könne, um die er mich in seiner Not dringend flehe, so bleibe ihm nichts übrig, als wieder nach München zu gehen. Allein dazu fehle ihm Geld. Er habe selbst die auf der Universität gemachten Schulden nicht bezahlt; „könnten nicht Sie sodann," fuhr er weiter, „mir Geld vorstrecken, wenn ersteres Ihnen unmöglich wäre." Geld hatte ich auch nicht, aber Wasser und Kräuter konnte ich ihm anraten und geben. In vierzehn Tagen war dieser Patient hergestellt, dass er ungestört die Pflichten seines Berufes erfüllen konnte, und arbeitet noch gesund und rüstig als Konzipient bei einem Notar. Hatte ich für diesen Fall recht oder war es Ungerechtigkeit, also zu handeln?

4. Ein höchst unglückliches, zu allen Arbeiten unfähiges Mädchen konsultierte $2^1/_2$ Jahre hindurch zwei Gerichtsärzte, wovon letzterer ihm erklärte, er wisse nun nichts mehr, was ihr helfe. In kurzer Zeit war diese Person mit Wasser und Kräutern wieder hergestellt und verdient mit leichter Mühe wieder ihr Brot. Ist's gesetzwidrig, diesem Mädchen geholfen zu haben.

5. Ein Mann von Sontheim, ungefähr 20 Jahre alt, kam höchst erbarmungswürdig, an zwei Stöcken gehend, daher, bat um Hilfe, mit dem Bemerken, er sei von mehren Ärzten längere Zeit hindurch behandelt und sogar ins Bad geschickt worden; doch alles Anwenden sei ohne glücklichen Erfolg geblieben. Man gebe ihm weiter keine Aussicht als: er werde immer schwächer, bis er gänzlich gelähmt sei.

Diesem Unglücklichen gab ich Kräuterabsud und Anleitung zu Wasseranwendungen. Nach sechs Wochen war dieser Mann gesund und kann jetzt, nach vier Jahren, ohne besondere Anstrengung in einem Tag einen Weg von 8—10 Stunden passieren.

6. Von Mindelau kam ein Mann mit einem Briefe vom Herrn Pfarrer daselbst, in dem das grosse Elend seines kranken Weibes geschildert war. Der Mann erklärte: Durch $^3/_4$ Jahre hindurch war ich für mein krankes Weib bei zwei Ärzten; einer derselben hat den Schmerz aus dem Schenkel herauszustreichen versucht. Auf kurze Zeit ist Linderung eingetreten, hernach aber wurde das Weib immer leidender und kraftloser. Aus diesem Grund ging ich zu einem Meister, der mir sagte, es ist nicht Rheumatismus, es fehle der Kranken an den Nieren. Dazu habe er keine Mittel, ich sollte zu Ihnen gehen, wenn ich etwas bekomme, werde sicher geholfen. Und siehe da, mit Wasser und Kräuterabsud war das leidende Weib sehr bald von ihrem Übel befreit und freut sich seitdem ihrer vollkommenen Gesundheit. Wer ist Pfuscher, der den Zweck seiner Kunst erreicht, oder wer denselben verfehlt?

7. Ich wurde zu einer Hausmutter nach Hartenthal, Filiale der hiesigen Pfarrei geholt, um ihre Seele auszusegnen. Der Herr Pfarrer war für diesen Augenblick nicht zu Hause. Bei dieser Kranken traf ich den Arzt, der mir auf die Frage: „Wie steht es mit dieser Kranken?", die kaum noch schwache Lebenszeichen gab, die Antwort erteilte: die Kranke ist moribund; durch 13 Wochen leidet sie am Blutfluss und verblutet nun vollends. Als nach einer halben Stunde der Tod noch nicht eingetreten und die Lebensspuren dieselben blieben, verliess der Arzt die Todesgefährliche mit dem Bemerken, lange könne es nie mehr hergehen bis zum Lebensende. Ich wollte der entscheidenden Stunde warten und blieb deshalb noch eine halbe Stunde. Der Tod erfolgte nicht. Neun Kinder, der Vater an ihrer Spitze weinten und schrieen um die Sterbende, dass sich ein Stein hätte erbarmen müssen. Ich unterbrach den Jammer und sagte: „Weil die Mutter noch nicht tot ist, wüsste ich noch einen guten Rat, der wenigstens nicht schaden könnte." Dieser Vorschlag, dessen einfachste Mittel nicht mehr als 30 kr. kosteten, brachte dieser todkranken Hausmutter die volle Gesundheit, und selbst jetzt nach neun Jahren ist sie eine der tüchtigsten Hausmütter der dortigen Gemeinde. Dem sich gross staunenden Arzte ob der Möglichkeit eines nochmaligen Auflebens der kürzlich bereits Verschiedenen wurde vom Hausvater mitgeteilt: wer etwas an der Kranken angewendet und was angewendet worden sei. Warum hat mich dieser Arzt und der, der mit diesem Arzte die Kranke behandelte, nicht als unverschämten frechen Pfuscher verklagt; war dies ein Notfall oder nicht?

8. Eine Frau hohen Standes in der Stadt Augsburg war durch mehrere Monate hindurch krank und bettlägerig. Trotz allen Aufgebotes ärztlicher Hilfe ging sie sichtbar schleunigst dem Grabe zu. Bei den vielen traurigen Umständen war noch der, dass diese Kranke nach Aussage der Ärzte ein Gewächs im Unterleib habe, das schon mehrere Pfund schwer sei und nicht operiert werden könne. Flehentlich

wurde ich um Hilfe gebeten, und wer möchte so harten Herzens sein, einer solchen Dulderin nicht Linderung zu schaffen, und um mehr bat sie nicht. Diese Frau, als unheilbar schon dieser eben genannten Umstände willen erklärt, wurde innerhalb kurzer Zeit gesund, und zwar nicht durch pharmazeutische Mittel, sondern rein durch Wasser, verschieden angewendet; selbst das bedenkliche Gewächs verschwand, denn es war nur Luft. Ist dieses medizinische Unverschämtheit, wie Herr Dr. Sauter sagt, oder darf derart ein Mitmensch seinem Mitmenschen helfen?

9. Ein Bauer in Kammlach wurde von der bekannten Krankheit überfallen, kein Wasser mehr machen zu können; täglich leitete der Arzt mittels Katheder das Wasser ab, so 16 Tage hindurch. Der Zustand verschlimmerte sich täglich, und weil heftiges Brennen auf der Brust sich eingestellt, die Schmerzen fast verzweiflungsvoll wurden, und der Arzt recht verständnisvoll deutete, bloss noch ein paar Mal werde der Kranke die Kur aushalten, kam der Sohn zu mir, flehentlich bittend, dem Vater in seiner verzweiflungsvollen Lage doch ein Mittel zu geben, der gehört habe, ich hätte schon mehreren in diesem Leiden geholfen. Weil ich diesen Sohn, der unter Thränen auf seiner Bitte beharrte, nimmer fort brachte, gab ich ihm zwei ganz einfache Mittel, die eine solche Wirkung hatten, dass nach einer halben Stunde der Schmerz wie verschwunden und nach zwei Tagen die Krankheit vollends gehoben war. Diesen Fall kann ich mit zehn derartigen multiplizieren. Soll man solch Leidenden nicht helfen, wenn die Bittenden sagen: „Sie haben auch andern geholfen und auch ich bin ein Mensch!"

10. Es wurde mir ein Knabe zugesendet, begleitet von der Schwester der seligen Mutter des Knaben; beide erklärten: „Es seien innerhalb $3^1/_2$ Jahren von diesem Knaben sieben Geschwister und beide Eltern an der Schwindsucht gestorben, der letzte Bruder sei vor fünf Tagen beerdigt worden und auch dieser hatte die nämliche Krankheit, flehte deshalb mit Thränen und gefalteten Händen, ob nicht er doch zu retten wäre. Wie niemand einer solchen Bitte widerstehen könnte, so beruhigte auch ich diesen kranken Knaben, gab ihm die einfachsten Mittel mit, und nach 10 Wochen war er hergestellt, dass dieser Ort sicher in diesem Jahre keinen blühenderen und kräftigeren Knaben zählt. Soll am Ende nicht helfen dürfen, wer zu helfen vermag?

11. Ein Wirt auf einem grossen Gute und Vater mehrerer kleiner Kinder flehte um Hilfe, ich soll mich seiner Gattin und seiner Kinder erbarmen, denn, wenn er nicht gesund werde, müsse er sicher in Bälde verkaufen. Durch fünf Jahre hindurch mediziniere er bei verschiedenen Ärzten, habe mehrere hundert Gulden verbraucht und bleibe doch nur krank. Mittel, die höchstens 30 kr. kosteten und bei jedem Materialisten gekauft werden können, mit einigen Anwendungen von Wasser machten diesen Kranken innerhalb 10 Wochen gesund. Wer lässt sich bezahlen?

12. Ein Pfarrer hatte solches Kopfleiden, Schwindel, Kongestionen, dass er durch $1^1/_2$ Jahre hindurch einen Hilfspriester haben musste. Dieser 62jährige Pfarrer beriet mich, ob für ihn keine Aussicht mehr auf Genesung es gebe, er habe mehrere Ärzte konsultiert, viel mediziniert, aber umsonst; wenn er keine Hilfe fände, werde er seine Pfarrei verlassen, denn das sei ihm unerträglich, Pfarrer sein und nichts thun können. Nach sieben Wochen war dieser Pfarrer mit Wasser und Kräutern so hergestellt, dass er den Hilfspriester entlassen und auf seiner Pfarrei selbst wieder gut fortmachen konnte. Ist diese Humanität erlaubt?

13. Witwe Stadler von Türkheim war durch mehrere Monate hindurch bettlägerig. Der Tod ihres Mannes, mehrere Kinder, das spärliche Hauswesen mit der Krankheit machten das Elend gross. Weil jeder Versuch zur Genesung scheiterte, fragte sie einst den Arzt, ob sie nicht noch bei irgend einem anderen Arzt Hilfe suchen sollte. Dieser gab der Leidenden zur Antwort: „Sie dürfen die ganze Welt auslaufen und werden keine Hilfe finden." Mit diesem Troste kamen drei Personen und baten mich, doch zur Beruhigung dieser Kranken etwas zu geben, da sie untröstlich sei. Ich gab ihr von meinen einfachen Mitteln, und nach drei Wochen war sie soweit hergestellt, dass sie in die Kirche gehen und nach Wörishofen kommen konnte. Diese soweit Hergestellte wies ich wieder an die Ärzte und gab ihr somit nichts mehr, mit dem Bemerken, sie könne durch ärztliche Hilfe schon vollends gesund werden. Nach einem Vierteljahr kam sie nochmals, flehend, sie sei noch wie vorher, und ich gab somit abermals einen guten Rat und hiermit erfolgte die erwünschte Wirkung.

14. Es kam ein Mann aus Baisweil und klagte über namenlose Schmerzen seines Weibes, die durch 21 Wochen hindurch von der einen zur anderen immer heftiger wurden. Der Schmerz sei hauptsächlich in der Blase mit heftigen Krämpfen verbunden. Was zwei Ärzte vorgeschrieben, hat nichts geholfen. Der eine sagte, es sei ein Geschwür, der andre, es käme von Erschlaffung und Lähmung der inneren Organe her. Ich brachte diesen Mann nimmer von mir, bis ich ihm endlich auf sein ungestümes Bitten Kräuter zu Thee gegeben und eine Anleitung zu Wasseranwendungen. Am 9. Tage kam fraglicher Mann voll Freude und brachte einen Stein in der Grösse eines Taubeneies, der von seinem Weibe von selbst

gekommen; er habe geglaubt, es müsse gestorben sein, gleich hernach aber sei die von ihrem Leiden Befreite aufgestanden und an die Arbeit gegangen.

15. Ein Mädchen, 21 Jahre alt, hatte durch 19 Wochen so heftiges Augenleiden, dass sie nicht das geringste Tageslicht ertragen konnte. Dieses Mädchen gebrauchte zwei Ärzte und ein dritter war ein Augenarzt. Man befürchtete eine totale Erblindung und selbst der Augenarzt gab keine tröstliche Aussicht. Die Schwester dieses Mädchens bestürmte mich so, dass ich sie nicht mehr fortzubringen wusste, ohne ihr ein Mittel zu geben. Auf Wasser und Kräuter habe der Schmerz ganz aufgehört. Am dritten Tage sei der Augenstern wieder sichtbar geworden und in kurzer Zeit waren die Augen geheilt.

16. Auf einem Kirchweihfeste in Winterrieden bejammerten während der Mahlzeit sämtliche Geistlichen ihren teuren, allgemein geliebten, dem Tode nahen Nachbarn, weil der Arzt erklärt habe, es stehe höchst bedenklich mit der Sache und man sei keinen Tag mehr sicher, wo nicht ein Schlaganfall dem Leben dieses Teuren ein Ende mache. Diese Herren schilderten den Zustand aufs genaueste und fragten mich, ob es nicht mehr möglich wäre, diesen jungen Mann zu retten. Ich sagte, was ich thun würde, und glaubte, ihn noch herzustellen. Diese Herren hinterbrachten meine Ansicht dem Herrn Pfarrer und wendeten an auf eigene Faust, was ich vorgeschlagen. Nach fünf Tagen schon bekam ich einen Brief über den Zustand des Kranken, dessen Umstände sich gebessert hatten; dazu war noch die Bitte beigefügt, ich möchte den Herrn doch nicht verlassen; sehr bald war der gefährlich kranke Herr Pfarrer gesund und ist nun recht wohlbehaltener Stadtpfarrer in Memmingen, früher Pfarrer in Dientershofen.

17. Man brachte einen Mann von Mindelheim, der ein so schwaches Augenlicht hatte, dass er Menschen vom Vieh nicht unterscheiden konnte. Weil ohne allen Schmerz, sei es reine Augenschwäche und somit keine Hilfe möglich, so erklärten die Ärzte. Ich konnte weder die Führerin des bereits Blinden, noch ihn selbst von der Pforte bringen, bis ich endlich dem Unglücklichen Mittel gab, die so wertvoll waren, dass sie 6 kr. kosteten. Nach $^3/_4$ Jahren erklärte dieser Mann, dass er ohne Anstand in jedem Buch ohne Augenglas lesen könne, und damit kann er zufrieden sein.

„Solche und ähnliche Fälle könnte ich eine lange Reihe anführen.“ (Steht am Rand von fremder Hand geschrieben.)

Mit diesen angeführten Fällen glaube ich zur Genüge meine Verfahrungsweise und den Erfolg derselben dargestellt zu haben. Das redliche Bewusstsein, solch Leidenden und Verlassenen Hilfe gebracht zu haben, ist für mich viel beruhigender und trostreicher als das peinliche Gefühl, das mir meine Ankläger verursachen. Selbst das lässt sich verschmerzen, vom Kgl. Bezirksamte zitiert, als ein weltbekannter Pfuscher, verurteilt ohne Eröffnung einer Anklage, ohne Verhör, mit dem strengsten Verbote, ferner zu pfuschen, ohne der strengsten Strafe zu verfallen und unter Aufsicht selbst des Ortsvorstehers gestellt zu sein.

Die Namen der Kranken und Ärzte habe ich absichtlich verschwiegen, um nicht leidenschaftlich zu erscheinen, bin aber bereit, sowohl die Namen der Kranken als der Ärzte gewissenhaft zu bezeichnen. Nebst meiner Verteidigung unterbreite ich auch diese Beilage meiner höchsten geistlichen Obrigkeit und geharre in aller Unterthänigkeit

eines Hochwürdigsten Bischöflichen Ordinariats

ehrerbietigst gehorsamster Diener

Seb. Kneipp, Beichtvater.

Ad verbum abgeschrieben. Stadler.

Dann kam die Wende in Kneipps Leben, die Herausgabe des Buches „Meine Wasserkur“. Zur Vorgeschichte dieses Buches ist folgendes zu bemerken:

Es hatte sich im Laufe der Jahre der Kreis der Anhänger des Beichtvaters Kneipp mehr und mehr vergrössert, und die bedeutenden Heilerfolge, die er erzielte, sicherten und befestigten den Glauben an die wirksame Heilkraft des kalten Wassers dergestalt bei seinen Anhängern, dass, trotzdem Wörishofen ein vollständig unbekanntes Pfarrdorf war, immer mehr oder minder Kurgäste sich dortselbst befanden, um meist bei alten, chronischen Leiden die verjüngende und heilende Kraft des kalten Wassers an sich zu erfahren. Man drang nun in Sebastian Kneipp, er möge doch diese seine Erfahrungen der ganzen Welt kundgeben und in irgend einem Buche das, was er am kranken Menschen erprobt, niederlegen. Kneipp wollte durchaus davon nichts wissen, er sträubte sich und war der Ansicht, dass er dazu nicht im stande sei; seine Anhänger und Freunde aber liessen nicht nach. In dieser etwas schwierigen Lage half Erzabt Maurus von Beuron, indem er ihm den Pater Ildefons Schober schickte, jetzt Abt in Seckau in Steiermark, der an dem Zustandekommen des Buches „Meine Wasserkur“ einen sehr grossen Anteil hat. Schliesslich liess sich der Beichtvater Kneipp doch überreden; er diktierte, Pater Ildefons schrieb und half mit, und so ist in der Zeit von 6—8 Wochen das Buch „Meine Wasserkur“ entstanden. Die Gerechtigkeit erfordert es, dass dieses Mitarbeiters an dem Buche „Meine Wasserkur“, des P. Ildefons, besonders Erwähnung geschieht; denn die eigentliche Redaktion und Anordnung des von Kneipp gegebenen Stoffes ist durch diesen gelehrten Mönch seinerzeit besorgt

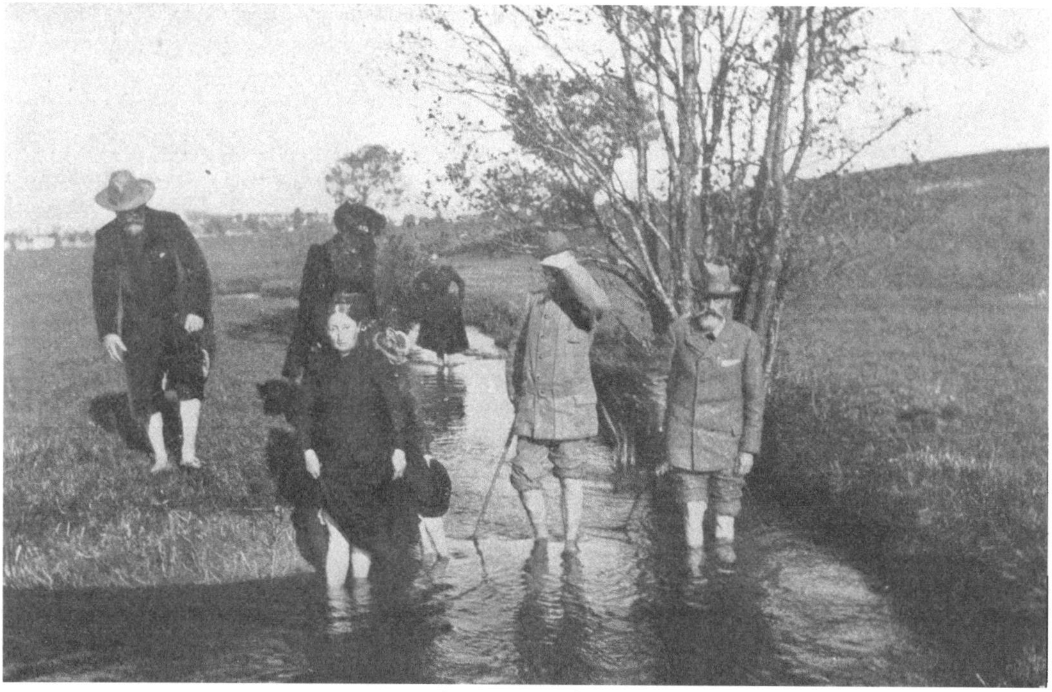

Wassertreten im Wiesenbache.*)
Originalaufnahme durch M. L. Court.

worden. Man sah sich nach einem Verleger um, und da war es die Kösel'sche Buchhandlung in Kempten, welche den Verlag des Werkes übernahm. Zunächst wurde eine Auflage von 500 Exemplaren gedruckt, da man ja nicht wissen konnte, ob dieses neue Buch beim Publikum auch Anklang fände. Einige Wochen nach dem Erscheinen war die erste Auflage vergriffen, und so wurden die Auflagen weiter und weiter gedruckt, und es war kaum möglich, der stets steigenden Nachfrage des Publikums zu genügen.

Die erste Auflage von „Meine Wasserkur“ ist erschienen am 1. Oktober 1886, und heute zählt man bereits die 63. Auflage. Ein buchhändlerischer Erfolg ohnegleichen und zugleich auch ein Beweis dafür, dass Pfarrer Kneipp es verstanden hat, mit seinen einfachen, schlichten, natürlichen Worten den Weg thatsächlich zum Herzen des Volkes zu finden.

*) Das Bild veranschaulicht, in welcher Weise das Wassertreten in Wörishofen geübt wird.

Kneipp selbst hat oft erzählt, dass es ihm mit der „Wasserkur“ eigentlich ganz verkehrt ergangen sei. Er habe sich hauptsächlich aus dem Grunde zur Herausgabe des Buches entschlossen, damit die Leute nun von Wörishofen wegblieben und in der Heimat die Anwendungen machen könnten, er so seine Ruhe hätte und die Kranken nicht genötigt wären, die Unbequemlickeiten einer weiten Reise bis nach Wörishofen hin zu ertragen. In dieser Annahme hatte sich Seb. Kneipp gründlich getäuscht; denn alsbald nach Erscheinen des Buches begann ein merkwürdig starker Zuzug von Fremden nach Wörishofen. Der kleine Ort war selbstverständlich auf diese Verhältnisse in keiner Weise eingerichtet, und so gab es Schwierigkeiten über Schwierigkeiten. Nicht nur aus den „umliegenden Dörfern“ kamen verschiedene Leute, sondern immer weiter zogen sich die Kreise und immer internationaler gestaltete sich das hilfesuchende Kurpublikum in Wörishofen.

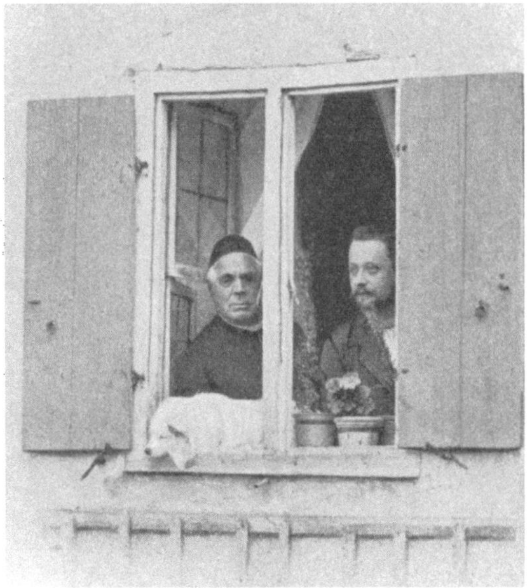

Msgr. Kneipp mit Dr. Baumgarten am Fenster.*)
Nach einer Photographie von Fritz Grebmer.

Allmählich fing man an, fremde Sprachen auf den Strassen zu hören; Franzosen, Polen, Amerikaner, Russen, Spanier und Italiener, kurz allen möglichen Nationen gehörten die Kranken an, welche zu Kneipp wallfahrteten, um Hilfe zu finden. Aus allen Ständen waren sie; der schwerfällige, unbeholfene Bauersmann und der echte Aristokrat, der Stubengelehrte und der Kaufmann, der Geistliche und der Laie, alle Stände, alle Berufsklassen waren vertreten. Und er, Seb. Kneipp, inmitten all dieses Trubels von einer unerschütterlichen, eisernen Ruhe. Mit derbem, kräftigem, urwüchsigem Humor fertigte er alle diese Leute ab; und wenn auch hie und da die Riesenkraft des jugendlichen Greises zu sinken schien, so konnte man ihm doch nur selten Ermüdung anmerken.

Inzwischen säumte er aber nicht, bei seinen vielfachen Arbeiten als Priester und Arzt auch weiterhin schriftstellerisch thätig zu sein. Ausser dem so berühmten Buche „Meine Wasserkur“ hat er noch folgende Werke verfasst:

1. So sollt ihr leben! Winke und Ratschläge für Gesunde und Kranke zu einer einfachen, vernünftigen Lebensweise und einer naturgemässen Heilmethode. — Kempten.
2. Ratgeber für Gesunde und Kranke. — Donauwörth.
3. Kinderpflege in gesunden und kranken Tagen. — Donauwörth.
4. Mein Testament für Gesunde und Kranke. — Kempten.
5. Kodizill zu meinem Testamente für Gesunde und Kranke. — Kempten.
6. Kneippkalender. — Kempten. Von 1891—96 incl.

Dem Beobachter dieser interessanten Völkerwanderung nach Wörishofen drängt sich unwillkürlich der Gedanke auf: Wie war es nur möglich, dass ein einziger Mann durch

*) Aus der Zeit, wo die Beiden zusammen das Buch „Mein Testament“ gearbeitet haben.

ein einziges Buch in der Weise die Welt in Bewegung setzte, wie das mit Pfarrer Kneipp der Fall war? Es war dieser Zug des Volkes nach Wörishofen nicht etwa, wie manche Weissager vorausgesagt hatten, ein vorübergehender, der alsbald abnahm, sondern stetig steigerte sich die Bewegung; und es giebt kaum eine Bewegung auf der ganzen Welt und zu allen Zeiten, die so populär geworden ist, wie die Kneippsche. Un-

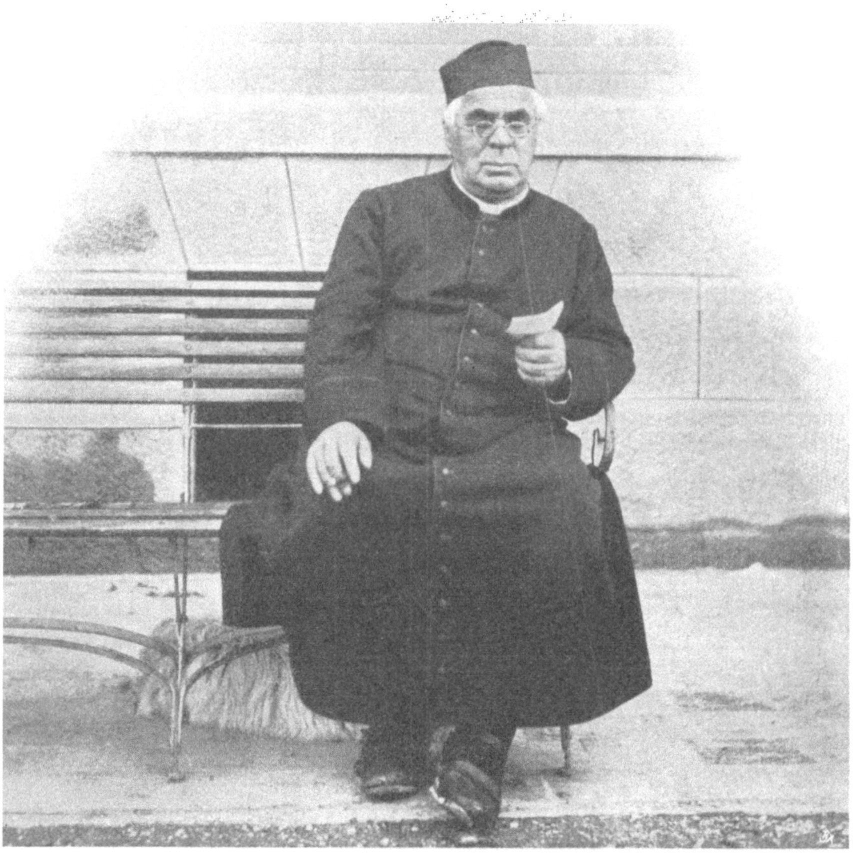

Msgr. Kneipp, auf einer Bank sitzend, mit der Cigarre in der Hand.
Nach einer Photographie aus seinem Nachlasse.

bestritten ist es, dass heutzutage Papst Leo XIII., Bismarck und Kneipp die drei bekanntesten Menschen auf dem Erdenrunde sind, die Jeder ohne weiteres erkennen wird. In Sibirien droben, bis in die entferntesten Dörfer und Kolonien, weiss man von Kneipp; im Oranje-Freistaat giebt's Kneippsche Anstalten, in San Franzisko wohnen seiner Anhänger viele, und in China beugen die bezopften Söhne des himmlischen Reiches ihr Haupt zu einem Oberguss.

Der Maharadschah von Baroda, einer der einflussreichsten Fürsten von Indien, hat seinen Rat gesucht, und der russische Geschäftsträger am Hofe des Emir von Buchara liess sich zur Zeit von Charcot die Diagnose stellen und kam dann zu Kneipp, um sich die Therapie bestimmen zu lassen.

Man hat gesagt, Enthusiasmus, Reklame u. s. w. u. s. w. haben das Gebäude der Kneipp'schen Bewegung aufgebaut. Ich gebe gerne zu, dass derartige Bewegungen etwas Ansteckendes haben; aber, wenn sie etwas dauernd Ansteckendes haben, dann haben sie auch etwas Gesundes; und wenn sie in dem Masse fortschreiten, wie die Kneipp'sche Bewegung das gethan hat, dann ist es keine Frage, dass sie einem gefühlten Bedürfnisse entsprochen haben.

Ich bin weit davon entfernt, alles das gut zu heissen oder zuzugeben, was unter der Flagge „Kneipp“ heutzutage segelt; jedenfalls aber muss ein vorurteilsfreier Beurteiler immer zugeben, dass das, was Kneipp für die Medizin mit seinen reformatorischen Ideen gewirkt hat, von einer Tragweite ist, die wir heute noch gar nicht ermessen können. Zunächst ist er als Reformator der Wasserheilkunde am Ende des 19. Jahrhunderts anzusehen.

Was vor der Kneipp'schen Zeit an Wasserheilkunde in der Medizin geübt wurde und Eingang gefunden hatte, war hauptsächlich eine Methode, ein System, das dem Bauer Priessnitz, der zu Anfang dieses Jahrhunderts am Gräfenberge wohnte und wirkte, seine Entstehung verdankt.

Was Priessnitz geschaffen, das ist sozusagen bedingungslos von sämtlichen wissenschaftlich und nicht wissenschaftlich gebildeten Wasserheilkundigen angenommen worden, und alle Verbesserungen, die man späterhin in dem Priessnitz'schen System versucht hat, sind eigentlich Verschlimmbesserungen gewesen; denn nach Priessnitz hat kein Einziger es auch nur annähernd zu der Berühmtheit und zu den glänzenden Kuren gebracht, wie eben Vincenz Priessnitz vom Gräfenberge. Priessnitz hat nämlich zu einer Zeit geschafft und gewirkt, wo Dampf und Elektrizität, sowohl im wirklichen wie im übertragenen Sinne, noch nicht denjenigen Platz einnahmen, den sie heute einnehmen Das Nervensystem der gesamten Menschheit war noch nicht in dem Masse erschüttert, wie wir es heutzutage leider wahrnehmen müssen; wohl war auch schon damals die Neurasthenie eine nicht ganz seltene Krankheit, wenngleich erst 50 Jahre später der Amerikaner Beard ihr diesen treffenden Namen gegeben hat.

Es sind die Priessnitz'schen Anwendungen in ihrer wahren, echten Form zu stark für unsere heutige Zeit; eine unverfälschte Priessnitzkur wird heutzutage von $^3/_4$ der Menschheit nicht ertragen werden können, zwar einfach deswegen, weil zuviel Wärme dabei entzogen wird und der Einfluss auf das Nervensystem, das ohnedies im ganzen geschwächt ist, ein zu bedeutender wird bei dieser starken Kur.

Ehre seinem Andenken, dem schlichten, biederen, einfachen Landmann, der bis zu seinem Lebensende, wie uns der Wiener Hofrat Selinger erzählt, seine Einfachheit und seine Bescheidenheit und auch seine Genialität nicht trüben liess durch die glänzenden Erfolge und die Huldigungen, die man ihm von allen Seiten darbrachte! Er ist seiner Zeit ein wahrer Gesundheitsapostel gewesen, und auch nach seiner Zeit ist sein Einfluss in der Medizin ein ganz bedeutender geblieben. —

Kneipp ist für seine Zeit das geworden, was Priessnitz für den Anfang des Jahrhunderts war. Ganz naturgemäss und einfach entwickelte sich bei Kneipp, wie wir gesehen, sein Interesse für die Wasserheilkunde. Durchaus auf eigenen Pfaden ist er gewandelt, und im grossen und ganzen hat seine Methode, wie er sie geschaffen und im Laufe von vierzig Jahren ausgebaut hat, etwas absolut Originelles und Neuartiges. Anlehnung an Andere findet sich nur in einzelnen Punkten; im ganzen aber ist sie durchaus sein eigen, und hat sich, wie er öfter sagte, aus den Verhältnissen von selbst ergeben. Er war eben ein äusserst feiner Beobachter der Natur; und wie er von frühester Jugend an gerade diesen Trieb in sich fühlte, Naturbeobachtungen zu machen und Versuche anzustellen, ob nicht manche Dinge, die gut schienen, auch anders möglich wären, so hat ihn dieser rege Forschungsgeist, so hat ihn diese sozusagen beständige Unruhe schliesslich zu einer Stetigkeit der Auffassung in der Deutung und Auslegung der Naturgesetze geführt, welcher wir als letzten Schluss seine Methode verdanken.

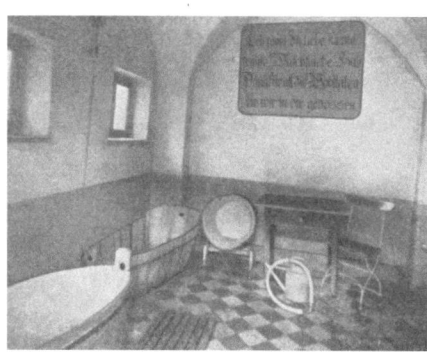

Inneres der historischen Waschküche des Pfarrhofes zu Wörishofen.
Nach einer Photographie aus seinem Nachlasse.

Er hat Hahn und Oertel gelesen, also fing er zunächst an mit Waschungen; denn bei Oertel finden sich fast ausschliesslich Waschungen und bei Hahn Waschungen und Bäder. Da er in München dies zunächst las, weil er das Buch beim Antiquar Zipperer dortselbst erwarb, so hat er dort, da Bäder nicht gut möglich waren, Waschungen gemacht; und als er sah, dass ihm die Waschungen gut bekamen, hat er später in Dillingen die Bäder angefangen.

Als er wieder nach München zurückkam, und die Unmöglichkeit, kalte Bäder zu nehmen, sich wieder einstellte, ist er dann zu den Gussbädern übergegangen; und so hat er im Laufe von Jahrzehnten diese seine Anwendungen allmählich erweitert; er hat sie geteilt, nicht immer den ganzen Körper begossen, sondern hie und da einzelne Teile besonders bearbeitet, und auf die einfachste Weise bildete sich dann das System heraus, Ganzanwendungen und Teilanwendungen zu geben, und zwar in der Gestalt von Güssen, d. h. von fliessendem Wasser, das über einen bestimmten Körperteil, ohne Druck, möglichst glatt und gleichmässig laufen gelassen wird. So unterscheiden wir heutzutage ganz naturgemäss Kniegüsse, Schenkelgüsse, Rückengüsse, Obergüsse, Vollgüsse u. s. w., wobei die Bezeichnung jedesmal den Körperteil angiebt, auf welchen der Guss angewendet werden soll.

Die Wirkung der Kneipp'schen Anwendungen beruht auf ganz einfachen Naturgesetzen: Kälte erzeugt Wärme, Wärme erzeugt Kälte. Wenn man Kälte auf die Oberfläche der Haut bringt, so giebt's eine Zusammenziehung der Blutgefässe; die Haut wird wachsbleich; das Blut flieht nach den grösseren, zentral gelegenen Gefässstämmen. Alsbald lässt der Gefässkrampf nach, und mit einer gewissen Wucht stürzt die Blutwelle zurück zur Oberfläche der Haut, die sie rosenrot färbt. Nicht lange, so ziehen sich die Hautgefässe wiederum zusammen, das Blut flieht wieder nach dem Innern und kommt mit erneuter Wucht zurück an die Oberfläche der Haut. So geht in buntem Wechselspiel der Blutstrom bald zur Oberfläche der Haut, bald zum Innern des Körpers; bei jedem einzelnen Vorstoss wird die Welle schwächer und die Wucht geringer, so dass schliesslich nach 5—6 solcher Wellenbewegungen, die längere oder kürzere Zeit in Anspruch nehmen, nur noch ein Schimmer von der früheren Gewalt übrig ist, der dann zum Schlusse zu einem vollständigen Wärmeausgleich führt.

Wenn durch die plötzliche Einwirkung der Kälte die Hautgefässe sich schliessen und das Blut nach Innen sich wälzt, so ist die Kältewirkung, die damit eintritt, bloss eine oberflächliche; denn das Blut, das der beste Wärmeleiter ist, nimmt die Körperwärme sozusagen mit ins Innere des Körpers hinein. Erst dann, wenn die Blutwelle wieder nach der Haut hin sich begiebt, wenn die Haut rosenrot gefärbt wird, findet die Wärmeabgabe statt, und zwar die Wärmeabgabe an die umliegende, vorgewärmte Luft. Da die strenge Vorschrift für einen Jeden, der Güsse nimmt, lautet, sich alsbald wieder anzuziehen, d. h. in die noch warmen Kleider hineinzuschlüpfen, so ist die Wärmeabgabe niemals eine übermässig grosse. Ich habe über diese Verhältnisse Messungen angestellt und gedenke

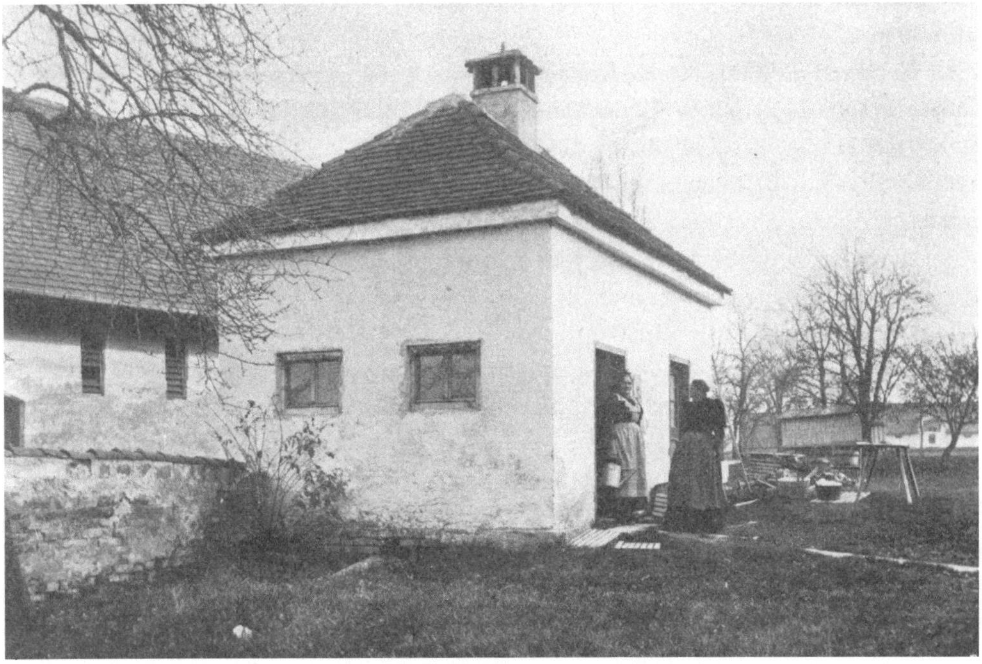

Historische Waschküche des Pfarrhofes von Wörishofen.*)
Originalaufnahme durch Fritz Grebmer.

in einem späteren Werke, das die Wirkung sämtlicher Kneipp'scher Anwendungen einer gründlichen, physiologischen Prüfung unterzieht, Näheres darüber mitzuteilen.

Die Praxis hat mich und alle Anderen, welche das Kneipp'sche Heilverfahren ausüben, gelehrt, dass es kein besseres Mittel giebt, um die gesunkene Körperwärme zu heben, dass es kein besseres Mittel giebt, um die nervöse Kraft zu stärken, die darniederliegenden Lebensfunktionen von neuem aufzurichten, um bei schweren Fiebern dämpfend zu wirken und bei mangelhafter Entwicklung nachzuhelfen, als eben diese Kneipp'sche Wasserkur. Der Wert bei den Kneipp'schen Anwendungen liegt hauptsächlich in drei Dingen, welche als die Kardinalpunkte des ganzen Kneipp'schen Heilverfahrens anzusehen sind: Erstens die Kürze der Anwendungen, eine absolut eigene Erfindung Kneipps, die ihn die Naturbeobachtung und die Beobachtung beim kranken Menschen gelehrt haben. Am Schlusse

*) An der Thüre Frl. Theres mit der Giesskanne, daneben Frl. Rosina. Im Hintergrunde Aussicht in den Pfarrgarten, der zumeist aus Wiese besteht, mit einigen Obstbäumen bepflanzt.

seines Lebens hatte er immer das Bestreben, die Anwendungen noch mehr in ihrer Dauer zu verkürzen, und ich glaube, dass dies richtig ist.

Zweitens die verschiedenen Teilanwendungen, auch Güsse genannt, die im Kneippschen System üblich sind. Das Wasser in Gestalt von Güssen zur Heilung von Krankheiten zu verwenden, ist vor Kneipp von keinem Wasserheilkundigen, ob Arzt, ob Laie, als System empfohlen worden.

Wohl finden sich bei den verschiedensten Schriftstellern, welche das kalte Wasser und seine Heilkraft bearbeiteten, gelegentliche Empfehlungen von Begiessungen des Körpers, zumal bei gewissen Erkrankungsformen: Gelenkentzündungen, Podagra, Typhus, Lähmung und anderen; und diese Spuren lassen sich bis auf Hippokrates, den Vater der Medizin, zurückführen.

In seinen Aphorismen V. Nummer 25, nach der Übersetzung von Dr. Rob. Fuchs, findet sich folgendes: „Schwellungen in den Gelenken, Schmerzen ohne Geschwüre, Podagra, Muskelzerreissungen, bei all diesen Leiden bewirkt das Übergiessen mit viel Kaltem in den meisten Fällen Erleichterung, Verminderung der Geschwülste und Befreiung von den Schmerzen; denn ein wenig Erstarrung hebt den Schmerz auf.“

Auch hat Antonius Musa den Kaiser Augustus „affusionibus“, mit Güssen, von seinem Gelenkrheumatismus geheilt und dafür ein Honorar von 400000 Sesterzien bezogen, und es wurde seine Büste unter den Befreiern des Vaterlandes im Kapitolium aufgestellt.

Celsus, ein berühmter römischer Arzt aus der klassischen Zeit, giebt ebenfalls Begiessungen mit kaltem Wasser bei Kopfschwäche, Triefäugigkeit, Stock- und Fliessschnupfen und geschwollenen Mandeln, bei Magen- und Gelenkschmerzen und zu starker Gesichtsröte, bei Wahnsinn, bei Schlafsucht, Kopfweh und manch anderen Krankheitszuständen.

Dr. Gentilis Fulginas, um das Jahr 1350, empfiehlt, man solle diejenigen, die schwache Lebensgeister haben, mit kaltem Wasser begiessen.

Dr. Michael Savonarola, um das Jahr 1430, empfiehlt, im Podagra sich mit kaltem Wasser zu begiessen. (Bei Hippokrates gelesen.)

Nach Dr. Mengho Blanchello, um das Jahr 1536, dient das Aufgiessen von kaltem Wasser, die Schmerzen der Gelenke zu tilgen. (Ebenfals nach Hippokrates.)

Dr. Lanzoni erzählt in den „Miscellanea medico-physica“, wie ein Mönch, der vom Podagra geplagt war, sich mit kaltem Wasser die Füsse begoss und nach etlichen Stunden sein Podagra verlor.

Der berühmte holländische Arzt Boerhaave empfiehlt, bei gelähmten Armen kaltes Wasser aufzugiessen und einzureiben; ebenso bei Schlagflüssen.

Dr. Marteau, ein französischer Arzt, um das Jahr 1780, liess einen Wütenden (in der Wasserscheu) an einen Baum binden und durch das Begiessen mit Wasser heilen.

Dr. Currie, ein englischer Arzt, hat in seiner ausgezeichneten Schrift „Medical Reports on the effects ot water, cold and warm“ die Begiessungen bei Typhus, Scharlach und anderen Krankheiten empfohlen.

Dr. Höger in Prag folgte dem Currie'schen Rat und heilte Viele vom Typhus- und Scharlachfieber.

Dr. Frölich, Dekan der medizinischen Fakultät in Wien und Verfasser der preisgekrönten Schrift über das kalte Wasser, hat ebenfalls die Begiessungen empfohlen.

Auch Dr. Harder in Petersburg berichtet, wie er sein eigenes Kind, das an der Halsbräune litt, durch ein kaltes Gussbad gerettet hat.

Der deutsche Doktor Brandis empfiehlt ebenfalls das Begiessen.

Dann findet sich bei Priessnitz die sogenannte Quellendouche. Ich habe diese Douchehäuschen, d. h. ihre Überreste, in Gräfenberg selbst mir angesehen und mich davon überzeugt, wie Jeder Andere wohl auch, dass dies niemals Güsse genannt werden können, wenn aus einer Fallhöhe von einigen Metern ein beinahe armsdicker Strahl aut den betreffenden Körper fällt. Das sind Douchen mit starker Pression und mit starkem

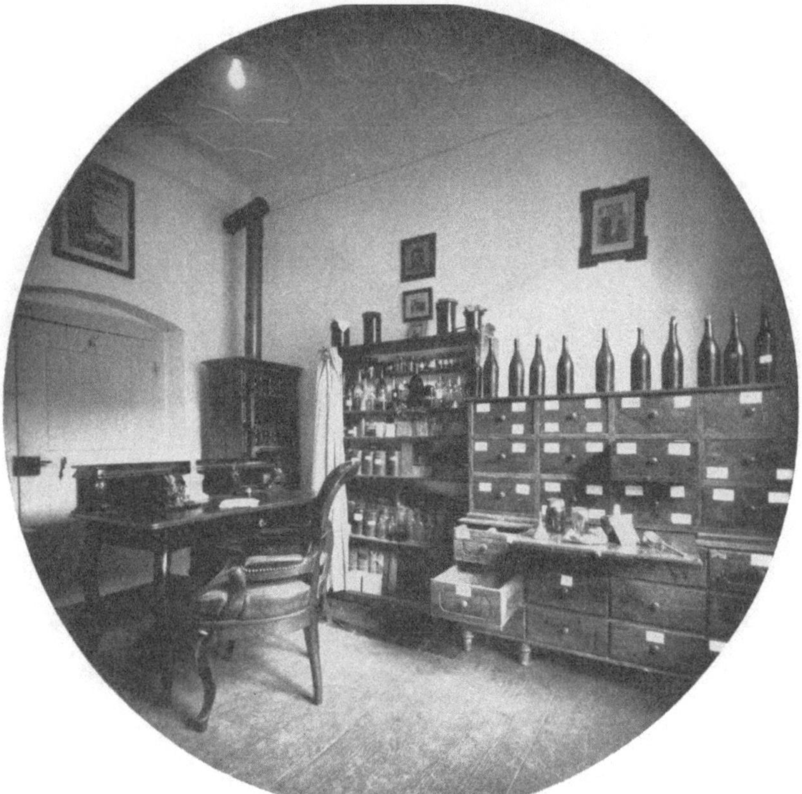

Die Apotheke Msgr. Kneipps.*)
Originalaufnahme durch Fritz Grebmer.

Wasserdruck, infolge der Fallhöhe; wo also der mechanische und der thermische Reiz zugleich in bedeutender Kraft wirksam sind, nicht aber wie bei den Kneipp'schen Güssen bloss der thermische Reiz, d. h. die Wasserkälte ohne Druck.

Es ergiebt sich also aus der sorgfältigen Durchsicht der Wasserschriften, dass wohl hie und da Gussbäder und Begiessungen angewendet und empfohlen wurden; doch sind das nur ganz vereinzelte Fälle, und nirgendwo findet sich diese Anwendungsart des kalten Wassers in ein richtiges, geschlossenes System gebracht. Das Letztere ist erst durch Kneipp geschehen und ist ausschliesslich sein Verdienst.

*) Man sieht das Gestell mit den Schubfächern, in welchen er seine Kräuter aufbewahrte; links hinten ein Flaschengestell, wo er seine Tropfen braute, und den Schreibtisch mit dem Ledersessel.

Drittens das Nichtabtrocknen, das bei sämtlichen Kneipp'schen Wasseranwendungen als Generalvorschrift gilt. Nach keiner Anwendung im Kneipp'schen Sinne findet das Abtrocknen des Körpers statt, sondern, noch nass, schlüpft man in ein grobleinenes Hemd hinein, und die dadurch auf der Oberfläche der Haut erzeugte Dunstwärme ist es, welche ausserordentlich wohlthätig wirkt. Diese Dunstwärme zeigt, wie ich durch die verschiedensten Versuche festgestellt habe, eine ziemlich konstante Höhe und bemisst sich nach der Naturwärme des Individuums. Unter Naturwärme ist dabei zu verstehen die bei jedem Individuum wechselnde Fähigkeit, eine gewisse Menge von Wärmeeinheiten aus der Muskelkraft und der im Körper schlummernden Wärme heraus zu entwickeln. Auch diese Begriffe, die ich mir im Laufe der letzten fünf Jahre, wo ich mich ausschliesslich mit dem Studium der Wasserheilkunde beschäftigt habe, bildete, werde ich späterhin des Genaueren erörtern.

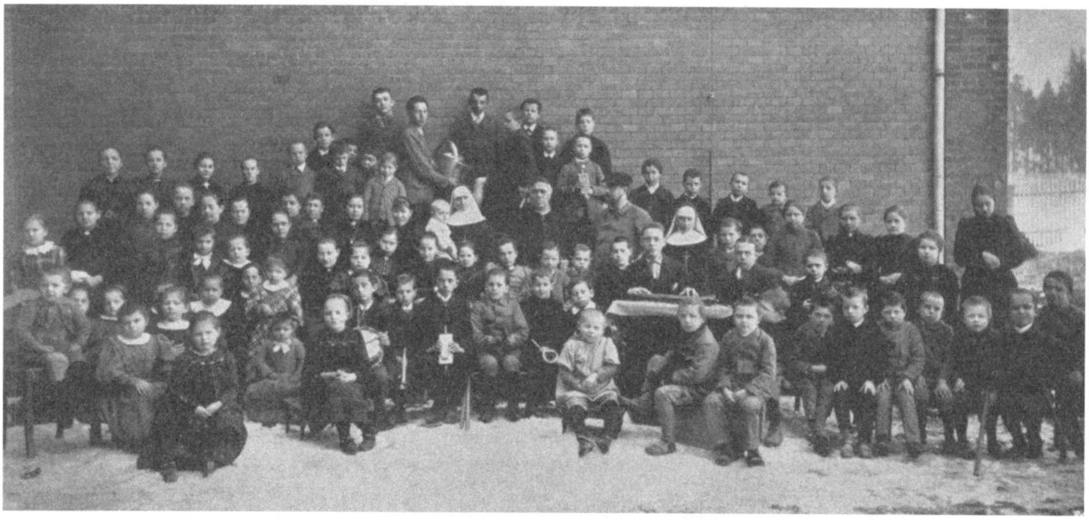

Msgr. Kneipp mit Dr. Baumgarten, der Frau Oberin, Schwester Alippia und sämtlichen Kindern des Asyls. Nach einer Photographie von Fritz Grebmer.

Das Nichtabtrocknen findet sich ebenfalls bei Mehreren vor Kneipp; so vor allen Dingen bei dem bereits oft erwähnten hydropathischen Professor Oertel von Ansbach. Aber Kneipp ist es gewesen, der die Wirkung dieser Vorschrift erkennend und würdigend, sie bei allen seinen hydropathischen Prozeduren als Vorschrift gelten liess.

Man mag über Kneipp denken, wie man will, man mag für ihn sein, man mag gegen ihn sein: eines muss ihm Jeder lassen, und das wird heutzutage von klarsehenden Ärzten durchaus anerkannt. Durch seine scharfe Beobachtung der einfachsten Naturgesetze, und durch die diesen Beobachtungen angepassten Vorschriften und Anwendungen, die er ausführen lässt, hat er erstens als Reformator in der Wasserheilkunde unschätzbare Verdienste; und zweitens haben auch eben diese seine einfachen, natürlichen Ideen auf die Medizin im allgemeinen bereits jetzt bedeutend umgestaltend in mehrfacher Beziehung eingewirkt.

Was die Wasserheilkunde angeht, der er durch seine verdienstvolle Thätigkeit die Wege, sowohl zur Lehrkanzel, als auch in das Herz des Volkes, nicht unwesentlich geebnet hat, so wird sie durch Kneipp und seine Thätigkeit zweifellos aus dem Aschenbrödel der

Medizin werden zu einer vollberechtigten Tochter Äskulaps und einziehen in die heiligen Hallen, in welchen wissenschaftliche Forschung und praktischer Versuch sich vereinen zur Heilung der Schäden des kranken Menschengeschlechtes und zur Förderung wissenschaftlichen Lebens und Strebens.

Die Gesamtmedizin hat durch diesen grossen und einfachen Mann ebenfalls mancherlei Vorteile erzielt und wird deren noch mehrere erzielen. Jedem Kundigen ist es klar, dass heutzutage der Glaube ans Rezept, wie Kussmaul treffend bemerkt, bei Gebildeten und Mindergebildeten im Schwinden begriffen ist. Eine Richtung in der Medizin, die in der masslosen Rezeptierwut ihre Äusserung findet, und die geschürt ist von den gewinnsüchtigen Spekulationen der Heilmittelfabrikanten, verirrt sich immer mehr in die Retorte des Chemikers und vergisst dabei vollständig, dass der Mensch ein nach Naturgesetzen lebendes Geschöpf Gottes ist, und nicht etwa ein konzentrierter chemischer Versuch, oder vielleicht ein elf- bis dreizehnstelliges Produkt irgendwelcher genialer Experimentatoren.

Zu dieser Richtung steht Kneipp etwa in demselben Verhältnisse, wie ich einstens in einer Parabel von einem anderen Naturkinde las.

„Ein reicher Mann war grundgescheidt, er studierte und studierte Tag und Nacht; nicht Sonne und Mond sah er, er sah nur seine Bücher und suchte alle Weisheit und Wissenschaft aus ihnen zu schöpfen und in sich aufzuehmen. Schliesslich fand er ein Buch, das war so sonderbar, so eigenartig; er konnt's nicht lesen und sagte sich: „Wie mag's doch kommen, dass ich das Buch nicht lesen kann?“ Er studierte über diesem Buche Stunden, Tage, Jahre, und brachte nicht heraus, was es enthielte; Jahrhunderte lang sassen er und seine gelehrten Freunde über dem Studium dieses Buches. Inzwischen war das Schloss, in dem sie wohnten, verzaubert, und die Götter hatten bestimmt, dass demjenigen Schloss, Dienerschaft und der ganze Tross gehören sollte, der des Buches Rätsel löse.

Alle Gelehrten zerbrachen sich die Köpfe; denn nur die gelehrtesten Menschen wagten es, an die Lösung dieser Aufgabe heranzutreten.

Eines Tages kam auch des Weges ein munterer Musikant; er trillerte fröhlich sein Liedchen und war guter Dinge. Da fand er durch Zufall das rätselvolle Buch. Er setzte sich auf einen Baumstumpf, warf einen Blick in dasselbe und rief aus: „Das ist ja das Abc!“ Mit einem Schlage verwandelte sich die Scene; Schloss, Dienerschaft und der ganze Tross standen zu seiner Verfügung, und das Naturkind zog ein in die Hallen der Wissenschaft, da es das Abc gefunden, was die grundgescheidten Herren wegen ihrer übergrossen Gelehrsamkeit nicht mehr kannten.“

So wird man von Kneipp, dem einfachen Naturkinde, noch sprechen, wenn die Akten über manche Kapazitäten und grosse Gelehrte schon längst geschlossen sind; seine Verdienste werden auch fernere Jahrzehnte noch anerkennen. Und wenn auch heutzutage die Medizin scheinbar mit Undank ihm das vergelten will, was er für das Wohl der Menschheit und für die Rückkehr zur einfachen und natürlichen Heilweise geleistet hat, so werden versöhnlichere Zeiten kommen, und als hellglänzender Stern am Himmel der medizinischen Berühmtheiten wird dauernd bleiben: Seb. Kneipp, der Reformator der Wasserheilkunde und der thatkräftige und eifrige Förderer der natürlichen, arzneilosen Heilweise!

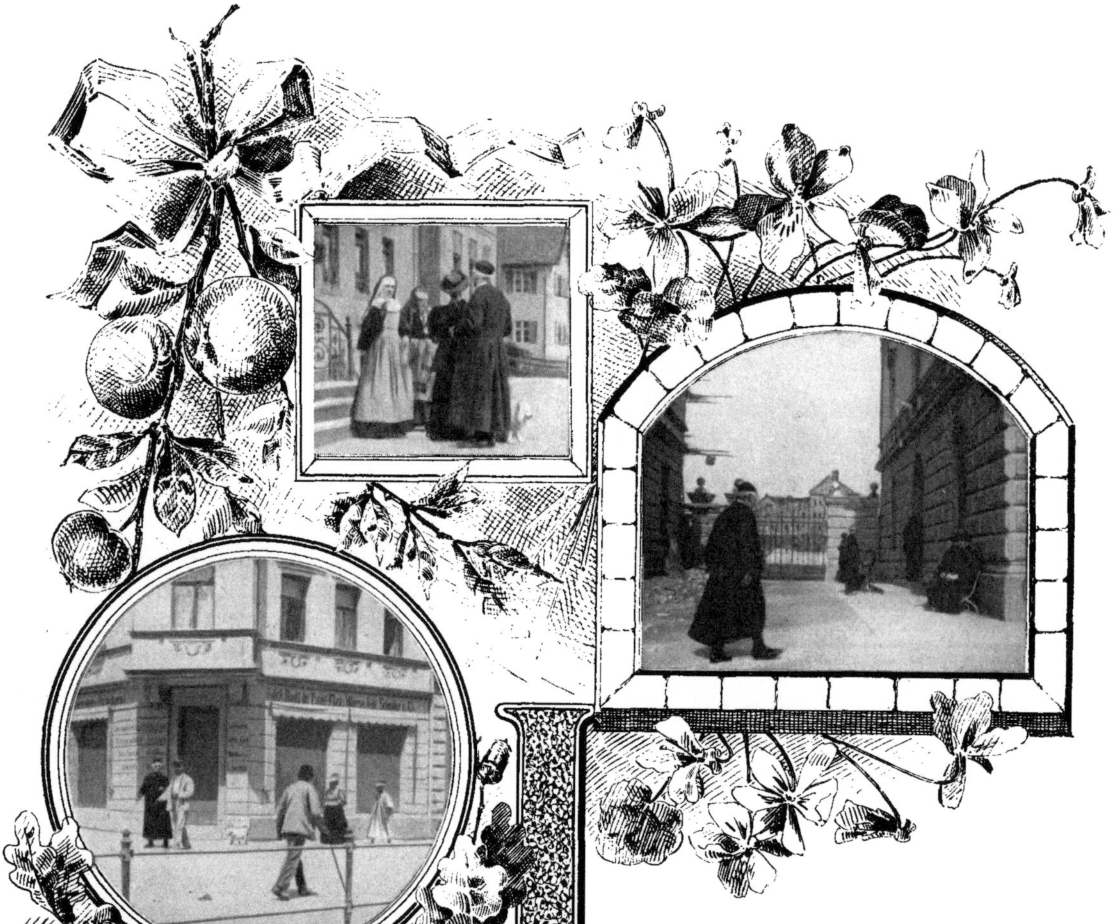

VIII. Seb. Kneipp als Arzt im eigentlichen Sinne.

In Kapitel VII ist ausführlich darüber berichtet, wie Seb. Kneipp dazu gekommen ist, sich mit den Leiden der Menschheit überhaupt zu beschäftigen. Es ergiebt sich nun die Frage, ob er auch die Fähigkeit besass, ob er auch imstande war, sich in richtiger Weise mit der leidenden Menschheit zu beschäftigen, d. h. ob er Arzt im eigentlichen Sinne war. Denn Mancher kann dreissig Jahre studieren, kann es vielleicht zu einer bedeutenden medizinisch wissenschaftlichen Ausbildung bringen, er kann die technischen Hilfsmittel und die zünftigen Handgriffe in vorzüglicher Weise erlerenn, Arzt ist er aber doch noch nicht; denn, um Arzt zu sein, bedarf es zunächst eines weichen, reichen Gemütes, das sich gern und ausdauernd mit der Schattenseite des menschlichen Lebens beschäftigt; ein echter Arzt muss vor allen Dingen ein mitleidsvoller, guter Mensch sein.

Diese wahre Humanität findet sich bei Seb. Kneipp allerdings in hohem Masse. Sobald er überhaupt mit anderen Leuten in Berührung trat, offenbarte sich in seinem Wesen

---

Titelvignette: Msgr. Kneipp mit Frau Oberin und mehreren Kranken vor dem Asyl. — Msgr. Kneipp mit Dr. Baumgarten aus der Sprechstunde kommend. — Auf dem Wege zur Sprechstunde. — (Komposition von M. v. Karnicka.)

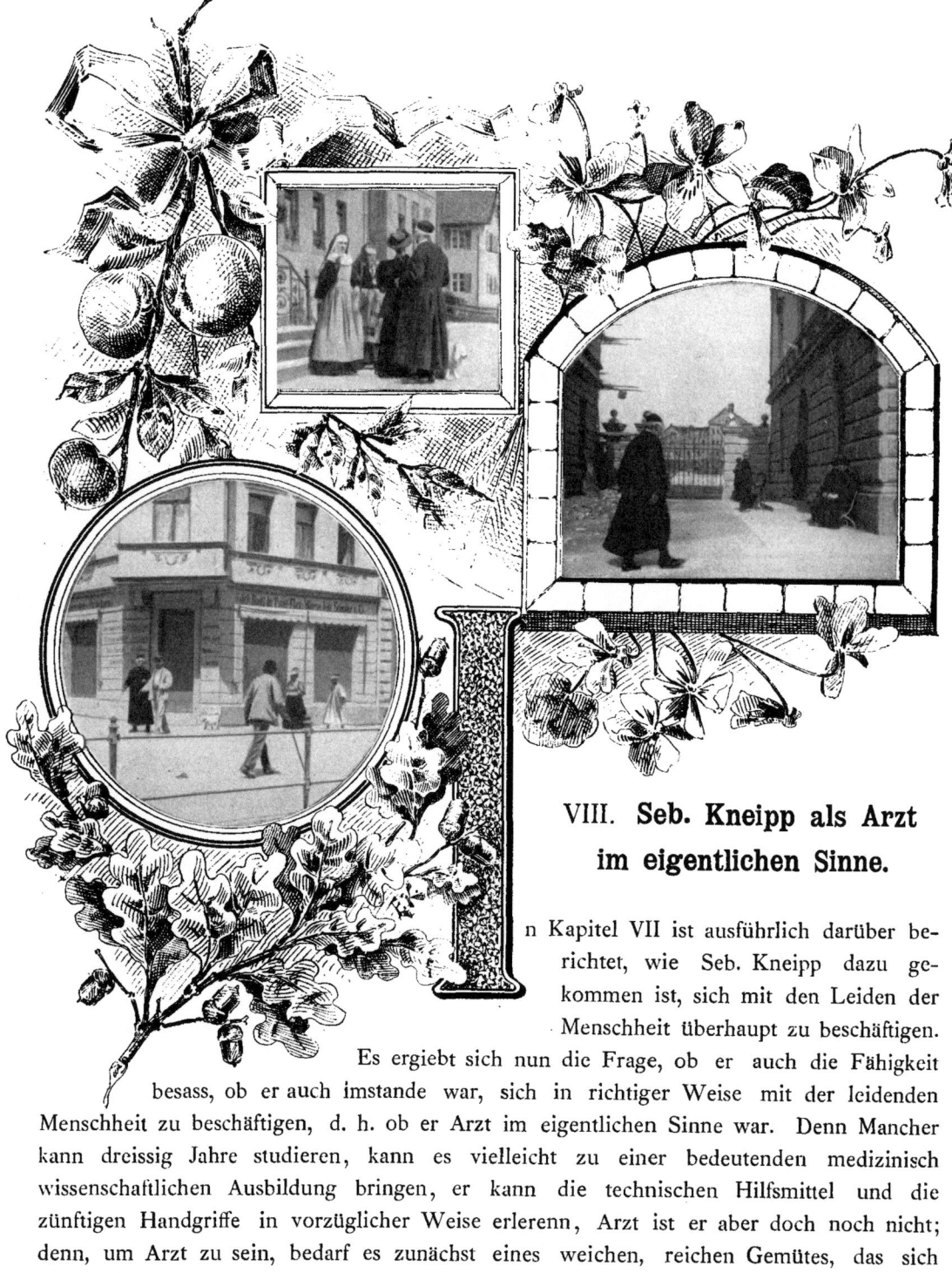

dieser Zug, dieses Bedürfnis, Leiden zu lindern. Schon im Georgianum hiess man ihn ja den „Vater Kneipp", weil er gern bei Streitigkeiten vermittelte, und weil er auch in körperlichen Angelegenheiten Rat erteilte. So zog sich diese Beschäftigung mit der leidenden Menschheit wie ein roter Faden durch sein ganzes Leben hindurch, und wenn er schon durch seinen Priesterberuf dazu geführt wurde, so war es noch in erhöhtem Masse deswegen der Fall, weil er von der Natur in dieser Beziehung verschwenderisch ausgestattet war. Er hat niemals Anspruch darauf gemacht, als medizinische Persönlichkeit irgendwie zu gelten, sondern er betrachtete sich als eine Art Aushilfsmittel, als eine Art refugium peccatorum — Zuflucht der Sünder — d. h. Derjenigen, denen niemand mehr helfen konnte; und aus den verschiedenen Verteidigungsschriften, die wir durchgelesen haben, geht es ja hervor, dass er immer betonte: „Ich befasse mich hauptsächlich nur mit Denjenigen, die entweder die Hilfe der zünftigen Medizin bereits erschöpft haben, oder aber die von den Ärzten aufgegeben sind." — Niemals hat Kneipp Anspruch darauf gemacht, ein besonderes medizinisches Können zu besitzen, sondern er liess stets und gern dem Arzte den Vorrang, und dann gab er seine Ratschläge dazu.

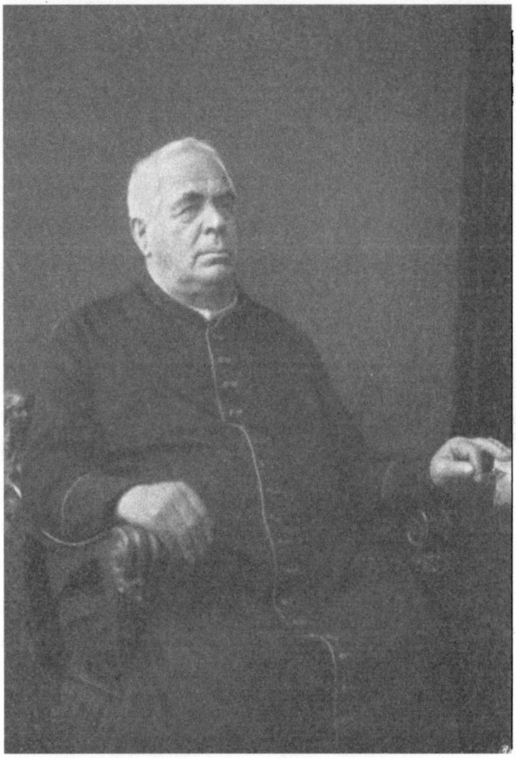

Msgr. Kneipp, Portrait sitzend.
Photographische Aufnahme durch Höflinger & Sohn, Basel.

In dieser Weise war auch das Verhältnis Kneipps zu seinen Ärzten in der Sprechstunde, welche er abhielt. — In den ersten Zeiten seines ärztlichen Wirkens konnte der Beichtvater Kneipp die Patienten, die zu ihm kamen, sehr gut selbst bewältigen. Als aber durch das Buch „Meine Wasserkur" der ambulante Krankenzug nach Wörishofen im wahrsten Sinne des Wortes entfesselt wurde, da reichte seine Kraft bei weitem nicht mehr aus und auch seine Fähigkeit zur Erkennung der Krankheiten nicht mehr.

Er war ja, wie er immer und immer wieder betonte, kein Arzt, und darum brauchte er Hilfe. Diese fand er denn auch in den Ärzten, die alsbald begannen, zu ihm hinzuströmen, und die Einrichtung der Sprechstunde bildete sich im Laufe der Zeit so heraus, dass der mit ihm arbeitende Arzt die Kranken untersuchte, und Kneipp dann die Therapie bestimmte, indem er einem neben ihm sitzenden Sekretär diktierte.

Diese Art der Arbeitsteilung bot für den greisen Priesterarzt die Vorteile, dass er vor Irrtümern in der Diagnose nach Möglichkeit bewahrt wurde. — Wenn ein schwerer Krankheitsfall kam, so wurde ihm keine Verordnung gegeben, sondern es wurde der Patient erst zum Arzte geschickt, um sich untersuchen zu lassen; bei leichteren Fällen hingegen wurde dies selbstverständlich nicht immer für notwendig erachtet, und es wurde in dem ausserordentlich lebhaften poliklinischen Betriebe die Verordnung auch wohl ohne vorherige Untersuchung diktiert.

Es ist dieser Umstand, dass Ärzte sich mit Kneipp in der Weise verbunden hatten, öfters von Aussenstehenden und vor allen Dingen von Fachkreisen, bekrittelt und verurteilt worden. Man sagte, die Ärzte seien bei Kneipp nichts als Strohmänner, die er notwendig habe, um sich gesetzlich zu schützen und um sich zu decken. Das ist eine Auffassung, welcher ich gar nicht widersprechen mag; Ansichten sind eben Ansichten. — Leute, welche etwas mehr in das Wesen der Sache eingedrungen sind, haben diese Dinge auch anders aufgefasst. Mir sagte einmal der zuständige Bischof: „Sie sind Aufsichtsperson und müssen dafür sorgen, dass Sie die fehlende fachmännische Kenntnis Kneipps ersetzen und ihn davor bewahren, in Irrtümer zu verfallen bei seinen Anordnungen.“ — Dies dürfte auch wohl der richtige Standpunkt sein; so habe ich ihn wenigstens immer aufgefasst. Ich habe diesen meinen Standpunkt zur Zeit auch in einer kleinen Schrift niedergelegt, die sich betitelt: „An einige ärztliche Kritiker des Kneipp'schen Heilverfahrens.“ — Es heisst da auf Seite 27 bei der Besprechung „Pfarrer Kneipp und seine Kur“ von Dr. Chalybäus:

Chalybäus macht unter anderem folgenden Einwurf:

1. dass diese Teilung der Gewalten (ein Arzt bestimmt die Diagnose, ein Laie die Therapie) eine für den Arzt unwürdige ist, ist keine Frage. Will dieser Kneipps Anwendungen in die Wasserbehandlung einführen, so muss er es selbständig in seiner Praxis thun, wie es ja von vielen Leitern ärztlicher Wasserheilanstalten bereits geschehen ist.“

Ich antwortete darauf:

Im allgemeinen gebe ich dem Verfasser vollständig recht. Die Teilung der Gewalten, so dass der Arzt die Diagnose und irgend ein Laie die Therapie bestimmt, setzt auch meiner Ansicht nach den Arzt in eine unwürdige Stellung und ist auf die Dauer nicht haltbar.

Die überwiegende fachmännische Ausbildung des Arztes wird gelegentlich entweder zu Lächerlichkeiten oder zu Konflikten führen.

Ganz anders verhält sich allerdings die Sache mit Kneipp; er gilt, und das ist keine Frage, als Autorität in seinem Fache. Wohl oder übel wird heutzutage jeder Hydrotherapeut zugeben müssen, dass er in Kneipp seinen Meister gefunden hat. — Vor dem Genie den Kopf zu beugen, beweist Selbstachtung und Stolz; darüber zu lachen, beweist Dummheit; es nicht zu wollen, Beschränktheit.“

Eine Sprechstunde bei Kneipp, auf der Höhe der Saison, war thatsächlich ein Ereignis, wie man merkwürdiger nicht manche finden wird. — Wenn die Sprechstunde vormittags um 8 Uhr anfangen sollte, so sah man bereits eine halbe Stunde vorher eine geduldig, oder ungeduldig wartende und schiebende Menge in den Warteräumlichkeiten sich bewegen. Allerlei Sprachen hörte man sprechen, Dolmetscher wurden gesucht, die Slaven kauerten in einer Ecke, lebhafte Franzosen in der anderen; der Spanier in seiner Grandezza schaute auf dieses Treiben würdevoll, die Bauern aus der Umgebung wussten sich vor Erstaunen nicht zu fassen; kurz und gut, ein absolut internationales Bild. — Die verschiedensten Krankheiten: verbundene Köpfe, gelähmte Glieder, Leute mit Muskelzuckungen und dann wieder Bleiche, Blutarme; schliesslich Solche, denen gar nichts fehlte, — alle möglichen und unmöglichen Leiden konnte man sehen.

Und nun kam er, meist auf der Strasse von einigen ganz Ungeduldigen ankonsultiert, denen gelegentlich eine recht derbe Abfuhr zu teil wurde, mit der Bemerkung: „Kommen's in die Sprechstunde!“ — Der „Spitzl“, sein treuer Hund, war natürlich im Gefolge. So kam er in das Sprechzimmer hinein, meist guter Dinge. — Und nun begann die Krankenvorstellung. Zu dreien, vieren, manchmal auch einzeln nur, wurden die Kranken in das geräumige Sprechzimmer vorgelassen. Jeder Kranke hatte ein Büchlein, ein sogenanntes Kurbüchlein, in welches die Diagnose und auch die Verordnungen eingeschrieben wurden. — Der vorstellende Arzt sah die Kranken erst an; meist hatten dieselben ihre Krankheitsgeschichte im Büchlein stehen. Der Arzt stellte die Kranken vor, erklärte ihre Leiden, und Kneipp diktierte dem neben ihm sitzenden Sekretär die Verordnungen, welche dieser dann in das erwähnte Kurbüchlein eintrug.

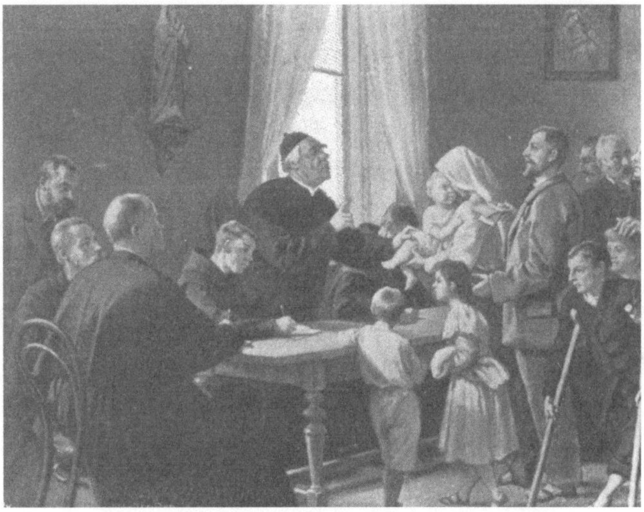

Pfarrer Kneipp in der Sprechstunde.*)
Nach einem Gemälde von Prof. Otto Heyden.

In der Sprechstunde selbst sass Kneipp, wie aus der Abbildung ersichtlich, hinter einem langen Tische, zu seinen Seiten zunächst die schreibenden Sekretäre, dann die Ärzte, hie und da auch der eine oder andere Amtsbruder, und stellenweise auch sonstige hervorragende Persönlichkeiten. So gehörten sowohl seine k. k. Hoheit Erzherzog Joseph, als auch Erzherzog Joseph Augustin und Erzherzog Leopold Salvator häufig zu den Besuchern dieser öffentlichen Sprechstunde. — Es hat Zeiten gegeben, wo 12—14 Ärzte zu gleicher Zeit an der Kneipp'schen Sprechstunde teilnahmen, die dann, eifrig schreibend, Notizen machend und die Krankheitsfälle nachher weiter verfolgend, dort sassen; Ärzte aller Länder verzeichnet die Geschichte dieser Sprechstunden, und auch Universitätsprofessoren von namhaftem Rufe haben es nicht als eine Entwürdigung angesehen, die Sprechstunde des berühmten Kneipp zu besuchen.

Im Jahre 1887 fing Pfarrer Kneipp an, mit dem im benachbarten Marktflecken Türkheim wohnenden Arzte, Dr. med. Bernhuber, Beziehungen anzuknüpfen, die sich im Laufe der Zeit derartig ausgestalteten, dass Dr. med. Bernhuber den Titel eines Badearztes annahm, und sich an den Sprechstunden des Pfarrer Kneipp in der erwähnten Weise beteiligte. — Dr. med. Bernhuber verblieb bis Oktober 1889 in dieser Stellung und verlegte dann seinen Wohnsitz nach Rosenheim, wo er das bekannte „Kaiserbad“ seit jener Zeit leitet. —

Am 17. Juni 1888 kam Dr. med. Kleinschrod zum erstenmale zu Kneipp in die

*) Rechts und links von Kneipp je ein barmherziger Bruder als Sekretär, welche die Verordnungen schreiben, die er diktiert. Gegenüber Dr. Baumgarten, dem Pfarrer Kneipp Kranke vorstellend. Die anderen sind verschiedene Ärzte, welche der Sprechstunde als Zuhörer beiwohnen.

Sprechstunde und in derselben verkehrte ab- und zugehend bis zum August 1889. — Als Dr. med. Bernhuber im Oktober 1889 ging, nahm Dr. med. Kleinschrod die ärztlichen Verhältnisse in die Hand und behielt die führende Stellung bis zum 1. August 1891. — Dr. med. Kleinschrod verliess Wörishofen, um in Jouy-aux-Arches bei Metz eine eigene Anstalt zu übernehmen. —

Inzwischen war Dr. med. Bergmann bereits seit Anfang Juni des Jahres 1890 bei Pfarrer Kneipp thätig gewesen, und als Dr. Kleinschrod am 1. August 1891 die Stelle des ärztlichen Leiters niederlegte, wurde dieselbe von Pfarrer Kneipp an Dr. Bergmann übertragen, welcher bis zum Januar des Jahres 1892 in derselben verblieb. —

Der Vierte in der Reihe der führenden Ärzte von Wörishofen war Dr. med. Tacke. Er war im Februar des Jahres 1891 zu Kneipp gekommen und praktizierte bis zum Januar 1892, wo Dr. Bergmann Wörishofen verliess, und Pfarrer Kneipp Dr. med. Tacke zum Führer der ärztlichen Verhältnisse in Wörishofen ernannte. Dr. med. Tacke verblieb in dieser Stellung bis zum September des Jahres 1893. —

Zu gleicher Zeit mit Dr. med. Tacke wirkte in Wörishofen Dr. med. Werminghausen, der im November des Jahres 1891 seine Badepraxis in Wörishofen begann und bis zum August des Jahres 1893 dieselbe auch ausübte. —

Dr. Bergmann ging von Wörishofen nach Cleve und eröffnete dort ein nordisches Wörishofen von bedeutender Zugkraft; Dr. Tacke liess sich in Genf nieder und bekam grossen Zuzug, speziell aus den französisch redenden Gegenden; Dr. Werminghausen aber übernahm die Kaltwasserheilanstalt Schandau, in der Nähe von Dresden. —

Der Fünfte und Letzte in der Reihe der führenden Ärzte von Wörishofen bin ich selbst. Ich kam am 12. August des Jahres 1892 nach Wörishofen; im August des Jahres 1893 wurde mir von Kneipp die Führung der ärztlichen Verhältnisse in Wörishofen übertragen, und ich behielt dieselbe bis zu seinem Tode. —

Mit mir wirkten längere Zeit zusammen als Ärzte in Wörishofen: Dr. med. Georg Wirz, und zwar vom August 1893 bis Oktober 1895; dann Dr. med. Mahr, vom Dezember 1894 bis zu Kneipps Tode. Dr. Mahr verliess Wörishofen endgiltig am 18. September 1897.

Nur kürzere Zeit hatten als Badeärzte fungiert: Dr. med. Niggemann, ferner der inzwischen verstorbene Dr. med. Ratgeb, Dr. med. Schäfer, Dr. med. Deiters, welcher ebenfalls inzwischen verstorben ist, Dr. med. Reeploeg und Dr. med. Schön.

Man könnte nun glauben, dass Kneipp in dieser fachmännischen Bedeckung seines eigenen Urteils sich begeben, oder vielleicht bedingungslos die Diagnose des betreffenden Arztes angenommen hätte; dem war durchaus nicht so. Es hat Fälle genug gegeben, wo er nicht derselben Ansicht war, wo er seine eigene Diagnose stellte, und wo er auch recht behalten hat. — Er hatte selbstverständlicherweise eine andere Art, die Krankheiten zu beurteilen; in hohem Masse zeichnete ihn aus ein scharfer, ärztlicher Blick, und viele tausend Menschen haben es an sich selbst erfahren, dass er in echt Kneipp'scher Weise seine Diagnose stellen konnte. Vielmals habe ich es erlebt, dass er auf die Auseinandersetzungen, die die Patienten gaben, antwortete: „An Ihrem ganzen Übel ist halt nichts schuld als das, dass Sie eine rechte Kaffeeschwester gewesen sind. — Habe ich recht oder habe ich nicht recht?“ — Und dann senkte sich der Blick der reuigen Sünderin, und es kam dann heraus, dass sie thatsächlich übermässig dem Kaffeegenuss gefrönt hatte.

Bei kranken Kindern hatte die Mutter jedesmal einen schweren Stand. In den allermeisten Fällen schob er die Schuld für die Erkrankung der Kinder den Müttern zu; und er konnte ihnen derartig ins Gewissen reden, und er kannte derartig gut die Sünden, welche zumal das Landvolk gegen seine Gesundheit begeht, dass fast jedesmal am Schlusse der ernsten Strafpredigt die Mutter ihm recht gab und sich weinend entfernte.

Sehr häufig gab er mit irgend einem Worte dem Kranken direkt seine Diagnose an, und es lässt sich nicht leugnen, dass er in der Beziehung ausserordentliches Glück und grosse Kenntnis an den Tag legte. — Wenn man bedenkt, dass sich die täglichen Leistungen Kneipps gelegentlich auf 280 bis 300 Krankheitsfälle beliefen, so wird man begreifen, dass er nicht die Zeit hatte, sich die einzelnen genau anzusehen. Im Laufe der Jahre hatte sich aber bei ihm der ärztliche Blick bedeutend geschärft; und wenn man auch manchmal glauben konnte, er sei etwas rasch in seinen ganzen Arbeiten gewesen, so muss doch anerkannt werden, dass er, zumal bei schweren Fällen, stets mit entsprechender Umsicht und Gründlichkeit zu Werke gegangen ist.

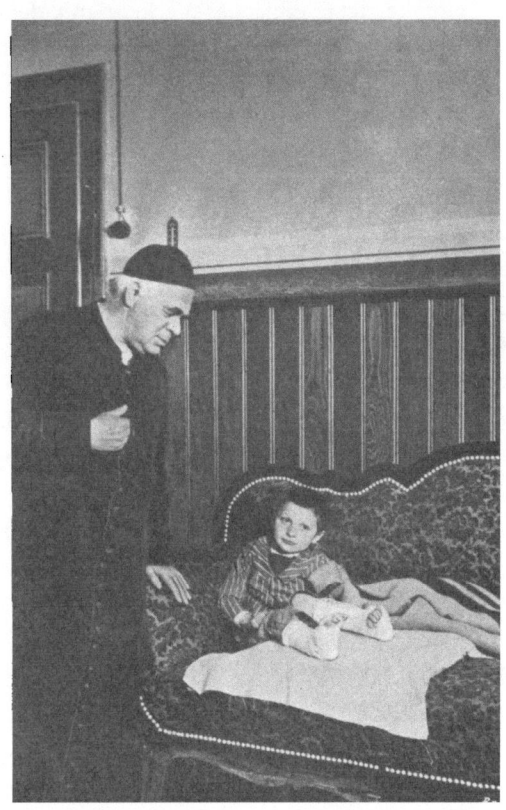

Msgr. Kneipp besucht einen Knaben, der im Gipsverbande liegt, im Kinderasyl.
Nach einer Photographie aus Kneipps Nachlass.

Noch gar mancher von seinen Patienten wird sich der wenigen Worte erinnern, die er ihm bei den Sprechstunden gegeben hat: Meist in drei Worten irgend eine derbe Wahrheit, weil sich der Kranke an seiner Gesundheit zu stark versündigt hatte, oder aber in humorvoller Weise ein guter Rat, wie man's für die Zukunft machen sollte, oder aber die nackte Wahrheit, so wie er selbst sie sah. Er hatte die Ansicht, es sei immer besser, den Kranken über seinen Zustand beizeiten aufzuklären, als ihn im Unklaren über seine Gesundheit zu lassen. — Wenn er jemand diese Wahrheit sagen wollte, dass es schlecht um ihn stehe, dann war er meist von einer Vorsicht und Klugheit, die ich oft an ihm bewundert habe; er sagte dem Kranken unumwunden, wie es mit ihm stände, fügte aber zugleich eine Verordnung bei und benahm ihm nicht alle Hoffnung. Zu dieser Seite seiner ärztlichen Wirksamkeit hatte er ein grosses Geschick, wohl deswegen, weil er selbst in ähnlichen Verhältnissen zur Zeit sich befunden hatte.

Eine der schönsten Eigenschaften an dem Arzte Kneipp war seine grosse Zuversicht. Er war derartig felsenfest von der Heilwirkung des kalten Wassers überzeugt, dass er öfters sagte: „Was überhaupt noch geheilt werden kann, das heilt das kalte Wasser.“ „Was das Wasser und die Kräuter nicht heilen, bleibt meist ungeheilt“, ist ein Satz, der sich an sehr vielen Stellen seiner Werke und in seinen Vorträgen recht häufig wiederfindet. Und diese ausserordentlich grosse Zuversicht eroberte ihm auch die Herzen der leidenden Menschheit und hatte auf seine Patienten eine geradezu suggestive Wirkung.

Er hatte das grosse Talent, den Kranken die feste Zuversicht auf die Möglichkeit einer Heilung beizubringen; er sagte ihnen derbe Wahrheiten, aber immer kam zum Schlusse der Tropfen heilenden Öles durch die Bemerkung: „Wenn Sie das kalte Wasser anwenden und meinen Vorschriften folgen, wird es Ihnen noch besser gehen.“ Ein solch offenherziger, einfacher Verkehr mit den Kranken erhöhte natürlich im Laufe der Zeit das Vertrauen zum Arzte und zu seinen Vorschriften ins Ungemessene, und man hat draussen gar keinen Begriff von dem felsenfesten Vertrauen, das die Leute in den Pfarrer Kneipp und seine Kur setzten. Und Diejenigen, die sich eingebildet haben, mit scharfem Schnitte die Kneipp'sche Bewegung abschneiden zu können, die zeigen dadurch nur, dass sie gar keinen Begriff davon haben, mit welch elementarer Gewalt die kranken Menschen in sich das Bedürfnis und das Bestreben, gesund zu werden, fühlen, und in die That umzusetzen sich bemühen.

Beim Verkehr des Pfarrers Kneipp mit seinen Kranken gab's keine Standesunterschiede; ob das eine Gräfin war oder eine Bauersfrau, ob's ein „Baron“ war, wie er sagte, oder ein einfacher Mann, das war ihm vollständig gleichgiltig.

Er behandelte alle Kranke ohne Unterschied des Standes in gleicher Weise, und nicht etwa aus bäuerlicher Unkenntnis, oder weil er keinen Begriff gehabt hätte davon, dass es Standesunterschiede giebt, sondern es war bei ihm der feste Vorsatz, der leidenden Menschheit zu dienen und ihr zu helfen, und dabei war ihm die einzelne Person bloss ein krankes Individuum, nicht aber ein gesellschaftlich höher, oder niedriger stehender Mensch.

Es kam einst eine Gräfin zu ihm, die mit ziemlicher Betonung sagte: „Ich bin die Gräfin B. und möchte Sie konsultieren in dieser und jener Angelegenheit.“ Derb erwiderte der Pfarrer Kneipp: „Ich habe Sie nicht gefragt, was Sie sind, sondern was Ihnen fehlt.“ — Die Fürstin D. kam mit besonderer Rekommandation anderer hochstehender Herrschaften zu ihm, um ihn zu konsultieren. Ich war anwesend. Nach einer längeren Einleitung begann die würdige, alte Dame ihre Leiden im einzelnen zu erzählen. „Sind's so gut“, unterbrach Kneipp sie, „und machen's ein bissl rascher; es warten draussen noch mehr Leute, die auch noch gerne etwas möchten.“ Die Dame wurde etwas ungnädig und bemerkte: „Eine solche Behandlung bin ich aber doch nicht gewöhnt.“ „Ich bin auch nicht gewöhnt“, erwiderte er schlagfertig, „dass ein Jeder so lange Geschichten erzählt; was Sie bis jetzt gesagt haben, hätten Sie auch in drei Worten sagen können, hätte vollständig ausgereicht.“ Sie aber bestand auf ihrem Schein und sagte: „Ja, wenn Sie mich nicht anhören wollen, dann müsste ich wieder gehen.“ „Das können Sie gerade machen, wie Sie wollen. Wenn Sie nun jetzt noch etwas fragen wollen, dann sind Sie so gut und eilen sich ein bischen, denn ich habe keine Zeit zu verlieren.“ Sie beeilte sich, da sie sah, dass doch nichts zu machen war, bekam ihre Verordnung und ging; und es soll ihr diese kleine Kur fast noch besser bekommen sein, als die Wasserkur, die sie nach den Vorschriften des Pfarrers Kneipp zum Heile ihrer Gesundheit durchführte.

Wenn aber irgend jemand, und sei es die ärmste Bäuerin, mit einem wichtigen, interessanten Krankheitsfalle kam, so konnte er wohl eine Viertelstunde von seiner kostbaren

Zeit opfern und genau auf die Sache eingehen. Kneipp war eben weiter nichts im Verkehr mit seinen Kranken, als Arzt; alle Nebensachen hatten für ihn nicht das allermindeste Interesse.

So bildete sich um ihn, den „Derben“ und „Unhöflichen“, wie manche Leute sagten, ein ganzer Kreis von Sagen und Mythen, die von einer geschwätzigen Fama selbstverständlicher Weise vergrössert und aufgeputzt wurden; zu Grunde liegt all diesen Anekdoten meist weiter nichts, als die verletzte Eitelkeit irgend einer Person, welche glaubte, bei ihm

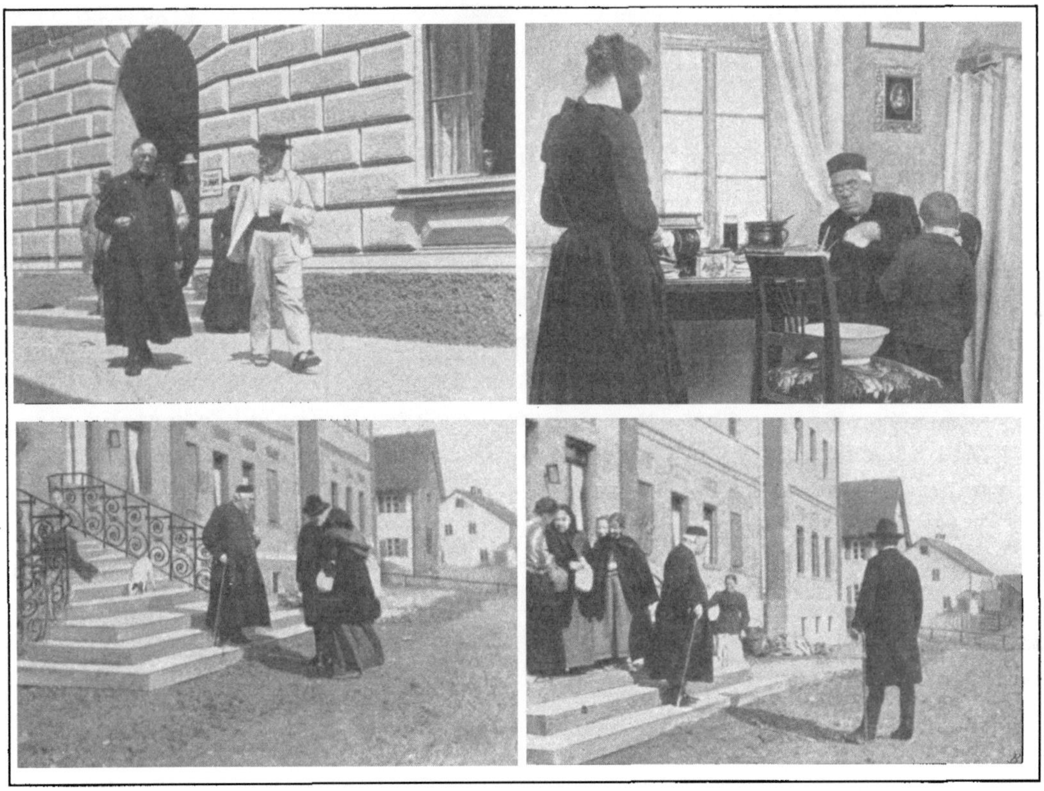

Details aus Kneipps Thätigkeit.*)
Nach Photographien, welche sich in seinem Nachlass fanden.

nicht die ihrem Stande, oder ihren Verhältnissen entsprechende Berücksichtigung gefunden zu haben.

Fälle, welche ihn ganz besonders interessierten, liess er wohl zur Behandlung zu in seinem privatesten Zimmer, in der Apotheke im Kloster, und nur wenigen Auserwählten ist es vergönnt gewesen, dort von ihm behandelt zu werden. Einige Lupuskranke hat er wohl ein halbes Jahr lang persönlich dort behandelt, persönlich verbunden, und Anwendungen gemacht, um die Heilbarkeit des Lupus zu beweisen. Dort in seiner Apotheke war

*) Msgr. Kneipp kommt mit Dr. Baumgarten aus der öffentlichen Sprechstunde im Kurhause. — Msgr. Kneipp behandelt einen lupuskranken Knaben in seiner Apotheke. — „Herr Prälat, hier ist eine alte Russin, die möchte Sie gerne sprechen“. — „Wenn die mit mir reden will, nachher sucht 'nen Dolmetscher, sonst versteh ich sie nit.“

er eigentlich ein ganz Anderer; dort war er sozusagen Privatperson und scheinbar nicht im Amte. Da plauderte er dann mit den Kranken oft längere Zeit und erzählte auch sehr häufig aus seinem eigenen Leben. Diejenigen, welche dort in seiner Apotheke von ihm jemals Rat bekommen, oder Behandlung erfahren haben, werden sich dieser Minuten mit besonderer Freude erinnern; er war da eigentlich wieder der alte Beichtvater Kneipp, der mit Musse seinem Tagewerke nachzugehen gewohnt war, und auf welchen die friedliche Stille der Klosterzelle einen gewissen Einfluss auszuüben schien.

Die Behandlung der Kranken wurde in der ersten Zeit, eben in dieser Beichtvaterzeit, von Kneipp persönlich gemacht, und zwar wurde die Behandlung zunächst in dem Badehäuschen besorgt, das man in der Mitte des Quadrathofes des Klosters errichtet hatte. Es waren das nur einige Amtsbrüder oder sonst ihm nahestehende Herren, die er behandelte und die er dort goss.

Späterhin, als sich die Notwendigkeit herausstellte, auch eine weibliche Giesserin zu haben, da wurde dieses Amt von ihm seiner Nichte Therese zuerteilt, welche dasselbe bis auf den heutigen Tag noch versieht. Seit etwa siebzehn Jahren giesst Fräulein Therese, und von ihm selbst hat sie die Anleitung hierzu erhalten.

Die Güsse wurden ausschliesslich mit Gieskannen erteilt, und wenn Kneipp goss, so wurde kein Wort dabei gesprochen, sondern die ganze Aufmerksamkeit wurde bloss auf das Giessen selbst und auf die richtige Beobachtung beim Giessen verlegt. Er hat oft gesagt: „Solange ich noch selber goss, hatte ich die besten Erfolge; denn wenn man weiss, was man mit dem Guss will und wohin er hauptsächlich geleitet werden soll, so kann man vieles erreichen.“ Ein Ausspruch, dessen Richtigkeit ich vollständig bestätigen muss.

In späteren Jahren fügte er dann den gewöhnlichen Güssen den Blitzguss hinzu, bei welchem neben dem thermischen Reiz auch der mechanische Reiz zur Geltung kommt; denn der Blitzguss ist eine Douche, bei welcher aus einem Rohre, das vorn eine Öffnung von etwa 5 mm Durchmesser hat, ein Wasserstrahl mit dem Drucke von einer bis zwei Atmosphären auf den Körper geleitet wird. Dieser Blitzguss hat selbstverständlich eine bedeutend stärkere Wirkung, zumal auf das Nervensystem und auf die Blutanstauungen; da er einer Kaltwassermassage gleich zu erachten ist, und da man die Kraft des Strahles beliebig abschwächen kann, so hat man mit dem Blitzguss ein vorzügliches Mittel in der Hand, bald stärker, bald schwächer auf die einzelnen Stellen des Körpers einzuwirken.

Den Blitzguss erteilte der Pfarrer Kneipp täglich selbst einigen Kranken; es wurde dann vormittags, etwa um 9 Uhr, eine Pause in der Sprechstunde eintreten gelassen, und er begab sich in die Giessräume. Kirchenfürsten, weltliche Fürsten, besonders schwere oder interessante Krankheitsfälle, wie es gerade der Zufall spielte; drei, vier oder fünf waren meist zum Blitzgusse da. Er sprach kein Wort dabei, er führte mit einer staunenswerten Treffsicherheit den Strahl, und als feiner Beobachter der Natur wusste er ganz genau in der richtigen Weise die kranken und die gesunden Stellen des Körpers zu behandeln. Kneipp beim Blitzguss war thatsächlich das Bild eines genialen Helfers der leidenden Menscheit im priesterlichen Gewande. Und wie er die Abstufungen bei diesen Güssen für die einzelnen Krankheiten zu machen wusste, und wie er Keinen so goss wie den Andern, und wie er für alles auch seinen Grund hatte, wenn man ihn fragte, das war ganz eigenartig bei ihm und zugleich bewundernswert. Ich habe ihm hunderte von Malen zugeschaut und habe ihn gefragt über diese und jene Dinge, und er gab stets Auskunft und hatte für jede kleine Veränderung beim Guss auch einen bestimmten Grund.

Und wenn er Giesser prüfte, so liess er sie meist auch einen Blitzguss geben; er schaute dann genau zu, machte auf die Fehler mit unerbittlicher Strenge aufmerksam, und wenn es ihm einer zu schlecht machte, nahm er ihm ohne weiteres den Schlauch aus der Hand, warf ihm einen vernichtenden Blick zu, und der Betreffende zog sich natürlicherweise alsbald zurück. Beim Giessen verstand Kneipp keinen Spass; denn das war sein ureigenstes Gebiet, das war das, was er selbst geschaffen, und in dem er, wie kein Zweiter, zu Hause war.

Die sehr empfindliche Honorarfrage pflegte Seb. Kneipp in merkwürdiger Weise zu erledigen. Wenn die Patienten nach Hause gingen, um dort die Kur fortzusetzen, so kamen sie zum Schlusse nochmals in die Sprechstunde, bekamen ihre Verordnungen für zu Hause und es kam dann auch regelmässig die Frage an ihn: „Was bin ich schuldig?" Darauf kam die Gegenfrage: „Was sind Sie?" Nun musste der Betreffende seinen Stand bekennen. Einer sagte: „Ich bin Kaplan." Darauf kam jedesmal die Antwort: „Kaplän' und Bauernknechte sind frei; Sie brauchen nichts zu bezahlen."

Ein Anderer sagte vielleicht: „Ich bin Student." „Mein Gott", antwortete dann Kneipp, „da bin ich schon ganz froh, wenn Sie mich nicht anbetteln." Dann war wieder eine Andere, die auf die gestellte Frage antwortete: „Ich bin Sängerin." „Ja", sagte Kneipp, „wenn Sie Sängerin sind, dann sind Sie Eine von den Ärmsten, denn diese haben kein gutes Brot und auch kein leichtes. Machen's nur, dass Sie weiter kommen." Und die betreffende Dame, eine Sängerin von Ruf, schaute ihn an, die Thränen stürzten ihr aus den Augen, und sie sagte: „Sie haben freilich recht", und mit raschen Schritten eilte sie aus dem Sprechzimmer.

Dann kam mit bedeutenden Schritten ein Graf aus dem fernen Osten; er richtete auch die Frage an Seb. Kneipp, was er für eine zweimonatliche Kur zu entrichten hätte. Darauf fragte ihn Kneipp: „Was sind Sie?" „Ich bin der Graf so und so", antwortete er. „Nun", sagte Kneipp, „wenn Sie ein Graf sind, müssen Sie schon zahlen; Sie zahlen halt eine Mark für die armen Kinder im Asyl droben." Der Graf aus dem fernen Osten nimmt aus einer wohlgefüllten Geldbörse ein Zwanzigmarkstück hervor und legt es auf den Tisch des Hauses. Kneipp schickt sich an, herauszugeben, und giebt ihm auf das Zwanzigmarkstück heraus. Der Graf verschwindet, und darauf sagt einer der Herren, der mitgezählt hatte: „Ich glaube, Herr Pfarrer, Sie haben ihm statt 19 Mark bloss 18 herausgegeben." Da schickt er Einen mit der noch fehlenden Mark dem hochgeborenen Grafen nach, der sich jedenfalls nicht wird beschweren können, dass seine Kur zu teuer war. Seit der Zeit kannte der Humor in Wörishofen auch „Markgrafen".

Aber auch Andere kamen vor. Ein Spanier aus Barcelona kam und konsultierte ihn einmal flüchtig in der öffentlichen Sprechstunde für sich, seine Frau und sein einziges Kind; und zwar wünschte er bloss von ihm zu wissen, was er wohl thun könne, um sich gegen die drohende Cholera zu schützen. Darauf gab ihm Kneipp einige Ratschläge, es wurden ihm Verordnungen aufgeschrieben, und der Spanier zog einen Hundertmarkschein aus der Tasche und überreichte denselben Kneipp für seine frommen Stiftungen.

Kneipp weigerte sich zunächst, soviel Geld anzunehmen; schliesslich nahm er es und sagte: „Ich brauche nichts; das ist alles für die armen Kinder.“ Und der Spanier entfernte sich dankend.

Auch der Humor fehlte nicht. Ein armes Dienstmädchen kam, um sich für die beendigte und glückliche Kur zu bedanken. „Was bin ich schuldig, Herr Pfarrer?“ „Was sind's?“ „Dienstmagd.“ „Wielange sind's hier?“ „Acht Wochen.“ „8 × 3 = 24 Mark.“ Das Dienstmädchen sucht verlegen in seiner mageren Börse, steht und schaut, und weiss sich nicht recht zu fassen. Darauf sagte er: „Thu' Deinen Geldbeutel her! Ja, wenn Du nichts zahlen kannst, muss man Dich halt hier behalten.“ Das Dienstmädchen antwortet: „Ich will's ja gerne von Haus aus schicken.“ „Nun ja,“ sagte Kneipp, „dann musst Du es halt schicken, sobald Du's hast, damit ich mein Geld bekomme“, und verabschiedete sie. Als sie vor der Thüre war, liess er sie wieder rufen und sagte: „Schau, Mädle, das war alles nur Spass. Du brauchst nichts zu bezahlen, denn von den Dienstboten nehme ich kein Geld; ich bin selbst einer gewesen. Da hast 3 Mark, und mach', dass Du weiter kommst.“

Eine aufgeputzte Schöne kam und fragte um Rat, und dann, was sie schuldig sei. „Was sind's?“ „Näherin.“ „So, eine Näherin; und aufgeputzt wie eine Dreiviertelsgräfin. So eine müsste man ordentlich zahlen lassen. Jetzt will ich Ihnen etwas sagen: Zu zahlen brauchen Sie nichts. Wenn Sie aber eine Näherin sind, dann schauen Sie, dass Sie gesund werden, sparen Ihre Groschen und hängen nicht alles an Ihren Körper herum; und wenn Sie mir wieder so hier hereinkommen, dann gebe ich Ihnen kein Rezept.“

Eine Dame fragte, was sie schuldig sei. „Was sind's?“ „Ich bin Hofdame.“ „Ah! wenn Sie Hofdame sind, sind's auch nichts weiter wie ein halber Dienstbot'; das kostet Sie nichts.“

Wenn die Leute aus der Sprechstunde herausliefen und sich verabschiedeten, wie das auch wohl hie und da vorkam, ohne wenigstens Dank zu sagen, dann rief er ihnen wohl nach: „Vergelt's Gott dürfte man doch sagen!“

Manchmal auch, wenn die Leute fragten: „Was bin ich schuldig?“ so kam die Gegenfrage: „Was sind's?“ „Das und das“, vielleicht Dienstbote. „Sind's katholisch?“ „Jawohl.“ „So, dann müssen's einen Rosenkranz beten!“

Immer betonte er: „Ich brauche nichts; es ist alles für die armen Kinder und für die armen Leut'.“ Und so war es auch. Er brauchte thatsächlich sehr wenig, oder gar nichts, und für seine persönlichen Bedürfnisse hätte er kaum eine Mark pro Tag notwendig gehabt.

Besonders freute es ihn, wenn er hie und da auf Kollegen stiess. „Was sind's?“ „Weber.“ „So, ist auch mal wieder ein Weber da! Ja, von einem Weber nehme ich doch kein Geld; ich bin ja selbst ein Weber gewesen und bin heute noch ein Weber.“ Und denen wünschte er jedesmal Glück zu ihrem schweren Geschäfte.

Eines der grössten Vergnügen im Wörishofener Kurleben bildeten unstreitig die Vorträge des Pfarrer Kneipp. In den letzten Jahren hielt er täglich in der Nachmittagsstunde seinen Kurgästen einen Vortrag über irgend ein Thema, das die Gesundheitspflege im allgemeinen, die Lebensweise, die Wasserkur im engeren Sinne, oder die Kindererziehung betraf. Diese Vorträge bildeten für ihn eine Erholung, und für die Kurgäste thatsächlich das edelste und grösste Vergnügen, das sie in Wörishofen haben konnten. Ein Kneipp'scher Vortrag war etwas ebenso eigenartiges, wie eine Kneipp'sche Sprechstunde; Kneipp als Redner war eine Figur, die Derjenige, der ihn je gehört und gesehen hat, niemals vergessen wird. An sich stellte er körperlich schon einen guten Redner dar, in seiner kräftigen, untersetzten Gestalt, mit dem interessanten weissen Kopf; dazu eine markige, volltönende Stimme ohne weiche Färbung, nur für die kraftvollen Lagen hauptsächlich geeigenschaftet.

Er war der Volksredner im eigentlichsten Sinne. Seine Sätze waren niemals fein geschliffen, sondern sein ganzer Stil, der für ihn typisch war, war etwas grobknochig, aber

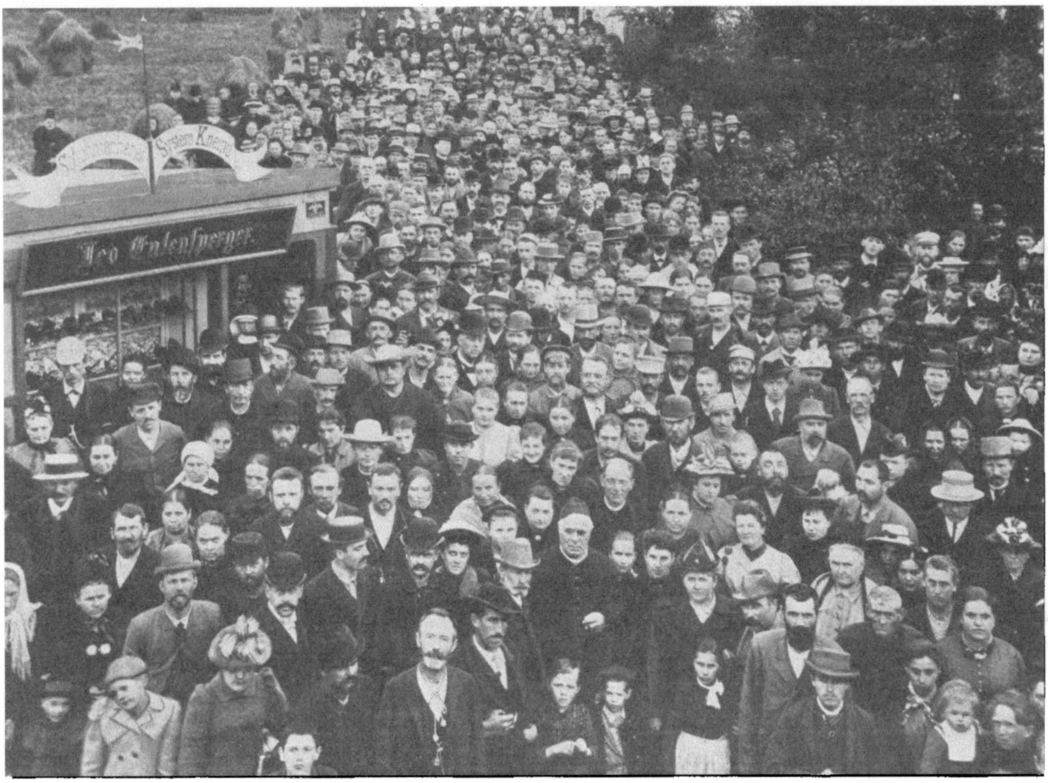

Nach dem Vortrage.*)
Nach einer Photographie von Fritz Grebmer.

unendlich verständlich und anheimelnd in seiner derbeinfachen Deutlichkeit, und sehr bilderreich. Alles, was er sagte, war eigentlich humordurchweht; und das war ein Humor, dem man deutlich das subalpine Klima anmerkte, in dem er gewachsen: kräftig und einfach, und immer belehrend.

Er war Stegreifredner im edelsten Sinne, den Faden immer nur lose festhaltend. Gelegentlich machte ihm der „Gaul", wie er sich ausdrückte, Seitensprünge; dann fing er ihn durch irgend einen guten Witz wieder ein und war wieder auf seinem Thema. So

*) Wenn Msgr. Kneipp den Vortrag beendigt hatte, so wurde wohl oft durch einen bereitstehenden Photographen die Menge der Kurgäste photographiert. Dieses Bild bietet die Reproduktion einer Photographie nach einem gewöhnlichen Vortrage des Verstorbenen.

boten seine Vorträge durchaus nicht das Bild einer wohlvorbereiteten, abgerundeten Leistung, sondern es waren mehr die sprühenden Funken, die er aus seinem reichen Geiste gehen liess; und was er den Tag über angesammelt hatte, das wurde am Nachmittage in diesen Vorträgen entladen. Ich habe selten einen Redner gehört, der mich so gefesselt hätte, wie Seb. Kneipp; und wie es mir ging, so ging es auch vielen Hunderten und Tausenden. Er hatte eben die eigentümliche Fähigkeit, immer originell zu sein; und das will etwas heissen für einen Menschen, der 365 Vorträge im Jahre hält.

Die selbstverständlichen Wiederholungen in seinen Vorträgen waren eigentlich keine Wiederholungen, sondern sie waren nur die Behandlung derselben Materie in einer vollständig anderen Art und Weise. Das Markante in seinen Vorträgen war, dass er in sich den Beruf fühlte und diesen Beruf ausübte, das Volk über gesundheitliche Dinge zu belehren; dieses war der grosse Gesichtspunkt bei seiner Lehrthätigkeit, den er nie aus den Augen gelassen hat. Und was man immer von seinen Vorträgen lesen mag, überall heraus liest sich das ernste Bestreben, zu bessern und reformierend in die falschen Gewohnheiten seiner Zeit einzugreifen. Wie konnte er donnern, wenn es über das Korsett herging! Ausser sich konnte er geraten, indem er sagte: „Das junge Volk verliert die Eigenschaften, die es braucht, um überhaupt jemals Gattin und Mutter werden zu können; und die Mütter, die ein Korsett tragen, verdienen die schwerste Strafe, und finden sie auch meist an ihren Kindern."

Wie konnte er über die Kindererziehung reden, wenn die Mütter versuchen, mit „Zuckerln" und mit Schmeicheleien die Kinder zum Gehorsam zu zwingen. Feurig blitzte sein Auge, und wie ein grollender Donner kam's heraus, dass die Kinder nur durch Strenge, allerdings auch durch Liebe, aber niemals durch eine Affenliebe, zum Gehorsam und zur Tugend zu erziehen seien.

Und wenn er sich dann in seine Wasserkur hineinbegab, die einzelnen Anwendungen in behaglicher Breite erklärte, auf ihre Vorteile hinwies, und Jeden eindringlich ermahnte, die Wasserkur zu seinem eigenen Heile zu betreiben, sie auszubreiten und auch andere Leute für dieselbe zu gewinnen, so wurde er eindringlich, und kaum einer seiner Zuhörer konnte sich diesem besonderen Reize seiner Persönlichkeit widersetzen. Er riss Alles hin, und stürmische Beifallskundgebungen sind in seinen Vorträgen durchaus nichts seltenes gewesen. Dieser Beifall war nicht gemacht, er war absolut spontan, er kam den Leuten von Herzen; und so knüpfte sich selbstverständlich das Band zwischen Redner und Zuhörern immer fester. Ich glaube behaupten zu dürfen, dass es wenig Redner gegeben hat, die es so verstanden, im ersten Augenblicke den richtigen Kontakt mit ihrem Publikum zu finden, wie Seb. Kneipp; dabei fehlte seinem Ernste nie der notwendige gemütliche Zug, um auch die unangenehmen Wahrheiten geniessbar zu machen. Der Humor ersetzte ihm manchmal den Nachdruck; denn er wusste wohl, dass man durch eine gut angebrachte kleine Parabel, Erzählung oder Anekdote beim Volke meist mehr ausrichtet und seiner Lehre leichter zum Siege verhilft, als durch die besten und festgefügtesten Begründungen. Diejenigen, die überhaupt Vorträge von Kneipp gehört haben, haben auch jedenfalls manche seiner Anekdoten gehört.

Vor allen Dingen waren es die sogenannten „Weilheimer", die er plünderte; die Weilheimer ersetzen nämlich den Süddeutschen die Schildbürger Norddeutschlands.

Einst sollte der Fürst nach Weilheim zum Besuche kommen, d. h. bloss auf einen ganz kurzen Besuch, da er weiter fahren musste. Da berieten die Grossen der Stadt, in welcher Weise wohl diese wenigen Augenblicke für die Durchfahrt Seiner Durchlaucht genussreich und angenehm gestaltet werden könnten. Man konnte, da der Rat ein sehr vielköpfiger war, nicht zu einem Beschlusse kommen, und so sagte man: „Eine kluge Frau weiss manchmal mehr als zwölf Männer; wir wollen die Frau des Bürgermeisters zu Rate ziehen, denn sie ist ein Weib von seltenen Geistesgaben.“ Nun sagt sofort die Frau des Bürgermeisters, als sie befragt wird: „Was wird's brauchen? Eine Erfrischung muss man halt Seiner Durchlaucht reichen.“ „Eine Erfrischung! Eine Erfrischung!“ schallt es im Kreise. Seine Durchlaucht kommt an, und da man inzwischen beraten hat, welches wohl zur heissen Sommerszeit die grösste Erfrischung sein möge, so wird auf ein Zeichen des Bürgermeisters auf Seine ankommende Durchlaucht aus der neuen Feuerspritze der Stadt ein erquickender Wasserstrahl gelassen, um die sengenden Sonnenstrahlen einigermassen erträglich zu machen. Entsetzt springt Seine Durchlaucht auf, der Kutscher wendet sofort die Pferde, und die Frau Bürgermeisterin sagt ganz kaltblütig: „Er möchte halt auch vom Rücken gegossen sein, damit die Erfrischung ganz ist.“

Eines Tages kam Pfarrer Kneipp in den Vortrag, um die Zeit seines Namensfestes. Da bestürmte ihn der weibliche Teil der Kurgäste, sie möchten doch auch ein Andenken von ihm haben; die Männer bekämen immer alles, und sie seien geradesogut Kurgäste wie die Männer. „Ich bin ein alter Bauernpfarrer“, antwortete Kneipp, „und habe nichts.“ Darauf ein verschmitztes Lächeln und schliesslich die Frage: „Ich hätt' vielleicht doch etwas, aber das mag das Frauenvolk nicht.“ „Doch! Doch!“ erschallt es im Chore, „wir mögen alles, was Sie uns geben, Herr Prälat!“ „Also versuchen Sie's“, sagt er, steigt herunter von seiner Kanzel, öffnet seine Schnupftabaksdose und lässt sämtliche anwesenden Damen schnupfen. Diese greifen zu und mit Begeisterung schnupft Alles. Alsbald gab's dann ein Niesen unter dem anwesenden Frauenvolke, das kein Ende nehmen wollte. Er steigt auf die Kanzel, höchlichst vergnügt und befriedigt über den Erfolg seiner Gabe, und macht die Bemerkung: „Jetzt kann man einmal sehen, dass es gar nichts mehr giebt, worein das Frauenvolk nicht auch die Nase stecken muss!“

Auf seinen Reisen, wenn er auszog, um auch draussen, wie ein Wanderprediger, für seine Lehre einzutreten, und wenn er vor tausendköpfigen Versammlungen Vorträge hielt, da war er recht in seinem Element. Menschen musste er sehen; vor kleinem Publikum konnte sich sein Geist und sein Rednertalent nicht genügend entfalten. Wenn man aber die Menge kaum überblicken konnte, dann redete er mit seiner gewaltigen Stimme in die Herzen der Menschen hinein; und diejenigen, welche Kneipps Vorträge draussen mitgemacht haben, werden sich erinnern, von welch ursprünglicher Gewalt der Einfluss seiner Rede auch auf die der Bewegung Fernestehenden war, und wie die gesamte Presse, ob sie nun für oder gegen Kneipp war, ihm das Lob spenden musste, dass er ein Volksredner ersten Ranges sei, der von der Wahrheit und der Richtigkeit seiner Idee voll und ganz überzeugt war.

In den Vorträgen fand er eben die Zeit, wie er immer sagte, die er in den Sprechstunden nicht hatte, um sich mit jedem Einzelnen sozusagen zu beschäftigen. Dort gab er die Erklärungen, die er nicht hunderte von Malen am Tage geben konnte, für die Gesamtheit; wer fleissig seine Vorträge besuchte, der konnte sich aus diesen seinen Vorträgen vollständig über alles orientieren, was er im knappen, persönlichen Verkehr von Kneipp nicht zu erfahren vermochte. Ich selbst habe gefunden, dass man ihn in seiner Personalität, dass man seine Methode am besten aus seinen Vorträgen kennen lernen konnte; so bin ich zu Anfang meiner Wörishofener Zeit etwa dreiviertel Jahre lang täglich in den Vortrag des Pfarrer Kneipp gegangen. Und ich muss sagen, dass mich kein einziger gelangweilt hat, sondern in jedem Vortrag fand ich etwas Neues. Ich habe auch späterhin allen Kollegen, die die Methode erlernen wollten, geraten, nach Möglichkeit Kneipps Vorträge zu besuchen; denn das war die beste Gelegenheit, um thatsächlich in den Geist seiner Methode einzudringen.

Kneipp hielt seine Vorträge meist im Freien. Wenn es eben die Witterung gestattete, ging er nicht in einen gedeckten Raum hinein, sondern manchmal, bei 9 und 10⁰ Luftwärme, war er mit seinen Kurgästen noch draussen, weil er fand, dass sich's draussen in der frischen Natur leichter und besser sprach. Und er hatte auch wohl recht; es passen derartige Vorträge thatsächlich viel besser in die freie Natur.

Wenn Kneipp die Kranken im Hause besuchen ging, diejenigen, die nicht zu ihm kommen konnten, so nahm er eigentlich seine beiden Personen mit: den Arzt und den Priester. Er war dem Kranken zunächst der heilende Arzt, der ihm gute Ratschläge für die Wiedererlangung seiner Gesundheit gab; dann kam es aber auch häufig vor, dass er sich setzte, sich nach den Verhältnissen des Patienten erkundigte und sich in längere Gespräche einliess, meist religiösen Inhaltes. Wenn er sah, dass es bei einem Kranken zum Tode ging, dann liess er sich durch nichts abhalten, den betreffenden Kranken auf den Ernst der Lage aufmerksam zu machen, schonend zwar, aber deutlich; und erst dann, wenn der Betreffende die Pflichten für sein Seelenheil erfüllt hatte, dann war er zufrieden.

Wenn er einen Schwerkranken besuchen ging, der von ihm ärztlichen Rat wünschte, so ging er fast nie allein; er nahm immer einen Arzt mit sich, da er sich vor Täuschungen bewahren wollte und die notwendige fachmännische Kenntnis der verschiedenen schweren Krankheitszustände des Körpers selbstverständlicherweise nicht besass. Er ging in den meisten Fällen nach dem, was ihm der betreffende Arzt sagte, aber nicht immer; er war überhaupt in dieser Beziehung, was nämlich die Beurteilung ärztlicher Fähigkeiten angeht, ein scharfer Kenner. Wenn ein Arzt einigemale mit ihm bei einem Kranken gewesen war, so hatte Kneipp sich meist ein Urteil über denselben gebildet, und ich habe oft gestaunt, wie er dann mit wenigen Worten die Fähigkeiten des betreffenden Arztes klassifizierte. Meist war sein Urteil scharf und richtig.

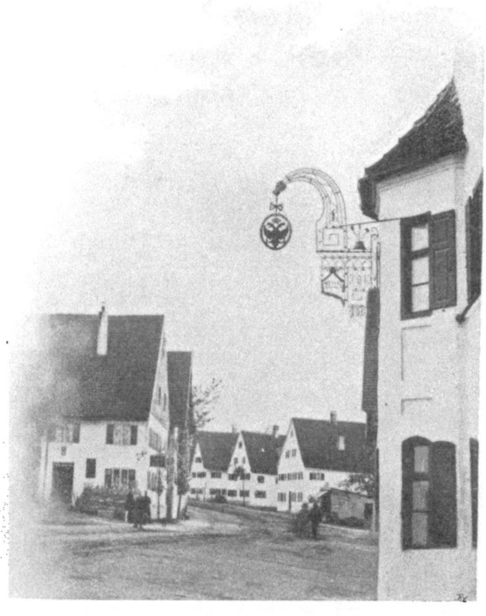
Detail von der Hauptstrasse in Wörishofen.

Ich habe mehr als fünf Jahre mit ihm zusammen gearbeitet, und er hat mir, mehr wie manchem Anderen, sein Vertrauen geschenkt; so sprach er auch zu Zeiten sich recht offen über diese Verhältnisse aus, und da habe ich oft hören müssen, wie er Leute, die ihm nicht besonders beanlagt schienen, oder die vielleicht besonders unangenehm hervorstehende Eigenschaften hatten, sehr bald auf ihren wahren Wert erkannte und durchaus richtig schätzte. In der Beziehung war er ein Anderer in der öffentlichen Sprechstunde, ein Anderer im privaten Verkehr. In der öffentlichen Sprechstunde war er gegen jeden anwesenden Kollegen von gleicher Liebenswürdigkeit; und nur Diejenigen, die sich ganz besonders um seine Sache annahmen, und von denen er glaubte, dass sie sich sehr für die Sache interessierten, zeichnete er hie und da durch kleine Gunstbeweise vor den Anderen aus. Im allgemeinen hatte er für alle in der Sprechstunde anwesenden Kollegen eine gewisse Normalfreundlichkeit, die vor allen Dingen eines aufmunternden Tones nicht entbehrte, durch welchen er beabsichtigte, die Betreffenden zum eifrigen Studium seiner Methode zu veranlassen.

Im privaten Verkehr sprach er sich dann hie und da über die Beobachtungen aus, die er gemacht hatte, und gab sozusagen einem Jeden eine bestimmte Note, die meist nicht weit entfernt war von dem, was den thatsächlichen Verhältnissen entsprach. So muss ich Kneipp als einen scharfen Kenner ärztlichen Könnens bezeichnen, und Diejenigen, die ihn näher gekannt haben, werden das ebenfalls wissen.

Das Verhältnis Seb. Kneipps zum Stande der Ärzte überhaupt ist ein viel umstrittener Punkt. — Man muss, um diese Seite des Charakters richtig zu beurteilen, die Wandlungen betrachten, die der Mann in seinem Leben durchgemacht hat.

Zunächst war er, was seine ärztlichen Kenntnisse angeht, durchaus Autodidakt, und auf das beschränkt, was er aus manchen Schriften zusammengelesen, was er vom Tiere auf den Menschen übertragen, und schliesslich, was er im Verkehr mit Ärzten gelernt hatte.

In der ersten Zeit, wo er die Wasserkur ausübte, wurde er als Kurpfuscher verfolgt; und mehrfach wurde er auf Anzeigen von Bezirksärzten, die zweifellos ex officio handelten, und von ihrem Standpunkte aus vollständig im Rechte waren, der Kurpfuscherei bezichtigt und deswegen zur Verantwortung gezogen. — Selbstverständlich konnte Seb. Kneipp durch diese Vorkommnisse dem Stande der Ärzte überhaupt nicht besonders gewogen sein; zunächst aus dem Grunde, weil er verfolgt wurde, und dann auch, weil die Ärzte von seiner Methode anfänglich nichts wissen wollten. — Den Ärzten konnte man das hinwiederum auch nicht übel nehmen; denn man kann von keinem ernsthaften Arzte verlangen, dass das Auftauchen irgend einer unbewiesenen Neuerung ihm Veranlassung sein soll, sich mit derselben eingehend zu beschäftigen; sonst würde ein Arzt heutzutage überhaupt nicht mehr fertig, denn jeden Tag giebt's neue Methoden.

Es bildete sich aus diesen Gründen eine ziemlich erregte Stimmung gegen den ärztlichen Stand bei Seb. Kneipp aus. — Dazu kommt noch ein Zug, der im Volkscharakter liegt.

Auf dem Lande dahier wird im Erkrankungsfalle zunächst irgend eine alte Tante, Grossmutter, oder was immer, kurz und gut, eine sogenannte „kluge Frau“, zu Rate gezogen. — Wenn deren Kenntnisse erschöpft sind, so kommt die erste Standesperson, „da Bada“ (der Bader), der mit gewichtiger Miene den Fall abschätzt. —

Wenn auch der zu Ende ist, dann erst kommt meist der „Herr Doktor"; und so gilt dieser für eine Persönlichkeit, die man dort nur eigentlich in Ausnahmefällen zu Rate zu ziehen pflegt. — Zu Kneipps Jugendzeit stand zwischen Bader und Doktor noch der sogenannte „Landarzt", oder Arzt zweiter Klasse, welcher das Schröpfen und die Behandlung der Kranken um wenige Kreuzer leistete; ein Mann, der viele Studien nicht gemacht hatte, und dem Volke aus diesem Grunde selbstverständlich sehr viel näher stand. —

Als sich nun der Kreis der Kurgäste um Kneipp vergrösserte, und als seine Freunde die Beobachtung machen mussten, dass die Gefahr für den geliebten Pfarrer Kneipp, in irgend welche Verwicklungen hineinzukommen, mit der Zahl der Kurgäste sich steigerte, da drang man in ihn, sich mit Ärzten zu verbinden, um so die fachmännische Thätigkeit der Letzteren in den Dienst der Kneipp'schen Sache zu stellen, und auf diese Weise einen Übergang zu finden, dass sich der ärztliche Stand mit dem Kneipp'schen Heilverfahren intensiver beschäftigen möge. Zu dem Zwecke hielt Kneipp keine öffentliche Sprechstunde, ohne dass er auch seinen Arzt dabei gehabt hätte.

Aber es fehlte nicht an Leuten, die ihm beständig in die Ohren bliesen, dass die Ärzte seine Feinde seien. — Ungeschicklichkeiten, die vielleicht von dem Einen oder Anderen begangen wurden, hie und da auch Charakterschwächen, die man an den Ärzten bemerkte, wurden ausgebeutet und ihm als besondere Crimina dargestellt, so dass Kneipp der Ansicht blieb, dass die Ärzte nicht echte Freunde seiner Heilmethode sein könnten.

Es wuchs der Zudrang der Kranken; mit diesem wuchs selbstverständlich auch die Zahl der Ärzte, welche sich um seine Methode bemühten. Es wuchs aber auch die Zahl Derjenigen, welche Kneipp durch ein unmässiges Weihrauchstreuen und ein ungebührliches Preisen und Ausschreien seiner vortrefflichen Eigenschaften die Bescheidenheit und Einfachheit seines Charakters zu zerstören drohten. Diese Leute wurden natürlicherweise nur von selbstsüchtigen Ideen geleitet; es waren meist solche, die ihren Stand wechseln, und aus Musikanten, Butterhändlern, Volksschullehrern oder Eisenbahnbeamten in den Stand der nicht diplomierten Kneippärzte eintreten wollten. Also sogenannte „Naturheilkundige", „praktische Vertreter des Kneipp'schen Heilverfahrens", „Direktoren" von irgend welchen Naturheilanstalten, die da glaubten, auf diese Weise ihre eigenen Verhältnisse fördern zu können. — Hinter sich hatten sie meist eine grosse Partei; die Partei Derjenigen nämlich, die im Trüben fischen, d. h. welche suchen, auf ungesetzlichem Wege etwas zu erreichen, da man es auf gesetzlichem Wege zu erreichen nicht die Fähigkeiten, oder nicht den Fleiss gehabt hat.

So befand sich der gute Pfarrer Kneipp beständig zwischen zwei Feuern. Auf der einen Seite war es ihm vollständig klar, dass nur bei tüchtiger ärztlicher Führung seine Methode eine Zukunft haben könne; auf der anderen Seite wurde ihm von dieser traurigen Camarilla beständig bewiesen, dass derjenige Arzt, der gerade an der Spitze stand, nicht der geeignete sei und sein Vertrauen nicht verdiene. So ist es Jedem gegangen, der vor mir hier in Wörishofen an der Spitze der ärztlichen Verhältnisse stand, und so ist es auch mir gegangen. —

Da glaubte nun Kneipp, als es ihm gelang, eine Niederlassung der barmherzigen Brüder dahier zu erwirken, dass er endlich den richtigen Weg gefunden hätte, um seiner Methode den Fortgang zu sichern. Er machte mit den barmherzigen Brüdern einen Vertrag, in welchem vereinbart wurde, dass aus der Reihe der Brüder eine geeignete Person ausgewählt werden solle, mit der Bestimmung, die Kneipp'sche Heilmethode nach seinem Tode fortzuführen. So glaubte Kneipp dem Werke, das er mehr als 40 Jahre lang mit Ausdauer und Fleiss gefördert hatte, einen dauernden Bestand zu sichern. — Dabei hatten ihm die barmherzigen Brüder, wie Kneipp später oft erzählt hat, die Zusage gegeben, dass nach der Art, wie das in Österreich in einzelnen Krankenhäusern derselben ist, einer von den Brüdern, der besonders dazu veranlagt sei, medizinische Studien und seine ärztlichen Staatsexamina machen, und dann seine ganze Methode als Fachmann weiterführen und ihr zum Siege verhelfen solle. Das war die Ansicht Kneipps, als er mit den barmherzigen Brüdern diesen Vertrag schloss. —

Kneipp konnte auch nur eine solche Ansicht gehabt haben, denn genau ein Jahr vorher hatte er an seinen Landesherrn, Seine k. Hoheit Prinzregent Luitpold von Bayern ein Immediatgesuch gerichtet, in welchem er bat, Höchstderselbe möge dafür sorgen, dass die Wasserheilkunde an den drei Landesuniversitäten gelehrt werde. Zugleich erklärte Kneipp sich bereit, nach Kräften und in gefälligster Weise mithelfen zu wollen. — Der Wortlaut dieser Eingabe ist folgender:

29. April 1892.

Allerdurchlauchtigster Prinz und Regent!
Allergnädigster Regent und Herr!

Der unterthänigst Unterzeichnete hat sich, durch äussere Verhältnisse gedrängt, seit mehr als 30 Jahren angelegen sein lassen, die Wirkungen des Wassers zu Heilzwecken empirisch zu erproben, und hat die Resultate seiner Erfahrung in mehreren Schriften veröffentlicht. Die eine Schrift: „Meine Wasserkur“ musste seit 1887 nicht weniger als 33 mal, die andere „So sollt ihr leben“ seit 1889 bereits 14 mal aufgelegt werden. — Seit 1891 erschienen noch: „Kinderpflege in gesunden und kranken Tagen“ und „Ratgeber für Gesunde und Kranke“.

In diesen Büchern hat er wohl die Grundsätze aufgestellt, nach welchen er vielen Tausenden aus allen Weltteilen die Gesundheit wieder gab; allein er hat nur die Hoffnung, dass die gesammelten Erfahrungen der Menschheit nützen werden, wenn berufene Mediziner der Hydrotherapie Verständnis und Wohlwollen entgegenbringen. — Da er selbst 71 Jahre alt ist und der Hydrotherapie bleibenden Erfolg wünscht, so wagt er Eure kgl. Hoheit zu bitten, Höchstdieselben mögen allerhuldvollst anregen, dass die Hydrotherapie in dem Lehrplan der medizinischen Fakultäten an den drei Landesuniversitäten zu einem obligaten Lehrfache erhoben werde, und ist seinerseits bereit, solchen Persönlichkeiten, welche die Hydrotherapie zu studieren gedenken und in Wörishofen die von ihm eingehaltene Anwendung praktisch kennen lernen wollen, in gefälligster Weise entgegenzukommen.

In tiefster Ehrfucht
Eurer königlichen Hoheit unterthänigster
Seb. Kneipp.

Inzwischen wurde die sogenannte Laienbewegung immer stärker; und da man suchte, aus dieser mächtigen Laienbewegung heraus den Ärzten klar zu machen, dass sie im Kneipp'schen Heilverfahren überhaupt nur als „treue Berater“, nicht aber als Führer dieser

Bewegung gelten sollten, fasste ich den Plan, in Gemeinschaft mit mehreren gleichgesinnten Kollegen, von denen ich hauptsächlich die Herren Doktoren: Lackmann-Wollbeck, Stützle-Jordanbad, Adolph-Aachen und Westreicher-Waldneukirchen nennen will, einen Verein zu gründen, und die Ärzte, insoweit sie dem Kneipp'schen Heilverfahren ergeben waren, zu sammeln und zu organisieren. Dieser Plan wurde mit grossem Eifer zur Ausführung gebracht; am Lichtmesstage des Jahres 1894 waren thatsächlich 25 Ärzte in Wörishofen anwesend, zur Gründung des internationalen Vereins Kneipp'scher Ärzte; und mit Begeisterung fand die erste Generalversammlung statt. Auch Kneipp nahm teil. Er feuerte alle Anwesenden an, sich mit Strenge und Ernst zusammenzuscharen; er ermunterte sie, indem er sein vollständiges Einverständnis zu dem geschehenen Schritte kundgab, und zu gleicher Zeit

1 2 3 4 5 6 7 8 9 10 11 12

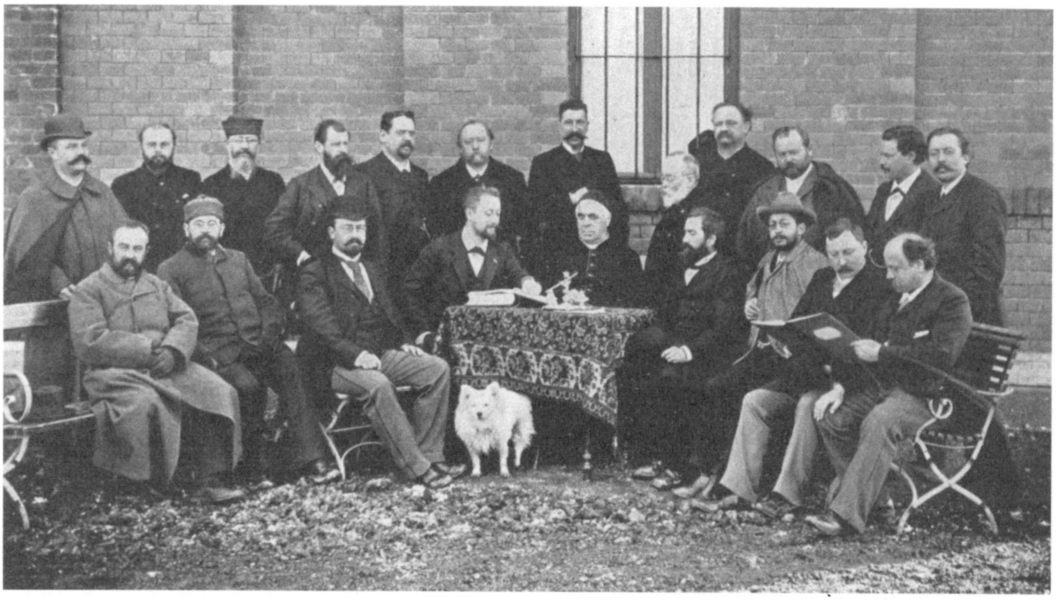

13 14 15 16 17 18 19 20 21

Zwanzig von den Gründern des internationalen Vereins Kneipp'scher Ärzte.
(5 Herren waren bereits wieder abgereist.)

1. Dr. Kaase. 2. Dr. Hein. 3. Dr. Jagniatkowsky. 4. Dr. Menke. 5. Dr. Hufschmidt. 6. Dr. Löser. 7. Dr. v. Frankenhuysen. 8. Dr. Winternitz. 9. Dr. Egli. 10. Dr. Kuhlmann. 11. Dr. Soer. 12. Dr. Möser. 13. Dr. Westreicher. 14. Dr. Adolph. 15. Dr. Wirz. 16. Dr. Baumgarten. 17. Msgr. Kneipp. 18. Dr. J. N. Stützle. 19. Dr. Schäfer. 20. Dr. Schulz. 21. Dr. Wolf.

auch die besten Wünsche für das Gedeihen dieses Vereins hinzufügte. — Er war auf dieser ersten Versammlung recht begeistert; denn er machte sich wohl klar, dass, wenn diese Vereinigung bestehen bliebe, er um die Zukunft seiner Methode nicht zu bangen brauchte.

Im folgenden Jahre war die gleiche Anzahl der Ärzte vorhanden; Kneipp aber — ob absichtlich, oder unabsichtlich, wer kann das wissen? — nahm an den Sitzungen des ersten Tages teil, und am zweiten Tage reiste er morgens ab auf eine Vortragsreise.

Bei der dritten Generalversammlung war er durch ein kleines Unwohlsein, wie es hiess, verhindert, an den Beratungen teilzunehmen, und er erschien weder zu einer Sitzung, noch zu irgend einer Festlichkeit. Man konnte daraus ganz deutlich merken, wie die Gegner ihn bearbeitet hatten. —

Bei der letzten Generalversammlung, im Februar des Jahres 1897, erschien Kneipp gegen unser Aller Erwarten bei jeder Sitzung, und sprach Worte, die den Teilnehmern an dieser Versammlung unvergesslich bleiben werden. Es sprach, nach meiner Ansicht, schon aus ihm heraus der Geist eines Menschen, welcher merkt, dass es zu Ende geht und der vor seinem Tode das Bedürfnis empfindet, seine volle und wahre Ansicht Berufenen gegenüber nochmals zum Ausdruck zu bringen. Er hat auf dieser Versammlung den unumstösslichen Beweis geliefert, dass er durchaus nicht wolle, dass Laien die Führung seines Heilsystems in die Hand nehmen, sondern er hat die Worte gebraucht: „Wohin soll mein System kommen, wenn die Laien es in die Hand nehmen, und wenn nicht die Ärzte sich damit befassen? — Dann wird's nichts weiter, als eine einfache Kurpfuscherei.“

Woher diese Wandlung? — Kneipp hatte im Laufe der Jahre eingesehen, dass so, wie er sich den Vertrag mit den barmherzigen Brüdern gedacht hatte, die Erfüllung und Ausführung desselben nicht von statten gegangen war; irgend ein Fachmann war von dem Orden nicht herbeigerufen worden, und man machte auch keinerlei Anstalten, einen Fachmann im Ordenskleide zu diesem Posten heranzubilden. Wohl waren, wie Kneipp oft spöttisch bemerkte, einige kaiserliche Räte da gewesen, hatten einige Tage zugeschaut, und dann waren sie wieder fortgegangen. So sah er also, dass er sich getäuscht hatte. Und weil er ganz wohl wusste und fühlte, dass ohne energische Fachleute die Fortführung seiner Methode gesetzlich auf die Dauer unmöglich sein würde, darum wandte er sich, da er den Tod schon im Herzen trug, an diesen Ärzteverein, um ihm sein Erbteil zu übertragen und auch die Fortführung der mühevollen Arbeit eines langen, thätigen Lebens ans Herz zu legen. — Wir Alle, die wir seine Worte hörten, waren tief ergriffen. Keiner von uns wusste ja, dass einige Monate später sein Mund für immer schweigen sollte; und ich bin fest überzeugt, jene Kollegen, welche an der Versammlung teilgenommen haben, werden Kneipps dort gesprochenen Worte als das schönste Andenken eines wahrhaft grossen Mannes ehren und danach handeln.

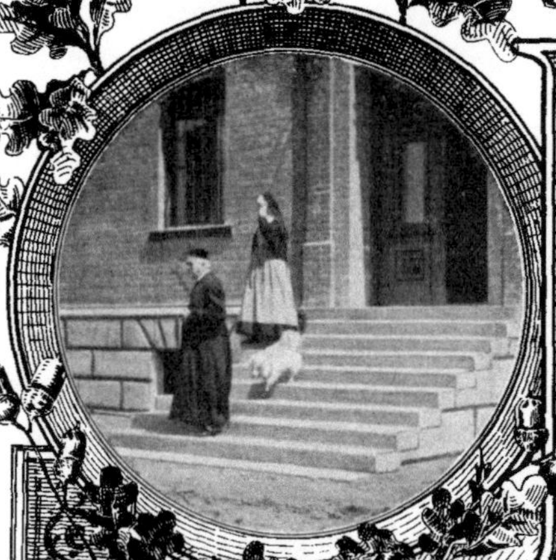

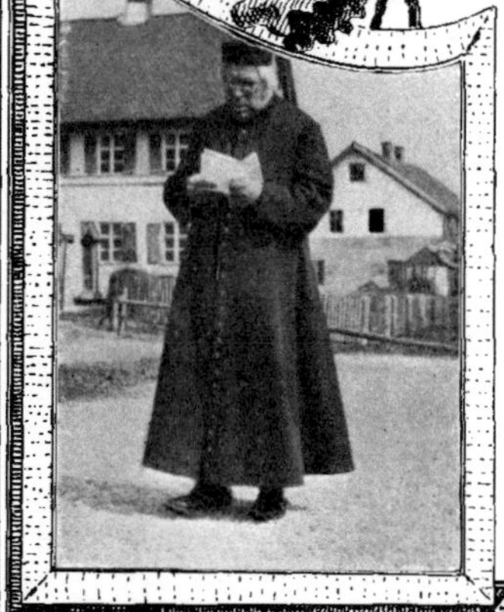

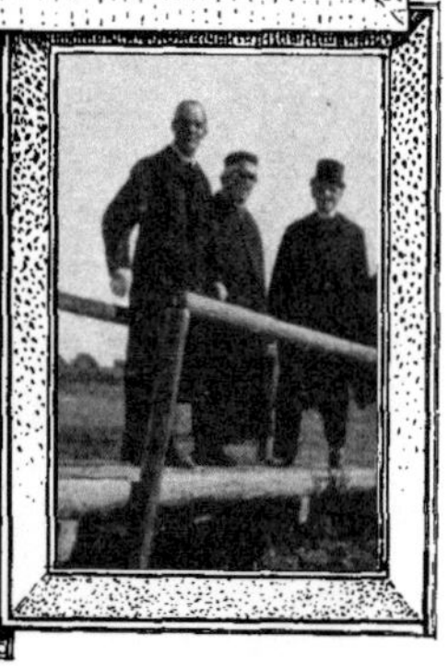

IX.

Seb. Kneipp als Mensch.

Kneipp, der schwindsüchtige Student, hat sich im Laufe der Jahre zu einem Manne mit eisenfestem, kräftigem Körper ausgewachsen, und wer unsern alten Herrn auf der Höhe seines Schaffens und Wirkens gekannt hat, der hatte das Gefühl, dass vor ihm ein vollständig gesunder Mensch stand. Massig, wetterfest und kernig war sein Körperbau, kräftig und fest die Muskulatur, und die Faust hatte einen entsprechenden Umfang und eine ziemlich bedeutende Wucht. Denn es machte unserm alten Herrn manchmal Freude, wenn er den Jungen klar machen konnte, dass sie gar nichts seien; dann zeigte er die Muskulatur seines Vorderarmes, schlug mit der Faust auf den Tisch und sagte: „Und dabei bin ich 73 Jahre alt, und ihr Jungen, Ihr seid alle nix!“

Zwischen den etwas herabfallenden Schultern sass, nur durch einen kurzen Hals mit dem Rumpfe verbunden, der interessante, weisse Kopf. Die Stirne hoch und stark gefurcht, das Haar üppig und weiss; aber nicht dieses matte Grauweiss, wie man es bei wirklichen Greisen findet, sondern ein volles, festes Grau, und das Haar selbst sah und fühlte sich durchaus gesund und kräftig an. Buschige Augenbrauen von auffallender Stärke gaben dem Mienenspiel des ohnehin beweglichen Gesichtes mit den lebhaften, klugen, kleinen, blauen Äuglein ein sehr charakteristisches Gepräge. Die Nase dick und stark,

Titelvignette: Msgr. Kneipp mit Frau Oberin und dem Spitz auf der Treppe des Asyls. — Msgr. Kneipp Brief lesend. — Msgr. Kneipp mit Herrn geistl. Rat Hundhammer und Herrn Direktor Schmid auf dem Wiesensteg. (Komposition von M. v. Karnicka.)

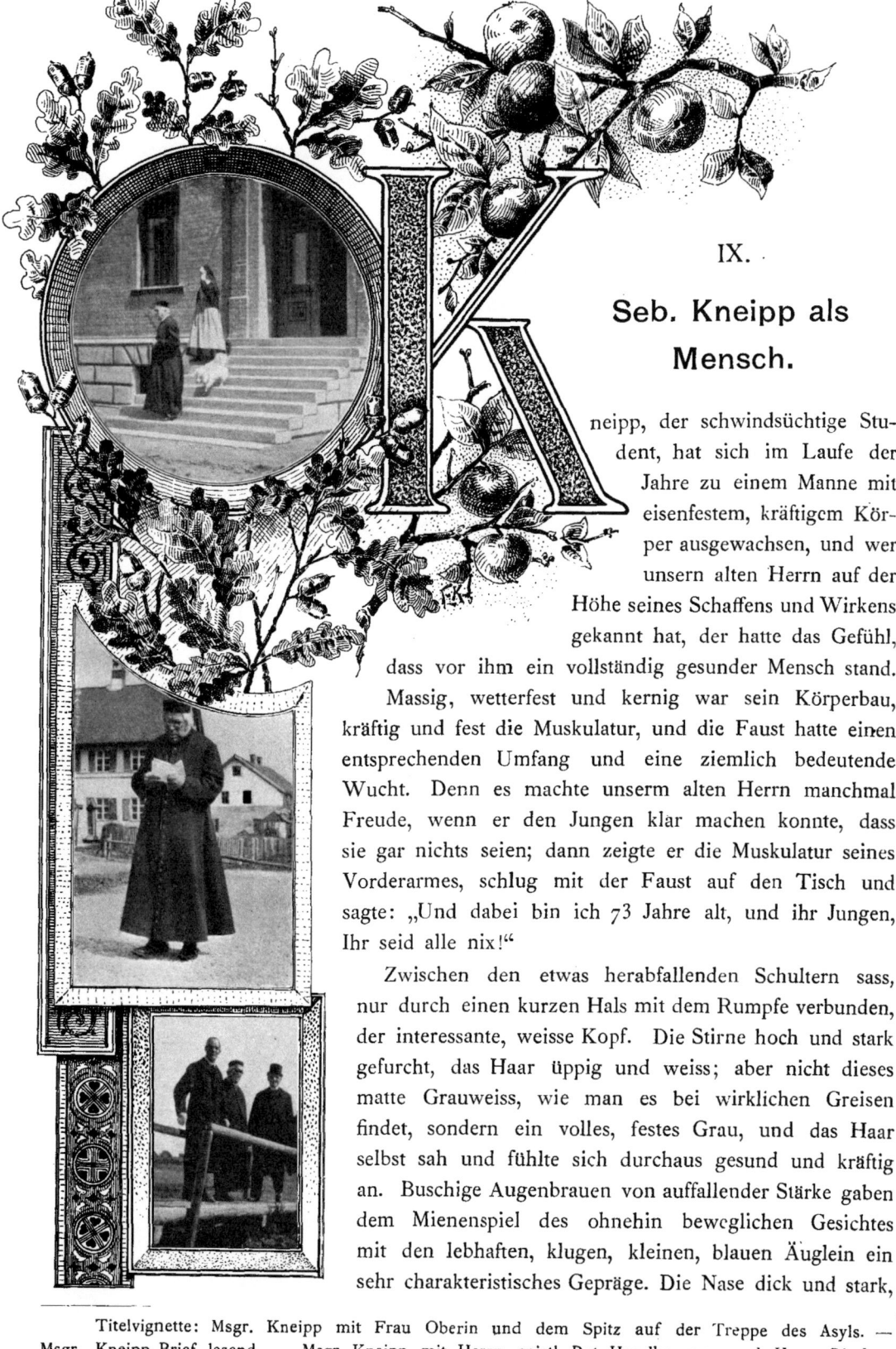

die Oberlippe breit und ebenfalls derb in ihrer Form, der Mund um ein geringes nach links verzogen, und das Kinn ohne besondere Eigentümlichkeiten; die Ohren nicht übermässig gross, aber von gesunder Färbung. So entsprach der Kopf und der Gesichtsausdruck Seb. Kneipps durchaus nicht den Gesetzen der Schönheit, wohl aber war der Kopf interessant und das Gesicht in seinem Ausdruck durchaus charakteristisch.

Die Kopfhaut war bei ihm sehr beweglich, und es machte ihm gelegentlich Freude, die Haare und Ohren zu bewegen. Der Brustkorb war weniger stark entwickelt, der Leib hingegen mehr; im ganzen war er eine stattliche Erscheinung, und im Verhältnis zu der Last der Jahre, die er trug, hatte er eine Körperhaltung, die wohl einem Fünfzigjährigen noch alle Ehre gemacht hätte. Kneipp liess sich eben nicht gehen, und diese schätzenswerte Eigenschaft hat er bis zu seinem letzten Stündlein behalten. Er war ein lebendiges Beispiel für die Wirkung seiner Kur und für die Frische, die der regelmässige Gebrauch des kalten Wassers bis ins hohe Alter hinein dem Körper und Geiste bewahrt.

Es machte ihm durchaus keinen Eindruck, ob's regnete, ob's schneite, ob die Sonne schien, ob Wind wehte; er ging seinen Weg, und wenn ihm nicht Andere gelegentlich einen Mantel umhingen, oder einen Schirm überhielten, er selbst hätte es jedenfalls nicht gethan. Der Grad der Abhärtung an seinem Körper war bedeutend; niemals gab er in dieser Beziehung nach, sondern wetterfest wie er war, kannte er weder für sich, noch für Andere die verweichlichenden Bequemlichkeiten des modernen Lebens. An seinem eigenen Körper stellte er die wirkliche Praxis dessen dar, was er in seinen öffentlichen Vorträgen den Anderen predigte.

Wenn Kneipp über die Gasse ging in seiner Soutane, die meist etwas fleckig war, und seinem „Käpple", das immer abgegriffen war, so haftete sein Blick gewöhnlich am Boden; er schaute nicht viel um sich, sondern vor sich auf seinen Weg, und im Kopfe herum gingen ihm dann allerhand Gedanken. Er grüsste ziemlich kurz und scheinbar etwas unwirsch; nur, wenn ihm Leute begegneten, die aus irgend einem Grunde seinem Herzen besonders nahe standen, dann gab's einen vollen, ganzen Gruss und zu gleicher Zeit eine kurze Anrede: „Grüss Gott, Herr so und so! Auch schon auf?" Oder: „Guten Abend, Herr so und so! Jetzt gat mer hoim (geht man heim)." Dieses oder ähnliches rief er dann wohl dem Freunde zu. Still und ruhig ging er über die Gasse, und es wäre ihm offenbar am liebsten gewesen, wenn man ihn nicht beachtet hätte.

„Die Augengläser" bildeten bei seinen kleinen Bedürfnissen auch eine Eigentümlichkeit; entsprechend seinem Körper waren auch diese von ziemlich kräftigem Bau. Es passierte ihm oft, dass er sie in der Tasche hatte und sich daraufsetzte; dann wurden sie wieder hervorgeholt, zurechtgebogen und aufgesetzt. Und eine besondere kleine Freude konnte man ihm bereiten, wenn man ihm das Augenglas von der Nase nahm und es sauber putzte. „So, jetzt sieht der Alte noch einmal so gut", antwortete er dann zum Danke.

Die Tagesordnung dieses seltenen Mannes war entsprechend der Grösse des Tagewerkes, das er zu verrichten hatte, ziemlich genau. Als Beichtvater im Kloster der Dominikanerinnen war er gewöhnt, im Sommer beim ersten Zeichen der Klosterglocke, die morgens zum Aufstehen mahnte, sich zu erheben, und diese Gewohnheit, um 4 Uhr morgens aufzustehen, ist ihm geblieben bis zu seinem Lebensende. Im Winter um 5 Uhr. Dann ging's hinüber in die Klosterkirche, wo er um 4 Uhr morgens gleich die Messe celebrierte. Diese Vieruhrmesse ist für Kneipp charakteristisch. Einer der Ersten im Dorfe, die morgens aufstanden, war er; der erste Priester am Altare war er; und wenn auch die Arbeit tagsüber sich drängte und staute, so war er dennoch morgens um 4 Uhr am Altare. Es konnte vorkommen, dass er abends etwas später nach Hause kam, aber morgens um 4 Uhr war er zur Stelle. Im ganzen etwa dreimal in seinem Leben, so erzählte er, habe er sich verschlafen, und das habe ihn eine ganze Woche lang verdrossen.

Nach der Messe gab's ein kleines Frühstück: eine Tasse Malzkaffee und ein Stück Brot dazu. Dann ging es an die Erfüllung der religiösen Pflichten: Brevierbeten, Beichthören und seelsorgerische Arbeiten verrichten, bis gegen $^1/_27$ Uhr. Um diese Zeit kamen

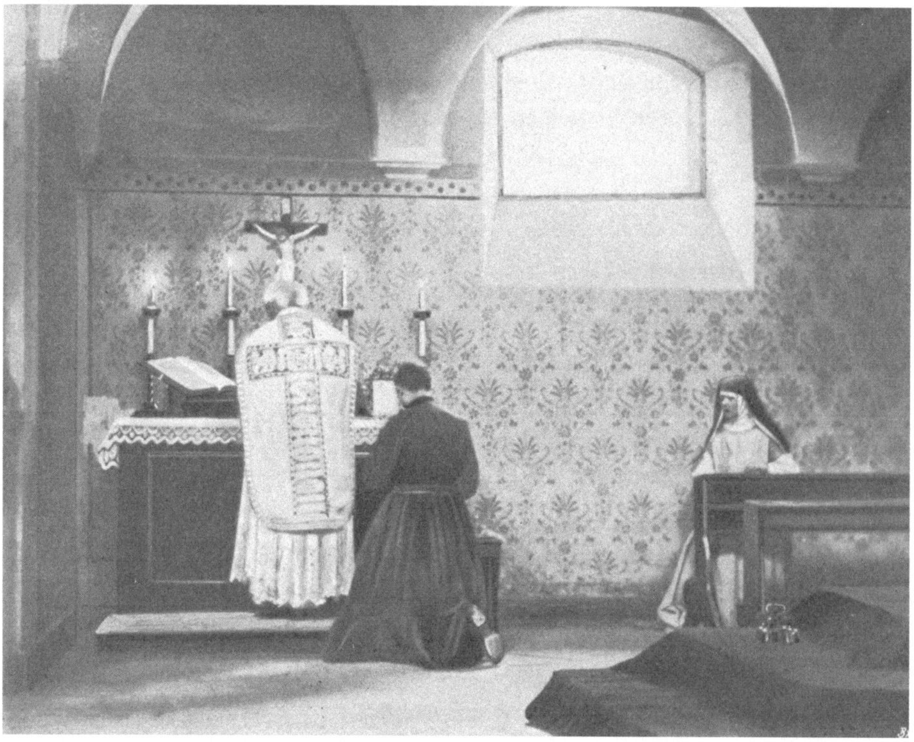

Msgr. Kneipp in der Vieruhrmesse.*)
Nach einer Photographie aus Kneipps Nachlass.

schon regelmässig allerhand Kranke, die durch mancherlei Kunstgriffe und kleine Schleichwege bis zu ihm vorzudringen verstanden, und wohl oder übel musste er sie anhören. Das waren aber meist nicht die Ersten; denn Kneipp hat oft erzählt, dass er nicht einmal morgens aufstehen konnte, ohne dass auch die Kranken schon kamen. „Sehen sie ein Licht im Pfarrhaus, sei es nun in der Nacht oder am Tage, gleich sind Einige da und haben was zu fragen; Ruhe hat man niemals", pflegte er dann zu sagen, wenn es gar zu arg geworden war.

Wenn er morgens aus dem Pfarrhause über den Gottesacker zur Klosterkirche ging,

---

*) Die Vieruhrmesse fand gewöhnlich an einem kleinen Seitenaltärchen im Kloster statt. Ministrant in obigem Bilde ist Fr. Titus; auf der Bank nebenan kniet Frau Sebastiana.

so war meist schon irgend ein armer Kranker auf der Treppe des Gottesackers, um ihn um Rat zu fragen oder etwas von ihm zu erbitten.

In den Morgenstunden zwischen $^1/_2 7$ und 8 Uhr beschäftigte er sich auch gern mit schriftstellerischen Arbeiten. Ein Jahr lang bin ich ihm dabei behilflich gewesen, und wir haben damals zusammen das Buch „Mein Testament“ gearbeitet; es war dies in den Jahren 1893 und 1894.

Dann kam das zweite Frühstück, bestehend aus einem Teller Brennsuppe, Schnittlesuppe oder Brotsuppe, etwas „Holdermuss“ oder Sauerkraut, auch wohl einer Apfelnudel; kurz und gut, irgend eine Kleinigkeit wurde genommen, damit es von 4 Uhr morgens bis 12 Uhr mittags nicht gar zu lang wäre.

Und dann zur Sprechstunde. Während derselben kam etwa um 9 oder 10 Uhr die Zeit, wo Kneipp die Blitzgüsse persönlich erteilte; nachher wurde die Sprechstunde fortgesetzt. Gleich nach Beendigung derselben ging er hinaus aus dem Kurhaus, und wenn es die Zeit eben gestattete, besuchte er noch seine Kinder im Asyl; dort sass er gerne, dort sass er viel, und dort wurde er zum Vater für seine armen, kranken Kinder.

Um $11^1/_4$ Uhr war Mittagstisch im Kloster; aber man war es gewöhnt, dass der Herr Pfarrer um $^1/_2 12$ oder $^1/_4$ vor 12 Uhr kam, denn er hatte fast immer Abhaltung.

Gleich nach Tische waren meist wieder einige Kranke bestellt, und wenn er aus dem Korridor hinauf zu seiner Apotheke wollte, so bestürmten ihn schon von allen Seiten die verschiedenen bestellten und nicht bestellten Kranken; die einen allein, die anderen mit einem sogenannten Freunde, die dritten mit einem Dolmetscher u. s. w. mehr. Er wand sich durch, so gut er konnte, und kam schliesslich hinauf in seine Apotheke. Dort hielt er in den letzten drei Jahren sein Mittagsschläfchen, das eine selbstverständliche Notwendigkeit war; denn die kurze Nachtruhe konnte für einen so ausserordentlich stark beschäftigten Tag nicht mehr als ausreichend betrachtet werden. Er legte sich auf's Bett und machte ein kleines Schläfchen in der Dauer von vielleicht 25—30 Minuten.

Dann nahm er für gewöhnlich eine kleine Tasse Malzkaffee, sah nach einigen Kranken, die vielleicht inzwischen stundenlang auf den Gängen des Klosters gewartet hatten, und ging zur Nachmittagssprechstunde, die um 2 Uhr ihren Anfang nahm.

Gleich nach Beendigung derselben ging Kneipp, wenn es die Witterung eben erlaubte, um etwas Bewegung zu machen, zum Asyl hinauf, oder wenn er zu müde war, oder sonstige Pflichten ihn abhielten, zum Kloster.

Dann kam, im Sommer meist um 5 Uhr, der öffentliche Vortrag; dieser war ihm immer die liebste und angenehmste Stunde des Tages. Nach dem Vortrage ging er dann langsam zum Kloster, wenn nicht irgend ein schwerer Krankheitsfall ihn veranlasste, einen kleinen Umweg zu machen. Auf diesem Wege drängte und schob sich die Menge um ihren geliebten Pfarrer Kneipp, und Jeder freute sich, wenn er ein Wörtchen von ihm erhaschen konnte. Der Eine bot ihm die Cigarre an, der Andere das Streichholz dazu, wieder Andere zeigten ihm, was in der Zeitung gestanden hatte; dann wurde er photographiert, Momentphotographen waren an allen Ecken. Mit dem Spitz suchten die Kurgäste Freundschaft zu schliessen. Ja, der Spitz! Den hätte ich beinahe ganz vergessen; ohne ihn sah man eigentlich unsern alten Herrn nie.

Dieser Spitz war ein ganz charakteristisches Tier und ausserordentlich klug. Er begleitete seinen Herrn auf Schritt und Tritt und durfte ausnahmsweise mit demselben auch in die Sakristei des Klosters gehen. Wenn dann sein Herr zum Dienste ging, fiel es dem Spitz gar nicht ein, auch nur einen Schritt weiter, als die Grenzen seines Gebietes waren, zu wagen; er blieb ruhig dort, wohin er gehörte, und rührte sich nicht. Er wusste ganz genau, wenn es Zeit war, zu der einen oder anderen Verrichtung zu gehen; und zur Nachtzeit schlief er im Zimmer seines Herrn. Da musste er dann entweder einen Strumpf, oder das „Käpple“, oder sonst ein Kleidungsstück seines Herrn haben, sonst war er nicht ruhig. Als Hund war Spitz ein schönes Exemplar, aber entsetzlich gewaltthätig und hochmütig. Entweder er strafte die ihm entgegenkommenden Hundekollegen mit einfacher, nobler Verachtung, oder aber er stürzte sich wutentbrannt auf den Gegner und ruhte nicht, bis er ihn am Boden hatte; dann konnte sein guter Herr pfeifen und rufen, wie er wollte, die Gewaltthätigkeit dieses Spitz kannte keine Grenzen. Ebenso bescheiden wie sein Herr, so unbescheiden war auch sein Spitz. Gewaltthätig wie er im Leben war, beschloss Spitz es auch im Kampfe um seine Ehre; denn mit durchbissener Gurgel schleppte er sich eines Morgens in die Sakristei zu seinem Herrn hin und verendete nach einigen Minuten.

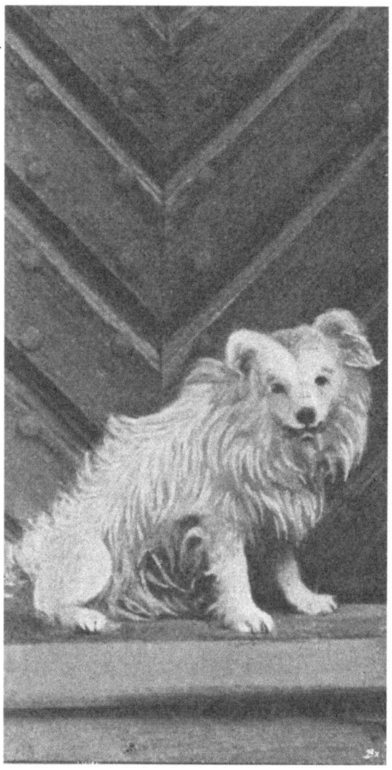

Der Spitz.
Nach einer Photographie aus Kneipps Nachlass.

Als dieser erste Spitz sein thatenreiches Leben beendet hatte, wurde sogleich durch einzelne Kurgäste ein anderer aus demselben Geschlechte besorgt; und dieser trauerte beim Tode seines Herrn, wie man das selten bei einem Hunde findet. Mir hat Kneipp ihn vererbt, und ich halte ihn auch heute noch als Andenken von meinem seligen Herrn in Ehren und werde ihm das Gnadenbrot geben bis ans Ende seiner Tage.

Um 6¼ Uhr abends fand im Kloster das Nachtessen statt, das um 7 Uhr beendigt war. Nach demselben hatte Kneipp oft noch Einzelne zum katechetischen Unterrichte, oder zu besonderen Besprechungen bestellt; Krankheitsfälle wurden dann meist nicht mehr verarbeitet. Nun kam etwa eine halbe Stunde oder ein Stündchen der Erholung; zur Sommerszeit ging er mit Vorliebe hinauf ins Asyl.

Dort vor dem Asyle war es, wo er gern einen bunten Kreis um sich versammelte; da wurden Schnurren erzählt, auch ernste Dinge verhandelt, besonders interessante Krankheitsfälle erzählt, und wenn die Gelegenheit es mit sich brachte, auch hie und da an die Versammelten eine kleine Ansprache gehalten. Und wenn dann die Abendglocken den Angelus läuteten, stand Alles auf, Kneipp nahm sein „Käpple“ in die Hand, betete vor, die Menge antwortete, oder auch stumm betete ein Jeder für sich. „Guten Abend“ hiess es, und dann ging man „hoim“. Gewöhnlich stieg er die Treppe zur Kirche hinauf, ging über den Gottesacker und zur hinteren Thüre in das Pfarrhaus hinein; dort oben zündete er ein Talglicht an, denn mit Lampen mochte er nicht gerne umgehen, und dann legte er sich bald zur Ruhe, wenn nicht besondere Umstände ihn nötigten, noch irgend etwas zur Abendzeit zu verrichten. Im ganzen liebte Kneipp die Abendarbeit nicht; er sagte: „Was man nicht hat beim Sonnenschein thun können, das wird beim Mondschein auch nix rechts.“

Um 9, $^1/_2$10 Uhr war er im Bett und genoss bis ins hohe Alter hinauf eines sehr gesunden und ruhigen Schlafes.

Die Wasseranwendungen, die er so im ganzen gebrauchte, waren sehr einfach. Am meisten liebte er das Eintauchen des ganzen Körpers, das kurze Vollbad; oder aber er gab sich auch wohl hie und da einen Schenkelguss, aber immer bediente er sich selbst. Er konnte nicht leiden, dass ihm Andere helfen sollten, und noch in seiner Krankheit hat er diese Selbständigkeit bewahrt; oft fanden sich so kleine Züge, welche zeigten, wie schwer es ihm war, auf die Hilfe anderer Menschen angewiesen zu sein.

Hie und da liess er sich auch Blitzgüsse geben, doch war das ziemlich selten. Waschungen nahm er recht oft am Abend, zumal wenn er ereignisreiche und erregende Zeiten durchlebt hatte. Wenn er von der Reise zurückkam, nahm er, um des Reisestaubes ledig zu werden, wohl gerne ein warmes Heublumenvollbad mit nachfolgendem kalten Vollbade. Im Krankheitsfalle, oder bei kleinen Unpässlichkeiten fand man stets die Sitzbadewanne in der Nähe seines Bettes, weil er in dieser die notwendigen Anwendungen sich recht gut selbst geben konnte. Auflagen hat er ebenfalls gern und häufig genommen, und zwar am liebsten Auflagen von Lehmwasser.

Zur Nahrung bevorzugte Kneipp bis zu seiner letzten grösseren Erkrankung die Dienstbotenkost, die er von Jugend auf gewöhnt war; und da waren es vor allen Dingen die Mehlspeisen, welche niemals fehlen durften. Mittags ein Teller Suppe, etwas Fleisch und Krautnudel, das war der grösste Genuss, den man ihm in dieser Beziehung bereiten konnte. All die feinen Sachen verschmähte er, und zwar aus Überzeugung; er wollte seinen Gaumen nicht daran gewöhnen, und hat es auch thatsächlich nicht gethan.

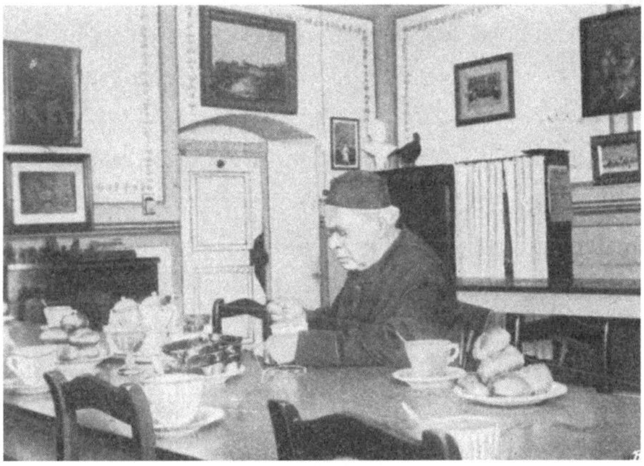

Msgr. Kneipp beim Frühstück.
Nach einer Photographie aus Kneipps Nachlass.

Am Abende ass er meist kein Fleisch, sondern begnügte sich mit etwas Suppe und einer Mehlspeise; grünes Gemüse und Salat nahm er ebenfalls recht gern.

Zu Tische trank er eigentlich nichts. Vorher trank er wohl etwas frisches Wasser, und einige Zeit nach Tisch nahm er gern ein halbes Glas Honigwein, wie er im Kloster zubereitet wurde. Bier trank er sehr selten, und wie er selbst sagte, nur alle heiligen Zeiten, oder wenn man ganz besonders gutes Bier im Kloster hatte, vielleicht einmal ein Viertel Liter. Wein kannte er kaum, und von anderen Getränken hielt er sich ebenfalls aus Vorsicht ferne; am liebsten war ihm von allen Getränken das Wasser, und diese Vorliebe hat er auch behalten. So ist auch seine Ernährung die denkbar einfachste geblieben, und nur der ernstliche Rat seines Arztes hat ihn vermocht, im letzten Jahre seines Lebens etwas leichtere Nahrung zu sich zu nehmen und die geliebten Mehlspeisen beiseite zu lassen.

Als Mensch war Seb. Kneipp zunächst von einer unendlichen Einfachheit; einfach für sich selbst in seinen eigenen Bedürfnissen, wünschte er, dass auch andere Leute, zumal jene, die von ihm die Gesundheit wollten, diese Einfachheit annehmen möchten. Seine Kleidung bestand meistenteils aus einem grobleinenen Hemde, einem Beinkleid und der Soutane; und als er bei einer Reise nach Ungarn die sogenannte Ungarnhose kennen gelernt hatte, liess er sich sofort dieses praktische Kleidungsstück herstellen und hat es den Rest seines Lebens getragen.

Das Gottvertrauen, das diesen Mann zierte, hat mich oft ergriffen und ermuntert. Wenn scheinbar von allen Seiten Ungünstiges drohte, und wenn man kaum einen Weg durch die Schwierigkeiten sah, so liess er doch den Mut nicht sinken; und so kam es auch, dass ich unter seinen Händen die scheinbar unmöglichsten Dinge habe möglich werden sehen. Es war dieser Zug einer derjenigen, die mich persönlich am meisten an ihn fesselten.

Rastlos war der Fleiss, mit dem er arbeitete, vom frühen Morgen bis in die späte Nacht. Er arbeitete für alle Leute, für die ganze Welt, für seine Pfarrei, für Alle und für Jeden, nur nicht für sich selbst. Denn von den ganzen etwa 800 000 M. betragenden Einnahmen, die ihm im Laufe der Zeit durch seine Schriften, als Honorare u. s. w. zugefallen sind, hat er nichts und gar nichts für seinen eigenen Körper, oder sein eigenes Vergnügen verwendet, sondern alles für Stiftungen, gute Zwecke u. s. w. hergegeben, so dass man aus diesem rastlosen Fleiss, den grossen Erträgnissen, die derselbe ihm schliesslich einbrachte, und der Verwendung, welche die Gelder fanden, mit Notwendigkeit schliessen muss, dass Seb. Kneipp ein vollendet uneigennütziger Mensch gewesen ist. — Diese Uneigennützigkeit ist schliesslich auch das versöhnende Moment geworden mit seinen sämtlichen Gegnern. Alle Pfeile, so giftig sie auch immer sein mochten, sie trafen nicht, oder wenn sie trafen, machten sie keinen Eindruck, weil die Uneigennützigkeit, die Kneipp vor allem auszeichnete, wie ein schützender Mantel seine gesamten Handlungen vor Missdeutungen in den Augen ehrlich gesinnter Menschen bewahren musste.

Gutmütig war der Verstorbene; das weiss ein Jeder, der Gelegenheit gehabt hat, ihm etwas näher zu treten. Er versprach in dieser seiner Gutmütigkeit Jedem alles, nur um ihm zu helfen; dass er dann manchmal manches nicht halten konnte, lag nicht daran, dass er nicht gewollt hätte, sondern daran, dass der Tag nur 24 Stunden hat und Seb. Kneipp eben nur Einer war. Zum Beweise seiner Gutmütigkeit liessen sich gar manche Züge erzählen, sowohl aus der Sprechstunde, wie aus dem privaten Leben. Sowie er merkte, dass wirkliche Not da war, da half er, da half er aber auch ganz; und seine Gutmütigkeit hat ihn oft zu Dingen verleitet, die fast die Grenzen desjenigen, wozu man seinem Nächsten gegenüber verpflichtet ist, überschritten.

Weltbekannt und gefürchtet war zur Zeit die sogenannte „Grobheit“, die man Kneipp nachrühmte. Diese Grobheit ist meiner Auffassung nach für den Verstorbenen nur eine Zierde gewesen; denn ohne die Grobheit wäre er wahrscheinlich der thörichten Weihräucherei seiner ihn hochverehrenden Anhänger unterlegen, und sein Charakter hätte dann vielleicht ernstlich Schaden gelitten. Aber eben diese glückliche Grobheit bewahrte ihn vor dieser Klippe und liess ihn die manchmal ungebührlichen Lobeserhebungen, die ihm die geheilten Menschen schuldig zu sein glaubten, weniger empfinden.

Im ganzen war er im Verkehr ziemlich derb; das Feine war ihm nicht angenehm und auch nicht angeboren. Denn, wer eine so harte Jugend hinter sich hat, wer eine derartige Schule des Lebens durchgemacht hat, wie Seb. Kneipp, wer soviel verspottet, verlacht und verlästert worden ist, der gewöhnt sich daran, die Dinge gerade heraus zu sagen, selbst auf die Gefahr hin, dass zart besaitete Gemüter sich verletzt fühlen könnten.

Angreifend war er nie; nur gab er gelegentlich auf einfältige, oder überflüssige Fragen recht kernige und stellenweise etwas muskulöse Antworten. Er konnte es aber auch durchaus gut vertragen, wenn er selbst das Opfer eines solchen derben Scherzes wurde.

Bei Tische befand sich ein norddeutscher Abgeordneter, der ebenfalls durch seine Derbheit bekannt war; er war litterarisch sehr thätig und ein bekannter Volksredner. Zu diesem sagte Kneipp einst: „Jetzt will ich Ihnen eine Frage aufgeben, und ich bin sicher, Sie werden sie mir nicht richtig beantworten.“ — „Das wär' noch schöner“, sagte der Abgeordnete. — Nun fragte Kneipp ihn: „Wann ist die beste Zeit zum Dreschen?“ — „Ja“, sagt der Gefragte, „morgens in der Frühe, wo die Kräfte noch gut sind, und im Herbst, oder vielleicht auch im Winter, um sich zu erwärmen; das ist verschieden“ — „Nicht richtig!“ antwortet Kneipp. — „Ich möcht's Ihnen schon sagen, aber ich befürchte, Sie nehmen mir's übel.“ — „Nein, nein, ich werde es Ihnen unter keinen Umständen übel nehmen, sagen Sie's nur.“ — „Dann geben Sie mir die Hand und versprechen mir nochmals, dass Sie mir es nicht übel nehmen, wenn ich Ihnen die Frage beantworte.“ — Der Abgeordnete reicht ihm die Hand und Kneipp sagt: „Die beste Zeit zum Dreschen ist, wenn man den Flegel bei der Hand hat.“ Der jetzt Aufgeklärte lachte weidlich mit, als die ganze Tischgesellschaft sich über den Scherz freute, — zumal er den Richtigen getroffen zu haben schien.

Kneipp sah es äusserst ungern, wenn die Frauen und Mädchen sogenannte „Simpelfranzen“ hatten, also in die Stirne herabgekämmtes Haar. Eines Tages kam in die Sprechstunde eine Frau, die diese Simpelfranzen in ziemlich reichlichem Masse besass, und zwar waren dieselben recht unordentlich.

Kneipp sagte ihr: „Man sagt bei uns, die solches Haar haben wie Sie, haben kein Talent; oder was ist Ihnen in die Haare gefahren, dass sie so ins Gesicht hineinstehen?“

Schlagfertig erwiderte die Frau: „Die starken Winde von Ihrem Wörishofen, Herr Prälat!“ — und verschwand.

Allgemeines Gelächter. — Kneipp lachte mit und gab zu, die verstehe es doch noch besser wie er.

Die Klugheit hielt Kneipp für eine grosse Tugend, und er hat sie auch in möglichst hohem Masse zu üben sich bestrebt. Bei seinem ganzen Vorgehen, speziell als es sich darum handelte, seine Wasserkur einzuführen, die einzelnen Anstalten zu bauen u. s. f., hatte er diese Tugend auch besonders notwendig.

Über seine Pläne sprach er wenig, aus Klugheit, weil er mehrmals die Erfahrung gemacht hatte, dass die ihm angeborene Vertrauensseligkeit schnöde missbraucht worden

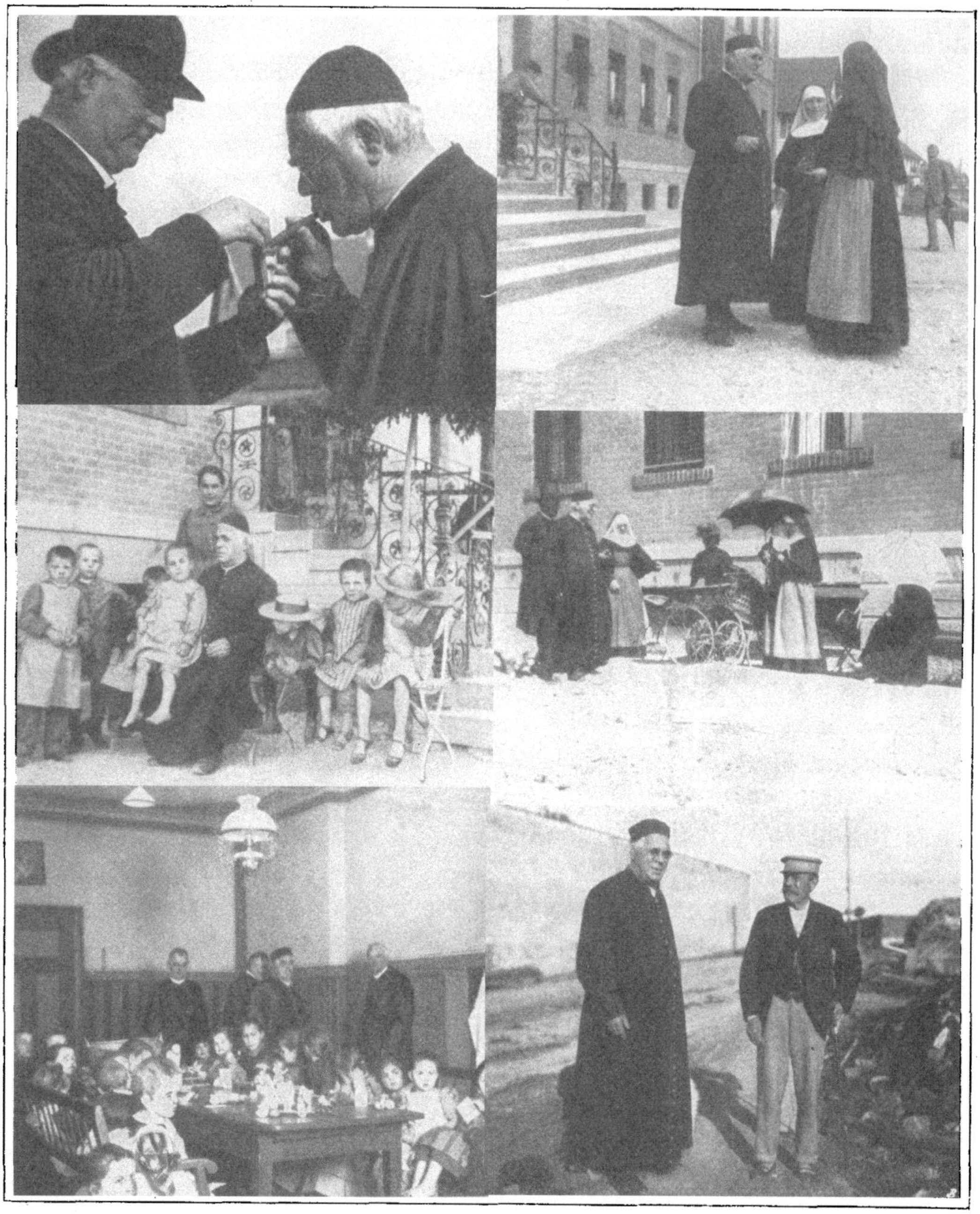

Ernstes und Heiteres*).

Nach Photographien aus Kneipps Nachlass.

war. So gewöhnte er sich daran, mehr und mehr verschlossen zu werden, selbst gegen Diejenigen, die näher mit ihm verkehrten — nicht zu seinem Schaden.

Da er aber schliesslich doch der Weberssohn war, welcher einfachen Verhältnissen entstammte, so konnte er, bei aller Klugheit, sich doch nicht schützen. Denn wer es verstand, sein Vertrauen durch irgend welche geschickte Rede zu erwerben, dem konnte er über Gebühr vertrauen; das hat er oft zu seinem eigenen Schaden erfahren. „Mi fangt koiner mehr", sagte er manchmal, und im nächsten Moment hatte ihn schon wieder Einer.

In geschäftlichen Dingen war Kneipp thatsächlich absolut unerfahren, und er hat sich auch nie die Mühe gegeben, erfahren zu werden. Es trat in solchen Lebenslagen eben hervor seine Anschauungsweise, die er überhaupt von menschlichen Dingen hatte; dieselbe war höchst einfach, und so konnte er sich auch nicht vorstellen, dass es bei Andern anders sein könnte. Als er nun so oft getäuscht worden war, führte naturgemäss dieser Umstand bei ihm zu einer grossen Verschlossenheit; und Leute, die sich nicht aussprechen und alles mit sich allein verarbeiten, verfallen leicht in den Fehler, dass sie etwas einseitig werden, dass sie dem Einen zu viel trauen und dem Anderen gar nicht. Ähnlich ist es auch dem verstorbenen Prälaten Kneipp nicht gar zu selten ergangen. Und da er häufig nicht wusste, wohin er sich wenden sollte, und wer wohl der richtige Ratgeber sei, so führte das schliesslich einen Zustand herbei, der nahe an das streift, was man Wankelmütigkeit heisst. Er konnte sich schwer entscheiden, wo die meisten Vorteile für seine Sache wohl zu finden seien, und so entschied er sich gar nicht, oder er entschied sich unbestimmt; auch dieser Umstand hat gelegentlich seinen Entschliessungen unnötigen Schaden zugefügt.

Sein Ehrgeiz war, der von ihm erfundenen und so ungeheuer populär gemachten Wasserkur einen Platz im Herzen des Volkes und im Herzen der Ärzte zu erobern. Man mag darüber streiten, ob Kneipp es fertig gebracht hat, im Herzen der Ärzte den Platz zu gewinnen; zugeben muss Jeder, dass er im Herzen des Volkes durchaus einen Ehrenplatz errungen hat.

Er ist ein populärer Mann geworden, populär im besten und edelsten Sinne des Wortes; es dürfte kaum ein Örtchen auf der ganzen Welt sein, wo der Name und das Bildnis Seb. Kneipps unbekannt ist. Und was die Ärzte angeht, so wird die Zeit kommen, wo man mit Freuden Seb. Kneipp denjenigen bevorzugten Platz unter den Reformatoren der Medizin einräumen wird, der ihm gebührt. In seinem Streben, die Lichtseiten der von ihm erfundenen Wasserkur hervorzukehren, ging Kneipp manchmal offenbar etwas zu weit. Es war das eine Charaktereigenschaft, die sich überhaupt bei ihm vorfand, auch in landwirtschaftlichen Dingen. — So erzählte man mir, dass er auch bei den landwirtschaftlichen Neuerungen, die er einführte, manchmal zuviel Licht sah und den Schatten nicht recht sehen wollte. Auf einer solchen landwirtschaftlichen Versammlung hatte er einst einen Vortrag gehalten. Alles war richtig, und seine sämtlichen angestellten Versuche hatte er als gelungen bezeichnet. — Darauf machte einer seiner Confratres, der ihm nicht recht

*) Kleine Darstellungen aus Msgr. Kneipps Leben: Mit Herrn Direktor Schmid Cigarre anzündend. — Mit der Frau Oberin und Schwester Alipia vor dem Asyl. — Mit den Buben und der Epple Marie an der Treppe des Asyls. — Mit Herrn Pfarrer Stückle, zwei Schwestern und einigen kranken Kindern vor dem Asyl. — Mit Herrn Direktor Schmid und Herrn Pfarrer Stückle bei der Ostereierverteilung im Saale der kleinen Mädchen des Asyls. — Mit Herrn Arps aus Odessa, eine urkomische Geschichte erzählend.

hold war, die bissige, aber damals nicht ganz unberechtigte Bemerkung: „Ist denn dem Kneipp überhaupt schon einmal etwas missglückt?“

Stets suchte Kneipp Neues. Er begnügte sich nicht mit den einmal vorgefundenen Resultaten, sondern, echt wissenschaftlich und wahrhaft wirkend für das Wohl der Menschheit, suchte er stets nach neuen, einfachen, schuldlosen Mitteln, um die Leiden der Menschheit zu lindern. So hat er allerhand Versuche gemacht, und manche Dinge, die er in seinen Büchern nicht bearbeitete, hat er dennoch in den Kreis seiner Betrachtungen gezogen, dieselben aber nicht für reif befunden, und darum von einer Verwertung für die Gesamtheit ausschliessen zu müssen geglaubt.

Goldig war sein Humor; echt, wahr, unverfälscht, sprudelnd wie der klare Quell am Waldesrande, erfrischend und harmlos. Eben dieser kräftige Humor brachte ihn auch über sehr viele Lebenslagen hinweg, die sonst vielleicht mit ihrem Ernste, oder ihrer Schwere unverlöschbare Spuren hinterlassen hätten. Sein Humor bewahrte ihn ferner vor dem schädlichen Einflusse zu heftiger Gemütseindrücke, und wir Alle, die wir ihn gekannt haben, wir wissen, wenn ihm das eine oder andere gar zu unangenehm wurde, gar zu drückend, oder gar zu angenehm, so erzählte er schleunigst irgend eine seiner Anekdoten, die er zu Hunderten vorrätig hatte, und dann war's wieder gut.

Und erzählen konnte er, wie man es selten hört. Er erzählte dieselbe Geschichte, dieselbe Anekdote zu verschiedenen Malen, und immer gab er ihr ein neues Gewand; seine Schilderung hatte stets etwas Originelles und entbehrte niemals neuer Reize. In diesem Humor vergass er nie, auch die Nutzanwendung seinen Zuhörern greifbar deutlich zu geben, und den Schluss bildete jedesmal irgend ein Merkwort oder eine kleine Ermahnung. Eine beliebte kleine Parabel war folgende:

Der König der Tiere hatte einst seinen ganzen Hofstaat um sich versammelt, sämtliche Tiere des Landes und die Vögel des Himmels eingeladen, ihn in seiner Wohnung zu besuchen.

Da die Macht des Löwen naturgemäss gefürchtet war, so erschien ein Jeder an dem ihm gebührenden Platze. — „Ich will euch meine Wohnung zeigen“, sagte der Löwe, befahl zunächst den Wolf in seine Höhle und fragte ihn: „Wie gefällt's dir bei mir?“

Es war aber die Höhle angefüllt mit Skeletten, Fleischtrümmern von zerrissenen Tieren, und es verbreiteten diese entsetzlichen Gestank. Der Wolf erklärte ihm mit schlotternden Knieen: „Mein Herr und Gebieter! In deiner Höhle ist es wunderschön; aber mir scheint, es riecht nicht gut bei dir.“ — Als der Wolf dies gesagt hatte, entgegnete ihm der Löwe gestrengen Blickes: „Wie, du unterfängst dich zu sagen, dass es bei mir stinkt!“ — und zerriss ihn.

Darauf liess er den Esel kommen, richtete an ihn dieselbe Frage und sagte ihm: „Dort der Wolf“, indem er auf den Getöteten wies, „hat sich unterstanden zu sagen, es stinkt bei mir in der Höhle; was meinst denn du?“ — „Ich meine“, sagte der Esel, „deine Höhle ist gebührend ausgeschmückt, und es riecht ganz ausgezeichnet.“

„Weil du gelogen hast“, versetzte der Löwe, „trifft dich dasselbe Los“ — und zerriss ihn in Stücke.

Darauf liess er den Fuchs kommen. — „Reinecke“, sprach er, „wie gefällt's dir bei mir in der Höhle? Du hast gehört, was die beiden Anderen gesagt haben; ich will nun deine Meinung." „Herr", sprach der Fuchs, „deine Höhle ist schön. Ob's aber gut oder nicht gut riecht bei dir, könnte ich wirklich mit dem besten Willen nicht sagen; ich habe nämlich seit einigen Tagen einen furchtbaren Schnupfen, und mein Geruchsorgan ist lahm gelegt." — Schmunzelnd antwortete ihm seine königliche Löwenmajestät: „Du hast das Rechte gesagt; ich habe auch oft einen Katarrh, und es ist manchmal nützlich, einen solchen zu haben. Geh' hinaus und sei frei!"

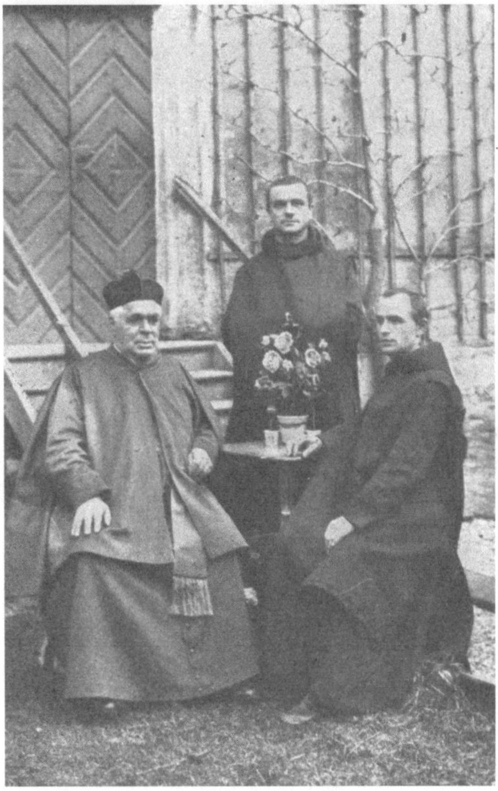

Msgr. Kneipp, Fr. Bonifaz (Prior der barmherzigen Brüder in Wörishofen) und Fr. Benno †.

So würzte er mit allerhand Erzählungen, Bildern, Parabeln und Anekdoten seine lehrreichen Vorträge und Reden, und sicherte sich auf diese Weise stets die volle Teilnahme seiner Zuhörer.

Wenn er seinen Leuten klar machen wollte, man solle nicht jeden Gemütseindruck so tief hineinlassen, damit man nicht zu stark darunter leide, so pflegte er zu sagen: „Als ich Pfarrer wurde in Wörishofen, da schaffte ich mir ein Möbel an, das ich seit der Zeit hoch in Ehren halte; es war ein Regenmantel. Es mag regnen oder schneien, an dem Regenmantel läuft's hinab und dringt nicht ein. Als die Wasserkur aufkam, manche Leute über mich herfielen, und der Eine dies, der Andere jenes wollte, da habe ich den Regenmantel einfach etwas fester zugezogen und hab's ablaufen lassen; von den Meisten habe ich überhaupt nichts erfahren. — So müsst's auch Ihr machen, Leutle! Schafft Euch Regenmäntel an und lasst nicht alles so hinein; dann werdet auch Ihr Euren guten Humor nicht verlieren, den man soviel braucht in diesem irdischen Dasein." —

So konnte er durch seinen eigenen Humor ansteckend auf die Anderen wirken. Und wenn er zum Schlusse des Vortrages ein solches Stücklein erzählt hatte, so entliess er hunderte von fröhlichen Menschen, und er verstand es, durch diese, dem schwachen Menschengeiste so ausserordentlich angepasste Art und Weise, zufriedene Leute zu schaffen.

Kneipp selbst gehörte zu den Zufriedenen, und Unzufriedenheit war eine Untugend, die er eigentlich kaum kannte. Wegen seiner ausserordentlichen Anspruchslosigkeit war es ihm leicht, sich in alle Verhältnisse zu schicken; und weil er eine so unsäglich schwere Jugend durchgemacht hatte, konnte alles dasjenige, was ihm im späteren Alter passierte, einen dauernd unzufriedenen Zustand bei Seb. Kneipp thatsächlich nicht hervorbringen.

Es konnte nicht ausbleiben, dass einem Manne wie Kneipp allerhand Ehrungen zu teil wurden. Er wurde Ehrenmitglied der verschiedensten Vereine für Gesundheitspflege und Volkswohl; religiöse Gesellschaften machten ihn zu ihrem Ehrenmitgliede, und auch eine offizielle Anerkennung von seiten des obersten Hirten der katholischen Kirche sollte ihm zu teil werden. Durch direkte Vermittlung seiner k. k. Hoheit, des Erzherzogs Joseph von Österreich, wurde Seiner Heiligkeit Papst Leo XIII. bekannt gegeben, welch grosse Verdienste Kneipp sich um die leidende Menschheit erworben; in Anerkennung dieser Verdienste wurde Seb. Kneipp dann die Würde eines päpstlichen Kammerherrn zu teil.

Am 17. Oktober 1893 war er zum Camerieri secreto ernannt worden, und sein hoher Gönner, Seine k. k. Hoheit Erzherzog Joseph von Österreich, teilte ihm dies in folgendem Briefe mit:

Alcsúth, am 23. X. 1893.

Euer Hochwürden!

Das Gefühl der Dankbarkeit, welches so viele meiner Landsleute mit mir teilen, — für die Werke der Barmherzigkeit, welche sie so liebevoll an uns ausübten, veranlasste mich, den heiligen Vater in einem Schreiben zu bitten, Ihnen ein sichtbares Zeichen seiner Gnade zu senden. Unser Bischof Philipp Reiner unterstützte dieses mein Gesuch, und heute erhielt ich die höchst gnädige Antwort Seiner Heiligkeit, mit dem Auftrage, Ihnen das anliegende Dekret zuzustellen.

Indem ich hiezu meine besten Glückwünsche sende, bitte ich den allgütigen, lieben Gott auf's innigste, er möge Sie uns und der ganzen leidenden Menschheit noch sehr lange gesund und in voller Kraft erhalten.

Zugleich melde ich, dass ich nach der Hochzeit meines Sohnes um den 18. November in Wörishofen eintreffen werde, um einige Wochen dort unter Ihrer Aufsicht die Reste meiner alten Übel auszuwaschen.

Mit den besten Grüssen bleibe ich

Euer Hochwürden
dankbarst ergebener
Erzherzog Joseph.

Es freuten sich naturgemäss die Pfarrgemeinde und die zahlreichen Kurgäste über diese verdiente Anerkennung, welche dem greisen Priesterarzte von berufenster Stelle gezollt worden war. Dann wurde er am 25. Oktober 1895 zum Komthur des Ordens vom heiligen Grabe ernannt. Ausserdem war er am 26. April 1893 Mitglied des Ordens vom hl. Johannes von Gott in Rom geworden; und im Jahre 1894 hatten die Chorherren der Kongregation vom hl. Erlöser im Lateran zu Rom ihn unter die Ihrigen aufgenommen. — Aber alle diese Ehrungen und Auszeichnungen änderten nichts an dem einfachen Manne; und als ich ihn einst fragte, wie er dieselben empfinde, antwortete er lakonisch: „Mir isch ganz gleich, aber für die Methode mag's gut sein." —

Persönliche Feinde hat Seb. Kneipp im Leben wohl kaum gehabt. Als Weber am Webstuhl, als Tagwerker bei fremden Leuten, als Student in Dillingen, als Alumnus in München, als Kaplan, Beichtvater, kurz in seinem ganzen Entwicklungsgange, finden wir stets die Gutmütigkeit obenan; er war geschätzt und geliebt wegen seines angenehmen, verträglichen Charakters.

Die Methode, die er begründete, hat viele Feinde gehabt. Da pflegte er oft zu sagen: „Wenn's nicht angefeindet wird, dann kann's auch nichts sein; und jemehr etwas angefeindet wird, destomehr muss es seine Tüchtigkeit bewähren."

Weiterhin hat man ihn scharf angefeindet wegen der Konversionen, die sich unter seiner Leitung vollzogen haben; Schmähschriften der niedrigsten Sorte hat man herausgegeben, um ihm in den Augen des breiten Publikums zu schaden, und vor allem, um seiner Methode den Todesstoss zu versetzen. Zeitungen aller Schattierungen und jeder politischen Richtung haben sich vereinigt, um gegen Seb. Kneipp und seine Methode zu schreiben; ich erinnere nur an die Zeit, wo der Typhus im Kinderasyl war, mit welchem Eifer und mit welch hämischer Freude die Feinde der Kneipp'schen Methode damals das Ende Wörishofens und des Wasserapostels Kneipp prophezeiten. Es ist anders gekommen, und seine Feinde haben bislang nicht recht erhalten.

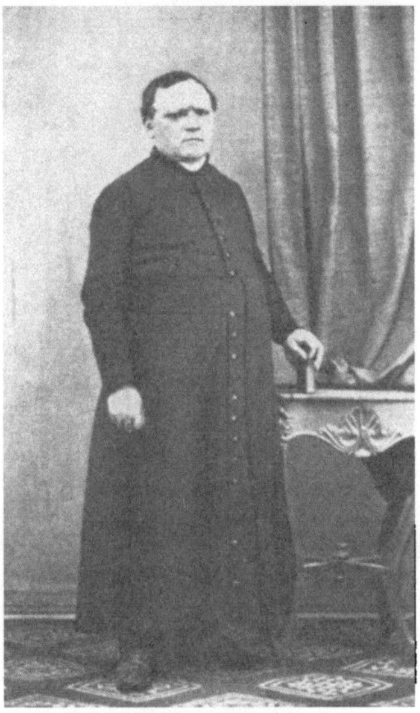

Matthias Merkle,
päpstlicher Hausprälat, der grosse Wohlthäter Seb. Kneipps.
Nach einer durch Herrn Direktor Schmid freundlichst zur Verfügung gestellten Photographie.

Viel Feind, viel Ehr! — So ist es auch Seb. Kneipp ergangen. —

Aber er hat auch manche echte Freunde gehabt. Ich meine hierunter nicht die zahllosen Scharen seiner begeisterten Anhänger, die nach Tausenden und Zehntausenden zählen, und die sich über den ganzen Erdkreis verstreut finden, sondern ich denke an diejenigen Menschen, welche in sein Leben mehr oder minder bestimmend eingewirkt haben.

Zunächst haben wir beim jungen Kneipp den Kaplan Matthias Merkle, welcher in besonderer Weise sich um Kneipp verdient gemacht hat.

Merkle, geboren zu Bedernau, am 24. Februar 1816, war entfernt verwandt mit der Familie Kneipp; denn es hatte sein Bruder eine Schwester von Kneipps Vater zur Frau.

Dieser junge Priester unternahm es, den 21jährigen Webergesellen in den Wissenschaften zu unterrichten. Als er später als Kaplan nach St. Moriz in Augsburg versetzt wurde, nahm er den früheren Webergesellen wieder mit und setzte seinen Unterricht fort; und als Merkle als Lycealprofessor nach Dillingen kam, da sorgte er auch dort nach Möglichkeit für den ihm lieb gewordenen Schützling Sebastian. —

Später wurde dann Lycealprofessor Merkle zum kgl. geistl. Rat und zum päpstlichen Hausprälaten ernannt; das Vertrauen des Volkes machte ihn weiterhin zum Land- und Reichstagsabgeordneten. — Er beschloss sein verdienstvolles Leben im Hause seines Schützlings Seb. Kneipp; denn er starb in Wörishofen am 10. November 1881, und liegt auch auf dem Gottesacker dahier begraben. —

Dieser Merkle hat auf das Leben Seb. Kneipps einen äusserst bestimmenden Einfluss ausgeübt. Es gab eigentlich nichts, was Kneipp nicht mit seinem väterlichen Freunde Merkle beriet; bei allen wichtigen Dingen holte er zunächst seinen Rat ein, und die Liebe und Anhänglichkeit, die Kneipp diesem seinem wirklichen Wohlthäter bis zum Ende seines Lebens bewahrt hat, kannte keine Grenzen.

Sehr nahe stand Seb. Kneipp auch der Jubelpriester Funk, verwandt mit ihm. Funk ist geboren am 16. März 1818 in Kammlach. — Einem Briefe, den der nunmehr nahezu achtzigjährige Jubelpriester auf meine Anfrage bezüglich seines Verhältnisses zu dem Verstorbenen unter dem 5. Oktober 1897 an mich richtete, entnehme ich folgende interessante Mitteilungen:

„Als naher Verwandter, Geschwisterkind seines Vaters, kam ich während meiner Studien jede Herbstvakanz nach Stephansried, bei welcher Gelegenheit der am Webstuhle sitzende und fleissig arbeitende Kneipp nur vom Studieren redete und mich ersuchte, ich möchte vor Beendigung der Ferien noch einmal kommen und ihn nach Augsburg, wo ich studierte, mitnehmen. Als sein Vater dieses erfuhr, bedeutete mir derselbe, ich dürfe sein Haus nicht mehr besuchen, wenn ich, seines Sohnes Willen folgend und nachgebend, ihn mitnehmen würde. — Da ich seinen Vater hoch verehrte, liess ich Kneipp warten und kam am Schlusse der Ferien nicht wieder, was sich unter verschiedenen Vorwänden vom Jahre 1834—1840 wiederholte. —

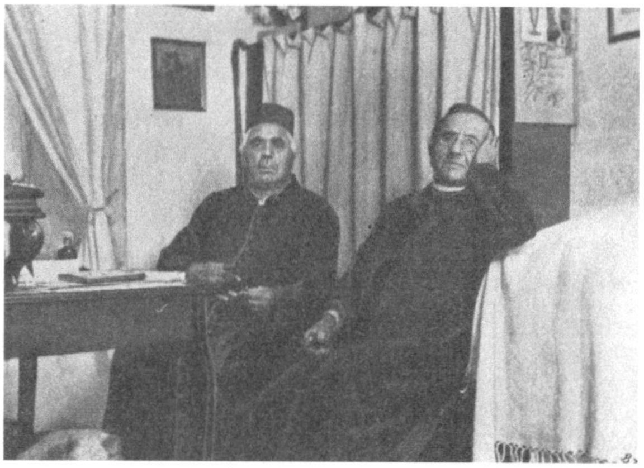
Msgr. Kneipp mit Jubilarpriester Funk in der Apotheke.
Nach einer Photographie aus Kneipps Nachlass.

Nachdem seine brave Mutter im Jahre 1840 (wenn ich mich noch recht erinnere) nach kurzer Krankheit gestorben war, folgte das Ableben seines gemütlichen Vaters, der an genialen, niemanden verletzenden, witzigen Einfällen unerschöpflich war, im Herbst des Jahres 1853 an der Brechruhrcholera, als dieselbe in München herrschte, in einem Alter von 54 Jahren. Er war so angesehen (er war Vorsteher seiner Gemeinde, jetzt Bürgermeister genannt), dass der Landrichter von Ottobeuren, was sonst nie der Fall war, dieser Beerdigung beiwohnte.

Vom Vater hatte Kneipp den Verstand und das Humoristische, von der Mutter das Gemütvolle; von Beiden aber Frömmigkeit und biederen Sinn geerbt. Kneipps Uneigennützigkeit war der Art, dass er für die Hunderte von Festpredigten bei seinem bescheidenen Einkommen als Beichtvater niemals ein Honorar nahm, weder für Predigt, noch Reiseauslagen.“ —

Jubelpriester Funk wurde von Kneipp hauptsächlich deswegen so besonders hoch geschätzt, weil er überaus umfangreiche Kenntnisse in der Kirchengeschichte und überhaupt in der Geschichte besass. Er unterhielt sich stundenlang mit ihm und suchte nach Möglichkeit von diesem seinem Verwandten zu lernen; und als in späteren Jahren der hochwürdige Herr Funk Seb. Kneipp öfters besuchte, freute es ihn immer ganz besonders, diesen würdigen Herrn zu begrüssen, und er erzählte jedesmal von dessen reichen Kenntnissen und seinem grossen Verstande.

Inzwischen war Funk alt geworden, und wer die beiden Herren Funk und Kneipp vor wenigen Jahren noch sah, der hätte niemals geglaubt, dass Jubelpriester Funk dem eisenfesten Seb. Kneipp mit der Leiche gehen würde; und doch ist es so gekommen. — Sic transit gloria mundi.

Am wichtigsten aber von allen Männern, die Kneipp nahe gestanden haben, ist für den Verstorbenen Derjenige geworden, der ihm auch die letzten Tröstungen der Religion gespendet hat, der hochwürdige Herr Dr. Andreas Schmid, ord. öffentlicher Professor der Theologie in München und Direktor des Klerikalseminars „Georgianum“ dortselbst und erzbischöflicher geistlicher Rat. — Schmid stammt aus dem Allgäu, denn er ist geboren am 9. Januar 1840 zu Zaumberg bei Immenstadt.

Dieser würdige Priester hat mit seinem unendlich praktischen Verständnisse für die Bedürfnisse Kneipps und seiner Methode in einer Weise gesorgt, die bewundernswert ist.

Im Jahre 1881 empfand Kneipp das Bedürfnis, seine Pfarrkirche restaurieren zu lassen; und die Pläne und notwendigen Arbeiten wurden mit Direktor Schmid beraten.

Es offenbarte derselbe bei dieser Gelegenheit ein solches Verständnis und soviel Kunstsinn, dass Kneipp alsbald fühlte, dass er einen guten Freund und zugleich einen tüchtigen Berater an ihm gefunden hatte; und da auch die beiden Herren Schmid und Kneipp in ihrer religiösen Auffassungsweise sehr miteinander übereinstimmten, so schloss sich, sensim sine sensu, ein Freundschaftsbund, den auch der Tod nicht getrennt hat.

Das Vertrauen, das Kneipp in Herrn Direktor Schmid setzte, war so gross, dass er ihm nur sagte: „Ich möcht' das und das wieder machen“ — dann legte Direktor Schmid die Pläne oder Kostenanschläge vor, und nach den von Herrn Direktor Schmid revidierten Plänen wurde jedesmal gearbeitet. So fand ich in Kneipps hinterlassenen Papieren noch einen solchen handschriftlichen Kostenvoranschlag für die Kapelle des Kneipp'schen Heimatsdorfes Stephansried; des Interesses halber lasse ich denselben hier folgen:

Anträge in betreff der Kapelle Stephansried:

1. neuer Altar, — im Renaissancestil statt Rokkoko;
2. neue (Kreuzweg-) Stationen;
3. 6 neue Fenster in Kathedralglas mit farbigen Butzen und Bordüren; Eisengitter mit Kohlenfarbe anstreichen;
4. Holzwand hinter den Stühlen im Schiff;
5. Reparatur der Uhr;
6. 2 Glocken fehlen; Glockenseile im Glaszylinder laufen lassen;
7. Turm und Westseite aussen soll verschmiert werden;
8. der Sockel soll aussen vom Gesträuch gesäubert werden und etwa mit den Ziegelsteinen des Pflasters im Innern ein Schar-Pflaster zur Ableitung der Feuchtigkeit erhalten;
9. südliche Thüre neu; die zwei andern anstreichen;
10. Dachrinnen fehlen ganz;
11. Blitzableiter fehlt;
12. neues Pflaster in Mosaik aber mit Mettlacher Platten;
13. Löschhorn — neuen Stecken;
14. die Bilder an der Chorwand — Kreuzigung und Maria Hilf — neben dem Hochaltar aufhängen;
15. zwei Statuen (Herz Jesu und Mariä) ein Meter hoch, an dem Chorbogen;
16. Ausmalen der ganzen Kapelle mit Wachsfarben.

München, 12. September 1890.

Dr. Schmid, Direktor.

Genau so wurden dann auch die Restaurationsarbeiten vorgenommen; und so ging's in allen Dingen.

Schmid und Kneipp, sie passten auch deswegen so gut zu einander, weil sie Beide von einer vollendeten Uneigennützigkeit waren, für die gute Sache alles opferten, und für sich selbst niemals etwas beansprucht, oder nur angenommen haben.

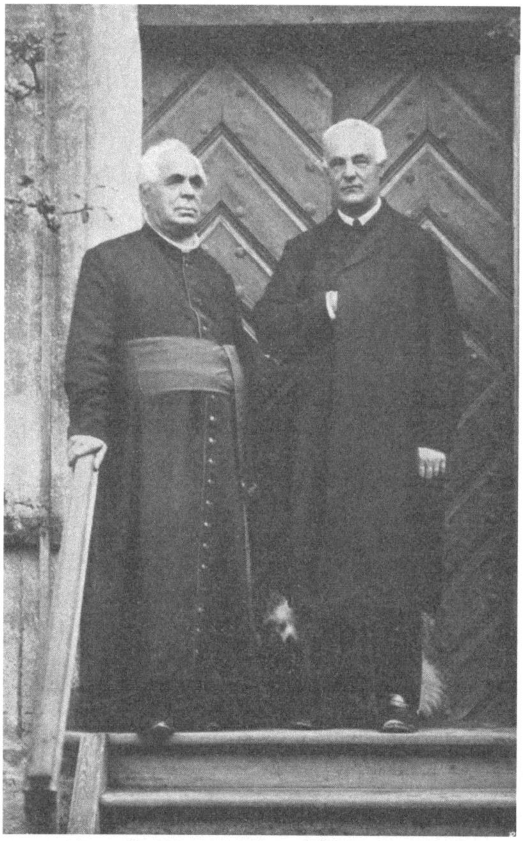

Msgr. Kneipp und Herr Direktor Schmid.
Nach einer Photographie von Fritz Grebmer.

Weil eben Kneipp im Laufe der Zeit gar wohl merkte, mit wem er es zu thun hatte, so war Direktor Schmid ihm schliesslich vollständig unentbehrlich geworden, und er fasste niemals einen wichtigen Entschluss, er unternahm kein Werk, ohne vorher das Gutachten desselben gehört zu haben; dieses bezieht sich hauptsächlich auf die letzten fünfzehn Jahre seines Lebens, wo Kneipp eben seine grossen Werke alle geschaffen hat. — Zum Beweise der Richtigkeit des Gesagten mögen einige Aufzeichnungen dienen, welche mir Herr Direktor Schmid selbst zu diesem Zwecke zur Verfügung gestellt hat; er hat, wie er schrieb, diese Angaben seinen Notizbüchern entnommen:

„Im Sommer 1856 war ich, 16 Jahre alt, zur Erholung 2—3 Wochen in Kirchdorf bei Herrn Pfarrer Joseph Achberger, meinem Firmpaten, gestorben daselbst, 87 Jahre alt, am 21. März 1887. Herr Kneipp verordnete mehrere Anwendungen mit kaltem Wasser, darunter auch verschiedene Wickel.

Von 1856—1881 kam ich alle Jahre von Kirchdorf aus 1—2mal in den Ferien auch nach Wörishofen auf Besuch; erst in diesem letzten Jahre machte ich vom 2. September bis 3. Oktober eine Kur, welche notwendig geworden war, da ich 5 Monate keinen Subregens gehabt hatte und alle Arbeiten allein versah.

Im März 1882 wurden schon die Stationen aus Terracotta in der Pfarrkirche aufgehängt.

Während dieses zweimaligen Aufenthaltes hatte ich das Vertrauen des Herrn Pfarrers schon soweit gewonnen, dass er mir in den Herbstmonaten 1882 die ganze Ausmalung der Pfarrkirche anvertraute und darauf drang, dass ich, trotz einer Pariser Reise, dreimal zu längerem Aufenthalte nach Wörishofen reiste.

Im Jahre 1883 fuhr Kneipp mit mir nach Eutenhausen und Sontheim, um die Kirchenrestaurationen daselbst einzuleiten, und liess neue Fenster aus Flaschenglas in Wörishofen einsetzen.

Kaum war die Pfarrkirche im Innern und Äussern in besseren Zustand versetzt, begann im Herbste 1882 die Ausmalung der Klosterkirche und 1884 der Altöttinger Kapelle, Verschmieren des Turmes. — 1886 kamen neue Fenster aus Kathedralglas in die Klosterkirche; 1887 wurden farbige Mosaikornamente in die Kirchenmauer aussen eingelassen z. B. St. Georg, dazu Orgel in der Pfarrkirche um ca. 3500 M.

1888 im Kloster ca. 20 Geistliche als Kurgäste bei Tisch. Durch die vermehrte Arbeit trat Kirchenrestauration in Hintergrund.

Am 6. September 1889 verbreitete sich durch eine Depesche des Südd. Tel.-Bureau die Nachricht, Kneipp sei an Schlagfluss gestorben. In Wirklichkeit war er ganz wohl und befanden sich 300—400 Kurgäste in Wörishofen; im Kloster an 2 Tischen 30—40 Geistliche.

Im September 1890 unternahm er noch die Restauration seiner Heimatkapelle Stephansried. — Auf seinen Wunsch: „Nicht wahr, Sie lassen mich nicht im Stiche", — reiste ich hin und übergab ihm meine Notizen.

Am 10. September 1890 hielt Kneipp schon Vortrag in der Wandelbahn über Bitterklee vor ca. 800 Kurgästen. „Mittags kamen in den Pfarrhof 61 Briefe, dazu noch die Abendpost." —

Grössere Ausgaben des Herrn Prälaten:

Glocken in der Pfarrkirche zu Wörishofen	5 000	M
Sebastianeum, erster Bau	103 000	„
„ zweiter Beitrag	75 000	„
Kinderasyl	284 000	„
Kneippianum	112 032	„
Haushaltungsschule, Beitrag	60 000	„
Seminar zu Dillingen	18 000	„
Georgianum zu München	21 000	„
Bonifazius-Verein in Paderborn	20 000	„
Kelch nach Stephansried	160	„
Kreuz, eisernes (ohne Kruzifix) auf Gottesacker	308	„
2 Figuren nach Stephansried	290	„
Kaplaneistiftung Wörishofen	24 000	„
Kreuzweg nach Baisweil	1 236	„
Missionshaus St. Ottilien	5 000	„
Kloster der Domherrn Lateran in Rom	5 000	„
Patriarchen Piavi in Jerusalem	5 000	„
Orgel im Kloster O.S.D.	3 000	„
Fenster in Gammenried	1 000	„
Kneippianum	6 000	„
Armenfond Wörishofen	10 000	„
Kreuzweg auf Gottesacker Wörishofen	2 200	„
Dem Kneippianum zu Kinderbewahranstalt	5 000	„
Kapelle Schöneschach Fenster, Kreuzweg	2 000	„
Korbflechterei Karlshuld	6 000	„
Wandelbahn	826	„
Summa	775 052	M

Rechnet man dazu unbekannte Spenden, so darf die ganze Summe auf 800 000 M. wenigstens angesetzt werden.

München, den 14. Oktober 1897.

Dr. Andreas Schmid, Direktor.“

Wenn ich es jetzt unternehme, über die Anstalten und die verschiedenen Stiftungen zu berichten, die Seb. Kneipp in seinem Leben errichtet hat, so muss ich von vornherein bemerken, dass diese Aufzählung auf Vollständigkeit nicht Anspruch wird erheben können; denn eine Eigentümlichkeit bei unserem teueren Verstorbenen, und eine sehr schöne Eigentümlichkeit, war die, dass er am liebsten gab, wenn niemand wusste, woher es kam. Das sogenannte öffentliche Geben, Einzeichnen in die Liste mit Namen und ähnliche Dinge waren dem einfachen Kneipp in der Seele zuwider, und bei solchen Gelegenheiten gab er immer knapp und hielt sich zurück. Voll und ganz gab er am liebsten dann, wenn er verdeckt geben konnte.

Da der Andrang der Kurgäste in Wörishofen stetig sich steigerte, und das Bedürfnis sich herausstellte, für die vielen Hilfesuchenden doch einigermassen Unterkunft zu beschaffen, da war es vor allen Dingen das Los seiner Amtsbrüder, der Priester, was Kneipp Sorge bereitete; er wollte zunächst für diese sorgen.

Im Kloster der Dominikanerinnen konnte ja wohl eine beschränkte Anzahl von Geistlichen stete Unterkunft finden; dem grossen Andrange hingegen waren selbstverständlich die immerhin beschränkten Räumlichkeiten der gastlichen Dominikanerinnen nicht gewachsen. So trug sich nun Kneipp mit dem Gedanken, für die Priester zu sorgen, und für diese eine standesgemässe Unterkunft in Wörishofen zu sichern. Lange erwog er den Plan hin und her, er redete viel mit Herrn Direktor Schmid über diese Angelegenheit, und man konnte nicht so recht zu einem festen Entschlusse kommen.

Herr Direktor Schmid äussert sich in seinen Notizen über die Gründung des Sebastianeums, wie folgt:

„Von 1890 an wendete Kneipp sein Augenmerk der Gründung von Heilanstalten zu. Bisher hatte er immer den Gedanken, einen Bau zu diesem Zwecke aufzuführen, bekämpft; als ihm jedoch ein altes Haus an der Bachstrasse angetragen worden war, kaufte er dasselbe und baute nach Plänen, die von mir und Geromiller entworfen wurden, das Kurhaus. — Im Sommer 1891 wurde es schon bezogen und von Mallersdorfer Schwestern geleitet. Die Einrichtung mit Betten etc. besorgten die Frauen O.S.D. Dieser Bau sollte zunächst zur Aufnahme von Priestern dienen, da es nicht mehr möglich war, alle Geistlichen im Kloster zu verköstigen, und der H. H. Bischof Pankratius nicht genehmigte, dass in der Nähe des Klosters ein Bau aufgeführt werde, in welchem Priester von den Frauen O.S.D. verpflegt würden, sondern immer mehr auf strengere Klausur im Kloster drang. —

Der Bau sollte nach Anordnung Kneipp's ganz einfach gehalten werden, kostete aber dennoch 103 000 M. —

Gleichzeitig mit diesem ersten Bau entstand die Wandelbahn und kostete 826 M.“

Nachdem das neue Kurhaus im Jahre 1891, wie bereits bemerkt, im Sommer bezogen war, war es auch sofort besetzt; denn hilfesuchender Priester gab es eine grosse Menge, ja täglich steigerte sich die Anzahl. Das Haus erwies sich als zu klein, und weiterhin stellte sich die Thatsache heraus, dass es nicht gut angängig war, ein derartiges Haus, wo ausschliesslich Geistliche aus aller Herren Länder verkehrten, unter der Leitung von Klosterfrauen zu belassen; darum wurde durch Kneipp selbst in dieser Beziehung ein Wechsel herbeigeführt. Am 1. Oktober 1892 kamen zunächst 3 barmherzige Brüder von Neuburg an der Donau: Fr. Bonifaz, Fr. Benno und Fr. Max, welche sich allmählich in die Verwaltung des Hauses einarbeiten sollten, um dann am 1. Januar 1893 mit einer grösseren Brüderanzahl die Verwaltung und Leitung des Kurhauses selbständig zu übernehmen.

Die Brüder fanden, dass für die gestellten Anforderungen der kleine Kurhausbau nicht ausreichend war, und planten einen grösseren Bau mit entsprechend weiten Räumlichkeiten. — Zunächst wollte Kneipp zu dieser ihm etwas gross scheinenden Idee seine Zustimmung nicht recht geben; er überzeugte sich aber, dass die Notwendigkeit einer Vergrösserung des Kurhauses vorhanden war, und so gab er dann nicht nur seine Zustimmung zu der geplanten Vergrösserung, sondern er schenkte auch noch das Grundstück dazu, das er von dem Bürger Hatzelmann erwarb, und einen namhaften Geldbeitrag, im ganzen 75 000 Mk. Auf diesem Grund und Boden wurde dann das neue Kurhaus errichtet; den Verhältnissen entsprechend wurden die Einrichtungen getroffen, und das Kurhaus in seiner jetzigen Gestalt ist mit seinem reichen architektonischen Schmucke eine Zierde für Wörishofen und ein stattlicher, zweckmässiger Bau.

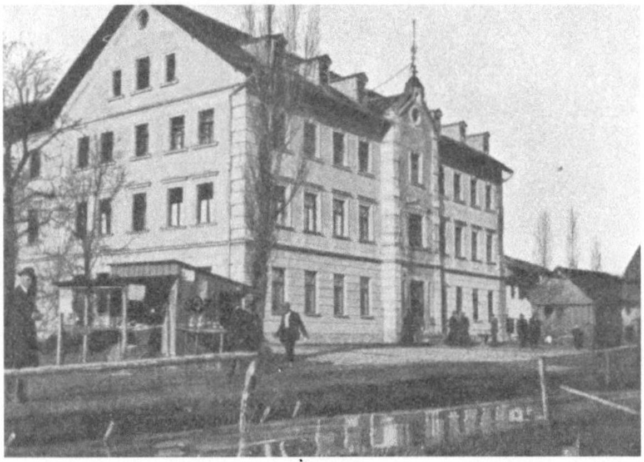

Das alte Kurhaus.
Nach einer Photographie aus Kneipps Nachlass.

An zweiter Stelle waren es die armen Kinder, die Kneipp am meisten dauerten. Er hatte die Erfahrung gemacht, dass gerade die kranken Kinder am schlechtesten besorgt seien, und dass man gerade für diese am wenigsten Vorsorge getroffen hatte. Wie oft brachte man aus der näheren oder weiteren Umgebung, oder wohl gar aus fremden Ländern die armen Kinder daher, die schwachen, die hilflosen; dann gab er wohl Verordnungen, wusste aber von vornherein, dass sie nicht viel helfen würden, weil sie kaum richtig angewendet werden konnten. Zu den Müttern hatte er in dieser Beziehung wenig Vertrauen, da die mannigfachen Pflichten der Hausfrau, Gattin und Mutter zugleich, die Pflege der kranken Kinder häufig vernachlässigen liessen. —

Um nun für diese armen Kinder, denen Niemand mehr helfen konnte, ein Unterkommen zu schaffen, wo sie in sachgemässer Weise gepflegt und nach seinen Wünschen ernährt und behandelt werden könnten, gedachte er ein Haus zu stiften, in welchem diese kranken Kinder Unterkunft finden sollten. Auch hier war es wiederum Herr Direktor Schmid, der seinem Freunde Kneipp hilfreich zur Hand ging; hören wir nur, was Schmid selbst in seinen Notizen zur Gründung des Kinderasyls sagt:

„Schon im nächsten Jahre begann Kneipp einen zweiten grösseren Bau. Unterm 4. April 1892 schrieb er mir: „Recht bald kommen und recht lange bleiben.“ — Ich kam am 7. April und hörte, er beabsichtige, für Kinder einen zweiten Bau aufzuführen, und zwar unterhalb der jetzt befindlichen Lourdes-Grotte. Ich bot all meinen Einfluss auf, um den Bau auf der Anhöhe durchzusetzen; es gelang, nachdem in Stille und Eile ein anliegendes Grundstück, welches jetzt als Garten für das Asyl dient, angekauft und protokolliert worden war. Dieser Bau wurde von Baumeister Grewing ausgeführt und kostete seinem Erbauer 284 000 M. Meine Mitwirkung bezog sich auf Bestellung einzelner Teile, z. B. Giebelfiguren, Glasgemälde und Durchsicht der Pläne." —

Das Kinderasyl in Wörishofen muss durchaus als die Lieblingsschöpfung des verstorbenen Msgr. Kneipp gelten; denn hier konzentrierte sich ein grosser Teil seiner Arbeit, seines Interesses und seiner väterlichen Liebe. Wenn er Erholung suchte, ging er hinauf ins Kinderasyl, sass vor dem Hause, unterhielt sich mit den Kindern, oder spielte auch wohl hie und da mit ihnen; wenn schwerkranke Kinder im Asyl waren, so versäumte Kneipp niemals, sie regelmässig zu besuchen, und als die Typhusepidemie im Kinderasyle herrschte, die bekannte und vielbesprochene, da haben wir Beide, er und ich, schwere Stunden miteinander durchlebt, und gross war die Freude, als schliesslich doch alles soweit gut gegangen war.

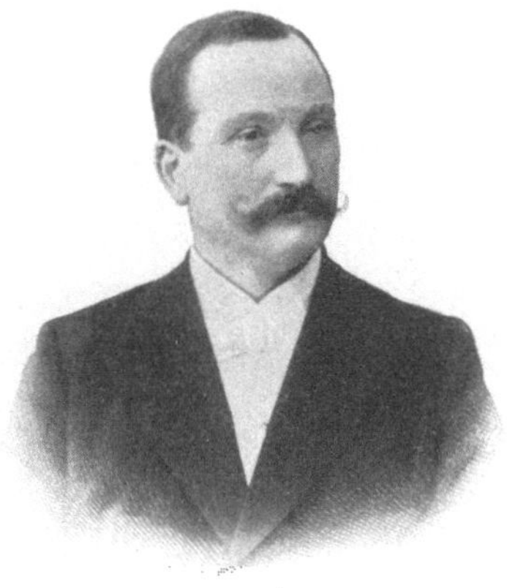

Hofbaumeister Grewing.*)
Nach einer Photographie.

Die Einrichtungen, welche im Kinderasyle getroffen sind, und die sich im Laufe der Zeit als vollständig gut und richtig bewährt haben, sind kurz folgende: Knaben und Mädchen sind gesondert untergebracht; die Knaben im unteren Stockwerk, die Mädchen im oberen. — Die Kleineren, welche noch stets fremder Wartung und Pflege bedürftig sind, befinden sich in dem einen Flügel des Hauses; die schon etwas Grösseren, welche die meisten Verrichtungen selbst besorgen können, befinden sich in dem anderen Flügel desselben. — Die Kinder sind unter beständiger Aufsicht. — So hat man auf diese Weise in der Normalklasse vier Abteilungen geschaffen. — Für jene Kinder, für welche eine gesonderte Verpflegung gewünscht wird, ist noch eine eigene Klasse eingerichtet, die von 2 Schwestern geleitet wird; diese Kinder werden vollständig gesondert gehalten, essen allein und verkehren nur untereinander.

Was die Hausordnung angeht, so richtet sich diese nach den Bedürfnissen der kleinen Patienten und den Jahreszeiten; im wesentlichen ist dieselbe folgende: Im Sommer um $^1/_27$, im Winter um 7 oder $^1/_28$ stehen die Kinder auf, und nach Besuch des Gottesdienstes findet das Frühstück statt. Dasselbe besteht aus sogenannter Kraftsuppe oder Brotsuppe; an Sonn- und Feiertagen giebt es Malzkaffee und gelegentlich auch Kuchen aus einfachem Naturmehl. Zur Suppe morgens giebt's Brot; die kleineren Kinder bekommen Milch und Brot zum Frühstück. Die Kranken, d. h. diejenigen, welche eine akute Krankheit sich zugezogen haben, werden nach Vorschrift des Arztes ernährt. Alsbald nach dem Frühstück bekommen die Kinder die erste Wasseranwendung. Um 9 Uhr etwa kommt für die Kinder das zweite Frühstück, bestehend aus einem Stück Brot. Die Mittagsmahlzeit wird etwa um 11 Uhr eingenommen und besteht aus einer dicken Suppe, Erbsen-, Bohnen-, Linsen-, Brotsuppe, Gerstensuppe, Hafersuppe, Fleischsuppe eingekocht, wöchentlich 4mal Fleisch,

*) Erbauer des Kinderasyls, des neuen Kurhauses, des Kneippianums und des Mädcheninstitutes.

entweder gekochtem Rindfleisch, oder gebratenem Fleisch und Gemüse dazu, oder auch Kompott und Brot; an den anderen Tagen Mehlspeisen, alles reichlich und einfach bürgerlich, aber sauber und sorgfältig gekocht. An Sonn- und Festtagen erfährt die Mittagsmahlzeit der Kinder die geeignete Verbesserung bezw. Verfeinerung.

Etwa um 2 Uhr nachmittags bekommen die Kinder die zweite Wasseranwendung, da meist den Kindern zwei Wasseranwendungen im Tage, je nach dem Krankheitszustande, verordnet sind. Alsbald nach derselben kommt das Vesperbrot, bestehend aus gekochter Milch mit Kraftbrot oder Roggenbrot; zur passenden Unterbrechung wird den Kindern anstatt der Milch auch wohl Malzkaffee verabreicht. In der Obstzeit bekommen die Kinder, bei übrigens gutem Gesundheitszustande, fast täglich etwas Obst, wie es die Zeit bietet.

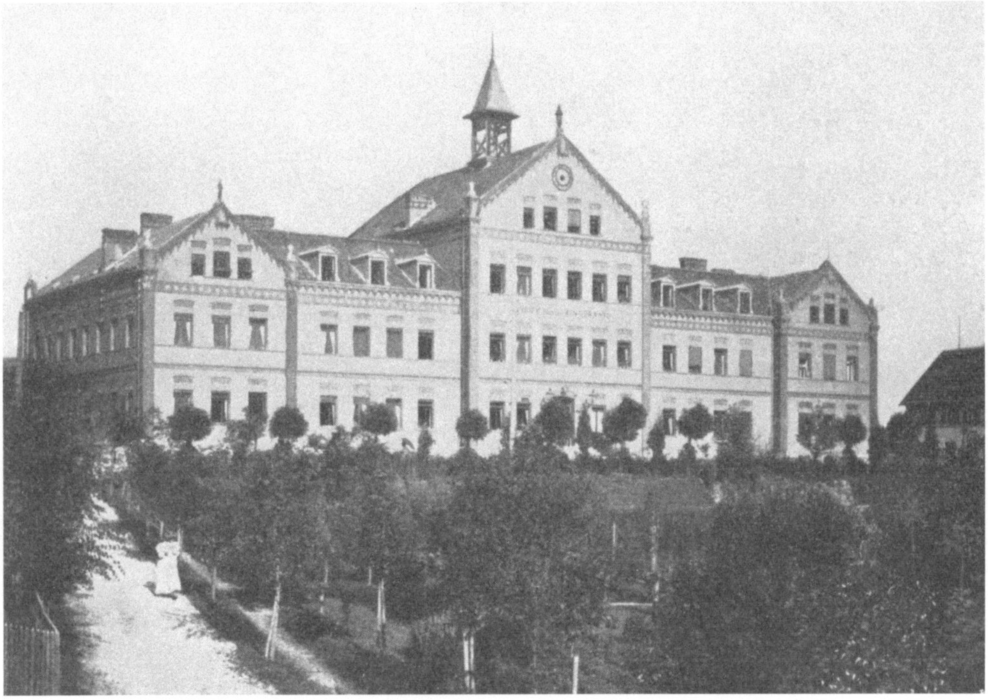

Das Kneippsche Kinderasyl.
Originalaufnahme von Walter Wilda.

Abends um 6 Uhr findet die Abendmahlzeit statt. Dieselbe besteht wiederum aus einer der erwähnten Suppen; dann eine Mehlspeise mit gekochtem Obst, oder leicht verdauliches Gemüse. Bei besonderen Gelegenheiten giebt es abends auch wohl Fleisch, oder die hier zu Lande so ausserordentlich beliebten Würstchen. Süssigkeiten und Schleckereien sind durchaus verboten, und ein- für allemal gilt die Regel, dass, wenn einem Kinde von den Eltern Süssigkeiten zugeschickt werden, diese sofort unter sämtliche Kinder verteilt werden, was selbstverständlich zur Folge hat, dass erstens keine Gefahr für das einzelne Kind entstehen kann, und zweitens die Zusendung der Süssigkeiten im Laufe der Zeit fast vollständig aufgehört hat.

Täglich werden die grösseren Kinder einigermassen durch eine Schulschwester, oder den Hausgeistlichen in der Religion und den notwendigen Elementarfächern unterrichtet;

und ausserdem werden diejenigen Kinder, welche schreiben können, von seiten der Schwestern dazu angehalten, ihren Eltern regelmässige Berichte über ihr Befinden einzusenden.

Die grösseren Mädchen werden zu passenden Handarbeiten angehalten, und die Knaben werden ebenfalls in geeigneter Weise beschäftigt. Von seiten der Schwestern wird nichts versäumt, um den Kindern ein trautes Heim zu bieten; und die Folge davon ist, dass manchen Kindern der Abschied vom Asyl ebenso schwer ist, wie vom Elternhause.

Sonntags und in den Mussestunden werden die Kinder zu gemeinsamen Spielen angeleitet, und mildthätige Menschen haben dafür gesorgt, dass die Puppen bei den Mädchen

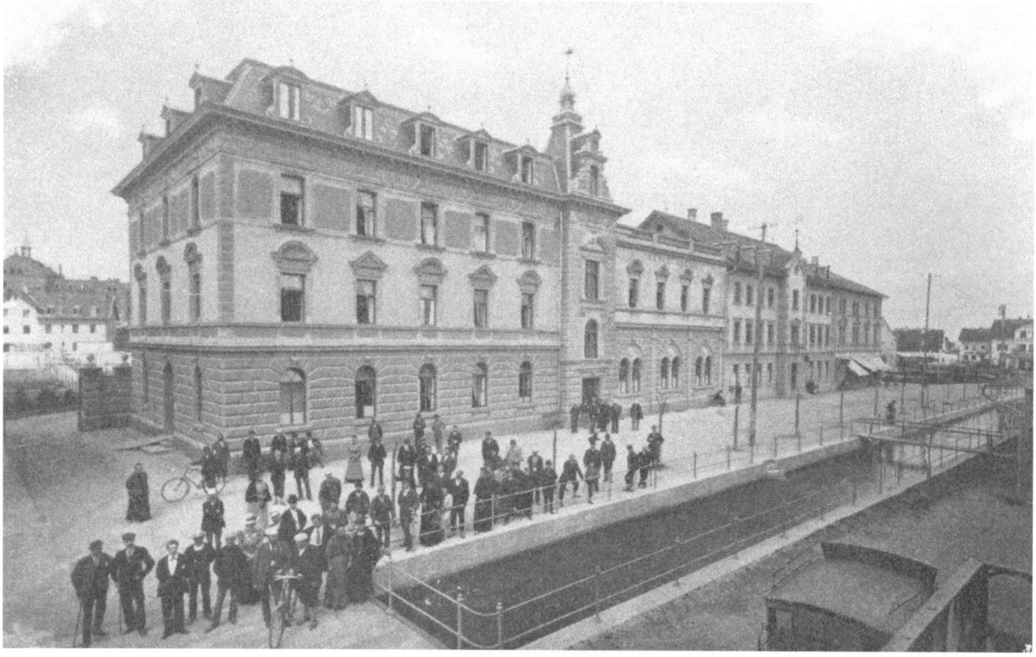

Das Kurhaus.*)
Nach einer Photographie von Fritz Grebmer.

und die Knabenspiele bei den Knaben bis jetzt noch nicht alle geworden sind. Einigemale im Jahre wird auch Theater gespielt, und da hat man Gelegenheit, sich davon zu überzeugen, dass die Lahmen und die Blinden, die Schiefen und die Tauben gelegentlich ganz schöne dramatische Talente besitzen. Dass diese Art der Erziehung der Kinder nicht unwesentlich zur Heilung der Krankheiten, sowie auch zur Erweckung eines gesunden Geistes beiträgt, wird mir der Kundige sofort zugeben; denn Kinder wollen nicht bloss gebändigt und gepflegt, sondern sie wollen auch geliebt und angeleitet sein.

Was die ärztliche Behandlung der Kinder im Asyle angeht, so wird dieselbe in folgender Weise gehandhabt: Bei seinem Eintritte in das Haus bekommt jedes Kind ein sogenanntes Kurbüchlein; in dieses Kurbüchlein wird die Diagnose der Krankheit eingetragen, und es dient das Büchlein im weiteren dazu, die getroffenen Verordnungen aufzunehmen. Es wurden diese Verordnungen entweder in der Sprechstunde von Monsignore

*) Rechts das alte, links das neue Kurhaus.

Kneipp selbst gegeben für den Fall, dass die Kinder imstande waren zu gehen, für den anderen Fall wurden die Verordnungen im Asyle gegeben, und zwar in der Weise, dass diese durch Monsignore Kneipp selbst, oder den ärztlichen Leiter des Hauses festgesetzt wurden. Jedes Kind, das in das Asyl aufgenommen wird, wird einer ärztlichen Untersuchung unterzogen und steht unter beständiger ärztlicher Kontrolle.

Täglich findet eine Sprechstunde des Arztes im Hause selbst statt, wo alle Diejenigen vorgestellt werden, bei denen Änderungen der Verordnungen erforderlich sind, oder sich Veränderungen im Krankheitszustande ergeben haben. Ausser dieser regelmässigen, täglichen Sprechstunde, welche mit einem Rundgange durch das Haus verknüpft ist, finden

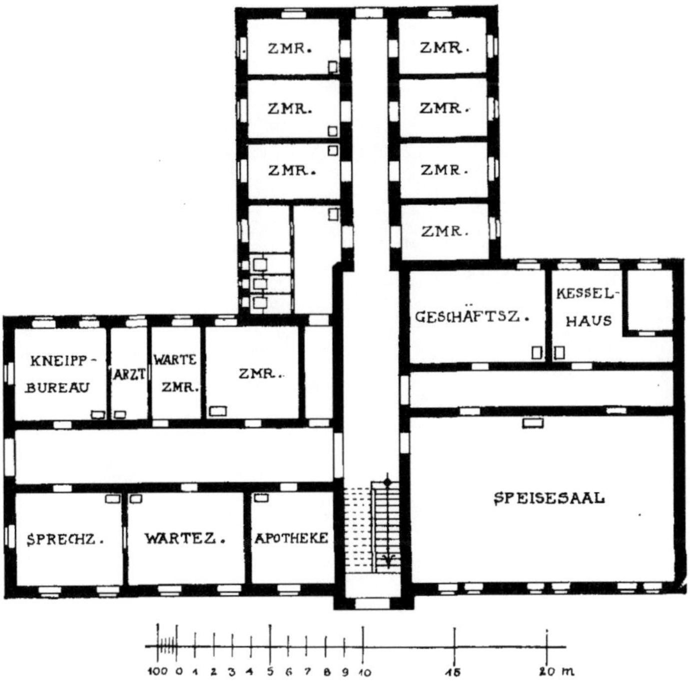

Grundriss des Kurhauses (Neubau).

die ärztlichen Besuche so oft statt, als es der Gesundheitszustand im Hause erfordert. Über die gesamten Aus- und Eingänge wird ausserdem noch, erstens von den Schwestern, und zweitens, gesondert von diesen, durch den Arzt Buch geführt. Sobald eine Erkrankung von Masern, Keuchhusten, Scharlach u. s. w. im Hause auftritt, wird der betreffende Patient alsbald in die Isolierzimmer gebracht und wird dort, vollständig gesondert von den anderen Kindern, durch eine eigene Schwester verpflegt, welche mit den übrigen Kindern in keinerlei Berührung kommen darf. Auf diese Weise ist es uns gelungen, allerhand kleinere Epidemieen von Masern, Keuchhusten, ziemlich zu beschränken, da im zweiten Stockwerke des Hauses genügende Räume vorhanden sind, um eine Isolierung vollständig durchzuführen. Mein Streben ist ja, ein kleines Isolierhaus von einigen Zimmern zu haben, das ganz gesondert liegt, so dass man sofort imstande wäre, im Bedürfnisfalle die Kranken sogar aus dem Hause zu schaffen. Diese Forderung ist eigentlich sehr weitgehend; denn es giebt wenig grössere, selbst grösste Anstalten, wo derartige Einrichtungen möglich gewesen sind; aber immerhin ist es zu erstreben, um den Gesundheitszustand im Asyl nach Möglichkeit auf der thunlichsten Höhe zu erhalten.

Noch ein Wort über die Kleidung. Die Kinder im Hause gehen alle barfuss; und selbst diejenigen, deren untere Extremitäten gelähmt sind, befinden sich weit besser mit unbekleideten Füssen und Unterschenkeln, als wenn dieselben bekleidet sind, aus dem einfachen Grunde, weil Luft und Licht unterstützend bei der Wasserbehandlung eingreifen, wenn es sich darum handelt, die gestörte Cirkulation zu heben.

Wollene Unterkleider und ähnliche Dinge kennen wir nicht. Es ist Vorschrift im Hause, dass jedes Kind auf der Haut ein leinenes Hemd trage, und zwar von möglichst

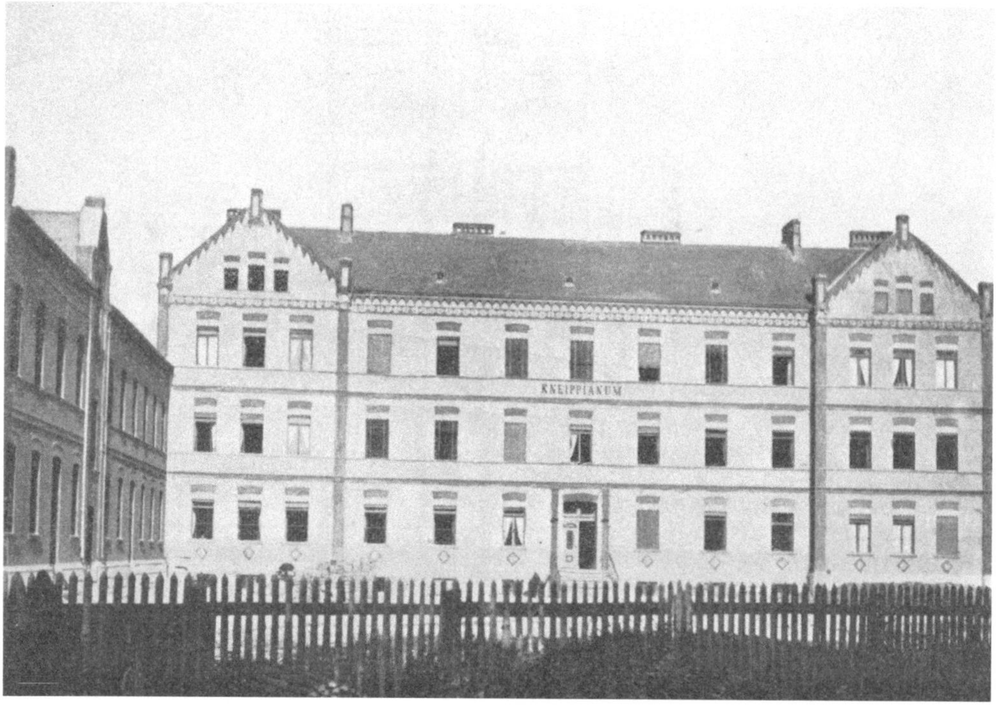

Das Kneippianum.
Originalaufnahme von Walter Wilda.

grober Leinwand; wo die häuslichen Verhältnisse die Anschaffung nicht gestatten, wird nach Möglichkeit von der Hausverwaltung auszuhelfen gesucht; darüber können dann nach Bedürfnis und je nach der Jahreszeit, wärmere Kleidungsstücke angezogen werden. Das Einpacken der Kinder im Winter, dass dieselben schliesslich vollständig unförmlich werden, kennen wir nicht; denn es ist immer besser, die notwendige Wärme durch Bewegung zu erzeugen, als durch Kleidungsstücke den Körper erwärmen zu wollen. Da mit dem Barfussgehen die Füsse schmutzig werden, so findet regelmässig wöchentlich einmal, wenn notwendig auch öfter, eine Abseifung der Füsse statt. Im grossen und ganzen muss man ja sagen, dass bei regelmässigem Wassergebrauche und täglichem Wassergehen, wie es die Kinder meistens im Sommer betreiben, eine sehr starke Beschmutzung der Füsse nicht stattfindet. In jedem Falle sorgen die Schwestern dafür, dass die notwendige

Reinlichkeit nicht vernachlässigt wird. Bei dieser Art von Kleidung machen wir denn auch die angenehme Erfahrung, dass die Bildung von Ungeziefer, wie sie bei Kindern so leicht stattfindet, ausserordentlich beschränkt ist, und bei der regelmässigen Revision der Köpfe — der Kinderarzt und die Mutter werden mich verstehen — findet sich meist nichts

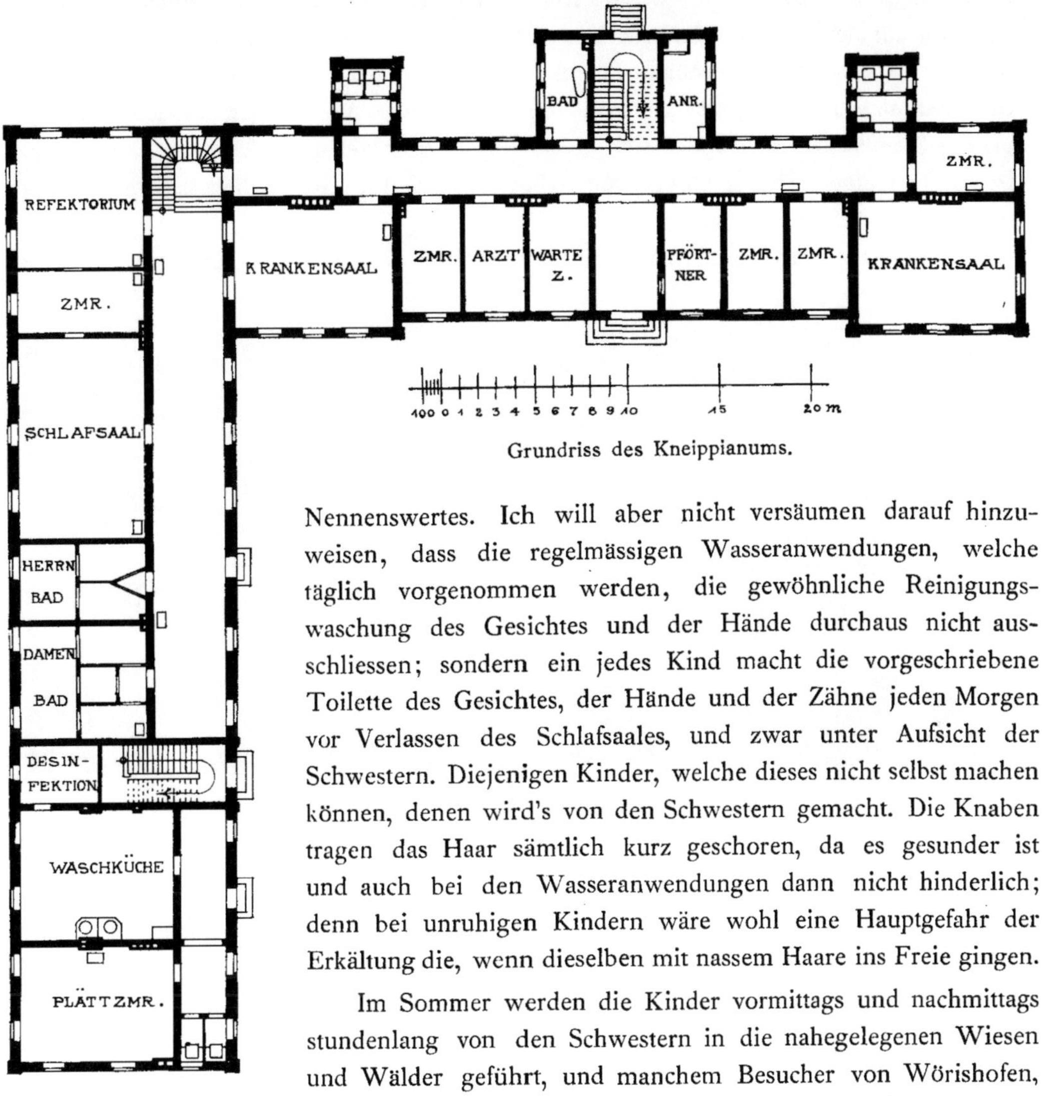

Grundriss des Kneippianums.

Nennenswertes. Ich will aber nicht versäumen darauf hinzuweisen, dass die regelmässigen Wasseranwendungen, welche täglich vorgenommen werden, die gewöhnliche Reinigungswaschung des Gesichtes und der Hände durchaus nicht ausschliessen; sondern ein jedes Kind macht die vorgeschriebene Toilette des Gesichtes, der Hände und der Zähne jeden Morgen vor Verlassen des Schlafsaales, und zwar unter Aufsicht der Schwestern. Diejenigen Kinder, welche dieses nicht selbst machen können, denen wird's von den Schwestern gemacht. Die Knaben tragen das Haar sämtlich kurz geschoren, da es gesunder ist und auch bei den Wasseranwendungen dann nicht hinderlich; denn bei unruhigen Kindern wäre wohl eine Hauptgefahr der Erkältung die, wenn dieselben mit nassem Haare ins Freie gingen.

Im Sommer werden die Kinder vormittags und nachmittags stundenlang von den Schwestern in die nahegelegenen Wiesen und Wälder geführt, und manchem Besucher von Wörishofen, dem die jubelnde und singende Schar begegnete, schien es kaum, dass es Kranke seien, die ihren Ausgang machten. Mit Krücken und mit Handwägen ziehen sie hinaus, und Diejenigen, die gesünder sind, müssen dem Kränkeren helfen; denn es ist ja doch der eine Mensch auf den andern angewiesen, und es schadet nicht, wenn Kinder das beizeiten lernen.

Aber auch für diejenigen ist gesorgt, die nicht hinaus können; denn auf der Westseite des Hauses befindet sich über den Giessräumen eine grosse Terrasse in der Grösse von 12,60×8,60 m. Diese Terrasse ist mit einem Asphaltboden gedeckt und hat ausserdem noch einen Holzboden. Um die Kinder vor den brennenden Sonnenstrahlen zu schützen, ist ein grosses Zeltdach angebracht, das nach Bedürfnis zurückgeschoben werden kann. Von dieser Seite hat man eine weite Aussicht auf die Wiesen und die Wälder, welche vorzüglich die Umgebung von Wörishofen bilden, und bei klarem Tage erblickt das Auge die fernen Spitzen der bayerischen und Allgäueralpen. Auf dieser Terrasse pflegen sich Diejenigen aufzuhalten, welche wegen ihres Krankheitszustandes nicht imstande sind hinauszugehen, oder für welche das Fahren im Handwagen nicht rätlich ist. Da sitzen sie denn auf dem Boden, oder rutschen umher, oder, wenn sie blind sind, tasten sie umher und sind fröhlich und vergnügt. Schöne Anlagen umgeben das Kinderasyl, und frommer Sinn hat eine Lourdesgrotte gestiftet, die fleissig von Andächtigen besucht wird. Ein grosser Gemüsegarten befindet sich ausserdem in unmittelbarer Nähe des Hauses, und es ist so Denjenigen, denen körperliche Arbeit nützlich ist, Gelegenheit geboten, Feldarbeit und Gartenarbeit zu verrichten.

Die ganze Nacht hindurch wacht abwechselnd eine von den Schwestern und macht

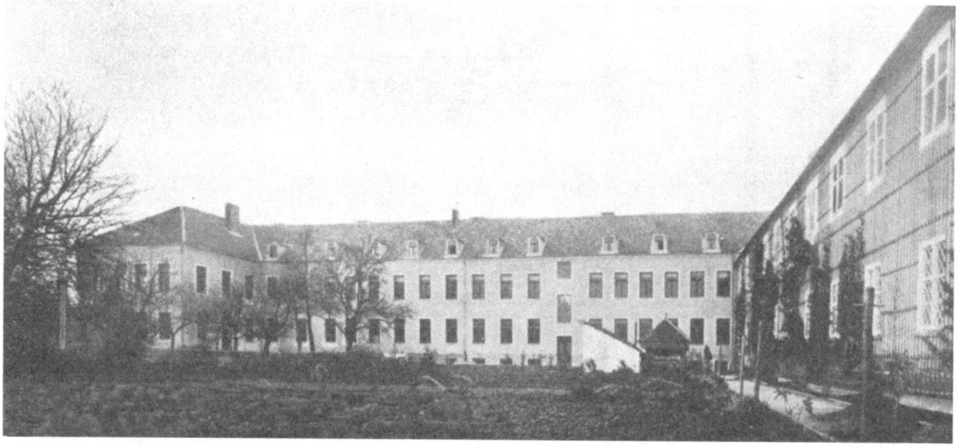

Haushaltungsinstitut und neue Mädchenschule.*)
Originalaufnahme durch Fritz Grebmer.

etwa zwei- bis dreimal die Runde durch sämtliche Schlafräume, um bei eintretender Notwendigkeit Hilfe schaffen zu können; ausserdem sind vom Pflegepersonal in geeigneter Weise in die einzelnen Schlafsäle Personen verteilt, welche die erforderliche Aufsicht führen und bei eventl. Unglücksfällen sofort zur Stelle sind.

Der Unbefangene muss zugeben, dass die Einrichtungen im Kinderasyle zu Wörishofen eine wohlwollende sachliche Kritik durchaus gut vertragen können; und ich bemerke ausdrücklich hinzu, dass die Anstalt dem Besucher jederzeit offen steht zur Einsichtnahme.

Kurhaus Sebastianeum und Kinderasyl gingen durch Vertrag vom 25. November 1893 in den Besitz der barmherzigen Brüder über; die Pflege der Kinder und die Hausverwaltung im Kinderasyl wurde nach dem Willen des Verstorbenen den armen Franziskanerinnen von Mallersdorf belassen. Auf diese Weise hatte Kneipp alles, was er besass, den barmherzigen Brüdern übergeben, zumal er auch noch durch denselben Vertrag die Nutz-

*) Angebaut an das Kloster der Dominikanerinnen zu Wörishofen. — Ansicht vom Klostergarten aus.

niessung aus einigen seiner Bücher und die entfallenden Prozente aus dem Erträgnisse des Malzkaffees den barmherzigen Brüdern verschrieben hatte.

Im Laufe der Zeit bemerkte er, dass er etwas voreilig gehandelt, und suchte nach einem Auskunftsmittel, um die Folgen dieses Schrittes einigermassen abzuschwächen. Den besten Ausweg aus dieser durch eigentümliche Verhältnisse etwas schwierig gewordenen Lage fand Kneipp nun dadurch, dass er auch den armen Franziskanerinnen eine Heimat in Wörishofen errichtete, wo sie selbständig und frei zum Wohle der Menschheit schaffen können. Nicht nur den guten Schwestern wollte er, wie er sagte, eine Heimat gründen, sondern auch mir, denn er äusserte sich einmal:

„Ich muss Ihnen auch ein Haus schaffen; denn, wenn ich einmal tot bin, könnten Ihnen die Brüder die Thüre zuschliessen, und das wäre nicht nach meinem Sinn.“

Kneipp dachte daran, für die Lupuskranken ein Haus zu errichten und gab diesen

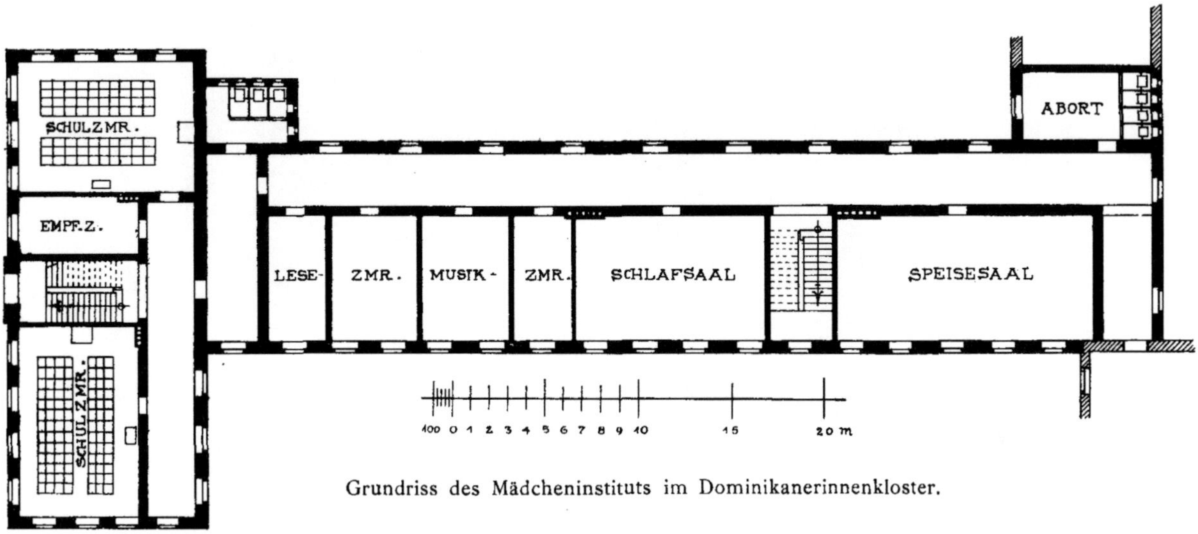

Grundriss des Mädcheninstituts im Dominikanerinnenkloster.

seinen Gedanken auch bekannt; zum erstenmale sprach er denselben öffentlich aus am 20. Januar, an seinem Namensfeste des Jahres 1895. Pläne wurden gemacht, und rasch wurde der Bau betrieben. Wem er das Haus geben wolle, das sagte Kneipp vor der Hand Niemanden, und ausser Herrn Direktor Schmid und mir mögen es wohl sehr wenig Leute gewusst haben.

Das Haus wurde ziemlich gross veranlagt und mit allen Hilfsmitteln der modernen Technik eingerichtet.

Als der Rohbau des Kneippianums fertig war, und Kneipp anfing, sich um die Konzession für die Haltung einer Heilanstalt für Lupuskranke zu bemühen, stellten sich für dieses Projekt so viele Schwierigkeiten in den Weg, dass es ihm finanziell geradezu unmöglich gemacht wurde, den Gedanken einer Lupusheilanstalt festzuhalten. Mit schwerem Herzen nahm Kneipp Abschied von dieser seiner Lieblingsidee, und es wurde nun die Konzession nachgesucht für ein Krankenhaus, das Kranke beiderlei Geschlechtes aufnehmen sollte, die fremder Wartung und Pflege bedürftig wären, nach Massgabe des verfügbaren Raumes auch für leichtere Kranke. — In diesem Sinne wurde dann auch die erbetene Konzession erteilt.

Hören wir nun, was sich in den Notizen des Herrn Direktor Schmid über die Gründung des Kneippianums findet!

„Nicht so glücklich war ich beim Bau der dritten Anstalt, welche nach meinem Vorschlag Kneippianum genannt wurde.

Am 19. April 1895 wurde ein Grundstück, 1 Dezimal um 60 M., zum Bau eines Lupushauses gekauft, in der Nähe des Kinderasyls.

Am 6. Juli, Begräbnistag der Priorin Augustina Müller, glaubte ich erreicht zu haben, dass der Bau in ebene Linie mit dem Kinderasyl zu stehen komme; als ich aber am 18. August 1895 wieder nach Wörishofen kam, waren die Grundmauern mehr westlich schon ausgegraben. Kneipp legte kein verwahrendes Wort ein und liess geschehen, dass der Bau teilweise auf ein Grundstück zu stehen kam, welches den barmherzigen Brüdern

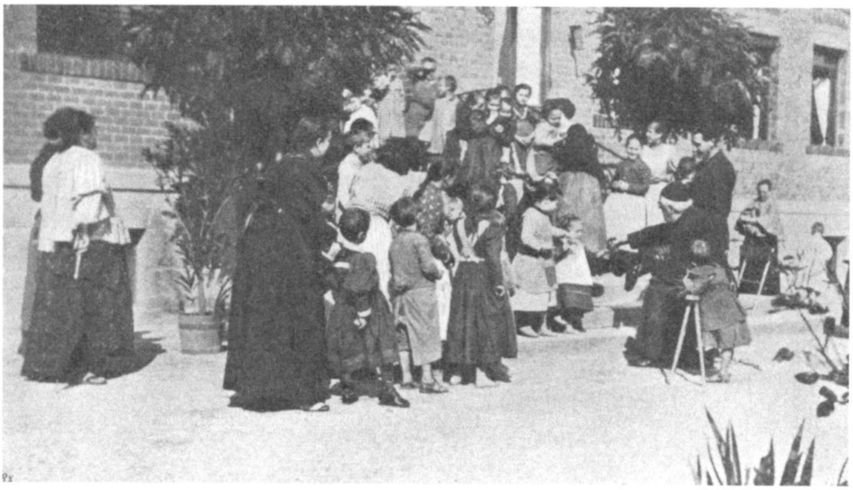

Msgr. Kneipp Obst austeilend auf der Treppe des Asyles.
Nach einer Photographie aus seinem Nachlass.

gehörte, deren Prior den Bau beaufsichtigte. — Schon im September 1895 entstand Geldverlegenheit, weil Herr Prälat der irrtümlichen Meinung war, die von Kathreiner (Brougier) bezahlten Prozente aus Malzkaffee, im Betrage von jährlich 60—70000 M., gehörten ihm; in Wirklichkeit aber waren sie schon durch Protokoll vom 25. November 1893 den barmherzigen Brüdern zugesprochen worden.

Im März 1896 waren von Herrn Kneipp 112032 M. für diesen Bau bezahlt worden; 75413 M. waren noch unbezahlt.

Nun übernahm das Kloster der armen Franziskanerinnen zu Mallersdorf den ganzen Bau, vollendete ihn, besorgte die Einrichtung und führte 1897 noch einen Flügelbau auf. Ein schwerer Stein war hiedurch Herrn Prälaten vom Herzen.“

Mittlerweile ist das Kneippianum vollständig fertig gestellt und seit einem Jahre im Betriebe. Es ist dieses Haus, wie Kneipp richtig vorausgesehen, meine zweite Heimat geworden; denn meine ganze öffentliche Thätigkeit in Wörishofen beschränkt sich auf das Kneippianum. Hier halte ich die tägliche öffentliche Sprechstunde, und im Garten oder in der Wandelbahn des Kneippianums dreimal in der Woche öffentlichen Vortrag. — Ich habe alle Ursache, dem verstorbenen Msgr. Kneipp von Herzen dankbar zu sein, dass er mir eine Stätte schuf, wo ich frei und unbehindert seine Methode ausüben und für die Weiterverbreitung seiner Heilmethode wirken kann. —

An letzter Stelle war es noch die Erziehung der Jugend, welcher Kneipp die Reste seines Vermögens opferte. — Die Klosterfrauen vom hl. Dominikus empfanden das Bedürfnis, die Haushaltungsschule zu erweitern; sie wünschten einen Neubau aufzuführen, und zwar in grösserem Style, so dass es möglich wäre, das von Kneipp hauptsächlich geförderte, segensreiche Werk in entsprechend vergrössertem Massstabe weiterzuführen. — Der Nachfragen um Plätze in diesem Haushaltungsinstitute waren soviele, und nur sehr Wenigen konnte die Erfüllung ihrer Wünsche gewährt werden.

So wurde denn ein stattlicher Neubau aufgeführt, der ausser der Haushaltungsschule auch noch die Elementarschule für die Mädchen Wörishofens in sich begreift. Zu diesem Bau gab Seb. Kneipp eine Beihilfe von 60 000 M.

Die Einweihung der neuen Mädchenschule fand statt am 8. Dezember 1896. Bei dieser Gelegenheit äusserte er sich, dass nun alle seine grossen Wünsche für Wörishofen erfüllt seien; Jeder habe eine entsprechende Heimat, und auch die Gemeinde habe das, was sie mit eigenen Mitteln nur sehr schwer hätte erreichen können, eine schöne, neue Mädchenschule. Er sei froh, dass auch in diesem Hause mancher Stein von ihm selbst gestiftet sei; so hätte man doch auch in dieser Beziehung ein Andenken an seinen alten Pfarrer.

Um auch für die Kleinsten in Wörishofen genügend zu sorgen, übergab er noch einige Tage vor seinem Tode den armen Franziskanerinnen im Kneippianum 5000 M. als Grundstock zur Errichtung einer Kinderbewahranstalt in Wörishofen.

So ist Kneipp arm geboren, er hat arm gelebt, ist nahezu Millionär geworden, hat alles an die Armen gegeben, und an Vermögen arm, aber an Verdiensten reich ist er gestorben. Fürwahr, eine seltene Uneigennützigkeit hat dieser Mann bis zu seinem letzten Atemzuge bewahrt! —

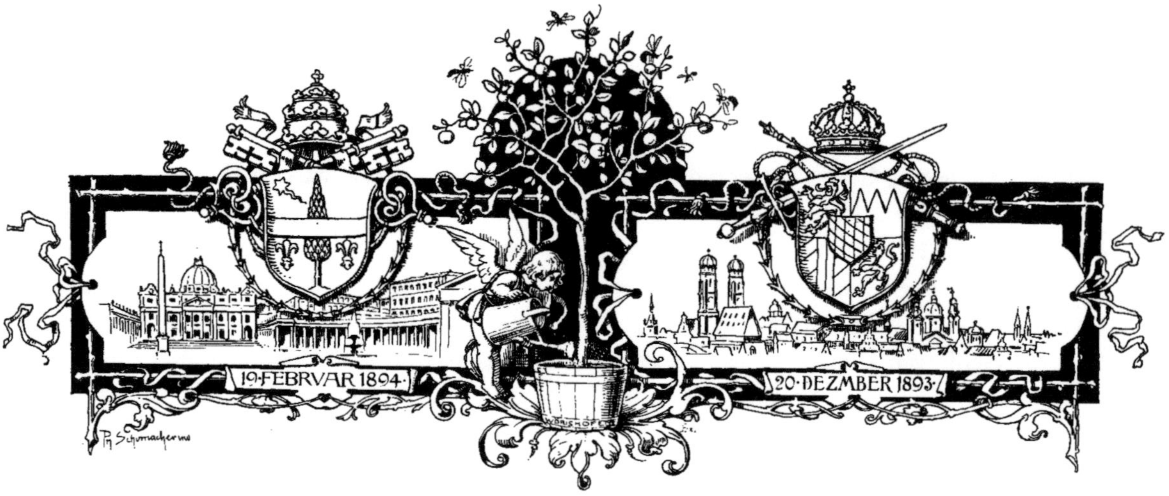

X.

Pfarrer Kneipps Reisen.

Ausserhalb Wörishofen Vorträge über seine Wasserheilkunde zu halten, ist dem verstorbenen Pfarrer Kneipp zunächst niemals in den Sinn gekommen. Er war es wohl gewöhnt, auf landwirtschaftlichen Versammlungen zu sprechen, aber über seine Heilmethode hatte er draussen im Lande noch kaum einen Vortrag gehalten, bis zum Jahre 1892. — Man drängte von allen Seiten, er möge doch den vielseitigen Einladungen endlich einmal nachgeben, und so entschloss er sich zum Reisen aus folgenden Gründen:

Erstens konnte er sich der Ansicht nicht verschliessen, dass das lebendige Wort beim Volke jedenfalls mehr ausrichten müsste, als alle Bücher und Erzählungen. Dann gab es draussen in der Welt viele Leute, denen ihre Mittel nicht gestatteten, die Reise nach Wörishofen zu unternehmen, und schliesslich war es der Drang, der in ihm lebte, seine Wasserheilmethode, die er als segensreich erkannt hatte, nach Möglichkeit zu popularisieren, nach Möglichkeit allen Menschen zugänglich zu machen und sie für dieselbe zu begeistern. So entschloss er sich also, auch Reisen zu unternehmen.

Kneipps ständiger Reisebegleiter war der ihm sehr befreundete Nachbarpfarrer, der hochwürdige Herr Alois Stückle von Mindelau. Stückle ist geboren am 18. Juni 1845 zu Mindelheim, als Sohn des Sattlermeisters Philipp Stückle. Von seinen 8 Geschwistern sind sieben, sowie auch die Mutter, an der Schwindsucht gestorben; nur ein Bruder, der gleich Alois Stückle Pfarrer ist, blieb am Leben. Stückle selbst erlitt am 12. März 1873 einen Blutsturz, da er erblich belastet war; in dieser Not wandte er sich, auf den Rat

Titelvignette: Der Petersplatz in Rom mit dem päpstlichen Wappen, und dem Datum der ersten Audienz Msgr. Keipps bei seiner Heiligkeit Papst Leo XIII. — München mit dem Wittelsbacher Wappen, und dem Datum der Audienz Msgr. Kneipps bei Seiner k. Hoheit dem Prinzregenten Luitpold von Bayern. (Originalkomposition des Malers Ph. Schumacher, Rom.)

seines Vaters, an den damaligen Beichtvater Kneipp nach Wörishofen. Diese erste Begegnung mit Kneipp erzählt der hochwürdige Herr Pfarrer Stückle, wie folgt:

„Im Kloster Wörishofen trug ich meine Bitte der Schwester Pförtnerin vor; sie führte mich in den Klostergarten, wo ich ziemlich lange warten musste, bis der Beichtvater kam und meinen Bericht entgegennahm. Meine Hoffnung auf Genesung war gleich Null, aber dennoch wartete ich sehr gespannt auf den Ausspruch Kneipps. Er sagte mir nicht viel, holte ein Pulver, lud mich zum Essen ein und schrieb mir die Anwendungen auf. Nach 4 Wochen sollte ich wiederkommen. In 8 Wochen hatte sich mein Zustand soweit gebessert, dass ich das Inkuratbenefizium in Och annehmen konnte; die herrliche Luft, die Wasseranwendungen und die Ruhe auf dem Vorberge des Grünten machten mich wieder lebens- und hoffnungsvoll. Zu meinem grössten Nachteile jedoch liess ich mich dazu verleiten, im Beichtstuhle und bei seelsorgerischen Arbeiten auszuhelfen, was einen schlimmen Rückfall bewirkte. Wieder ging ich im Frühlinge des Jahres 1874 zu Kneipp, der nicht wenig erstaunt war, mich noch einmal zu sehen, und auch zu den Klosterfrauen in meiner Gegenwart sagte:

„Den hab' ich schon lange auf dem Gottesacker geglaubt; und nun seht, was die Wasserkur vermag, wenn man sie konsequent durchführt!" — Ich versah dann nacheinander mehrere Posten und kam im Mai des Jahres 1888 nach Mindelau. Die Kneippbewegung hatte unterdessen riesige Dimensionen angenommen, und auf Bitten des Verstorbenen übernahm ich die Vorstandschaft der Kneippvereine."

Pfarrer Stückle, der also ein ebensolcher Schwindsuchtskandidat war, wie Kneipp selbst, hat an sich die heilende Wirkung des kalten Wassers erfahren, und hat sich, gerade so wie Kneipp, zu einem eisernen, wetterfesten Manne herausgewachsen; wer ihn heute sieht, der wird nicht glauben, dass dieser Mann aus einer schwindsüchtigen Familie stammt und jemals lungenleidend gewesen ist.

Dass den hochwürdigen Herrn Stückle eine tiefe Dankbarkeit gegen seinen Lebensretter erfüllte, ist nur zu natürlich, und er suchte in jeder Beziehung dem Heimgegangenen diese Dankbarkeit zu beweisen. Da er eine energische, kraftvolle Natur ist, so war er zum Reisebegleiter Kneipps just die richtige Person; Kneipp hatte sich an diesen seinen Reisebegleiter im Laufe der Zeit derartig gewöhnt, dass er oft scherzend sagte: „Ich komm ja bloss als Passagiergut vom Herrn Pfarrer Stückle daher."

Es war nicht leicht, mit Kneipp zu reisen; denn er hatte überhaupt keinen Begriff oder schien wenigstens keinen Begriff davon zu haben, dass die Entfernungen schliesslich doch durchmessen werden müssen. Alles ging ihm zu langsam, und immer wollte er weiter und weiter; „zu den Kranken, zu den Kranken", war sein ewiger Wahlspruch. — Und so hat Stückle, in dieser Eigenschaft als Reisebegleiter, jedenfalls keine rosigen Tage verlebt; denn die Disposition für solch anstrengende Touren lag einzig und allein in den Händen Stückles; er war natürlich für alles verantwortlich. Und wenn es dann vielleicht einmal nicht stimmte, oder irgend ein Zuganschluss versäumt wurde, was ja bei grösseren Reisen unvermeidlich ist, dann konnte der gute Kneipp derartig „grätig" werden, dass das Reisen mit ihm durchaus aufhörte, auch nur zu den kleineren Vergnügen zu zählen.

Mit grösster Schnelligkeit machte Kneipp die Besuche ab, die er zugesagt hatte. — Wenn er in einer Stadt ankam, so kümmerte er sich meist blutwenig um die Sehenswürdigkeiten derselben; er wünschte einen Allgemeineindruck von der Stadt zu bekommen, und dann fragte er gleich: „Wo sind die Kranken?“ — Sprechstunde abhalten, Vortrag abhalten, das war der Zweck seiner Reise; das Vergnügen war überhaupt in keiner Weise dabei bedacht.

Äusserst wichtig erschien es ihm auch, seine pfarramtlichen Pflichten durch die Abwesenheit nicht zu vernachlässigen; darum reiste er sehr gern Sonntags nach beendigtem Gottesdienste ab und war sicher Freitags wieder zurück, damit er von seinen Pflichten als Pfarrer und Beichtvater auch nichts und gar nichts versäumte.

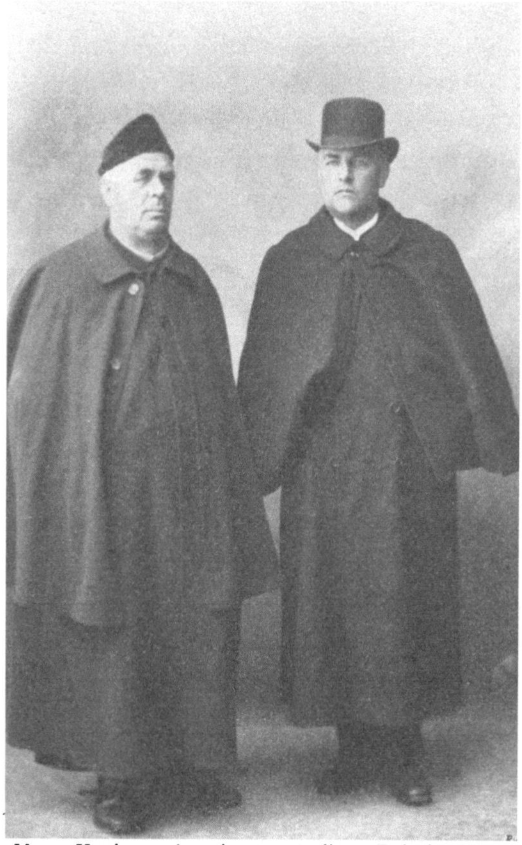

Msgr. Kneipp mit seinem ständigen Reisebegleiter, Pfarrer Alois Stückle.
Nach einer Photographie von J. Höflinger & Sohn, Basel.

Typisch war auch die Ernährung Kneipps auf der Reise. Da er all' das gewürzte Zeug, das man in den Bahnhofrestaurationen erhält, nicht mochte, so nahm er meist einige Topfenkäslein mit, ein paar Äpfel, ein Stück Brot, ein Fläschchen Wermuttropfen und einige Stückchen Zucker. Und als späterhin bei den längeren, grösseren Reisen sich doch die Notwendigkeit herausstellte, etwas Warmes zu haben, da wurde ihm von befreundeter Hand ein kleiner Kochapparat gestiftet; und nun musste Stückle auch noch den „Chef de cuisine“ machen, indem er unterwegs im Coupé Brennsuppe, Brotsuppe u. s. w. fabrizierte. Es sollen diese Suppen, und die Bereitung derselben zumal, dem alten Herrn ausserordentliches Wohlgefallen bereitet haben.

Kneipp reiste im ganzen gern, und die etwas stossende Bewegung der Eisenbahnwagen that ihm wohl. — Es war am Ende des Monats Februar 1896, als ein kleines Unwohlsein ihn traf; er blieb einige Tage zu Bett und fühlte sich so allmählich wieder etwas gebessert. Da fragte er mich, ob er die angesetzte Reise nach Berlin, Hamburg, Münster u. s. w. antreten solle. Ich riet ihm dazu, indem ich sagte: „Es geht Ihnen wie dem alten Rothschild; der war auch fast beständig auf Reisen, weil die Bewegung der Eisenbahnwagen so wohlthuend auf seinen Organismus wirkte“. — Das gab er zu und sprach: „Wenn ich mich im Leibe gar nicht gut fühle und komme auf die Eisenbahn, gleich ist mir's besser; es scheint also, dass Sie recht haben, denn nie fühle ich mich so wohl, als wenn ich im Zuge sitze“.

Die Behandlung, die Kneipp auf Reisen zuteil wurde, war eine ausserordentlich zuvorkommende in jeder Beziehung. Er war natürlicherweise, sowohl im In-, wie im Auslande eine Persönlichkeit, deren Kopf ein Jeder kannte; und wenn Kneipp bei einem Coupéfenster hinausschaute, gleich sammelte sich die Menge, und aus der Menge heraus grüsste ihn auch schon jemand. Denn es war sicher, dass der Eine oder Andere schon eine Kur in Wörishofen gemacht hatte.

Auch die Bahnbediensteten wetteiferten, dem alten Herrn das Reisen soviel als möglich zu erleichtern; zum Danke dafür wurde dann manchem ein „Cigarrl“ zuteil, oder was noch kostbarer war, eine Verordnung. — Gar mancher Schaffner hat für sich und seine Familie den guten Kneipp auf der Reise ankonsultiert, und diesen Leuten half er immer besonders gern; denn er hielt den Stand der Eisenbahnbediensteten, weil er besonders gefährdet ist, sehr hoch, zum Teil auch wohl aus Dankbarkeit, weil man ihn so gut behandelte.

Besonderen Respekt flössten Pfarrer Kneipp die Lokomotivführer ein, weil eben diese wegen ihrer verantwortungsvollen Stellung alle etwas Festes und Entschlossenes in ihrem Wesen haben; und wenn ein solcher hier in Wörishofen in die Sprechstunde kam, so interessierte er sich ganz besonders für ihn, redete ihm zu und sprach: „Solche Leute müssen absolut gesund sein, sonst kann für sie selbst und für die vielen Hunderte, die ihrer Sorgfalt anvertraut sind, grosses Unheil geschehen.“

Von Eisenbahnbeamten nahm er in der Sprechstunde niemals ein Honorar. „Thun's nur, wenn ich wieder fahr', dafür sorgen, dass ich ein gut's Coupéle bekomm' und dass man flott fahrt; kosten thut's nix“ — das war die Antwort, wenn diese Leute ihn frugen, was sie schuldig seien.

Von seiten des zusammengeströmten Volkes wurde Kneipp bei seinen Durchreisen auf den Bahnhöfen, bei der Ankunft am Bestimmungsorte u. s. w. selbstverständlicherweise jedesmal enthusiastisch empfangen. Zu Hunderten und Tausenden liefen die Menschen zusammen, wenn man wusste: der Pfarrer Kneipp kommt durch; Deputationen, weissgekleidete Mädchen, Kränze, Gedichte, — man kennt die Sachen; alles wurde aufgeboten, um dem guten, alten Herrn die Verehrung zu bezeugen. — Kam er in die Nähe des Bestimmungsortes, so stiegen bereits einige Stationen vorher die Deputationen zu ihm ins Coupé, um ihn zu begrüssen.

Kneipp, der einfache Bauernpfarrer, wie er sich so gern nannte, hat fürstliche Empfänge erlebt, und was das Schönste dabei war: diese Kundgebungen hatten alle etwas Spontanes, etwas durchaus Freiwilliges; ein Jeder jubelte dem alten Herrn zu, weil er ihn gern hatte, weil er ihn leiden mochte, oder weil er ihm irgendwie zu Dank verpflichtet war.

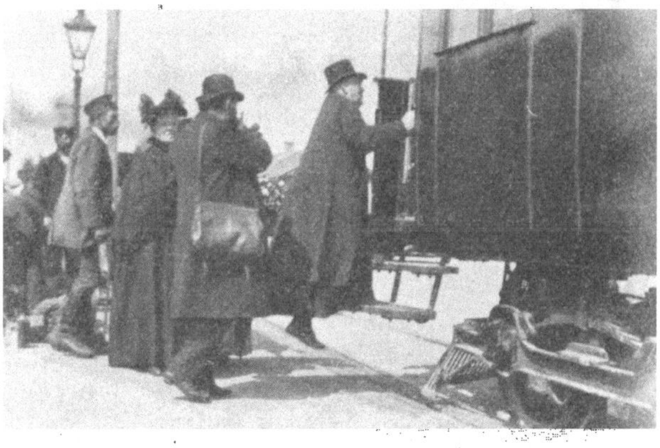

Msgr. Kneipp auf der Heimreise von einer Vortragsreise in den Wagen der elektrischen Bahn in Türkheim einsteigend.
Nach einer Photographie aus Kneipps Nachlass.

Wie in allen Dingen, so war auch Kneipp im Reisen ziemlich fleissig, und durch seinen Reisebegleiter wurden kluge Dispositionen in der Art getroffen, dass alle wichtigen Plätze im In- und Auslande, wo die Kneippsche Heilbewegung festen Fuss gefasst hatte, vom Stifter der Methode persönlich besucht wurden.

Über 30 Reisen hat der verstorbene Pfarrer Kneipp mit seinem Reisebegleiter und Freunde Stückle gemacht, und zwar waren dieselben auf die einzelnen Jahre verteilt, wie folgt:

1892:

18. April	in	Wallerstein.
3. Juli	„	Jordanbad.
24. „		nach Alcsúth zu Erzherzog Joseph.
28. November	in	Innsbruck.

1893:

16. Januar	in	Barmen.
16. Februar	„	Mannheim, Heidelberg.
28. „	„	Bozen, Brixen, Meran.
13. März	„	Konstanz, Karlsruhe, Stuttgart.
10. April	„	Prag, Reichenberg, Gablonz, Warnsdorf.
12. u. 13. April	„	Berlin.
18. Mai	„	Nürnberg, Fürth, Schweinfurt.
12. Juni	„	Margaretheninsel, Ratibor, Breslau, Neisse, Liegnitz, Görlitz, Komotau.
20. August	„	Rosenheim.
11. September	„	Cleve, Düsseldorf, Köln, Koblenz, Heilbronn.
8. Oktober	„	Lindenberg i. Allgäu.

1894:

27. Februar	in	Rom, retour 6. März in Genf.
25. April	„	Pfersee bei Augsburg.
31. Mai	„	Ulm.
9. August	„	Pfersee.
3. September	„	Immenstadt.
1. Oktober	„	Frankfurt a. M., Mainz, Köln, Elberfeld, Dortmund, Essen, Krefeld, Mannheim.
5. November	„	Steyr, Waldneukirchen, Linz, Schärding, Passau, Straubing.

1895:

3. Februar	in	Zürich, Freiburg, Valence, Paris (6. II.), Strassburg.
7. März	„	Ulm.
31. Mai	„	Schwäb.-Gmünd, Mergentheim.
7. November	„	Pfaffenhofen, Regensburg, Landshut.
25. „	„	Villingen, Karlsruhe, Strassburg, Basel, Luzern.

1896:

9. März	in	Berlin, Hamburg, Münster, Aachen.
30. August	„	Traunstein.
11. Oktober	„	Tuttlingen, Bergzabern, St. Ingbert, Kaiserslautern, Speyer.
9. November	„	St. Gallen, Einsiedeln, Dornbirn.
13. „	„	Götzis und Lustenau.

Auf mein Bitten hatte der hochwürdige Herr Pfarrer Stückle die Freundlichkeit, die Reise vom 12. Juni 1893: nach Margaretheninsel, Ratibor, Breslau, Neisse, Liegnitz, Görlitz.

Komotau zu beschreiben; hören wir nun, in welcher Weise Kneipp und Stückle die lange und schwierige Reise durchführten! Pfarrer Stückle erzählt folgendermassen:

„Welchen Strapazen sich der alte Herr auf seinen Vortragsreisen unterzog, möge der Leser aus folgender Skizze ersehen. Fast alle Reisen wurden in dieser Weise gemacht, denn der greise Priesterarzt handelte nach dem Grundsatze der Amerikaner: „Zeit ist Geld" d. h. für ihn, der tausend Kranke und Hilfesuchende in Wörishofen zurückliess, war die Zeit weit kostbarer als ein Sack voll Gold. Und nun zur Reise! — Am 11. Juni 1893, nach Beendigung des sonntäglichen Gottesdienstes, den er nie versäumte und stets selber hielt, brachte die Klosterchaise ihn nach Türkheim, wo er mit seinem Reisebegleiter zusammentraf. Nun ging es über Buchloe nach München. Nach einem kurzen Besuche bei Herrn Direktor Schmid, und nachdem ein Abendbrot eingenommen war, führte ihn der Eilzug nach Salzburg, Linz und Wien. Die freundliche Aufmerksamkeit, sowohl der bayerischen, wie der österreichischen Zugführer, verschaffte den zwei überall schon bekannten Reisenden ein Abteil, in welchem sie, wie fast bei allen Reisen, allein waren, und nur beim Übergang über die Grenze gestört wurden. Auch diese Störung war nur eine vorübergehende. Der Zollbeamte, der pflichtgemäss das Gepäck der Reisenden visitieren musste, kam an die Thüre, fragte, ob wir nichts Mauthbares mitführten, sah den kleinen Koffer an, und auf die verneinende Antwort grüsste er höflichst und schloss die Coupéthüre. Kaum war der Zug aus dem Bahnhofe Salzburg in die herrliche Sommernacht hinausgedampft, schlief Herr Prälat wieder ganz ruhig und fest, bis der Morgen graute und die Stunde des Aufstehens für ihn gekommen war. An Tagen, wo Tag und Nacht die Fahrt ununterbrochen fortging und die Reisenden keine Gelegenheit hatten, die hl. Messe zu lesen, wurde im Coupé und während der tollsten Fahrt eine tüchtige Tasse Malzkaffee gebraut und getrunken. Die Vorrichtung hierzu und die nötigen Dinge, als Kaffee, Zucker, Spiritus, sowie auch Einbrennmehl zu einer kräftigen, äusserst nahrhaften und von Herrn Prälat sehr gerne genossenen Brennsuppe, wurden bei grösseren Reisen immer mitgeführt. (Der sehr praktisch eingerichtete und gefällige kleine Küchenkorb war ein Geschenk der weitbekannten, treuen Frl. Ruda.)

In St. Pölten stieg eine ganze Deputation des Wiener Kneippvereins, unter Führung des Herrn Dr. König ein, um Herrn Prälaten zu begrüssen und bis Wien zu begleiten.

Der Aufenthalt in Wien war nur von kurzer Dauer, und bald ging es wieder hinaus in die Donauebene. Die Fahrt über Pressburg bot nicht viel Sehenswertes, mit Ausnahme von Gran, dessen Kathedrale mit ihren gewaltigen Formen auf die vorbeieilenden Reisenden herübergrüsste. Hie und da sah man auf den Hügeln die Ruinen, welche an die traurige Zeit der Türkenkriege erinnern. —

Nach 2 Uhr langten wir in Pest an und wurden von Herrn Dr. med. Bauer, Leibarzt S. k. k. Hoheit des Erzherzogs Joseph von Österreich, mit der Equipage zum Kaiserbad und mittels Dampfschiff zur Margaretheninsel gebracht. Erzherzog Joseph, auf dessen Einladung Prälat Kneipp die Reise gemacht, sowie sein Sohn Erzherzog Ladislaus und seine Suite, empfingen die Gäste in der herzlichsten Weise und luden sie zum Diner ein, das im Freien in Mitte des Publikums eingenommen wurde. —

Die Margaretheninsel, ein herrlicher, grosser Park mitten in der Donau gelegen, ist Eigentum des Erzherzogs Joseph. — Nach kurzer Besichtigung des herrlichen, in griechischem Stil errichteten Bades, begannen im Restaurant die Konsultationen der zahlreichen Patienten, die auch nach Beendigung des Vortrages fortgesetzt wurden und fast bis Mitternacht dauerten.

Um 6 Uhr begann der Vortrag in einem Saale, der die Menge, welche Kneipp hören und ihn sehen wollte, bei weitem nicht fassen konnte. Da der Saal zu ebener Erde lag und Fenster und Thüren offen standen, waren die Zuhörer draussen fast zahlreicher als die im Saale.

Auch Erzherzog Eugen, mit glänzender Suite, und andere hochgestellte Persönlichkeiten waren in dem Vortrage, und hielten trotz der afrikanischen Temperatur bis nach 8 Uhr aus. Lebhafte Eljenrufe zeigten, dass der schwäbische Pfarrer auch im Ungarlande mit seinem natürlichen, ungekünstelten Reden verstanden wurde.

Der „Pester Loyd" schrieb über die Vortragsreise:

„Wie er sich an den Vorlesetisch stellt und in freiem Vortrage über sein System spricht, leicht und ungezwungen in bayerischer Mundart, wie er mit mildem Blicke unter den buschigen Augenbrauen hervor die Versammlung mustert, wie er die Stimme hebt, wie er vor schädlicher Lebensweise warnt und die Befolgung seiner erprobten Ratschläge anempfiehlt, das alles trägt den Stempel tiefster Überzeugung an sich." —

Während nun das Abendbrot eingenommen wurde, spielte eine starke Zigeunerkapelle ihre sonderbaren Weisen ohne alle Notenvorlage. Doch Pfarrer Kneipp hielt es nicht lange aus, und auch die verlockendsten Töne der einschmeichelnden Musik konnten nicht hindern, dass er aufstand, ins Hotel zu „seinen Kranken" ging und diese anhörte.

Das Murmeln der Donauwellen, die unter dem offenen Fenster des Schlafzimmers vorbeirauschten, hatte die beiden, von der 24stündigen, heissen Fahrt ermüdeten Reisenden bald in Schlaf gesungen. — Leider dauerte die köstliche Ruhe nicht lange, denn gleich nach 4 Uhr wurde wieder geweckt und zur Weiterfahrt gerüstet. Herr Dr. Bauer führte uns im Morgengrauen durch die prächtigen Anlagen, in deren Gebüschen die Nachtigall schlug und auf deren uralten Baumriesen eine Unzahl Pirole sich hören liessen, zum oberen Steg, wo ein kleiner, aber sehr flinker Donaudampfer uns aufnahm und rasch in die Nähe des Bahnhofes brachte.

Nun begann wieder eine lange Fahrt. Von Budapest windet sich der Zug allmählich hinauf in die Berge mit vielen Kurven und Thalüberschreitungen. Die landschaftlichen Bilder, an denen der Eilzug uns vorüberführte, hatten für Herrn Pfarrer Kneipp kein Interesse; dagegen unterhielt er sich mit zwei jungen Gelehrten, die mit ihm über seinen Vortrag und seine Methode auf's Eifrigste diskutierten. Als diese uns nach einigen Stunden verliessen, wurde die versäumte Nachtruhe etwas nachgeholt, zumal der Zug sich langsam durch die Gebirgsthäler durchwand. —

In Ruttka sollte Mittag gemacht werden; aber der Zug hatte soviel Verspätung, dass die Zeit nur zum Trinken einer Tasse Kaffee reichte, und fort ging's wieder über das Jablunka-Gebirge und hinab in die schlesischen Gefilde, bis endlich abends 7 Uhr in Ratibor das Ziel der Tagesfahrt erreicht war. — Eine grosse Menschenmenge wartete schon am Bahnhofe, wo eine Deputation uns abholte und in ein Gasthaus brachte, in welchem endlich einmal dem Magen sein Recht wurde. Kaum war eine Stunde seit der

Ankunft vorüber und Hunger und Durst etwas gestillt, begann der Vortrag, der, mit einer kurzen Unterbrechung, bis 10 Uhr dauerte.

Der Erfolg war, wie überall, der gleiche, und die lebhafte, freudige Teilnahme lohnte wieder den Redner. Nach dem Vortrage kamen noch manche Kranke, und die Stunde, welche man im trauten Kreise von Bekannten, die schon in Wörishofen zur Kur gewesen waren, zubringen wollte, wurde gestört, namentlich durch Frauen aus dem nahen Polen und Russland, die alle von dem Wundermanne aus Wörishofen Gesundheit für sich und noch ein Dutzend der Ihrigen wollten. Diese liessen sich nicht abtreiben, und wenn Kneipp auch ihre polnisch geschrieenen Bitten nicht verstand, so konnte er es doch nicht über's Herz bringen, sie abzuweisen; er liess sich ihre Anliegen verdolmetschen und gab guten Rat, bis die Uhr uns mahnte, das Lager aufzusuchen, um wenigstens einige Stunden der Ruhe pflegen zu können. Denn am anderen Morgen sollte es gleich wieder weitergehen, und schon vormittags ein Vortrag in Breslau stattfinden.

In Breslau waren wieder viele Menschen auf dem Bahnhofe, und auch ein Kneipparzt, der längere Zeit in Wörishofen geweilt hatte. — Die Fahrt ging zuerst zu dem grossartigen Spital der barmherzigen Brüder, woselbst zunächst ein kaltes Bad genommen und dann ein grosser Krankensaal besichtigt wurde. Auch bei Herrn Dr. Kerner wurde ein kurzer Besuch gemacht.

Nach dem Vortrage brachte uns der Zug wieder zurück über Brieg nach Neisse. Es geschah dies deshalb, weil in Breslau immer, d. h. auch zur Mittagsstunde, sich Zuhörer fanden, während im viel kleineren Neisse der Vortrag zur Vormittagsstunde nutzlos gewesen wäre. Dort wurde wieder zuerst ein Bad genommen, um Staub und Schweiss wegzuwaschen und frische Kräfte zu erhalten.

Das Empfangskomitee wollte ihm die Sehenswürdigkeiten der Stadt und Umgebung zeigen, und ein reicher Fabrikbesitzer hatte seine Equipage bereitgestellt; aber sie hatten die Rechnung ohne den Pfarrer Kneipp gemacht. — Wie in Ratibor und sonst überall, nahm er statt dessen die Kranken vor, hielt den Vortrag, unterhielt sich nach demselben kurz mit den Gästen und begab sich wieder recht spät zur Ruhe. — Das war am 14. Juni. Am 15. wiederholte sich das Nämliche. — Nach einer verhältnismässig kurzen Fahrt landeten wir in Liegnitz, woselbst vormittags Vortrag war.

Kaum dass wir nach demselben Zeit gehabt hatten, eine kleine Mahlzeit zu uns zu nehmen, ging's mit Eilzugsgeschwindigkeit nach Görlitz. — Abends Vortrag. —

Am 16. in aller Frühe entführte uns der Eilzug über Dresden das schöne, romantische Elbthal hinauf über Aussig, Teplitz, nach Komotau in Böhmen, mit seinem berühmten, schmutziggrauen Alaunsee. — Auch wir mussten so ein Alaunbad nehmen.

In Komotau war nun am 16. der letzte Vortrag, und in derselben Nacht noch fuhren wir nach Eger, um den Berlin—Münchener Nachtschnellzug zu erreichen, was leider nicht gelang und den alten Herrn arg verstimmte. Er wollte eben schon mittags zu Hause sein, um seinen pfarramtlichen Pflichten nachzukommen, und so führte uns ein Postzug über Regensburg, München, Buchloe nach Türkheim, woselbst wir erst nachts anlangten und abgeholt wurden. Es ist unnötig, dass ich hinzufüge, wie überall dem Redner in feurigen Worten gedankt wurde, und ihm die begeisterte Menge ein vielhundertstimmiges Hoch darbrachte." — Soweit die Schilderung Pfarrer Stückle's.

Wahrlich, wenn man bedenkt, dass ein Mann, der das 70. Lebensjahr überschritten hatte, noch imstande war, derartige, schier übermenschliche Anstrengungen ohne wesentliche Gefahr für seine Gesundheit zu ertragen, so muss man staunen über die Kraft und Energie, die er besass; und Mancher wird im Hinblick auf die eigene Schwäche an das Göthe'sche Wort erinnert werden: „Mach's einer nach und breche nicht den Hals". —

Diejenigen kleineren Reisen, die Kneipp in die Nachbarschaft machte, sind selbstverständlich in dieser Aufzeichnung nicht mit einbegriffen; es sind nur die eigentlichen grösseren Vortragsreisen, die er unternahm, um seine Methode auszubreiten und durch die Macht seiner eigenen Persönlichkeit zu stützen. —

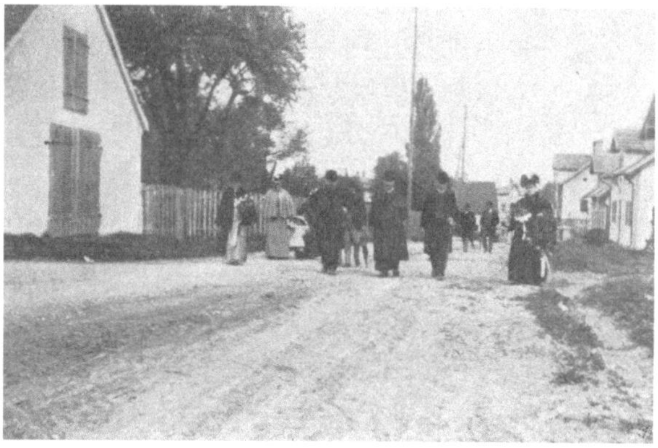

Auf dem Heimwege vom Bahnhofe.
Nach einer Photographie aus Kneipps Nachlass.

Zwei Reisen sind es, die uns alle noch besonders interessieren: eine kleine Reise nach München, die Msgr. Kneipp im Dezember des Jahres 1892 machte, und eine Reise nach Rom, die er im Februar des Jahres 1894 unternahm. — Am 20. Dezember 1892 war Kneipp bei seinem Landesherrn, im Februar und März des Jahres 1894 beim obersten Kirchenfürsten in Rom.

Seine k. Hoheit, Prinzregent Luitpold von Bayern, interessierte sich, seitdem die Kneipp'sche Bewegung grössere Dimensionen anzunehmen begonnen hatte, für den Pfarrer Kneipp und seine Methode, zumal dem hohen Herrn nahestehende Persönlichkeiten die Ideen des schlichten Pfarrer Kneipp für richtig erkannt hatten, und sich von Kneipp, oder nach seiner Methode, behandeln liessen. — Seine k. Hoheit, der Prinzregent, hatte den Wunsch, diesen interessanten Mann kennen zu lernen, und es wurde dieser Wunsch dem Pfarrer Kneipp bekannt. Alsbald suchte Kneipp um eine Audienz nach, die ihm auch gewährt wurde, und am 20. Dezember 1892 wurde Seb. Kneipp, Pfarrer von Wörishofen, von seiner kgl. Hoheit, dem Prinzregenten Luitpold von Bayern, in Audienz empfangen.

Der hohe Herr war sehr gnädig mit seinem Landeskinde und erkundigte sich, wie es ihm gehe, und was er für Wünsche habe. — Besondere Wünsche hatte Kneipp natürlich nicht, als nur den einen, dass seiner Methode der Fortbestand und die möglichste Verbreitung gesichert werde.

Im Laufe der Rede richtete auch Prinzregent Luitpold an Pfarrer Kneipp, von dessen scharfem ärztlichem Blicke der Fürst gehört hatte, die Frage, was er von seiner Gesundheit hielte. Kneipp stellte seinem Landesherrn ein gutes Prognostikon, und er hatte recht. Dann wurde Kneipp zur Hoftafel befohlen, an welcher er ebenfalls am selben Tage teilnahm. An derselben Hoftafel nahmen ausser Kneipp auch noch teil einige Professoren der Medizin.

Im Hofberichte der „Münchener neuesten Nachrichten" vom 20. Dezember 1892, Nr. 581 — „Morgenblatt" findet sich folgende Notiz:

„Heute empfängt S. k. Hoheit der Prinzregent in Audienz: Frhr. v. Pappus und Tratzberg-Ponikau; Frhr. v. Redwitz, Hauptmann; Graf du Moulin, Eckart, Polizeirat;

Frhr. v. Seefried, Reg.-Sekr.; ferner: Graf Otting, Oberst a. D.; Weidner, Major z. D; zugeteilt dem Generalstab, Graf Pükler-Limburg, Major a. D.; v. Gietl, Ministerialrat; Jos. v. Gietl, Kunstmaler; Kapraun, Verwaltungsgerichtsrat; Dr. Cornelius, Univ.-Prof.; Dr. Hertz, Prof. v. d. techn. Hochschule; R. Leitz, Akad.-Prof.; Albrecht, Prof. v. d. tierärztl. Hochschule; Gerstenecker, Rektor, Regensburg; Dr. Hofmann, Rektor Gymnasium Bayreuth; Böcking, Kreisbauassessor; Heinzelmann, Postastr.; Kirsch, Kommerzienrat; Pfarrer Kneipp, Wörishofen; Frhr. v. Süsskind." —

In Nummer 582 finden wir: 20. Dezember. Heute ist Pfarrer Kneipp von Wörishofen zur Tafel bei S. k. H. dem Prinzregenten geladen.

In Nummer 583 kommt der Bericht über die Hoftafel, welcher folgendermassen lautet: Nr. 583 (21. Dezember) Morgenblatt.

20. Dezember. Zur Tafel bei S. k. H. d. Prinzregenten sind geladen: Dr. v. Baeyer, Geheimrat und Univ.-Prof., Rektor der Universität München; die Universitäts-Professoren Dr. Strümpell, Prorektor der Universität Erlangen; Dr. Angerer, Generalarzt à la suite des Sanitätskorps und Pfarrer Kneipp von Wörishofen.

Aus diesem Bericht geht unzweifelhaft hervor, dass ausser den beiden anerkannten medizinischen Kapazitäten: Prof. Strümpell und Prof. Angerer, auch die Kapazität in der Hydrotherapie, der Pfarrer Kneipp, eingeladen war. —

Und Pfarrer Kneipp erzählte mir damals, dass Prof. Angerer speziell sich in sehr freundlicher und herablassender Weise mit ihm unterhalten habe, und dass er unter anderem die Frage an ihn gerichtet hätte, wie viele Kurgäste er denn noch „draussen" habe.

In Nr. 584 wird dann aus bester Quelle berichtet, dass die Schwester des Prinzregenten die Ursache gewesen sei, dass Pfarrer Kneipp bei Hofe empfangen wurde:

Nr. 584 (22. Dezember) 1892.

21. Dezember. Pfarrer Kneipp beim Prinzregenten. Der Empfang des Pfarrer Kneipp von Wörishofen und seine Einladung zur Tafel beim Prinzregenten werden in der Stadt, wie begreiflich, vielfach besprochen; eine Zeitung weiss schon zu melden, dass S. k. H. der Prinzregent die Kneippkur gegen ein begonnenes Fussleiden gebrauche. — Wie wir aber aus bester Quelle erfahren, erfolgte der Empfang des weltberühmten Pfarrers am Hofe auf wiederholten Wunsch der Schwester des Prinzregenten, der Herzogin von Modena, welche den Herrn Pfarrer kennen zu lernen wünscht. —

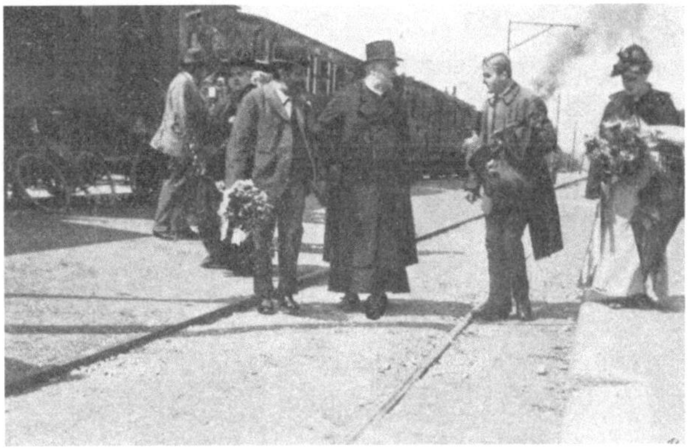

Konsultation auf dem Bahnsteige.
Nach einer Photographie aus Kneipps Nachlass.

Mancherlei abenteuerliche Beschreibungen über das Benehmen Kneipps bei dieser Audienz, sowie bei der Hoftafel, sind von missgünstigen und neidischen Menschen erfunden und in die Presse hineinbefördert worden.

Es sind diese thörichten Fabeln auch zu Ohren seiner k. Hoheit des Prinzregenten gekommen, und es hat sich der hohe Herr sehr ungehalten darüber gezeigt, dass man solch unwahre Sachen erzählte; dann that es ihm auch leid, dass der biedere Pfarrer Kneipp durch diesen seinen Besuch bei Hofe in solches Gerede gekommen war.

Msgr. Kneipp beim Papste.

Die eigentliche Veranlassung, dass Msgr. Kneipp eine Romreise machte, war mein Bruder, Msgr. Paul Maria Baumgarten, und zwar kam dies so: Mein Bruder, Dr. jur. P. M. Baumgarten, seines Zeichens Historiker, hatte sich in reiferen Jahren dem Studium der Theologie zugewendet und stand vor der Priesterweihe. Er war des öfteren bei mir in Wörishofen zum Besuche gewesen, hatte Kneipp kennen gelernt, und dieser hatte für den jungen Gelehrten eine besondere Vorliebe gefasst.

Mein Bruder lud Kneipp nun zu seiner Priesterweihe und Primiz nach Rom ein, und merkwürdigerweise sagte Kneipp nicht ab, sondern er versprach ihm fest, bei seiner Primiz zu assistieren.

Ausserdem meinte mein Bruder, könne Msgr. Kneipp vielleicht beim heiligen Vater Audienz bekommen, und sich bei diesem für die Verleihung der Monsignorenwürde bedanken. Herr Direktor Schmid wurde um Rat gefragt, und er billigte durchaus den ganzen Plan.

So ward die Romreise angetreten am Donnerstag, den 15. Februar 1894; Kneipp war begleitet von Herrn Pfarrer Stückle und einigen anderen Personen.

Ich selbst war mit meiner Mutter zu derselben Feierlichkeit Mittwoch, den 14. Februar, bereits abgereist, und da wir früher angelangt waren, konnte ich, als Kneipp am Freitag, den 16. Februar, um 11 Uhr 30 Minuten nachts in Rom anlangte, ihn am Bahnhofe abholen.

Er wohnte während seines ganzen römischen Aufenthaltes mit seiner Begleitung bei den Kreuzschwestern in der Via San Basilio Nummer 8, und diese vortrefflichen Klosterfrauen besorgten aufs zuvorkommendste die Verpflegung und Beherbergung der ganzen Reisegesellschaft.

Am Samstag, den 17. Februar, fuhren wir zunächst hinaus in die lateranensische Basilika, wo wir von einem der Kanoniker auf eine Loggie geführt wurden, von der aus wir der ergreifenden Ceremonie, der Erteilung sämtlicher heiliger Weihen an verschiedene Kleriker, auf das vorzüglichste folgen konnten.

Am Sonntag, den 18. Februar, morgens 6½ Uhr, fand das erste hl. Messopfer Msgr. Baumgarten's in der Hauskapelle der Accademia dei Nobili Ecclesiastici statt, und Msgr. Kneipp, seinem Versprechen getreu, assistierte dem Neopresbyter bei dieser feierlichen Handlung.

Dann kam in aller Eile ein Frühstück. Aber bereits warteten die Wagen, denn es galt, nach St. Peter zu eilen.

Am 18. Februar 1894 fand in der Basilika des Apostelfürsten Petrus eine jener Funktionen statt, wie sie nur in Rom gefeiert werden können.

Der Schluss des Jubiläumsjahres, dem Andenken an die im Jahre 1843 erfolgte Bischofsweihe Leo XIII. gewidmet, wurde festlich begangen, und zu dem Zwecke stieg

Leo XIII. aus seinem Palaste herab in die Basilika, um inmitten seiner treuen Kinder dem Herrn das Opfer darzubringen.

Ich erzähle nun, was ich selber an Kneipp's Seite erlebt habe: Eindrücke, die uns Beiden unvergesslich geblieben sind, und von denen Kneipp gezehrt hat bis in seine letzten Stunden hinein. Es befand sich Msgr. Kneipp in einer Spannung, wie man sie selten bei ihm beobachtet hat, und als wir kurz vor 8 Uhr durch die Porta di Santa Marta in die gewaltigste aller Kirchen eintraten, da war er in fieberhafter Aufregung.

Aber viel Zeit zum Besinnen blieb nicht; denn man wurde geschoben von den Nachdrängenden. Der Vorsorge meines Bruders verdankten wir ganz ausgezeichnete Plätze, unmittelbar vor der Confessio.

Der gewaltige Dom von St. Peter war belebt wie nie, und ein gewisses Murmeln, das sich zu einer mächtigen Wolke zu verdichten schien, glitt durch die weiten Hallen. Vierzigtausend Menschen erwarteten an diesem denkwürdigen Vormittage den Beherrscher der Kirche, um ihm ihre Verehrung und unerschütterliche Anhänglichkeit zu bezeugen.

Nachdem wir unsere Plätze eingenommen hatten, schwoll plötzlich das Gemurmel der Menge an, und einzelne Evvivarufe wurden laut; allein sie waren verfrüht. Die Nobelgarde marschierte auf, der Papst kam noch nicht. Einige Minuten grosser Spannung vergingen; Aller Blicke richteten sich auf den Eingang der Sakramentkapelle. Und auf einmal, wie die Woge bei der Hochflut daherstürmt und alles mitreisst, so rissen auch die mächtigen Evvivarufe der begeisterten Menge unsere Herzen mit.

Als ein kleiner Punkt erschien in der Tiefe der Basilika Leo XIII., getragen auf der Sänfte des Summus Pontifex, voran ein glänzender Zug von Prälaten und Kardinälen.

Das jubelnde, begeisterte Volk war unerschöpflich im Tücherschwenken, Evvivarufen und Kundgebungen. „Evviva il Papa!“ „Evviva il Papa re!“ „Es lebe der Papst!“ „Es lebe der Papstkönig!“ das waren die Rufe, die immer und immer wieder an unser Ohr drangen, und es war thatsächlich unmöglich, sich dieser ansteckenden Begeisterung zu entziehen. Selbst frostige Beobachter, wie der Berichterstatter vom Berliner Tageblatt, wurden mitgerissen; er schrieb damals in seinem Festberichte, dass er solche Begeisterung bei keinem Potentaten je erlebt hätte.

Wir standen da, Kneipp und ich, erschüttert, begeistert, fassungslos. Man gab sich den Eindrücken hin und wurde vollständig durch dieselben gefangen gehalten. Die Thränen stürzten aus unseren Augen, und es war unmöglich, auch nur ein Wort zu wechseln.

So kam allmählich Leo XIII. näher, und als die erlauchte Gestalt des edlen Priestergreises mehr und mehr sichtbar wurde, und als man seine Gesichtszüge etwas genauer erkennen konnte, da bemerkte man, dass das wachsbleiche Gesicht Leben, und viel Leben hatte. —

Er ward auf wenige Meter Entfernung an uns vorbeigetragen, und in unmittelbarer Nähe abgesetzt, um zum hl. Opfer durch die Würdenträger angekleidet zu werden. —

Eine kurze hl. Messe, begleitet von einigen Gesangsvorträgen der weltberühmten Sänger von St. Peter, deren Leistungen von unvergleichlicher Schönheit und krystallheller Reinheit des Stimmenmaterials zeugten; und dann verschwand Leo XIII. zu einer kurzen Danksagung und einem kleinen Frühstück in eine nahegelegene Privatsakristei. — Hierauf bestieg er wiederum seinen Thronsessel, um urbi et orbi den apostolischen Segen zu erteilen.

Das andächtige Volk sank in die Kniee, die Stirnen berührten den Boden, und die Stimme des obersten Hirten der katholischen Kirche erklang kraftvoll und mächtig, als er rief: „Benedictio Dei omnipotentis". — Seine ohnedies grosse Gestalt schien zu wachsen, um gleichsam den Himmel mit der Erde zu verbinden.

Dann verschwand der Zug. Er glitt dahin durch die weiten Hallen, wie er gekommen war, gleich einem Traumbilde, das unsere Sinne auf kurze Zeit umfängt und dann verschwindet, ohne eine andere Spur zu hinterlassen, als die Erinnerung. So blieb auch von dieser Feier jedem Teilnehmer eine Erinnerung, die kostbarer ist als Gold und Geschmeide. Man brauchte nach dieser Feierlichkeit thatsächlich eine kurze Zeit, um sich darüber klar zu werden, dass es nun vorüber sei, und um sich wiederum zu sammeln für das Alltagsleben.

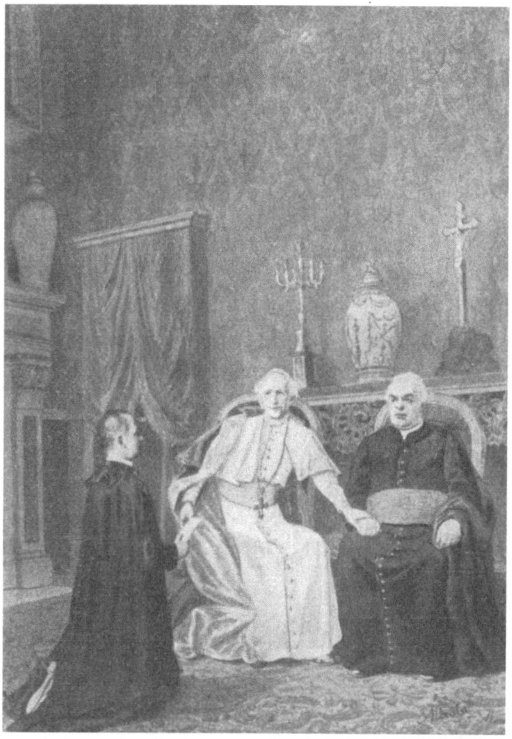

Audienz bei Seiner Heiligkeit, dem Papst Leo XIII., am 21. Februar 1894.*)
Photographische Originalaufnahme von Walter Wilda.

In musterhafter Ordnung entleerte sich die gewaltige Kirche, und kaum waren wir aus St. Peter heraus, so kamen auch schon einige Rotröcke, d. i. Alumnen des Collegium Germanicum, um den Vater Kneipp zu begrüssen. — Nachdem dies geschehen war, gingen wir weiter, und ich richtete an Kneipp die Frage:

„Wie hat Ihnen denn jetzt eigentlich der heilige Vater gefallen?" — Er antwortete: „Es geht ihm derzu nit schlecht". —

„Warum denn nicht?" — „Die Ohren wären noch recht gut, und das ist ein gutes Zeichen". —

Am Montag, den 19. Februar, wurde dem Obersthofmeister Msgr. Cagiano de Azevedo die Anwesenheit Kneipp's gemeldet, und Dienstag abends kam schon der Audienzbefehl für Mittwoch, den 21. Februar, morgens 10 Uhr.

Mein Bruder, der bei dieser und allen nachfolgenden Audienzen als Dolmetscher zwischen Leo XIII. und Msgr. Kneipp fungiert hat, kam schon eine Stunde vorher zu Kneipp, um ihn mit allen einschlägigen Vorschriften und Gewohnheiten bekannt zu machen. — So fuhren die Beiden dann zur festgesetzten Stunde zum Vatikan, und man stieg an der Porta della Sentinella aus. Dann ging es durch den cortile della Sentinella, den cortile del pappagallo, den cortile di San Damaso, die scala nobile hinauf, zu den päpstlichen Gemächern: Sala Clementina, Anticamera bassa, Anticamera dei gendarmi, sala del cantone, sala degli arrazzi, sala della guardia nobile, Thronsaal. —

*) Nach einer Federzeichnung, welche im Auftrage Msgr. Kneipps zum Andenken an diesen denkwürdigen Tag angefertigt wurde, vom Maler Marola in Rom. — Personen: Leo XIII., Msgr. Kneipp, Msgr. Baumgarten.

Der maestro di camera lud die Beiden nun ein, in die Anticamera segreta einzutreten, wo man wartete. — Nach zehn Minuten schellte der Papst, und sie wurden eingeführt.

Papst: „Baumgarten, avete portato Kneipp?" —

Baumgarten: „Si, padre santo." — „Hier ist der grosse Wasserarzt und Wohlthäter der Menschen". —

Papst: „Bravo! — Also, das ist der Mann, von dem ich schon soviel gehört habe. Kommen Sie her, setzen Sie sich hier an meine Seite." —

Diese Worte wurden gewechselt, während die vorgeschriebenen drei Kniebeugungen gemacht wurden, und ein Jeder Fuss und Ring küsste. — Kneipp setzte sich ganz verschüchtert und ängstlich auf den angewiesenen Platz, Baumgarten blieb knieen. —

Zunächst allgemeine Unterhaltung über Wörishofen, die Pfarrei, die Kranken; dann, ohne dass Kneipp es natürlich verstand, erzählte Msgr. Baumgarten die Geschichte von den Ohren, vom Sonntag früh in St. Peter. Der Papst erstaunte, und fragte zugleich: „Wie verhält sich das? — Erzählen Sie mir Ihre Beobachtung genauer!" —

Kneipp sprach: „Wenn das Herz noch soviel Kraft besitzt, um das Blut bis in die feinsten Äderchen der entlegensten Körperteile zu treiben, dann steht's um die Gesundheit noch gut. — Wenn darum bei alten Leuten die Färbung der Ohren noch rosarot ist, so ist dies ein gutes Zeichen für Gesundheit und Körperkraft.

Wenn aber die Ohren gelb und schlaff werden, so fangen die Körperkräfte an, nachzulassen". —

Der Papst war über diese Antwort sehr zufrieden und bemerkte: „Das scheint mir ganz vernünftig. — Sagen Sie mir einmal ganz genau, was Sie von meiner Gesundheit halten!" Kneipp stellte darauf mehrere Fragen über Ernährung, Schlaf, Arbeit, Bewegung, indem er den Papst auf das eingehendste musterte. — Der Papst benutzte diese Gelegenheit, um seine ganze Lebensweise klar zu legen, und dann wiederholte er seine Frage.

Kneipp hielt einige Augenblicke inne, und sprach dann mit Betonung: „Euer Heiligkeit haben eine so starke Konstitution, dass, wenn nichts Unvorhergesehenes dazwischen kommt, Euer Heiligkeit noch sechs, sieben, acht und neun Jahre recht gut leben können; vielleicht auch noch länger." — Daraufhin machte die Spannung, die sich in dem Gesichte des Papstes ausgedrückt hatte, einer lebhaften Freude Platz, und Leo XIII. sprach: „Ich danke Ihnen für Ihr Urteil; möge der liebe Gott es bewahrheiten! — Ich habe noch so viele Unternehmungen im Interesse der Kirche vor, dass ich wirklich, wenn es so der Wille Gottes ist, noch einige Jahre leben möchte, um dieselben, wenn auch nicht ganz auszuführen, so doch wenigstens in die Wege zu leiten". —

Im weiteren Verlaufe der Unterhaltung fragte der Papst, ob er auch eine Kaltwasserkur notwendig habe. — Ohne zu zögern, antwortete Kneipp: „Nein, heiliger Vater, eine Kur ist nicht nötig, weil die Gesundheit noch gut ist; es könnte sich höchstens um einige Vorbeugungsmassregeln handeln". — Der Papst darauf: „Ich freue mich, dass dem so ist. — Wenn ich Sie das nächste Mal sehen werde, so wollen wir uns darüber unterhalten; heute habe ich keine Zeit mehr, weil die Geschäfte zu zahlreich sind. Ich werde Ihnen sagen lassen, wann Sie wiederum zu mir kommen sollen". —

Kneipp wurde alsdann mit den Beweisen grösster Huld und väterlicher Güte nach dreiviertelstündiger Audienz entlassen.

In der Anticamera segreta herrschte natürlicherweise ein lebhaftes Interesse für den Mann des Tages, der eine so lange Audienz gehabt hatte; und die Herren vom engeren Dienste, die vorher schon den einfachen Landpfarrer mit grösster Hochachtung begrüsst hatten, freuten sich, dass Kneipp auch beim heiligen Vater eine so ausserordentlich auszeichnende Aufnahme gefunden hatte.

Beim Verlassen des apostolischen Palastes richtete mein Bruder folgende Frage an Msgr. Kneipp: „Jetzt sagen Sie einmal, Herr Prälat, wie kam es, dass Sie am Anfange der Audienz ganz verschüchtert waren und kaum niederzusitzen wagten, und nachher, als der heilige Vater von seiner Gesundheit zu sprechen anfing, sich Ihr Gesichtsausdruck mit einem Male veränderte, Sie sich breit auf den Stuhl setzten und wie ausgewechselt waren?" — Und Kneipp antwortete: „Dees möchten's wissen? Schauen's, zuerst war er der Papscht, und nachher war i der Papscht". —

Mittlerweile hatten sich von Montag an immer zahlreichere Kranke in der Via San Basilio bei den Kreuzschwestern eingefunden, die morgens und abends die Thüre belagerten.

Prälaten, Bürger, Aristokraten, Arbeiter, alle möglichen Leute kamen, um seinen Rat zu haben, der ihnen auch gerne erteilt wurde. Da Dolmetscher notwendig waren, wurde die Sache natürlich etwas umständlicher. —

Samstag, den 24. Februar, kam morgens Nachricht aus dem Kabinet Seiner Heiligkeit, dass Kneipp um 3 Uhr nachmittags desselben Tages beim heiligen Vater sein sollte. — Die Anticameren waren leer, weil nachmittags keine Audienzen stattzufinden pflegen.

Der heilige Vater begrüsste Kneipp recht herzlich, und dann folgte eine eingehende Unterhaltung über die Lebensweise des Papstes, über Essen, Trinken, Bewegung etc. —

Betreffend Vorbeugungsmassregeln gegen Krankheiten sagte Kneipp, dass von Zeit zu Zeit eine kalte Waschung gut sein könne; alle anderen Anwendungen seien durchaus nicht am Platze, weil nicht nötig, und wegen des hohen Alters nicht angezeigt. — Der Papst stand damals bereits im 85. Lebensjahre. Darauf fragte der Papst, ob man dies auch im Winter thun könnte. „Nun natürlich", erwiderte Kneipp, „das kann im Winter und Sommer geschehen".

Der Papst: „Um welche Tageszeit könnte ich das denn machen?" —

Kneipp: „Am besten morgens vom Bett aus". —

Papst: „Nun gut, dann kommen Sie Montag Morgen 6½ Uhr und geben Sie mir die Anwendung, von der Sie reden." —

Noch einige weitere Besprechungen, und Kneipp wurde entlassen.

Montag früh Punkt 6½ Uhr war Kneipp wieder in der Anticamera. — Rom lag noch in winterliches Dunkel gehüllt, zu Füssen des apostolischen Palastes. —

Die Dienerschaft eilte herbei, um Msgr. Kneipp einzuführen; und der heilige Vater war sehr erfreut über seine Anwesenheit. —

Die Oberkörperwaschung wurde, trotz des Protestes des ersten Kammerdieners, unter Scherz und heiteren Bemerkungen des Papstes vorgenommen; und daraufhin empfahl Kneipp dem heiligen Vater, zwei Stunden zu schlafen. Leo XIII. machte Einwendungen dagegen, indem er bemerkte, dass er um diese Stunde nicht schlafen könne; aber Kneipp sagte mit einer gewissen respektvollen Betonung: „Euere Heiligkeit werden jetzt 2 Stunden schlafen!" — Nun aber erwiderte der Papst nichts mehr, und man ging.

Bei der dritten Audienz war Kneipp's erste Frage, ob der Papst geschlafen hätte, worauf Leo XIII. antwortete: „Ich habe wider Erwarten zwei Stunden geschlafen; und wenn jetzt die Arbeiten nicht gar so dringend wären und ich mehr Zeit hätte, würde ich die Waschung gerne wiederholen. Im Sommer geht das besser, da kann ich zuweilen etwas aufatmen von der Arbeit". —

„Nun", fuhr Leo XIII. fort, „will ich Msgr. Kneipp eine Geschichte erzählen: Ein römischer Kaiser war sehr alt geworden; und da er sich in seinem hohen Alter noch immer ausserordentlich rüstig und wohl fühlte, so fragten ihn seine Freunde, welche Mittel er dazu angewendet hätte. — Nun sagte Jener: „Ich habe zwei Dinge angewendet: ich habe täglich etwas guten Wein mit Honig genommen, und meinen Körper mit Öl gesalbt. Auf diese Weise bin ich stark und geschmeidig geblieben. — Was halten Sie von diesen Mitteln, Msgr. Kneipp?" —

Kneipp: „Das ist durchaus kein Wunder. — Honig ist für alte Leute die beste Kraftkost; und wenn man den Honig noch mit etwas gutem Wein vermischt, so kräftigt dies nur umsomehr. Ich habe überhaupt schon fragen wollen, ob Euere Heiligkeit auch den Honig mögen. — Und mit dem Öl ist es auch klar. Wenn man das richtig macht, dann bleiben die Muskeln geschmeidig, und es tritt in gewissem Umfange auch eine Art Ernährung durch die Haut ein. Es ist also ganz klar, dass der Mann auf diese Weise alt werden konnte." —

Papst: „Das ist nun sehr merkwürdig. — Schon seit geraumer Zeit nehme ich jeden Morgen zu meinem Frühstücke etwas Honig; Sie glauben also, dass dieses von Einfluss sein könnte?" —

Kneipp: „Natürlich; und jetzt verstehe ich auch besser, warum Euere Heiligkeit noch so kräftig sind, weil Sie nämlich regelmässig Honig gegessen haben."

Papst: „Und was ist's mit den Öleinreibungen?" —

Kneipp: „Ist auch recht gut; es muss nur Einer verstehen, wie es gemacht wird."

Papst: „Nun gut, zeigen Sie meinem Kammerdiener, wie es zu machen ist; wir wollen dann sehen, ob wir das anwenden können." —

Es beauftragte sodann der Papst Msgr. Kneipp, ihm für die nächste Audienz genau aufzuschreiben, wie die Speisen auszuwählen seien, was zu thun und was zu vermeiden sei, überhaupt alles zu Papier zu bringen, was er an hygienischen Massregeln für ihn zu verordnen habe.

Als Kneipp auf diese Weise erfuhr, dass er nochmals zum heiligen Vater kommen solle, bemerkte er, es sei wohl Zeit für ihn, nach Hause zurückzukehren; seine Pfarrei und seine Kranken warteten auf ihn. Der Papst wollte davon nichts wissen, sondern lud ihn ein, bis nach dem 3. März zu bleiben. Am 2. März sei sein Geburtstag und grosse Gratulationskour, zu welcher er hiermit auch Kneipp persönlich einlade; am 3. März sei sein Krönungstag und grosse Funktion in der Sixtinischen Kapelle. Kneipp sträubte sich und bat, entlassen zu werden, worauf der Papst ihm erwiderte: „Schreiben Sie Ihren Pfarrkindern: Leo XIII. wünscht, dass Sie noch bleiben!" — Dann schwieg auch Kneipp und fügte sich. —

Am 2. März fand die Gratulationskour statt, und es hatte der heilige Vater dem Msgr. Kneipp unmittelbar neben dem päpstlichen Throne, zur Seite des Kardinals Monaco la Valetta einen Platz angewiesen. — Dieser Kardinal war erkrankt, und hatte den Auftrag, die Glückwunschadresse zu verlesen. —

Vor Beginn der Feier sendete der heilige Vater seinen ersten Kammerdiener hinaus in den Thronsaal, und liess bei Kneipp anfragen, was man dem Kardinal Monaco für Erfrischungen reichen sollte, damit ihn die Kräfte nicht verliessen und die Aufregung ihm nicht zu sehr schade. Kneipp gab seine Anordnungen, und sofort wurde das Notwendige aus der päpstlichen Küche herbeigebracht. —

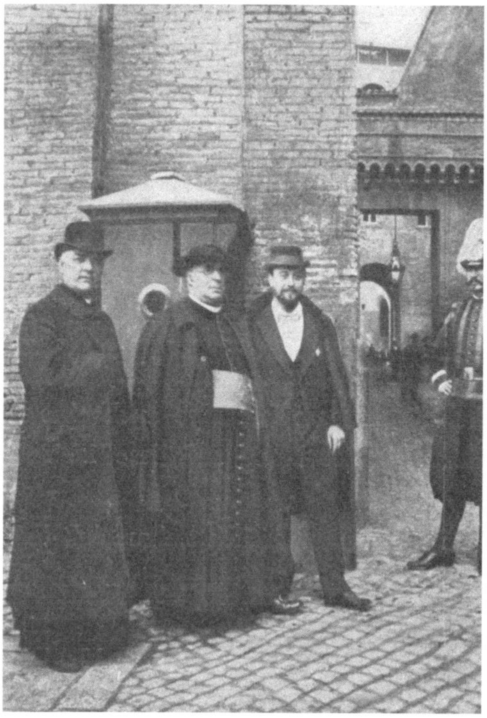

An der Porta della Sentinella des Vatikans am 2. März 1894.*)

Der Papst antwortete auf die Adresse des Kardinalkollegiums mit einer langen, eindrucksvollen Rede. — Kneipp war völlig gebannt von dem Zauber und der Gewalt des Redners, er verwandte kein Auge von ihm, und studierte jeden Ausdruck und jede Bewegung. — Späterhin äusserte er sich: „Wenn ich gesagt habe, der Papst könne noch 6—8 Jahre leben, bevor ich ihn öffentlich habe sprechen hören, so sage ich jetzt, dass er leicht auch noch länger leben kann. Denn wer soviel Kraft und Energie in Sprache und Bewegungen hat, und nach einer Rede von 25 Minuten noch über eine Stunde hunderte von Prälaten einzeln empfangen kann, der verfügt über aussergewöhnliche Körper- und Geisteskräfte, wenn er auch schon 84 Jahre alt ist." —

Am 3. März wohnte Kneipp der Krönungsfeier in der Sixtinischen Kapelle bei, und es war ihm auch dort ein Ehrenplatz, gleich hinter der Schranke des Kardinalkollegiums, angewiesen worden. Inzwischen hatte Kneipp die Ratschläge und Vorschriften für den heiligen Vater sorgfältig ausgearbeitet, und es waren dieselben dem heiligen Vater überreicht worden, der sie dem Koch und dem Kammerdiener zur Beobachtung und Darnachachtung überwies. — Die Abschiedsaudienz, zu welcher Kneipp alsdann befohlen wurde, gestaltete sich recht herzlich und zu gleicher Zeit feierlich. Leo XIII. fand viele Worte des Lobes für den schlichten Landpfarrer, und da er glaubte, dass er vor Kneipp sterben würde, so gab er ihm den Auftrag, man solle in seiner Pfarrei in ganz besonderer Weise für die Seelenruhe des Papstes beten, welchem Kneipp in dieser ausserordentlichen Weise habe nahe treten dürfen. Mit Thränen der Rührung und des Dankes in den Augen, schied Kneipp alsdann aus den Gemächern des Summus Pontifex, um auf dem kürzesten Wege in seine heimatlichen Berge zurückzukehren.

---

*) Beim Verlassen des Vatikans, nach Anhörung der hl. Messe zur Feier des Krönungstages Leo XIII. in der Sixtinischen Kapelle, wurde diese Augenblicksphotographie aufgenommen. — Personen: Pfarrer Stückle, Msgr. Kneipp, Dr. Baumgarten und ein päpstlicher Schweizergardist in voller Uniform.

Es bedeutete diese Reise nach Rom, der spezielle Segen des Papstes und der ausserordentlich gnädige und herzliche Empfang, den Msgr. Kneipp dort fand, für ihn einen Wendepunkt in seinem Leben. Seit der Zeit hat sein Auftreten wesentlich an Sicherheit gewonnen, und er war der festen Überzeugung, dass seine Methode gut sein müsse, da er in so besonderer Weise den Segen des Papstes erhalten hatte. Von dieser Zeit an sprach er recht häufig über seinen Besuch in Rom, und jedesmal schimmerte bei ihm die Hoffnung durch, dass nun auch seine Methode Bestand haben müsse, da ein so auffallender Segen sie begleitete. —

In der Heimat angelangt, wurde ihm von seiner Gemeinde ein festlicher Empfang bereitet. Man zog hinaus und holte ihn ab; die Strassen des Dorfes waren geziert, und die Häuser hatten Flaggenschmuck angelegt. — Von allen Reisen, die Kneipp je unternahm, dürfte wohl diese von der einschneidendsten Wichtigkeit in sein Leben gewesen sein, sowohl was den Priester, als auch was den Arzt und den Menschen betrifft.

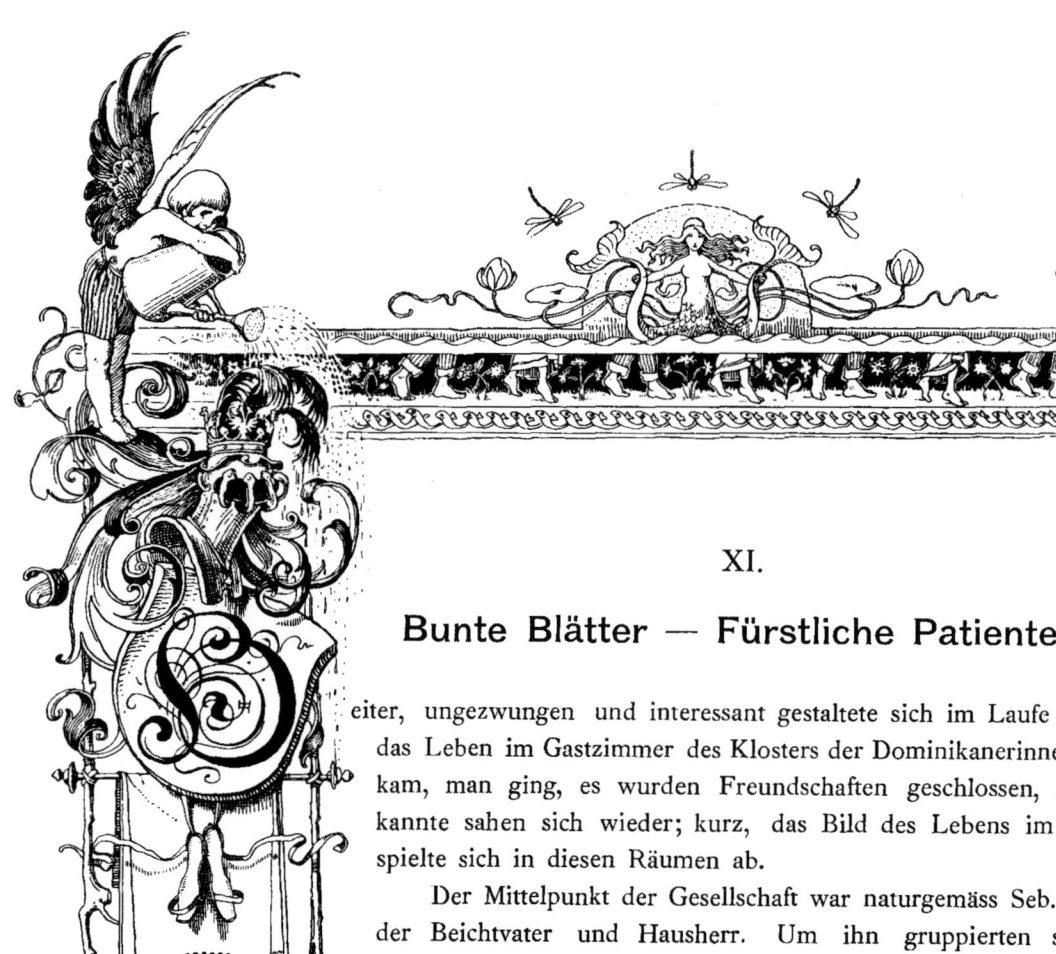

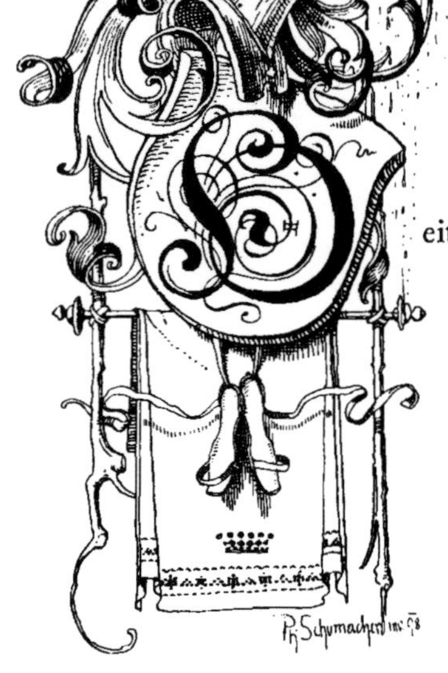

XI.

Bunte Blätter — Fürstliche Patienten.

Heiter, ungezwungen und interessant gestaltete sich im Laufe der Zeit das Leben im Gastzimmer des Klosters der Dominikanerinnen. Man kam, man ging, es wurden Freundschaften geschlossen, alte Bekannte sahen sich wieder; kurz, das Bild des Lebens im Kleinen spielte sich in diesen Räumen ab.

Der Mittelpunkt der Gesellschaft war naturgemäss Seb. Kneipp, der Beichtvater und Hausherr. Um ihn gruppierten sich die sämtlichen Gäste, und sein Erscheinen war jedesmal für die Versammelten das kleine Ereignis des Tages. — Nach und nach gab es der Dankbaren viele, und die Geheilten suchten nach einem Wege, wie sie ihre Gefühle zum Ausdruck bringen könnten. Seb. Kneipp selbst war auch bei Danksagungen, die man ihm machen wollte, häufig recht kurz angebunden, und weil das Jeder wusste, liess man ihn meist damit in Ruhe; so entstand ein Stammbuch im Dominikanerinnenkloster, in welches sich gar mancher Gast einschrieb, der die Segnungen des Wassers durch Seb. Kneipp's Hand an seinem Leibe erfahren, und die Gastfreundschaft der würdigen Klosterfrauen genossen hatte.

Das erste Stammbuch dieser Art beginnt im Dezember des Jahres 1884, und scheint auf Anregung des Erzabtes von Beuron, Maurus Wolter, entstanden zu sein; denn sein Name steht an erster Stelle. Wahrscheinlich ist dieses Stammbuch am 8. Dezember in Gebrauch genommen worden. An zweiter Stelle findet sich der Bruder von Maurus Wolter, Abt Placidus Wolter aus Maredsous, Diözese Namur (Belgien). Er schreibt:

„In simplicitate cordis universa obtuli Domino“. —
(In Einfalt des Herzens habe ich alles Gott aufgeopfert.)

In bunter, wechselnder Reihenfolge finden sich nun die verschiedensten Danksagungen in gebundener und nicht gebundener Rede; gute und schlechte Verse wechseln ab, und einzelne Herzensergüsse sind geradezu originell.

Diese humorvolle Barfüsservignette verdankt ihren Ursprung ebenfalls dem geschickten Stift von Ph. Schumacher in Rom.

„Kanne giesse,
Wasser fliesse:
Dass die schwachen Glieder
Finden Leben wieder.
Wanne, weite
Deine Schranken,
Hingeleite
Alle Kranken:
Dass die Nerven zornentbrannt
Fühlen kühle Meistershand.

Nasses Linnen:
Aus den Rinnen
Krankheitsstoff zu wecken,
Komm mich zu bedecken.
In des Lebens Mitte
Oder Greis — die Schritte
Freudig hierher lenke,
Eines doch bedenke:
Von des Himmels Au
Strömt der Gnadentau."

So schreibt zum Feste des hl. Dominikus 1885 ein Anonymus.

„Herzlich Vergelts Gott für das genossene Gute" sagt
Dekan Neidhardt.

Dieser Spruch findet sich sehr häufig als Ausdruck des Dankes.
4. September 1885.

„Wer wollte nicht das Wasser loben,
Das bestanden harte Proben;
Wer wollte nicht preisen die heilende Kraft,
Die Kranken und Müden neu's Leben schafft"

29. Mai 1886. singt F. St. (Missionar aus England.)

„Aqua propter homines!" („Das Wasser ist der Menschen wegen da")
sagt Franz Braun,
Pfarrer von Deuchelried b. Wangen i. Allg.

21. Juli 1887.

„Fluminis impetus laetificat civitatem Dei."
(„Der Anprall des Wassers giebt Freude und Leben der Stadt Gottes.")

Lässt sich Herr Pfarrer von Frickenhausen, Joh. Herberth, vernehmen.
21. Juli 1887.

Ein schönes Chronogramm findet sich von Herrn M. Willkomm, Priester der Diözese Trier:

„PATER ET FILIVS ET SPIRITVS SANCTVS
ET BEATA VIRGO
DENT NOBIS SALVTEM IN SAECVLA ROGO."

Der Vater und der Sohn und der heilige Geist und die selige Jungfrau mögen uns Heil verleihen in Ewigkeit. So bitte ich.
11. August 1887.

Kurz und bündig sagt Herr J. Baule, Kaplan in Hockeln, Diözese Hildesheim:

„Für Trocken und Nass
Deo gratias!"

22. August 1887.

Der bekannte Dr. Thalhofer, zuletzt Dompropst in Eichstädt, schreibt:

„Aqua operuit tribulantes eos, et unus ex eis non remansit.“

(„Das Wasser deckte die Bedränger (Krankheiten) zu, nicht einer von ihnen blieb übrig.“)

27. August 1887.

„Der Dank macht jedermann zum Dichter,
Der sass an dieser Tafelrunde;
Sei er von Norden oder Süd,
Beim einen kühn, beim andern schlichter
Hat in der letzten Abschiedsstunde
Er stets gestaltet sich zum Lied.
So lernt die Welt das Wasser schätzen
Und wird dereinst an allen Strömen
Dem „schwäbischen Sebastian“
Im Glorienschein ein Denkmal setzen,
St. Nepomuk, dem grossen Böhmen,
Ein würdiger Gespan!“

1. Oktober 1887. J. B. Rieg.

Auch Joh. Geiger, stud. theol. Tübingen, besteigt den Pegasus und lässt sich also vernehmen:

„Wasser, Wasser!
Immer nasser!
Duld es still und denk daran:
Auch Dich heilt der Wassermann.“

12. Oktober 1887.

Es lebe hoch Sebastian!
So tön's mit hellem Klange;
Herr Kneipp, der Allen helfen kann,
Er lebe noch recht lange!
Den Blinden schaffst Du Augenlicht,
Die Lahmen machst Du gehen,
Vertreibest Schwindel, Kopfweh, Gicht,
Machst heil und stark, was tauget nicht,
Vom Kopf bis zu den Zehen.

Und ist der Körper ganz gesund
Flickst Du auch noch die Seelen,
Die schadhaft sind und schwach und wund;
Bei Dir kann's nimmer fehlen.
Noch lang benutze Dein Talent,
Gott hat es Dir gegeben,
Für alles schenk er Dir am End
Des Himmels sel'ges Leben!“

H. Roedelstürtz,
Pfarrer in Mülheim bei Coblenz.

12. Oktober 1887.

„Gott wählt das Einfache und Verborgene, um Grosses und Heilsames für Leib und Seele, Zeit und Ewigkeit damit zu wirken.“

Pfr. Dr. Hofele in Ummendorf, Diözese Rottenburg.

Auch die landesüblichen Schnadahüpfel sind nicht vergessen.

„Für Kanna und Schapfa,
Malefizöl, Salbei,
Für Knödel und Krapfa,
Und sonst was dabei:

Sagt herzle Vergelts Gott
A arg kranker Schwob:
Jo taused mol Gelts Gott
Weil i bessres nit hob.

Vergelts Gott! jo währle;
Denn Grund hob i gnua,

Motto: Eigner Sang erfreut den Biedern
Denn die Kunst ging längst ins Breite
Seinen Hausbedarf an Liedern
Schafft ein jeder selbst sich heute.

Guck: nun grad ums Härle —
Hätt's g'schmissa da Bua.

Sein dalketa Lunga
Moin! Dös wor a G'schicht —
Do hätt ma bald g'sunga
Vom ewiga Licht!

Doch's Wasser hot g'numma
Dia G'schicht — ka's au sein?
Jo Gott verlosst numma
An Schwoba, merks fein!"

4. November 1887.

Joh. Michael Mayer-Rosa, theol. cand.
Bittelbronn, Diözese Rottenburg.

Auch die bekannten „beiden Knaben" fehlen nicht; denn:

„Es kamen einst aus Schwaben
Zwei wasserscheue Knaben;
Doch kneippten sie mit Eifer,
Es waren „Lungenpfeifer".

Gott lohne alle Gaben,
Die diese beiden Knaben
In diesem Haus empfingen,
Eh' sie gesundend gingen"!

28. November 1887.

Karl Reich,
theol. cand., Weingarten, Württemberg.

„Transivimus per aquam et eduxisti nos in refrigerium."
(„Wir sind durch das Wasser gegangen, aber Du hast uns herausgeführt in die Erquickung.")

Geraul, Pfr., Mariazell, Württemberg.

„Wohlthätig ist des Wassers Macht,
Wie Vater Kneipp es ausgedacht."

So lässt sich, frei nach Schiller, Dr. Poertzgen vernehmen.
20. Juni 1888.

„Minimo vivere, sed valere, vera est vita;
Saepe vero multos medicorum cura reliquit.
Nemo adeo miser est, ut non restitui possit,
Si modo „Kneipp Patri", patientem commodet aurem."

14. Juni 1888.

Franz Götz, Pfarrer in Herbolzheim, Baden.

(„Nicht leben, sondern etwas wert sein, das ist das wahre Leben; oft in der That hat Manche der Ärzte Heilkunst verlassen. Niemand aber ist so elend, dass er nicht geheilt werden könne; wenn er nur dem „Vater Kneipp" geduldig sein Ohr leiht.")

A. Rixius, ein Sohn des Rheinlandes und Verehrer des köstlichen Rheinweines bricht aus in die Klage:

„O Kneipp! O Kneipp!
Bleib mir vom Leib;
Du bist mit Deinem Wasser
Ein rechter Menschenhasser:
So pflegt' ich in früheren Tagen
Zu singen und zu sagen.

Doch, als meine Not
Schier ward wie der Tod,
Da kam der Vater Kneipp
Mir dennoch an den Leib:
Und Arm' und Bein und Rücken
Begoss er mit stillem Entzücken.

Er hat mein Leiden
Gelindert bei Zeiten;
Und ich trage die Hoffnung im Herzen,
Dass ich gesunde von allen Schmerzen.

Drum Dank ihm, Dank,
Vieltausend Dank!
Und weil' ich wieder am herrlichen Rhein,
Und trink' ich wieder von seinem Wein,
Dann wird es mir wohl leicht gelingen,
Ihm ein noch schön'res Lied zu singen."

Erfrischend wirkt auch folgendes Bekenntnis:

„Ich Pfarrer von Zell, Friedrich Schmidt,
Erkläre öffentlich und freudig hiermit:
Ein wahrer Segen ist Herr Pfarrer Kneipp
Für Alle: Mann, Kind und Weib.
Wer lange schon musste die Gesundheit vermissen,
Verdankt sie hier den verschiedenen Güssen.
Meinen Dank spreche von Herzen ich aus
Herrn Pfarrer, dem guten, dem ehrlichen Haus;
Will anerkennen die Pflege recht gern,
Die widmen den Kranken die Schwestern im Herrn.
Möge Gott sie belohnen im ewigen Leben,
Und ihnen die Krone des Himmels einst geben."

17. August 1888.

Joseph Bechtold, Pfarrer in Schlossau (Baden) hat zweifellos recht, wenn er sagt:

„Temperantia, laboriositas et aqua sunt tres optimi medici mundi."
(„Mässigkeit, Arbeitsamkeit und Wasser sind die drei besten Ärzte der Welt.")

18. August 1888.

Auch das Distichon fehlt nicht:

„Segen dem Haus, in dem waltet der gottbegnadete Doktor,
Heilung spendend mit Lieb' Leidenden jeglicher Art!
Taue o Himmel herab deinen Segen auf ihn und sein Walten,
Dass es bringe der Welt Heil und dir Ehre und Preis.

5. September 1888.

Fr. Xaver Rieder,
Dekan und Stadtpfarrer zu Mussdorf.

„Euntes renuntiate, quae vidistis: claudi ambulant."
(„Geht hinaus und verkündet, was Ihr gesehen; die Lahmen gehen.")

Ruft begeistert aus N. Kirscht.

5. September 1888.

Eine gute Kur scheint auch Herr Joh. Herkommer, Kaplan zum hl. Jodok in Ravensburg, gemacht zu haben, denn er sagt:

„Meine Stimme, welche sich hier unter den Wasseranwendungen des hochwürdigen Herrn Pfarrers Kneipp in recht befriedigender Weise gebessert hat, reicht zwar noch nicht hin, dem hochwürdigen Herrn und den frommen Klosterfrauen Lob und Dank zu „singen“; doch langt sie zu einem kräftigen „Vergelts Gott“.

15. Oktober 1888.

Eine grausige Geschichte erzählt T. Spanier Pfarrer von Mörsdorf (Diözese Trier):

„Als erst ich kneippt' auf eig'ne Hand,
Und nicht die rechten Mittel fand,
Und immer grösser ward der Brand,
Träumt ich in eines Wickels Feuer
Von Kneipp ein grauses Abenteuer.
Zum Richtplatz sah ich ihn gebracht,
Nachdem man ihn zum Tod verklagt.
Ich weiss nicht, was mir gab die Glut,
Verfochten hab' ich bis auf's Blut
Gen all die blind' und bösen Hasser:

„For ever lebe Kneipp und Wasser!“
Und wunderbar! Der Rede Kraft
Vertrieb die ganze Stänkerschaft.
Die Seele hat mir prophezeit
Im Traumeseifer jener Zeit;
Für heilen Hals, gesundern Leib
Ich lebenslang verbunden bleib.“

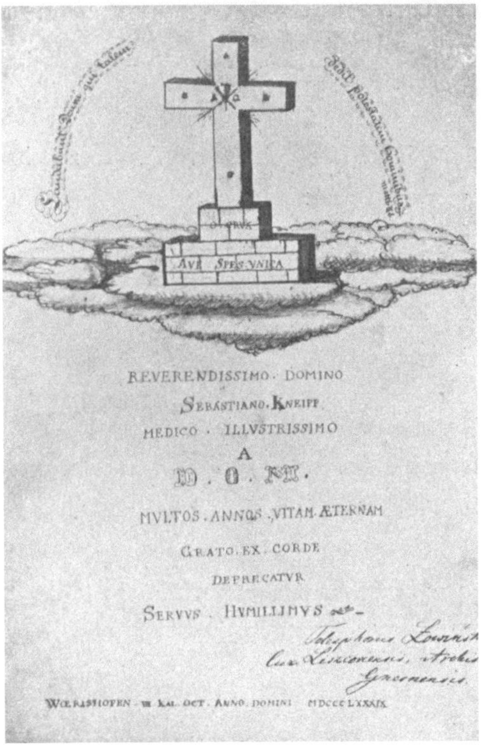

Seite 6 des Stammbuches im Dominikanerinnenkloster zu Wörishofen.
Originalaufnahme von Walter Wilda.

Durch Wasser sollt' auch ich genesen,
Nachdem ich selbst bei Kneipp gewesen.

6. Februar 1889.

„Mit dem doppelten Tode kam ich hier an, mit dem doppelten Leben scheide ich von hier; das Wasser half meinem Körper, Gott meiner Seele. Ihm sei Dank in allem, der auch tausendfältigen Lohn geben wird denen, die Werkzeuge seiner Erbarmungen für mich waren in den schweren Tagen der Trübsal“

bekennt K. M. U.

11. April 1889.

„Mes meilleurs remerciments à Monsieur l'abbé Kneipp!

Son système est un de ceux, qui ne périront pas; parce qu'il a le passé pourlui. Son nom passera à la postérité, et après bien des siècles encore on parlera du digne prêtre, qui a passé sa vie, à faire le bien.“

Schreibt ein begeisterter Franzose.

30. April 1889.

Der elsässische Vikar H. Ziegler von Gebweiler dankt mit folgendem hübschen Verslein:

„Gebrochen war mein Pilgerstab,
Ich schaute schon das frühe Grab.
Ich kam zu Kneipp — nun leb ich wieder,
Und Kraft erfüllet meine Glieder.
O Gott, wie gut, wie gut bist Du!
So ruf ich Dir erkenntlich zu!“

1. September 1889.

Ein sehr beherzigenswerter Spruch für alle Diejenigen, die mit dem Wasser zu thun haben wollen, ist der von Pastor Scheiblich aus Goslar a. Harz:

„Preiset das quellende Wasser,
Es heilet die Krankheiten alle;
Aber Erfolg ist nur dann,
Wendet man richtig es an.“

2. September 1889.

„On the Birthday of the Blessed Virgin Mary, the death of the Reverend Sebastian Kneipp was announced to the world, but happily it was not true.“
ist eine freudige Äusserung des Herrn

Eug. Fraering,
Rector of St. Joseph's church, New Orleans.

8. September 1889.

„Mortuum audivimus,
Vivum invenimus,
„Ad multos annos“ dicimus,
Vivificanti gratias agimus.“

(„Wir haben gehört, dass er gestorben sei, haben aber gefunden, dass er lebt;
Noch auf viele Jahre, sagen wir; dem Spender alles Lebens danken wir.“)

bezieht sich auf den totgesagten Kneipp, sowie auch das folgende Gedicht, unstreitig das interessanteste und wichtigste in den beiden Stammbüchern; es behandelt den Besuch des Prinzen Rupert in Wörishofen:

Hass und Neid erlog die Märe:
„Vater Kneipp gestorben sei;“
Treue Freunde, ihm zur Ehre,
Eilen trauernd schon herbei;
Und es geht die Trauerkunde
Draussen schon von Mund zu Munde.
Doch Herr Pfarrer unterdessen
Seine Leutchen munter giesst.
Gottlob! ihn Humor und Essen
Auch noch lange nicht verdriesst:
Jugendfrisch im Silberhaare,
Jung, trotz 69 Jahre.

Während Neid ihn lässt begraben,
Stellt sich Prinz Rupertus ein;
Möcht' von Kneipp zum Gruss Guss haben,
Auch ein Obergüsslein fein.
Schnell drei volle Wasserkannen
Über seine Hoheit rannen.
Und die Militärkapelle
Spielt vor'm Kloster; ihr zum Dank
Pfarrer Kneipp verordnet schnelle
Einen guten Klostertrank.
Gern die guten Frauen laben
Sie mit Gottes guten Gaben.

Hoheit thut das Glas erheben,
Stösst an mit Herrn Pfarrer Kneipp;
Pfarrer lässt den Prinz hoch leben,
Hoch! ruft Kind und Mann und Weib.
In das dreimal „Hoch!“ der Scharen
Fallen fröhlich die Fanfaren.
Kneipp'sche Heil- und Wasserkunde,
Du fortan **hof-fähig** bist;
Seit dem Tag und seit der Stunde,
Wo ein Prinz dein Schüler ist.
Mögest du Gemeingut werden
Aller Leidenden auf Erden!
Und Dir möge Gott es lohnen,
Vater Kneipp! — Kein Mensch lohnt dies;
Mögest Du dafür einst wohnen
In dem schönen Paradies,
Mit den guten Klosterfrauen
In des Himmels ew'gen Auen!

17. September 1889.

In Dankbarkeit!

A. Strauss,
Regens im Convict Montabaur.

Am Rande finden wir noch folgende handschriftliche Aufzeichnungen:

Am 6. September 1889. gelangte die aus Bosheit erfundene Todesnachricht telegraphisch nach Lindau: Pfarrer Kneipp † nachts 12 Uhr in der Badewanne.

Den 7. September langten die ersten Freunde zum Leichenbegängnis an; die zwei hochwürdigen Herren Fratres Professor und Direktor Schmid aus München kamen mit Nachtzug von Mehrerau.

Den 7. September langte nachmittags Prinz Rupert im Pfarrhause an (Manöver des 10. Regiments).

Den 8. September (Sonntag!) bekam er um $1^1/_4$ im Pfarrhof einen Normal-Oberguss vom Herrn Beichtvater; dann spielte die Kapelle vorm Kloster bis $4^1/_2$ Uhr.

Joannes Josephus, Bischof von Luxemburg, giebt folgende hübsche Ermahnung:

„Manete in dilectione mea, ait Deus Noster, Jesus Christus.“
(„Bleibet in meiner Liebe, sagt unser Herr Jesus Christus.“)

24. November 1889.

Der berühmte und musikalische Direktor Haberl aus Regensburg beginnt seinen Dank mit folgenden charakteristischen und launigen Versen:

„Wer je geweilt in Wörishofen
Und sich zum „Kneippen“ fest entschloss,
Besang in Prosa und in Strophen
Des Wassers Lob auf hohem Ross.

Der Pegasus, den ich besteige,
Ist lendenlahm, bedarf der Kur;
Sein Lebensrest geht bald zur Neige,
Er läuft nicht mehr, er stolpert nur.

Und dennoch möcht' ich heut' ihn jagen,
Auch wenn er endet bei dem Lauf;
Ich will es kühn noch einmal wagen
Und setze mutig mich darauf.“

Die zwölfte Strophe dieses Poems, das er zu Wörishofen am 5. Dezember 1889 verfasste, lautet:

„Der dieses schrieb, ist krank am Schnaberl;
Doch ist das äuss'res Zeichen nur; —
Er heisst Direktor Dr. Haberl
Und kam aus Regensburg zur Kur.“

Nach berühmten Mustern sagt Loewenbruck:

„Je suis venu,
J'ai vu,
Mon opinion est faite."

9. Dezember 1889.

Wiederum ein schönes Chronogramm:

ZV gVter Letzt seI MeIn SprVCh:
„I Dank!"

Woerlshofen, 27. März 1890. SChIestL aVs SaLzbVrg.

„Deum discamus diligere ab illo, qui tanta facit proximo"
(„Lasst uns lernen Gott zu lieben von demjenigen, der so vieles für seinen Nächsten thut") ruft Dr. Thomas Korec aus.

„In vinculis veni, sine vinculis abii."
(„In den Banden (der Krankheit) bin ich gekommen, ohne dieselben gehe ich von dannen.")

1. Mai 1890. Pfarrer Alb. Sinz in Weigheim, Diözese Rottenburg.

Etwas rauflustig scheinen mir folgende Verse, die Herr Pfarrer Reiser aus G. verfasste:

„Brennt's Dir im Kopf, im Rücken, Knochen, Magen,
Im Vertrauen nur will ich's Dir sagen:
Das ist des Feuerteufels grimmig Walten.
Lass' länger nimmermehr ihn weiter schalten!
O, lass' den Wasserengel mit ihm raufen,
So wird er sicherlich von dannen laufen."

8. Mai 1890.

Auch geregnet hat's im Jahre 1890; denn melancholisch mutet's an, wenn man lesen muss:

„Gestern hat's geregnet, Morgen regnet's wieder
Heute regnet's a; Und übermorgen a."

Wörishofen, Juni/Juli 1890.

Professor Rolef, Universitätslektor zu Freiburg im Breisgau, kann sich freuen, denn vergnügt teilt er mit:

„Auch ich für meine Leiden hab' Bess'rung hier gefunden;
Und was mich noch besonders freut, mein Bäuchlein ist geschwunden."

9. August 1890.

In italienischer Sprache giebt Domenico Cardinale Agostini, Patriarch von Venedig, seiner Dankbarkeit und Anerkennung gegen Pfarrer Kneipp Ausdruck, und erteilt zugleich ihm und den Klosterfrauen vom hl. Dominikus seinen Segen.

Der hochwürdigste Herr Bischof Cselka aus Budapest schreibt beherzigenswert:

„Die Kneiperei ruiniert die Gesundheit,
Die Kneipperei stellt sie wieder her und erhält sie. Also!"

11. August 1894.

„Adjutorium nostrum in nomine Domini."
(„Unsere Hilfe ist im Namen des Herrn.")

Spruch Seiner Eminenz, des Kardinals Schönborn, Fürsterzbischof von Prag, vom 23. August 1896.

„Laudes et gratiae sint omni momento
Praelato Kneipp et toti convento!"
(Lob und Dank sei jederzeit dem Prälaten Kneipp und dem ganzen Konvente.")

A. Hilber, Coop.

Damit will ich die Blumenlese aus diesen interessanten Büchern schliessen, indem ich hinzufüge, dass ich nur Einzelnes aus dem Vielen anführen konnte und manches übergehen musste, was auch recht interessant gewesen wäre, da eben der Raum mangelt.

In den verschiedensten Sprachen sind die Eintragungen in diese beiden Stammbücher geschehen, und zwar zähle ich deren achtzehn: deutsch, lateinisch, französisch, ungarisch, englisch, polnisch, böhmisch, griechisch, indisch, rumänisch, slovenisch, holländisch, kroatisch, armenisch, italienisch, portugiesisch, Togosprache, Zulusprache.

In den Fremdenbüchern des Klosters und des Pfarrhofes finden sich ausserdem vielerlei berühmte Namen; weltliche und geistliche Fürsten waren in diesen ehrwürdigen Räumen, und es verlohnt sich wohl der Mühe, die Reihe derselben durchzuschauen:

a) Weltliche Fürsten.

1889.

Karl, Fürst zu Löwenstein, Kleinheubach.
Prinz Victor von Rohan, k. k. General a. D., Salzburg.
Prinz Rupert von Bayern.
Fürst und Fürstin Öttingen, Wallerstein.
Fürst Oginski aus Dresden.
Strecker, Pascha aus Konstantinopel.
Marie, Prinzessin von Rohan.

1890.

Anna, Prinzessin von Lichtenstein, Kalksburg bei Wien.

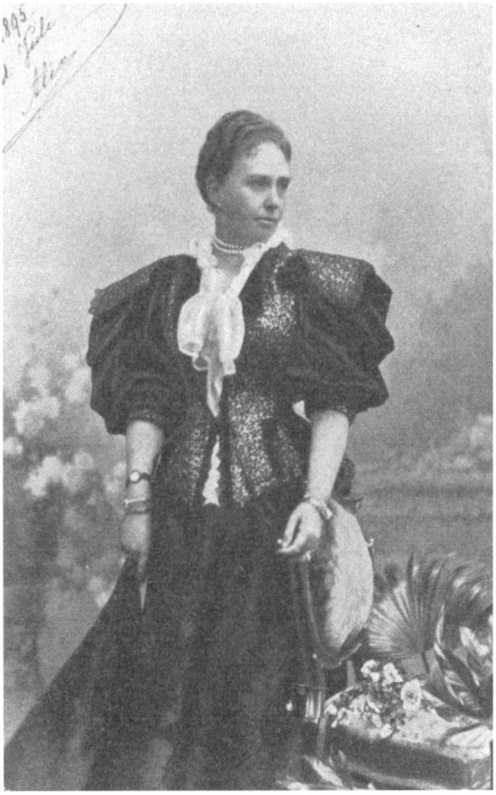

Alix, Grossherzogin von Toskana, Erzherzogin von Österreich.

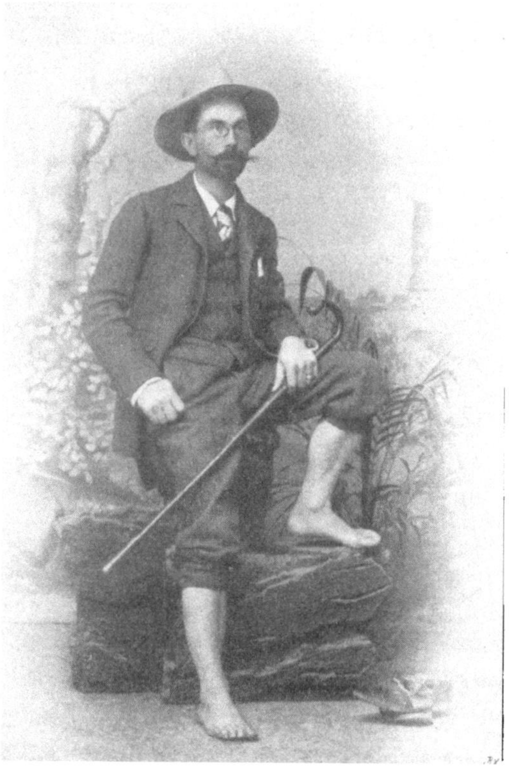

Der Fürst Lubecki.
Originalphotographie von Fritz Grebmer.

Prinz Albrecht von Solms-Braunfels, Wiesbaden.

Prinzessin Ebba von Solms-Braunfels, Wiesbaden.

Fürstin Waldburg aus Württemberg.

Eduard, Prinz Liechtenstein.

Adolf, Joseph, Fürst Schwarzenberg.

Fürst Georg Ghika aus Bukarest.

Fürst zu Salm-Horstmar, Coesfeld.

Eleonore Ursula, Herzogin von Arenberg.

Prinzessin Fechenbach-Öhringen.

Sophie, Fürstin Waldburg.

Fürstin, Prinzessin zu Salm-Horstmar.

1891.

Alois, Prinz Löwenstein, Böhmen.

Johannes, Prinz Löwenstein, Böhmen.

Prinz Neriman Khan, persischer Gesandter in Wien, nebst seinen Töchtern: Prinzessin Anna und Prinzessin Maria.

Prinz A. Bariatinsky, Russland.

Engelbert, Herzog von Arenberg.

Roger, Prinz von Arenberg.

Erzherzog Josef von Österreich, 1893, 1894, 1895, 1896 und 1897.

Erzherzogin Klotilde, Erzherzogin Marie, Erzherzog Joseph Augustin, Erzherzogin Augusta.

Erzherzog Leopold Salvator. 1894 und 1897.

Erzherzogin Blanca und deren Kinder: Die drei Erzherzoginnen: Dolores, Immaculata und Marguerita und die beiden kleinen Erzherzoge: Rainer und Leopold.

Grossherzogin von Toskana, Erzherzogin von Österreich. 1895.

Robert, Herzog von Parma. 1893, 1894, 1895, 1896, 1897.

Maria Antonia, Herzogin von Parma. 1893, 1894, 1895, 1896, 1897.

Prinzen und Prinzessinnen von Parma (im ganzen 14). 1893, 1894, 1895, 1896, 1897.

Prinz Heinrich von Bourbon, Graf Bardi. 1894, 1895, 1896, 1897.

Adelgunde, Prinzessin von Bourbon, Gräfin Bardi. 1894, 1895, 1896, 1897.

Maria Anna, Erbgrossherzogin von Luxemburg. 1892 und 1893.

Don Carlos, Infant von Spanien. 1892.

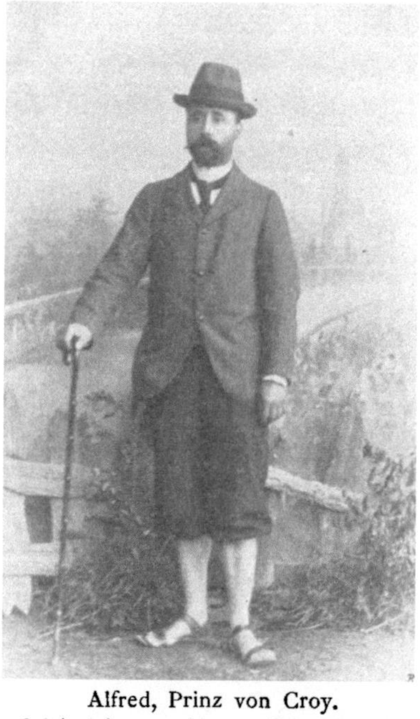

Alfred, Prinz von Croy.
Originalphotographie von Fritz Grebmer.

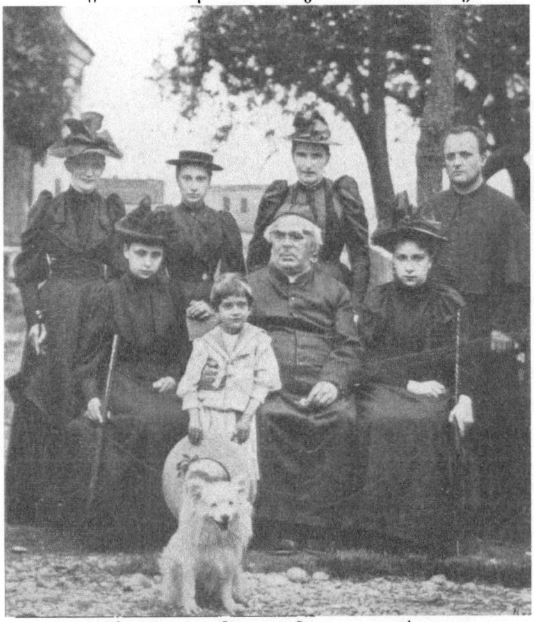

Die 3 Infantinnen von Spanien, mit Begleitung und Msgr. Kneipp.

1. Donna Elvira, 2. Jaime Graf Lassuen, 3. Msgr. Kneipp, 4. Donna Beatrix, 5. P. Raymund, ein französischer Dominikaner, 6. Baronin Nostitz, Hofdame, 7. Donna Alix, 8. Gräfin Lassuen, Hofdame.

Die drei Infantinnen: Elvira, Beatrix und Alicia. 1892.

Herzog und Herzogin Paul von Mecklenburg nebst den beiden Söhnen: Herzog Paul Friedrich und Herzog Heinrich Borvin, und der Tochter: Herzogin Maria Antoinette. 1890, 1892, 1893, 1894, 1896 und 1897.

Alfred, Prinz Croy. 1892, 1893, 1894, 1896 und 1897.

Fürstin Dietrichstein. 1893.

Der Maharadscha von Baroda nebst Gemahlin. 1894.

Julie, Fürstin Liechtenstein. 1893

Elisabeth, Prinzessin zu Solms-Braunfels. 1893.

Alexandrine, Prinzessin Windisch-Grätz. 1893.

Prinz Heliodor Swiatopolk-Czetwertyński, Krakau. 1895 und 1896.

Fürst V. Galitzin. 1897.

Antoinette und Adelheid, Prinzessinnen zu Isenburg-Birstein. 1893, 1895, 1896 und 1897.

b) Geistliche Fürsten.

1889.

P. Maurus Wolter, Abt Beuron.

P. Placidus Wolter, Abt Maredsous.

P. Maurus Kalkum, Abt der Cisterzienserabtei Mehrerau

1890.

Joh. Joseph Koppes, Bischof von Luxemburg.

Ildefons Schober, Abt von Seckau, Steiermark.

Franz Maria Doppelbauer, Bischof von Linz.

Georg Posilovic, Bischof von Zengg, Kroatien.

Dr. Michael Napotnek, Fürstbischof von Marburg.

1891.

Franz, Abt von Marianhill, Natal (Südafrika).

Dr. R. Lichtensteiger, Bischof von Kabocsa in Ungarn.

Dr. Simeon Volonteri, apostolischer Vikar der Provinz Ho-non, Guin.

Seine Eminenz, Kardinal Domenico Agostini, Patriarch von Venedig.

Dr Adolph Fritzen, Bischof von Strassburg.

1892.

Dr. Joseph Samassa, Erzbischof von Erlau in Ungarn.

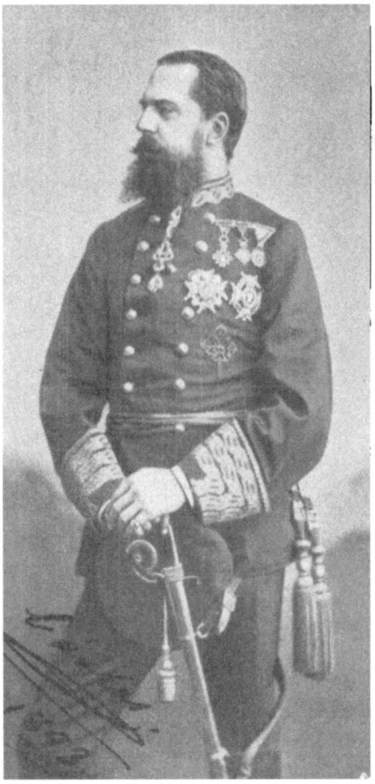

Don Carlos, Infant von Spanien, Herzog von Madrid.

Dr. Andreas Ajuti, Erzbischof von Damiette und apostolischer Nuntius in München.

Dr. N. Camilli, Bischof von Jassy, Rumänien.

1893.

Dr. Ferd. Cselka, Bischof, Budapest.

Seine Eminenz, Kardinal Schönborn, Fürsterzbischof von Prag.

Dr. Jakob Glazer, Weihbischof von Przemil, Galizien.

Seine Eminenz, Kardinal Gibbons, Erzbischof von Baltimore.

1894.

Dr. Franz Sogaro, Bischof von Sudan, Afrika.

1895.

Dr. Philippus Steiner, Bischof von Stuhlweissenburg, Ungarn.

Fürst Benedict Radziwill, O. S. B.

Katschthaler, Weihbischof, Salzburg.

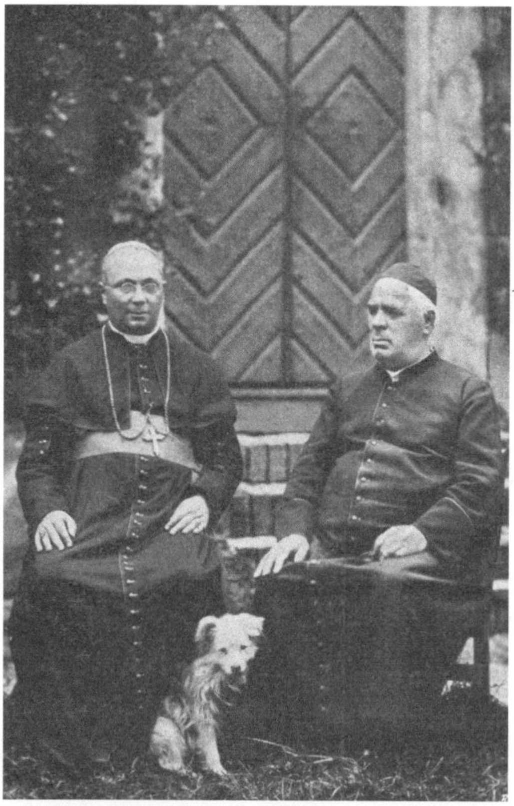

Msgr. Ajuti, Erzbischof von Damiette, apostolischer Nuntius zu München (jetzt Lissabon), mit Msgr. Kneipp.

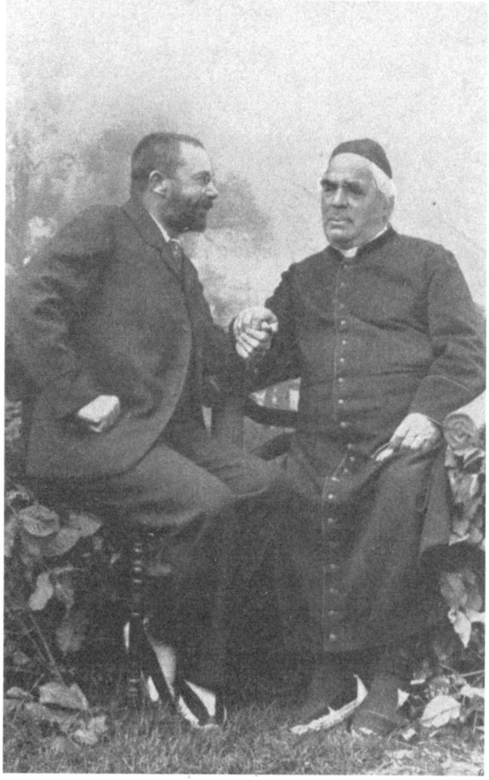

Heinrich, Prinz von Bourbon, Graf von Bardi, und Msgr. Kneipp.
Beide Herren in japanischen Schuhen.
Nach einer photogr. Aufnahme von Fritz Grebmer.

1896.

Dr. Joh. Röhsler, Bischof von St. Pölten.

Dr. John Foley, Bischof von Detroit, Nordamerika.

Dr. Petrus v. Hötzel, Bischof von Augsburg.

Dr. J. B. Brinkmann, Bischof von Münster, Westfalen.

Dr. Joseph Georg Ehrler, Bischof von Speyer.

Dr. Alex. von Beresniewicz, Bischof von Wladislav, Polen.

Einer der ersten deutschen Fürsten, welche die Kneipp'sche Heilmethode am eigenen Leibe erprobten und für gut befanden, war S. H. der Herzog Paul zu Mecklenburg. In Begleitung seiner hohen Gemahlin, der Herzogin Paul, geborene Prinzessin Windisch-Grätz, und der drei Kinder: Herzog Paul Friedrich, Herzog Heinrich Borvin und Herzogin Maria

Antoinette, kam der Herzog zu verschiedenen Malen nach Wörishofen und stand dem verstorbenen Msgr. Kneipp sehr nahe. Speziell unterzog Kneipp die herzoglichen Kinder bei Gelegenheit einer Abwesenheit der Eltern einer besonderen persönlichen Behandlung und erzielte hierbei ein vorzügliches Resultat. Zum erstenmal kam Herzog Paul mit Familie nach Wörishofen im Jahre 1890, dann fast jedes Jahr bis zum Tode Kneipp's. Es fehlte der hohe Herr aber auch nicht im Jahre 1897, als Kneipp bereits gestorben war.

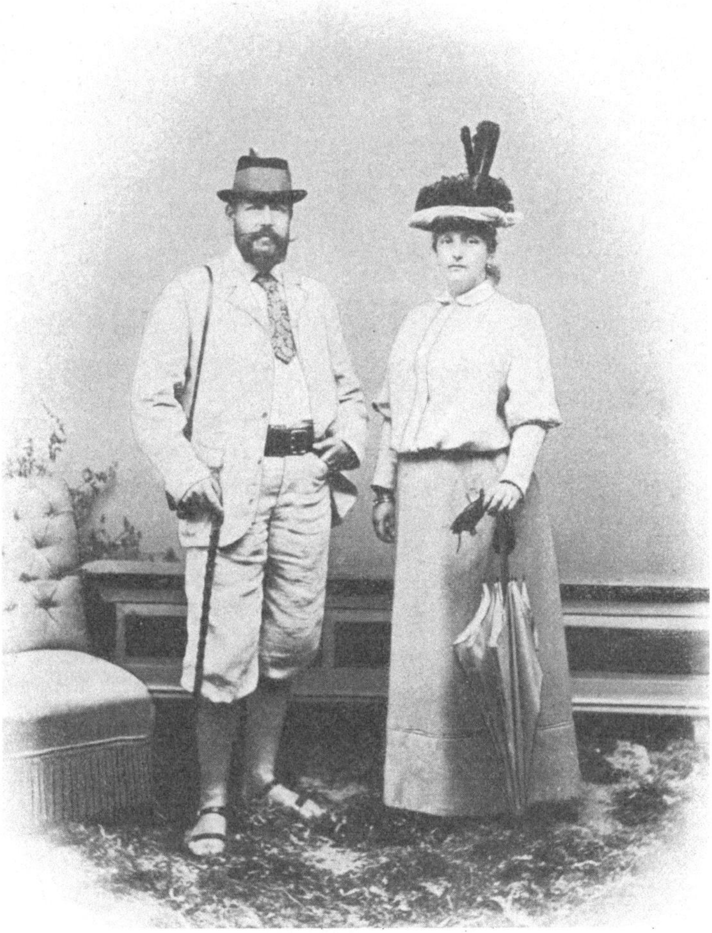

Paul, Herzog von Mecklenburg, und Marie, Herzogin von Mecklenburg.
Originalphotographie von Fritz Grebmer.

Eng befreundet mit Msgr. Kneipp ist dann S. K. K. H. Erzherzog Joseph von Österreich gewesen; den Verstorbenen verband mit diesem seinem hohen Freunde und Gönner ein sehr inniges Band. Da S. K. K. H. durch Msgr. Kneipp von einem schweren Ischiasleiden geheilt worden war und Erzherzog Joseph in öfteren längeren Besuchen im Kloster zu Wörishofen geweilt hatte, so hatte eine häufige Aussprache zwischen den beiden befreundeten Herren stattfinden können, und der Erfolg dieser Aussprache war der, dass sich S. K. K. H. ungewöhnlich für die Kneipp'sche Methode und für Wörishofen interessierte. Erzherzog Joseph stiftete einige tausend Bäume und Sträucher, mit denen man die „Erzherzog Joseph-Anlage" einen neuen Kurpark, anlegen konnte. Er beteiligte sich mit bedeutenden Mitteln an der Gründung der Lokalbahn-Aktiengesellschaft und lieh seine Hilfe den Klosterfrauen vom heiligen Dominicus beim Bau des neuen Institutsgebäudes; wo er nur immer konnte, half der hohe Herr Msgr. Kneipp bei all seinen Bestrebungen und Unternehmungen. Während der Krankheit Msgr. Kneipp's schickte Erzherzog Joseph, da

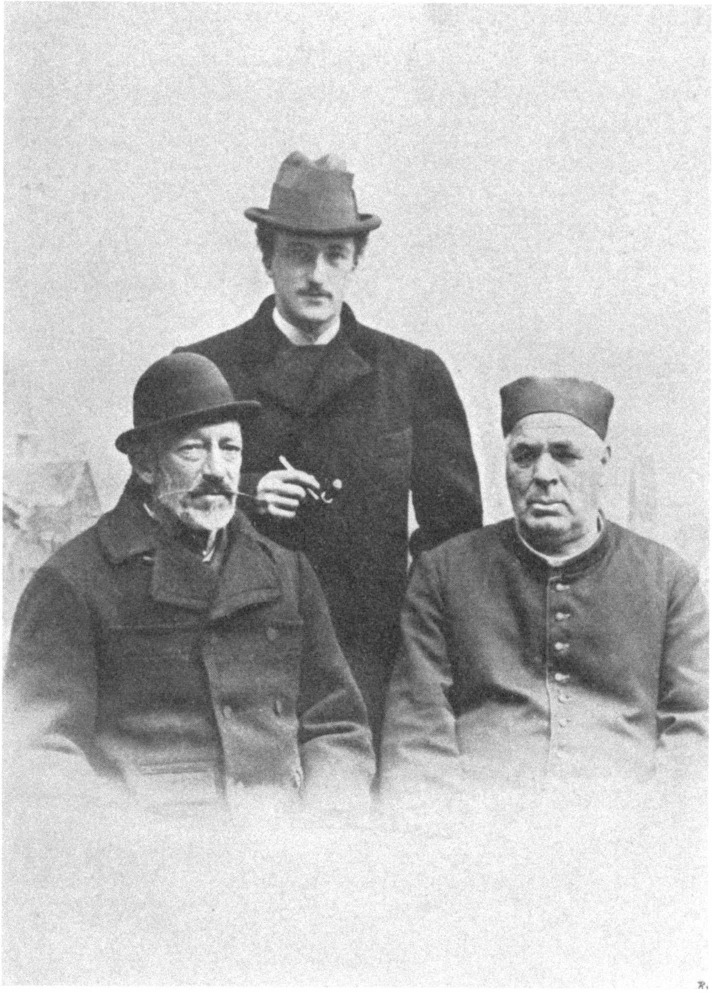

Erzherzog Joseph von Österreich, Erzherzog Joseph Augustin und Msgr. Kneipp.
Nach einer Photographie von Fritz Grebmer.

er selbst verhindert war zu kommen, seinen Arzt, den Dr. von Coltelli, um direkte Nachrichten über seinen erkrankten Freund einzuholen, und bei der Beerdigung liess sich S. K. K. H. durch denselben Herrn offiziell vertreten. Auch liess er einen prachtvollen Kranz auf das Grab seines Freundes niederlegen.

Ein dankbarer Patient ist für unseren teueren Verstorbenen auch S. K. H. Prinz Heinrich von Bourbon, Graf Bardi, geblieben. Zum erstenmal im Jahre 1894 kam der Prinz; seit der Zeit jährlich ein- oder zweimal und erfreute sich stets der persönlichen

Behandlung durch den guten Pfarrer Kneipp, mit welchem der hohe Herr allezeit ein freundschaftliches Verhältnis unterhielt. In seiner Krankeit hätte der Prinz den greisen Priesterarzt gern besucht, wenn nicht eigene körperliche Unpässlichkeit Verhinderungsgrund gewesen wäre; wohl aber kam seine erlauchte Gemahlin, wie aus dem Krankenberichte ersichtlich, zu einem kurzen wohlthuenden Besuche zu Msgr. Kneipp. Gern nahm Msgr. Kneipp aus der Hand S. K. H. das „Cigarrl" entgegen, schob's schmunzelnd in die Tasche und meinte: „So a guate bekomm' i' dahoim doch nit!"

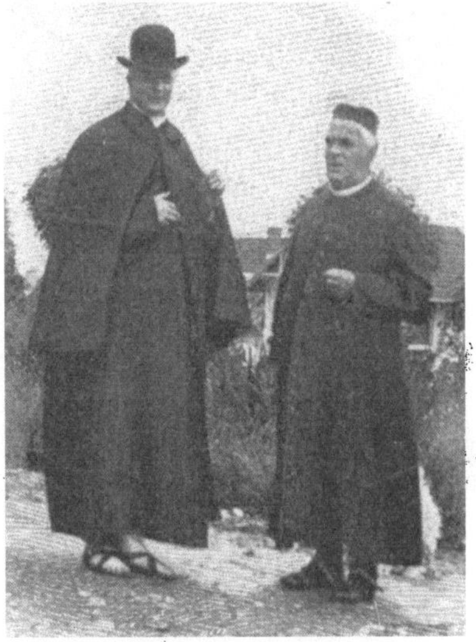

Kardinal Fürsterzbischof von Prag, Graf Schönborn, mit Msgr. Kneipp.

Interessant war auch Kneipp beim Verkehr mit dem indischen Fürsten, dem Marhadscha von Baroda. Derselbe war mit seiner Gattin und einem grossen Gefolge der braunen Söhne Indiens, seinem Leibarzte und einem englischen konsultierenden Doktor nach Wörishofen gekommen, um die Kneipp'sche Wasserkur zu gebrauchen. Der hohe Herr sprach nur englisch und französisch, so machte ich den Dolmetscher. Als Msgr. Kneipp I. K. H., die Gattin des Marhadscha, zum erstenmal sah, schaute er sie an und wies gleich auf einen kleinen roten Fleck, den die Dame auf der Stirn hatte, an der Stelle, wo die Linien der Augenbrauen zusammenstossen, oberhalb des Nasenbeins. „Was haben's denn da?" meinte Kneipp. Ich übersetzte diese Frage und es wurde mir die Antwort zuteil, dass dieses der sorgfältig gehütete rote Fleck sei, den die indische Frau zum Zeichen ihrer Legitimität auf der Stirn trägt und den sie täglich mit Sorgfalt erneuern lässt. Dann sprach man über die körperlichen Verhältnisse und der Marhadscha meinte: „Msgr. Kneipp hat vollständig recht; Leute wie ich, die essen zu viel, essen zu gut und arbeiten zu wenig." Ich übersetzte das und Kneipp antwortete darauf: „Das kann scho sein!" —

Unter den geistlichen Würdenträgern ist es besonders Seine Eminenz, Kardinal Schönborn, Fürstbischof von Prag, welcher mit dem verstorbenen Msgr. Kneipp auf vertrautem Fusse stand. Wenn jemand eine besondere Bitte an Kneipp zu stellen hatte und wendete sich an Seine Eminenz, so war die Erfüllung sicher, denn Eminenz Schön born war Einer von den Wenigen, denen Kneipp gehorchte. Und er hat es niemals zu bereuen gehabt.

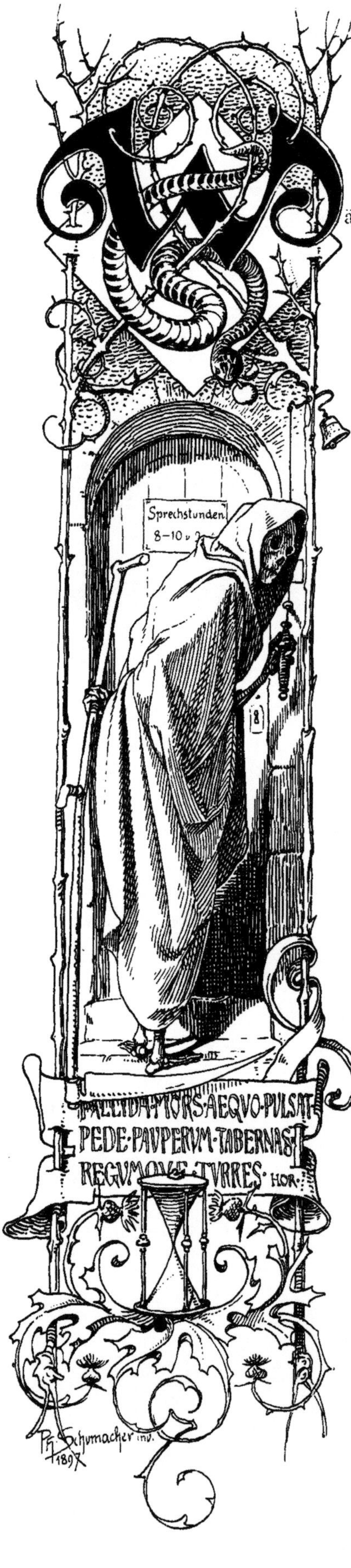
Sprechstunden
8–10
PALLIDA·MORS·AEQVO·PULSAT
PEDE·PAVPERVM·TABERNAS
REGVMQVE·TVRRES· HOR·
Ph. Schumacher inv.
1897

XII.

Seb. Kneipp als Patient.

Während der fünfeinhalb Jahre, in welchen ich mit Sebastian Kneipp zusammenarbeitete, habe ich ihn im ganzen dreimal ärztlich behandelt. Das erstemal war es im Jahre 1893 im Frühjahr. Da wollte er eines Tages in die Badewanne steigen, glitt aber auf dem nassen Boden aus und stürzte mit dem Brustkorb auf den Rand der Wanne, so dass er zwei Rippen zerbrach, und zwar die fünfte und sechste Rippe rechts, die eine Infraktion erlitten hatten. Er ging mit dieser Verletzung noch einen Tag umher, und am folgenden Morgen erst erhielt ich Nachricht, ich möchte ihn doch besuchen kommen. Ich ging sogleich hin, und er sagte mir: „Ich meine, ich hätt' mir da eine Kleinigkeit weh gethan; mit dem schnaufen will's nicht so recht gehen, und ich glaub', es sticht ein bissl."

Ich untersuchte ihn und sagte ihm dann: „Herr, Sie haben ja zwei Rippen zerbrochen." „So, das habe ich gar nicht gewusst." Dann ging ich in ihn, und jetzt erst erzählte er mir genau den Vorfall. Ich bat ihn, sich einige Tage zu schonen, damit doch der Fall für ihn keine ernsteren Folgen nehmen möge, und eine Binde zu tragen; das letztere that er, und trug sie späterhin noch lange Zeit, weil er selbst bemerkte, dass ihm das recht gut thue, wenn er eine gewisse Festigkeit um den Brustkorb habe. Irgend welche Folgen liess diese kleine Verletzung nicht zurück.

Das zweitemal hatte ich Veranlassung, mich ernstlich mit seinem Zustande zu beschäftigen, im Jahre 1896. Er sass auf einem Stuhl in der Sakristei der Klosterkirche. Da stand er plötzlich auf, drehte sich verschiedenemale im Kreise umher und setzte sich wieder; er fühlte sich sehr schwach und klagte über starken Schwindel. Die anwesende Klosterfrau erschrack natürlich bedeutend, denn man war nicht gewohnt, den Pfarrer Kneipp krank zu sehen; man brachte ihn zu Bett und rief mich gleich. Ich untersuchte ihn und fand bei ihm zunächst den ausserordentlich

---

Titelvignette: Originalkomposition des Malers Ph. Schumacher in Rom. — Die Unterschrift besagt in der Übersetzung: „Der bleiche Tod klopft in gleicher Weise an in den Hütten der Armen und in den Burgen der Könige."

lebhaften Puls, den stark hebenden; dann fand ich bedeutende Anstauungen im Unterleibe, so dass ich, da ich einen Schlaganfall befürchtete, ihm sagte: „Herr, Sie müssen einige Zeit sich ruhig halten; die Anstauungen müssen wir ausräumen, und da Sie über Schwindel klagen, so muss der erst wieder vollständig verschwunden sein, ehe Sie an die Arbeit gehen können.“ Er blieb denn auch wirklich einige Tage liegen, schonte sich und liess sich behandeln. Durch stärkere Mittel wurden nach Möglichkeit die Anstauungen aus dem Unterkörper entfernt, und er fühlte sich dann wesentlich erleichtert. Es ist aber für mich heute kein Zweifel, dass ich damals bei der Untersuchung des Kranken bereits Teile der Geschwulst gefühlt habe, wenn auch eine Diagnose in dieser frühen Zeit der Krankheit selbstverständlicherweise nicht möglich war.

Sobald sich Kneipp wieder einigermassen besser fühlte, war er als Patient absolut unbändig, ging seinen eigenen Weg und kümmerte sich um niemand. Nur eines hatte er seit jener Zeit behalten: er hütete sich etwas mehr vor den schweren Mehlspeisen; denn ich sagte ihm: „Bei Ihrer sitzenden Lebensweise werden Sie sich Schaden zufügen, wenn Sie fortfahren, so starke Mehlspeisen zu essen. Sie können dieselben nicht in richtiger Weise verarbeiten und müssen sich darum mehr der leichten Kost zuwenden: etwas Fleisch, reichlich Gemüse und Obst; Suppe natürlich auch und Flüssiges.“ Und das that er.

Den Sommer brachte er soweit ziemlich gut zu. Im Winter 1896/97 fiel es mir und Anderen aber auf, dass die Blase den notwendigen Halt nicht mehr zu haben schien, und dann hatte er auch plötzlich einen ziemlich starken Durst bekommen. Dieser Durst wurde nicht geringer, sondern steigerte sich mehr und mehr, und wurde schliesslich ganz krankhaft. Er selbst sprach oft im Scherze darüber und fragte mich gelegentlich, ob ihm ein Gläschen Bier schaden könne. Darauf sagte ich ihm: „Jedenfalls schadet es nicht; trinken Sie nur ein Gläschen Bier.“ Und das that er dann auch öfter, ganz gegen seine Gewohnheiten; denn Kneipp hat in seinem Leben ausserordentlich wenig Bier getrunken.

So stellten sich im Laufe der Zeit allerhand sonderbare Zeichen bei ihm ein, und man hatte wohl nach und nach das Gefühl bekommen, dass sich seine Natur gewaltig verändert habe. Zudem fiel er in den oberen Partieen des Gesichts und des Halses stark ein, und Leute, die ihn lange nicht gesehen hatten, behaupteten, dass er sehr abgenommen habe. Beim Ärztekongress am Lichtmesstage 1897 war er noch in voller Aktivität; er trank an jenem Abend, wo er der Festlichkeit beiwohnte, mehrere Glas Limonade, war ausserordentlich aufgeräumt und munter, und mir fiel es auf, dass er solange blieb, nämlich bis etwa $^1/_2$11 Uhr, was bei ihm zu den allergrössten Seltenheiten gehörte, und was ich vorher eigentlich niemals bei ihm erlebt hatte. Er war am folgenden Tage etwas angegriffen, ging aber doch seinem Tagewerk wie gewöhnlich nach, und so blieb er in Thätigkeit bis zum Beginn seiner eigentlichen Erkrankung.

Pfarrer Kneipp als Patient wird mir, der ich in den zehn oder zwölf Wochen seines Krankenlagers täglich drei- bis viermal ihn besuchte, stets eine sympathische und liebe Erinnerung bleiben.

Wer einem so grossen Menschen wie Kneipp auf seinem letzten Krankenlager und in seinen letzten Lebensstunden beigestanden hat, der hat mehr gesehen, als Mancher, der jahrelang andere Leute behandelt hat; denn die Summe von Erfahrung, die sich bei Kneipp vereinigte, die Summe von Opfermut und Standhaftigkeit, die man bei ihm bewundern konnte, dann auch der reine, edle Geist des Priesters Kneipp, all' dieses giebt für den behandelnden Arzt ein derartig harmonisches Bild, wie man es im Krankenzimmer selten findet.

Erst war er der Mensch, wie wir alle, und hatte den Drang und das Bedürfnis, wieder gesund zu werden. Späterhin, als er selbst sah, dass dies nicht möglich war, da gab er seinen Körper auf, um umsomehr an seinen Geist und seine Seele zu denken. Ein erhabenes Schauspiel, wenn man sieht, wie Derjenige, der Tausenden und Abertausenden geholfen hat, nun selbst hilflos auf dem Krankenlager daliegt, fremder Wartung und Pflege in hohem Grade bedürftig ist und angewiesen auf die Wohlthaten seiner Nächsten. Ein erschütterndes „Memento mori" für Jene, die um ihn waren.

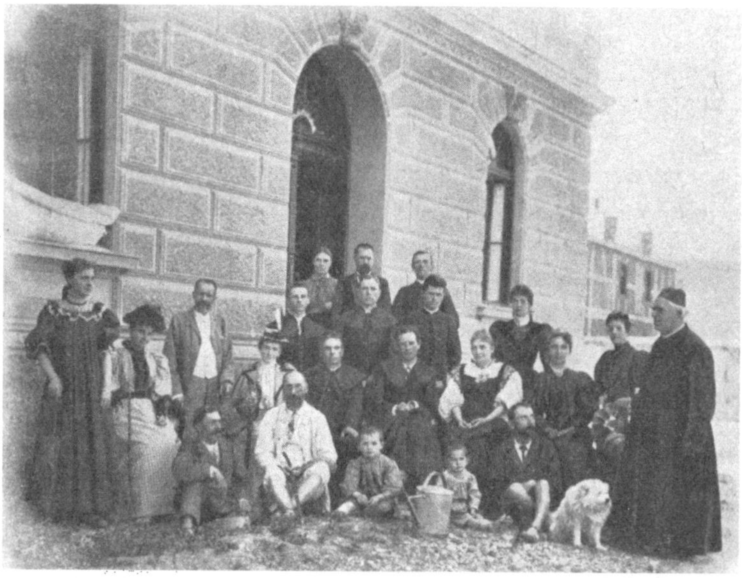

Msgr. Kneipp mit einer Gruppe böhmischer Kurgäste.

Wie er festgehalten hat an seiner Kur, das muss noch ganz besonders betont werden. Als es bekannt geworden war, dass Kneipp rettungslos verloren sei, und als ich an jenem denkwürdigen 17. Mai den versammelten Kurgästen mitteilen musste, dass Prälat Kneipp nicht mehr zum Leben zurückkehren könne, da fehlte es selbstverständlicherweise nicht an zarten und ungestümen Mahnungen, Bitten und Anweisungen, ich müsse Professoren konsultieren, man müsse mit den Röntgen-Strahlen ihn untersuchen, man müsse eine Operation vornehmen, es sei Pflicht, noch weitere Ärzte heranzuziehen. Alle diese kleinen Dinge habe ich mit ihm persönlich besprochen, und genau nach seinen Wünschen und Anweisungen ist dann später alles geregelt worden. Für mich habe ich die grosse Beruhigung, dass ich nichts gethan habe, ohne seine ausdrückliche Billigung und Weisung; zumal in seiner ersten Krankheitszeit habe ich ihn um jeden kleinen Schritt zunächst befragt; und wie er's wünschte, so habe ich es gethan.

Als dann die Krankheit ernster wurde, als ich ihm die Gefahr unumwunden sagte, und ihn fragte, ob er den Wunsch hege, die Ansicht berühmter Professoren über seinen

Zustand zu hören, lehnte er dies rundweg ab und gab die ruhige Antwort, er sei zufrieden und wolle es nicht anders. Wohl aber hatte er den Wunsch, den einen oder anderen meiner Spezialkollegen, der Kneippärzte also, an seinem Krankenlager zu sehen; so sind verschiedene Herren Kollegen zu Msgr. Kneipp berufen worden, und man hat dann gemeinschaftlich den Zustand des Kranken eingehend erörtert.

Dann kam einer der ungestümen Mahner und Dränger, und wollte unter allen Umständen, dass man die Cäsare Mattei'sche Electrohomöopathie in Anwendung bringen solle, und es drang dieser Arzt bis in das Krankenzimmer vor, um den Kranken damit zu behelligen. Kneipp verwies ihn an mich, und ich sagte ihm: „Verehrter Herr Kollege! Solange ich die Behandlung unseres Herrn Prälaten leite, werden solche Dinge nicht ge-

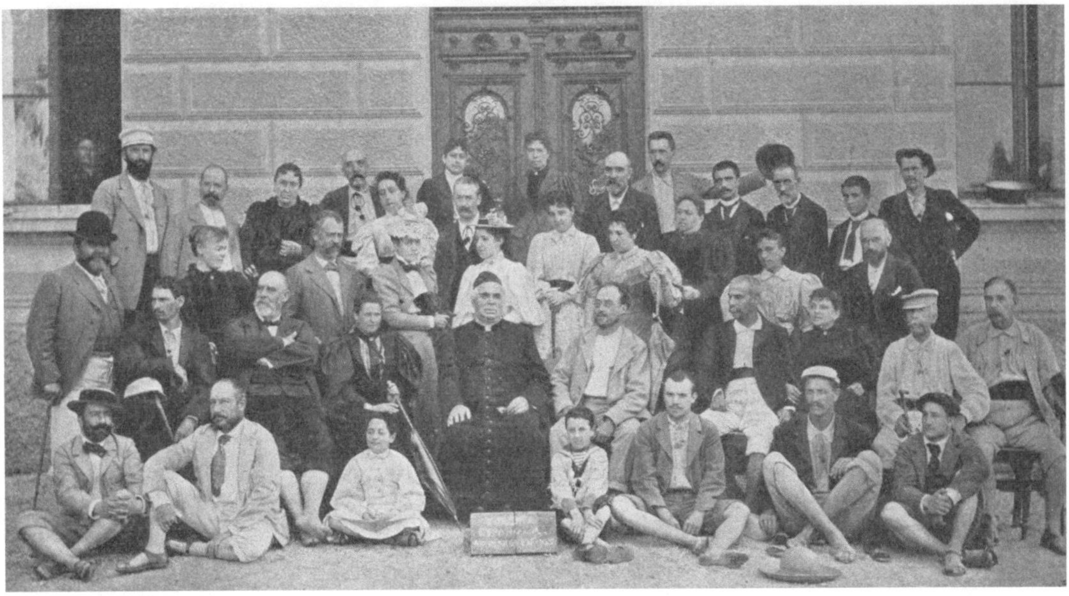

Msgr. Kneipp und Dr. med. Collet aus Barcelona und die spanische Kolonie des Jahres 1895.

schehen; wenn er aber den Wunsch hat, so will ich gern mein Amt niederlegen, und es mag dann geschehen, was will." Ich sprach dann auch mit Herrn Prälaten darüber, und er lehnte rundweg diese Zumutung ab; aber trotzdem bedurfte es grosser Anstrengung, um dieses etwas sehr ungestümen Helfers los zu werden.

Die Behandlung des Herrn Prälaten Kneipp in seiner Krankheit geschah zunächst durch mich; dann als ich vom 3. April bis zum 9. April verreist war, durch Herrn Dr. Mahr dahier; nach meiner Rückkehr am 9. April wiederum durch mich, und ich bin der behandelnde Arzt geblieben bis zum Ende seines Lebens.

Von auswärtigen Herren Kollegen wurde der Kranke besucht:

Durch Herrn Dr. Uherek von Immenstadt, am 11. April.

Durch Herrn Dr. Bergmann von Cleve, am 8. und 9. Mai, und zwar wurde Herr Dr. Bergmann auf das Verlangen Kneipp's zuerst brieflich und dann telegraphisch ersucht, Msgr. Kneipp zu besuchen, da dieser ihn nochmals sprechen wolle. Dr. Bergmann kam, trotz des sehr weiten Weges, sofort dem Wunsche des Verstorbenen nach.

Durch Herrn Dr. Stützle von Jordanbad. Zum erstenmal am 7. Mai auf des Verstorbenen ausdrücklichen Wunsch; zum zweitenmal am 16. Mai, wo er, auf meinen speziellen Wunsch, blieb bis zum Montag, den 17. Mai, nachmittags. Es war das aber an dem Tage, wo der Verstorbene eine bedeutende Herzschwäche bekam und einen ausserordentlich kleinen und häufigen Pulsschlag, der zu den grössten Befürchtungen Veranlassung gab. Am 20. Mai telegraphierte ich wiederum an Herrn Kollegen Stützle, Jordanbad: „Auf Wunsch des Herrn Prälaten ersuche ich Sie, zum Konzilium herzukommen. Baumgarten.“ Dr. Stützle folgte dem Rufe dann auch zum drittenmal.

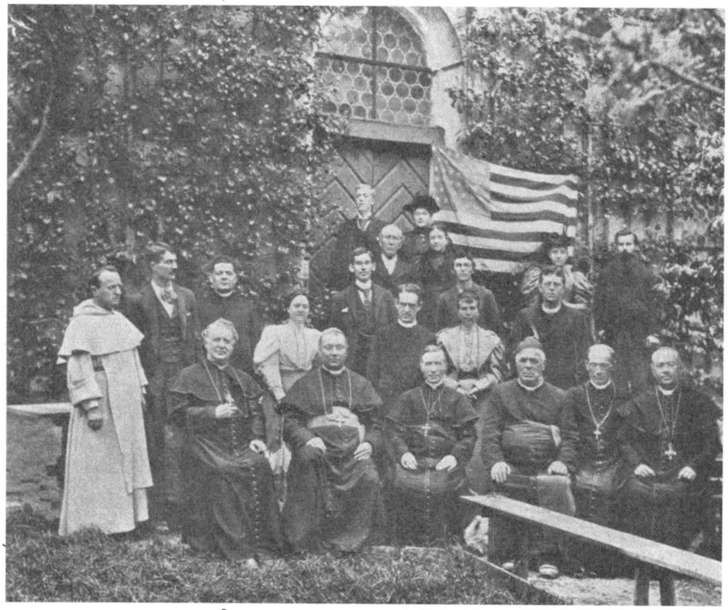

3 2 1

Msgr. Kneipp mit Kardinal Gibbons von Baltimore (1), dem apostolischen Nuntius Ajuti von München (2), Bischof Tholey von Detroit (3), mehreren Prälaten, und einer Gruppe von Amerikanern und Engländern.

Durch Herrn Dr. Bernhuber von Rosenheim, am 23. und 24. Mai. Herr Dr. Bernhuber aus Rosenheim erhielt die Aufforderung zum Besuche des Herrn Prälaten Kneipp am 22. Mai. Er leistete derselben sofort Folge und sah den Kranken mit mir am Sonntag, den 23. Mai, nachmittags, und nochmals am Montag, den 24. Mai, vormittags.

Durch Herrn Dr. v. Coltelli von Cirkvenica, am 29. Mai, und zwar besuchte dieser den verstorbenen Msgr. Kneipp im Auftrage S. k. k. H. des Erzherzogs Joseph von Österreich, welcher sich durch Herrn Dr. von Coltelli über das Befinden und den Krankheitszustand seines Freundes Kneipp vergewissern wollte.

Durch Herrn Dr. Schmidbauer von Augsburg, im ganzen sechsmal, zuletzt am 13. Juni.

Gepflegt wurde Kneipp seinem Wunsche gemäss im Dominikanerinnenkloster, und zwar waren zu seiner Pflege beordert die beiden Chorfrauen: Frau Sebastiana, seine Base, und Frau Benedikta, welche ausschliesslich diesen Beruf hatten.

Besucht wurde er weiterhin von vielen seiner Confratres aus Nah und Fern, und auch sein Bischof, der hochwürdigste Herr Bischof Petrus von Augsburg, liess es sich nicht nehmen, am 3. Mai seinem ihm untergebenen Pfarrer einen Krankenbesuch abzustatten und ihm seinen oberhirtlichen Segen zu spenden.

Ausserdem wurde er noch besucht von Ihrer k. Hoheit Prinzessin von Bourbon, Gräfin Bardi, welche in Begleitung ihrer Hofdame, der Baronin von Hertling, am 4. Juni zu einem kurzen, wohlthuenden Krankenbesuche eintraf.

Am häufigsten ermunterte und erfreute aber durch seinen lieben Besuch der Herr

Direktor Schmid den Kranken, und es war jedesmal ein Fest, wenn Herr Direktor kam, und eine grosse Trauer, wenn er wieder gehen musste; er war es auch, der dem Kranken in seinen letzten Augenblicken die Tröstungen der hl. Religion spendete.

Da ich bei der ersten gründlichen Untersuchung des Patienten mir sagen musste, dass nach menschlicher Berechnung Sebastian Kneipp von dieser Krankheit sich nicht mehr werde erholen können, so habe ich gleich vom ersten Tage an genaue Aufzeichnungen über den Zustand, das subjektive und objektive Befinden des Patienten gemacht, und so eine Art Tagebuch über die Krankheit und den Tod des verstorbenen Herrn Prälaten Kneipp geführt. Es findet sich in demselben so mancher Zug, den ich nicht der Vergessenheit anheimgeben möchte; darum habe ich mich entschlossen, an dieser Stelle die Tagebuchskizzen unverkürzt zum Abdruck zu bringen.

Nachdem ich am 17. Mai den versammelten Kurgästen im öffentlichen Vortrage die Eröffnung gemacht hatte, dass Prälat Kneipp nicht mehr gesund werden könne, wurde das Drängen nach Nachrichten über das Befinden des Kranken so ungestüm, dass ich mich entschloss, täglich einige Bülletins zu schreiben und sie an meinem Hause für jedermann sichtbar zu befestigen. Diese Bülletins wurden dann an etwa 300 Zeitungen des In- und Auslandes versandt, und so hatte man täglich absolut sichere Nachrichten über Msgr. Kneipp. Ein Wiener Freund schrieb mir nach dem Tode Kneipp's, dass dieser imponierende Nachrichtendienst vor allen Dingen mit dazu beigetragen habe, die Wörishofener Verhältnisse nach Möglichkeit in Ordnung zu halten.

Krankengeschichte Kneipp's.

Nachdem bei dem Patienten nach seiner eigenen Angabe bereits seit einem Jahre eine Veränderung im Durst und in der Urinabsonderung besteht, ist es mir jedoch erst in den letzten 3—4 Monaten etwa aufgefallen, dass Kneipp einen ausserordentlich häufigen Drang zum Urinieren hat und ebenfalls ein ausserordentlich stark ausgeprägtes Durstgefühl, das ihn veranlasst, gegen alle seine Gewohnheiten Wasser, Bier und Honigwein glasweise zu trinken. Der Drang zum Urinieren befällt ihn so häufig, dass er oft genötigt ist, auf der Strasse stehen zu bleiben, um das dringende Bedürfnis zu befriedigen. Er hat auch während

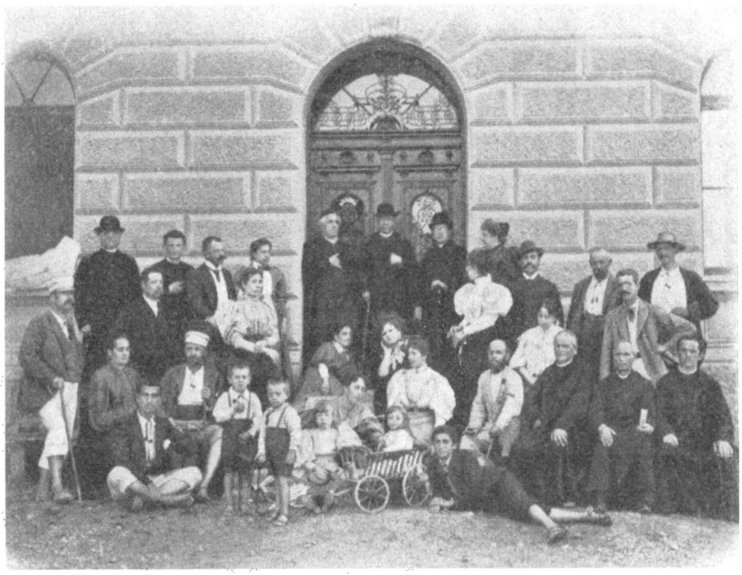

Msgr. Kneipp und der apostolische Nuntius Ajuti mit der italienischen Kolonie des Jahres 1895.

dieser Zeit im Appetit abgenommen, und seine Körperfülle, speziell in den seitlichen Halspartieen, ist bedeutend zurückgegangen, obgleich bereits nach einer früheren Vereinbarung zwischen uns seine Ernährung so geregelt worden war, dass die schwer verdaulichen Mehlspeisen ganz, oder zum grössten Teil aus seiner Nahrung entfernt werden sollten.

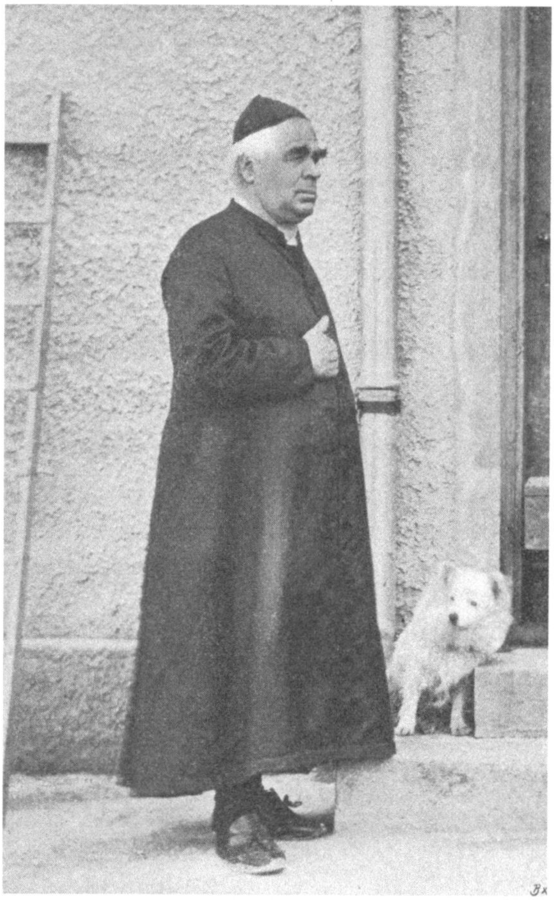

Msgr. Kneipp mit dem Spitz.

Nachdem dieser ausserordentlich grosse Durst und die starke Urinabsonderung in den allerletzten Zeiten ganz bedeutende Ausdehnung angenommen haben, habe ich die Notwendigkeit erkannt, auf einer Untersuchung des Urins zu bestehen. Dieselbe wurde gleichzeitig an zwei Stellen, bei Bruder Gallican dahier und bei Dr. Martin Geigel in München ausgeführt, und zwar in der Weise, dass von demselben Urin zwei reine Flaschen gefüllt und mit neuen Stopfen versehen wurden. Das Resultat der Urinuntersuchung Beider liegt bei.

Nachdem auf diese Weise Zucker, oder der Verdacht auf Zucker im Urin sich nicht bestätigte, wies der geringe Eiweissgehalt auf irgend eine Störung in den Nieren, bezw. harnabsondernden Organen hin.

Freitag, den 5. März, nachmittags, begab sich Patient zur Beerdigung des ihm befreundeten Pfarrers von Ottobeuren. Die Witterung war ziemlich stürmisch mit leichtem Schneefall. Er selbst erzählte mir darüber folgendes:

„Auf dem Weg nach Ottobeuren im Fuhrwerk befand ich mich recht wohl. In Ottobeuren angekommen, fragte man mich, ob man mein Zimmer heizen solle. Man hatte die Wohnung für mich bereitet im sogenannten Prälatzimmer, einem Raume von ausserordentlich grossen Dimensionen, mit anstossendem Schlafgemach; und da ich mir dachte, das Feuer werde doch nicht viel nützen, so bestellte ich, man solle kein Feuer machen. Abends bat man mich dann noch, das Requiem für den Verstorbenen abzuhalten, was ich auch zusagte. Als ich nachher zu Bett ging, fand ich, dass ich nicht imstande war, mich in dem vollständig ausgekälteten Bette zu erwärmen; ich legte mich bald so, bald anders, jedoch war eine Erwärmung des Körpers bis gegen Morgen hin nicht möglich. Ich stand dann auf, liess mir Feuer machen und erwärmte mich zur Not am warmen Ofen. Dann kam die Beerdigung. Man machte den weiten Umweg über den Ölberg bis zu dem ohnehin ziemlich entfernten Kirchhofe, welcher etwa $^3/_4$ Stunden dauerte.

Ich war bloss bekleidet mit dem leichten Chorrock, ohne Mantel, und spürte, da ich noch nüchtern war, die Kälte ziemlich bedeutend. Dann kam eine Leichenrede für den Verstorbenen, welche etwa $^{3}/_{4}$ Stunden anhielt, wo ich stehen musste auf einem Platze, der dem scharfen Winde ziemlich ausgesetzt war. Dann hielt ich das Requiem, und die Feier dauerte im ganzen solange, dass ich bis $^{1}/_{4}$ vor 12 nüchtern bleiben musste. Ich ass dann mit wenig Appetit und musste alsbald wieder auf den Weg, da ich um 3 Uhr in Sontheim sein musste, um wieder nach Hause zu fahren. Ich fühlte mich aber auf der ganzen Reise, sowie auch zu Hause angekommen, kalt und sehr ermüdet; nichtsdestoweniger konnte ich am Sonntag Vormittag die Predigt halten und besuchte auch am Abend noch die Versammlung des katholischen Männer-, Gesellen- und Arbeitervereins, wo ich noch einen kleinen Vortrag über landwirtschaftliche Verbesserungen hielt. Montag morgens fühlte ich mich sehr matt, ging aber doch noch auf einige Augenblicke in die Sprechstunde, dann aber sofort nach Hause und brachte den ganzen Tag im Bett zu, indem ich sechs Stunden lang Auflagen auf den Leib machte!" Soweit sein eigener Bericht.

Ich sehe den Kranken am 9. März vormittags $7^{1}/_{4}$ Uhr, finde ihn in guter Stimmung und verhältnismässig wohl aussehend. Er sagte, dass seine Müdigkeit bereits zum grossen Teil verschwunden sei und sein Zustand sich schon wieder etwas gebessert hätte; er wolle aber doch heute sich schonen und seinen Kräften nicht zuviel zumuten. Bei der Untersuchung findet sich ein ziemlich stark gespannter, voller, nicht aussetzender Puls von 92 in der Minute; das Herz soweit normal funktionierend und das immer bei ihm bestehende Emphysem, weniger denn je, ausgesprochen. Die Untersuchung des Bauches ergiebt, dass derselbe im grossen und ganzen weich und nicht so tympanitisch aufgetrieben ist, wie ich das bei früheren Untersuchungen feststellen konnte; nur „eine Verhartung", wie Patient selbst sich ausdrückte, macht ihm Sorge. „Unter dem Nabel liegt mir so etwas, wie wenn man ein Laible Brot um 20 Pfennig durchgeschnitten hätte und in den Bauch hineingehängt", und so ist es auch. Es findet sich ein Tumor, der zwischen Symphyse und Nabel sich quer hinzieht, die Gestalt eines durchgeschnittenen runden Brotes hat und zumal nach oben hin deutlich als fester, harter Tumor anzugreifen ist; es ragt derselbe aber bis genau zur Nabelhöhe im Bauchraum hinauf. Die Haut über demselben ist leicht beweglich, und der Tumor selbst ist von unten her mit den gebogenen Fingern mit Leichtigkeit zu umgreifen. Nach den Seiten ist eine bestimmte Abgrenzung nicht möglich; jedoch hat die Verhärtung jedenfalls die Länge von 20 cm und drückt scheinbar direkt auf die Blase. Es macht aber nicht den Eindruck, als ob die Geschwulst von der Blase ihren Ursprung nähme.

Das rechte Bein zeigt eine leichte ödematöse Schwellung, welche bis über das Knie hinaufreicht; die Dellen der Fingereindrücke, speziell auf der Tibiagegend, bleiben stehen. Durst ist nach wie vor in bedeutendem Masse vorhanden, und die Urinabsonderung hat etwa alle Stunden zu erfolgen, sonst tritt unwillkürlich Harnabgang ein.

15. März. Eine wiederholte Untersuchung ergiebt beiläufig dasselbe Resultat.

25. März. Der Zustand des Patienten hat sich wenig verändert, doch fällt es auf, dass die hydropische Anschwellung des rechten Beines Fortschritte macht. Der Kräftezustand des Patienten ist nach wie vor gering.

2. April. Die heute vorgenommene Untersuchung ergiebt das Resultat, dass der Tumor sich in die Breite auszudehnen scheint, und speziell nach der rechten Unterbauch-

seite hin eine stärkere Ausdehnung zeigt. Puls 96. Die Qualität des Pulses ist derart, dass der Puls etwas voll und öfter aussetzend erscheint, was auf stärkere Hypertrophie des linken Ventrikels schliessen lässt. Die hydropische Anschwellung des rechten Beines ist andauernd sehr bedeutend, und der Gang des Patienten infolgedessen mühsam und etwas schleppend geworden. Sein Humor zeigt im Verhältnis zu früher etwas Gezwungenes und Künstliches, und die moralische Depression ist manchmal ziemlich stark ausgeprägt.

Im ganzen und grossen ist Patient noch imstande gewesen, seine gewöhnlichen Sprechstunden abzuhalten und seinen sonstigen pfarramtlichen Verpflichtungen nachzukommen; jedoch hindert ihn der stets stark vorhandene Drang zum Urinieren, längere Zeit an einem Orte zu verweilen, und wenn die Zeit länger wie dreiviertel bis höchstens eine Stunde ist, so findet manchmal eine Urinabsonderung involuntär statt.

Die geistigen Fähigkeiten des Patienten sind in keiner Weise alteriert, nur hat im ganzen die Stimme an Kraft und Ausdauer vor allen Dingen etwas verloren.

3. April. Patient klagt bereits morgens über ziemlich starke Müdigkeit; aber da er dennoch glaubt, seinen seelsorgerischen Pflichten nachkommen zu müssen, geht er mit ziemlich bedeutender Mühe hinauf ins Kneippianum (Kinderasyl), um die Klosterfrauen-Beicht zu hören. Nachdem er, wie er selbst erzählt, etwa 18 Beicht gehört, findet er sich plötzlich sehr schwach und frostig; und als man ihm ein Glas Wein reicht, bricht er dasselbe sofort wieder aus. Mit Mühe schleppt er sich unter Assistenz des hochwürdigen P. Zimmermann hinauf ins Kloster und wird sofort zu Bett gebracht. Es stellt sich ein Schüttelfrost ein, der den ganzen Tag dauert; die darauffolgende Nacht starke Delirien und ein ausserordentlich ausgesprochenes Schwächegefühl. — Inzwischen hatte die Schwellung am rechten Bein ebenfalls starke Fortschritte gemacht.

4. April. Der Zustand des Patienten ist etwas gebessert, aber es macht sich ein sehr lästiger Schmerz auch im linken Bein bemerkbar, was von ihm selbst als Ischias bezeichnet wird. Die Stimme ist verfallen, und leichte Delirien dauern an. Komplete Appetitlosigkeit besteht ebenfalls. — Am unteren Ende des rechten Oberschenkels öffnet sich die Haut in etwa, und, wie ein beginnendes Eczem, zeigt sich eine Röte mit krystallinischen Bläschen und wässeriger Absonderung, worauf Topfenkäseauflagen gemacht werden. — Der Schmerz im linken Beine hält an.

5. April. Der Zustand des Patienten ist wenig verändert.

6. April. Die Appetitlosigkeit hält an, die leichten Delirien während der Nacht sind immer noch vorhanden und das Schwächegefühl ziemlich bedeutend.

7. April. Zustand wenig verändert.

8. April. Der Schmerz im linken Bein wird intensiver, die Stimme kehrt einigermassen wieder, und das Gefühl von Schwäche ist nicht so bedeutend, wie an den vorhergehenden Tagen.

9. April. Abends 1/27 Uhr untersuchte ich selbst den Kranken wieder und fand folgendes: Puls 96, Atmung schwer, mühsam, etwa 24 in der Minute, Körperkräfte ganz bedeutend reduziert, der Leib hoch aufgetrieben und stark tympanitisch; in der Gegend des Colon descendens eine stärkere Dämpfung, wohl herrührend von Kotstauungen. Der Tumor hat seine Gestalt nicht verändert, jedoch macht es den Eindruck, als ob derselbe,

ADRESSE

des

Internationalen Vereins

Kneipp'scher Ärzte

überreicht am

Gründungstage des genannten Vereins

am

Lichtmesstage 1894.

Originalaufnahme von Walter Wilda.

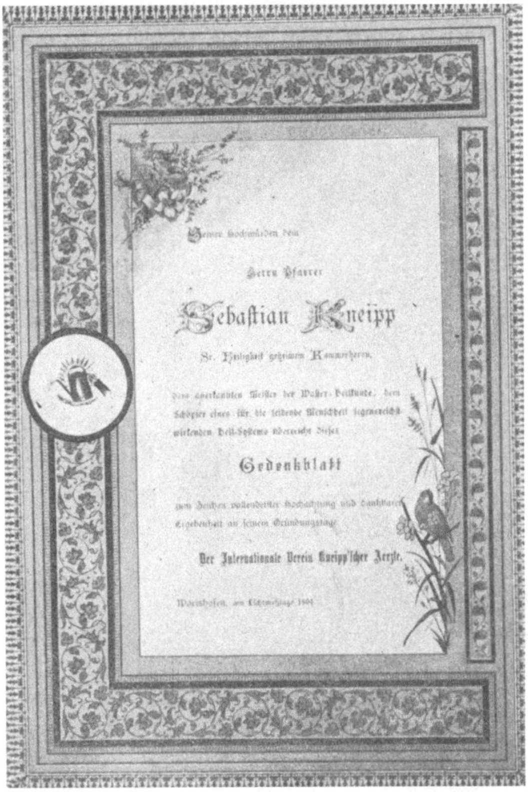
Seiner Hochwürden dem

Herrn Pfarrer

Sebastian Kneipp

Sr. Heiligkeit geheimem Kammerherrn,

dem anerkannten Meister der Wasser-Heilkunde, dem Schöpfer eines für die leidende Menschheit segensreich wirkenden Heil-Systems überreicht dieses

Gedenkblatt

zum Zeichen vollendetster Hochachtung und dankbarer Ergebenheit an seinem Gründungstage

Der Internationale Verein Kneipp'scher Aerzte.

Wörishofen, am Lichtmeßtage 1894.

Dr. [illegible]

Dr. A. Stüble Mergentheim

Dr. I. Adolph Passau

[illegible] Wörishofen

Dr. Ullmann [illegible]

Dr. Egli [illegible] b. Zürich

Dr. Hein Hausdorf [illegible]

Dr. Kause, Oldenburg i/ Grossherzogthum

Dr. J. C. W. Soer [illegible] Niederlande

Dr. Laskemann [illegible] i. Münster

Dr. Menke Coblenz

Dr. v. Sitzing [illegible]

Dr. G. Wolf [illegible]

Dr. Lasberg Veitshöchheim bei Würzburg

Dr. Kuhlmann [illegible] / Gr. Oldenburg

Dr. Georg Wurz Woerishofen

Dr. Alfred Schaefer, Wörishofen

Dr. Joh. Nep. Steigle, Jordanbad Württemberg

Dr. A. von Hagen London

Dr. Leopold [illegible] Linz a/Donau

Dr. Hermann [illegible]

Dr. Hermann [illegible] Augsburg

Dr. [illegible]

F. Baumgarten – Wörishofen

Dr. Ludwig [illegible] – [illegible] (Polen)

vor allen Dingen nach der rechten Seite hin sich mehr lagere, was auch die stärkere Anschwellung des rechten Beines, durch Druck auf die Gefässe, genügend erklärt.

Am Pulse fällt mir eine gewisse Nervosität auf, die sich dadurch kennzeichnet, dass der volle, ja sogar zu volle Puls in seiner eigentlichen Pulslinie Zitterbewegungen erkennen lässt, so dass ausser der eigentlichen Pulserhebung in der Linie selbst der aufgelegte Finger das Gefühl nicht einer glatten Erhebung, sondern einer in sich zitternden Pulswelle empfängt.

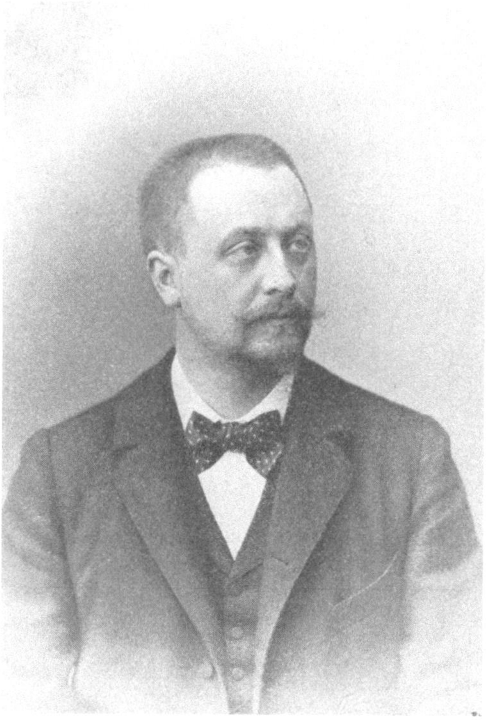

Dr. med. Baumgarten, Wörishofen.

Der Puls setzt häufig aus, und hat, wie bereits bemerkt, etwa 96 Erhebungen in der Minute; doch fand ich, dass bei mehrfacher Kontrolle, etwa eine Viertelstunde später, der Puls 104 und späterhin bloss 92 hatte, also eine gewisse Unregelmässigkeit der Herzarbeit. — Die Stimme hat vollständig jedes Metall verloren und arbeitet sehr mühsam; Patient hat das Bestreben, kräftig und deutlich, wie gewöhnlich, zu sprechen, jedoch man merkt, es fällt ihm schwer. — Die Zunge zeigt einen dicken, weissgelblichen, schmierigen Belag, und die Appetitlosigkeit ist komplet. — Die Antworten des Patienten erfolgen prompt und genau, so dass das Sensorium in keiner Weise benommen erscheint. — Die Untersuchung der Lungen ergiebt, ausser dem beim Patienten gewöhnlich sich vorfindenden Emphysem der vorderen Lungenpartien, nichts Abnormes. Irgend welche Entzündungserscheinungen in den hinteren, abhängigen Lungenpartien liegen nicht vor.

Die Herzthätigkeit ist durch die darüber gelagerten emphysematösen Lungen etwas verdeckt, doch sind die Töne deutlich, ohne Nebengeräusche zu hören. Die Herzgrenzen lassen bei sorgfältiger Perkussion ein Hinüberragen über die linke Mammillarlinie erkennen, und zwar um etwa $1^1/_2$—2 cm.

Das rechte Bein zeigt eine bis hinaufgehende, ziemlich bedeutende ödematöse Anschwellung; oberhalb des linken Knies, an der Innenseite, sieht man eine nässende Stelle von zweimal Handgrösse, die zugleich gerötet ist. Das linke Bein zeigt keinerlei Anschwellungen, aber eine gewisse Schmerzhaftigkeit, die nach Aussage des Patienten ischiasartig sich darstellt. Fieber besteht zur Zeit nicht. — Der Stand des Tumors ist derselbe wie vor 8 Tagen; nur kommt es mir vor, als seien die sämtlichen Ausläufer des Tumors etwas stärker ausgeprägt zu fühlen. Der Urin wird vom Patienten gut gehalten, und, bei regelmässiger Benutzung einer Bettflasche, ist von einer Inkontinenz nichts wahrzunehmen.

10. April. Die verflossene Nacht war äusserst unruhig; Patient lag nahezu die ganze Nacht in leichten Delirien. Infolgedessen ist heute morgen das Schwächegefühl

und das Gefühl der Unbehaglichkeit ziemlich bedeutend. — Puls 96, Respiration etwa 24; sonst weiter keine Veränderungen. — Die Nahrungsaufnahme ist durchaus ungenügend wegen Appetitmangels; die Zunge ist andauernd belegt, das Durstgefühl nicht übermässig ausgesprochen. Der Verfall der Stimme ist auch jetzt noch sehr deutlich.

Abends ist der Befund beim Patienten weniger schlecht, als am Vormittage; Patient hat sogar 2 Stunden ausserhalb des Bettes zugebracht und hat flüssige Nahrung zu sich genommen. Die flüssige Nahrung, die er nimmt, besteht aus Suppe: Brennsuppe, Milchsuppe, Fleischbrühe, saurer Milch, und alle 3 Stunden eine Gabe Südwein, variierend zwischen 1—3 Esslöffel voll. — Temperatur abends 37,2 Gr., der Puls etwa 92—96, Respiration 24 in der Minute.

11. April. Die Nacht war ruhiger; wenngleich unterbrochen, hat Patient dennoch verhältnismässig gut geschlafen. Die Delirien waren weniger ausgesprochen; in der Mitte der Nacht ist Patient eine halbe Stunde ausser Bett gewesen und hat während der Zeit etwas Suppe zu sich genommen. Die fortgesetzten Messungen der Temperatur, des Pulses und der Atmung ergeben keinen Grund, für die allernächste Zeit besonders schlimme Befürchtungen zu hegen.

Auch die Atemnot des Patienten ist einigermassen gebessert; der Leib ist nicht mehr so stark tympanitisch, wie er war. Die heute vorgenommene Messung des Umfanges beider Waden ergiebt rechts 47 cm, links 41 cm. Die Schmerzhaftigkeit im linken Bein hat etwas nachgelassen, doch ist die Anschwellung des rechten Beines dieselbe geblieben. — Als ich dem Patienten die Mitteilung machte, dass der Leib weniger hoch gespannt sei und dass das auf seine Atmung einen besonderen Einfluss haben müsste, antwortete er: „Das kenne ich gleich; wenn ich das Bein fühle“, und dabei zeigte er auf den processus xifoideus, „ist die Atmung leichter; wenn ich das Bein aber nicht fühle, ist sie alleweil schwerer.“ — Ein sehr richtiges Symptom für starke und weniger starke Tympanie.

Die regelmässigen Messungen werden alle 3 Stunden fortgesetzt, und die Verordnung meinerseits bestand vor allen Dingen in Auflagen auf den Leib, um die Tympanie zu beseitigen und so den Kräftezustand des Körpers im ganzen zu heben. Ausserdem, um dem drohenden Sinken der Herzkraft vorzubeugen, regelmässige Gaben Malvasier, und als konzentrierte Ernährung: 1 Eidotter, 2 Esslöffel Milch oder Rahm, 1—2 Esslöffel Wein zusammengerührt. — Ausserdem Suppen und flüssige Nahrungsmittel wie bisher.

Hinzugefügt werden muss noch, dass im Laufe der Nacht ein sehr ergiebiger Stuhlgang eintrat, welcher dem Patienten wesentliche Erleichterung verschaffte.

12. April. Der Verlauf der Nacht war sehr befriedigend; Patient hat ruhig geschlafen und befindet sich heute morgen den Umständen nach ziemlich gut. Es fällt mir auf, dass der Kopf etwas mehr kongestioniert scheint wie gewöhnlich. — Die Untersuchung ergiebt eine wesentliche Veränderung nicht; der Leib ist noch geschwollen und die Gedärme stark mit Luft gefüllt. Das rechte Bein ist ebenfalls noch in derselben Weise geschwollen wie vorher, jedoch zeigt der Wadenumfang seit gestern eine Abnahme von 1 cm. Wadenumfang rechts 46 cm, links 40,5 cm. — Temperatur erhebt sich nicht über 37,1 Gr., Respiration 22 in der Minute, Puls 92—96. Die Nervosität des Pulses ist nicht mehr so deutlich zu konstatieren. Nahrungsaufnahme war genügend. Verordnungen: Auflagen, Einreibungen der beiden Unterbauchgegenden mit einer von mir zusammengestellten Ein-

reibungsflüssigkeit, dreimal am Tage. — Das Durstgefühl weniger ausgeprägt, die Urinmenge entsprechend der Flüssigkeitsaufnahme, die Zunge noch sehr stark belegt, aber bedeutend feuchter.

13. April. Infolge der mehrfachen Unruhen des gestrigen Tages, die dem Patienten leider nicht erspart werden konnten, war die Nacht sehr schlecht und schlaflos. Trotz der schlaflosen Nacht jedoch ist das Befinden des Patienten im ganzen befriedigend. Temperatur nicht über 37,2 °; Respirationsanzahl 22, Puls + 96; jedoch zeigt der Puls bei den sphygmographischen Messungen eine ganz bedeutende Erhebung, was auf eine wesentliche Hypertrophie des linken Ventrikels schliessen lässt, welche auch, wie bereits früher erwähnt, nachweisbar ist. Etwa 2 cm geht die Dämpfung über die Liniea mammillaris sinistra hinaus. Der Umfang der Wade hat wieder 1 cm abgenommen, und betragen heute die Masse: rechts 45, links 40,5 cm.

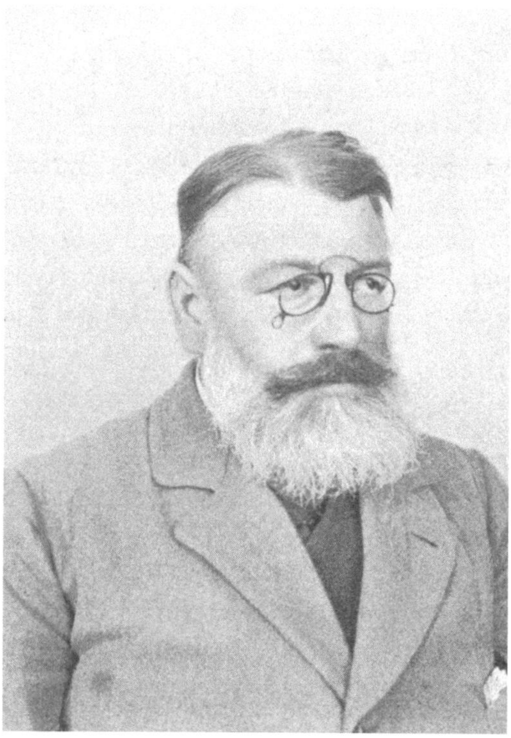

Dr. med Bernhuber, Rosenheim.

Das subjektive Befinden des Patienten ist zufriedenstellend, jedoch ist die Stimme höchstens zur Hälfte vorhanden. Ich finde heute den Leib stark aufgetrieben und die Gegend des Colon descendens gedämpft in Handbreite. Am Tumor keine Veränderung.

14. April. Bei der Pulsmessung am gestrigen Tage 4 Uhr nachmittags findet sich eine derartige Unregelmässigkeit, dass der Puls nicht fühlbar und nicht zählbar ist; Anfälle von akuter Herzschwäche. Diese Zustände sind nach Aussage des Patienten öfters bei ihm vorhanden gewesen. Die Nacht verläuft recht günstig und gut, Patient schläft ruhig, und ist infolgedessen heute morgen ganz bedeutend erholt. Die Messungen ergeben dasselbe Resultat: Puls 92, Respiration + 22; Temperatur nicht über 37,3 °. Appetit hebt sich, die Stimme ist noch immer nicht kräftig, aber doch besser; das subjektive Befinden des Patienten ist erheblich besser, als an den vorhergehenden Tagen. Zum Beweise erhebt sich Patient vom Bett, geht umher und zeigt, dass seine Körperkräfte thatsächlich bedeutend zugenommen haben.

Der Umfang der Waden: rechts 44,25, links 39,5; an der Geschwulst nichts Besonderes. Der Leib nach wie vor ziemlich aufgetrieben, doch nicht übermässig. Auch die sphygmographische Kurve zeigt eine weniger heftige Erhebung der Pulswelle.

15. April. Die Nacht war wiederum schlecht; Patient hat nur wenig und unruhig geschlafen. Die Messungen von Puls, Temperatur und Atmung ergeben dasselbe Resultat wie gestern, jedoch kommt mir die Stimme des Kranken sehr schwach vor, und der Puls ausserordentlich stark hebend, wie sich das bei der sphygmographischen Messung speziell

ergiebt. Der Umfang der Wade rechts: 44,75, links 40. Der Urindrang kommt sehr häufig; der Tumor hat sich nicht verändert, und der Leib ist nach wie vor sehr bedeutend aufgetrieben. Appetit besser, Zunge belegt, aber feucht. Geistesthätigkeit unangetastet, Humor gut, vielleicht etwas krankhaft gut.

Herzschwächen sind direkt nicht beobachtet worden; Durstgefühl gering.

16. April. Die verflossene Nacht war für den Patienten recht gut; er hat fast andauernd geschlafen. Der Kräftezustand ist heute morgen trotzdem wenig befriedigend; der Puls 96, die Atmung 21—22, die Temperatur 37,1 °. Um den Kräftezustand festzustellen, nimmt Patient in meiner Gegenwart ein Sitzbad von etwa 10—15 Sekunden, geht dann wieder zurück ins Bett und bereits fünf Minuten später überfällt ihn eine solche Müdigkeit, dass er plötzlich einschläft, auf zwei bis drei Minuten im Schlafe bleibt, und dann plötzlich wieder aufwacht. Die Stimme ist dauernd geschwächt an ihrer Kraft.

Der Umfang der Wade ist rechts 43,25 cm, links 39,5 cm, also günstiger wie gestern. Der Appetit ist zufriedenstellend, und irgend welche sonstige Veränderungen sind inzwischen nicht eingetreten.

17. April. Die verflossene Nacht war (für den Patienten) wiederum recht gut, und Patient schlief ohne Unterbrechung in grösseren Absätzen. Heute vormittag ist Puls, Temperatur und Respiration ebenfalls in Ordnung und das subjektive Befinden des Patienten recht gut. Die Maasse der Waden ergeben dasselbe Resultat, wie gestern. Der Appetit ist gut, und die Zunge entschieden besser. Infolgedessen wird dem Patienten heute erlaubt, aufzustehen, wovon er auch sofort Gebrauch macht.

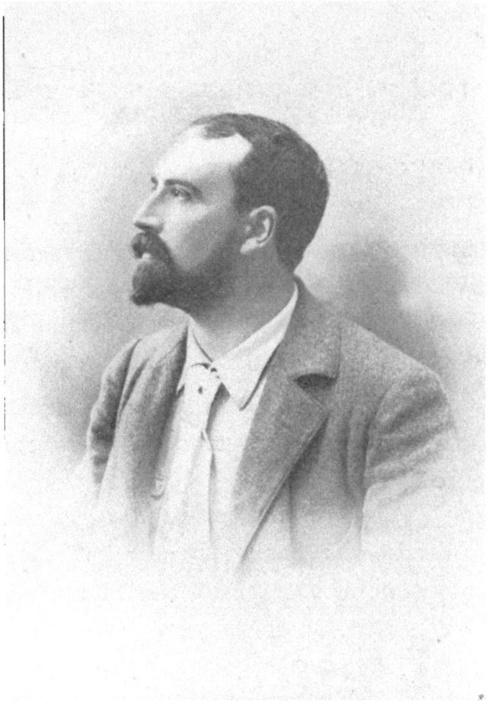
Dr. med. Wirz, Adenau.

18. April. Nach guter Nachtruhe nehmen die Kräfte des Patienten langsam zu. Appetit hat sich wieder eingestellt, die Zunge ist weniger belegt, und die Herzthätigkeit ist mehr normal. Immerhin macht sich die Hypertrophie noch ziemlich bedeutend bemerkbar. Die Anschwellung des rechten Beines hingegen hat abgenommen, und Patient ist mit Leichtigkeit imstande, umherzugehen und sich frei zu bewegen. Die Nahrungsaufnahme ist durchaus genügend und das subjektive Befinden des Patienten wesentlich gebessert.

19. April. Diese Nacht hat Patient weniger gut zugebracht, aber trotzdem ist das Befinden ein zufriedenstellendes. Er geht umher, isst mit Appetit, und die Messungen von Temperatur, Puls und Atmung ergeben kein besonderes Resultat.

20. April. Der Zustand des Patienten ist nach einer guten Nacht in jeder Beziehung befriedigend. Der Appetit ist vorhanden, Stuhlgang heute zweimal; am Tumor nichts

verändert, jedoch ist der Leib bedeutend weniger aufgetrieben als vorher. Nachmittags, nach dem Vortrage, zeigte sich der Patient zum erstenmal seinen Kurgästen an einem Fenster der Mädchenschule.

21. April. Fortschreitende Besserung.

22. April. Nachdem im Laufe des gestrigen Nachmittags, durch verschiedene unliebsame Erörterungen, das moralische Befinden des Patienten wesentlich gestört worden ist, trat eine schlechte Nacht ein, und es fühlte sich Patient heute morgen recht schwach. Immerhin ist aber eine Verschlechterung des objektiven Befindens nicht zu konstatieren.

23. April. Die Nacht war gut, und Patient konnte ausreichend schlafen, ist infolgedessen auch heute sehr erholt und fühlt sich ganz bedeutend besser als gestern.

24. April. Patient fühlt sich sehr angegriffen und macht auch thatsächlich den Eindruck ziemlich starker Schwäche. Er steht ab und zu am Tage auf, legt sich aber bald wieder nieder.

25. April. Die Nacht war sehr gut; Patient fühlt sich ziemlich frisch und er ist imstande, tagsüber in den Garten zu gehen und umher zu gehen. Die Geschwulst scheint etwas dicker zu werden, zumal an der linken Seite bildet sich eine stärkere Erhebung. Die Herzkraft ist im ganzen etwas herabgesetzt, und vor allen Dingen bemerke ich einen

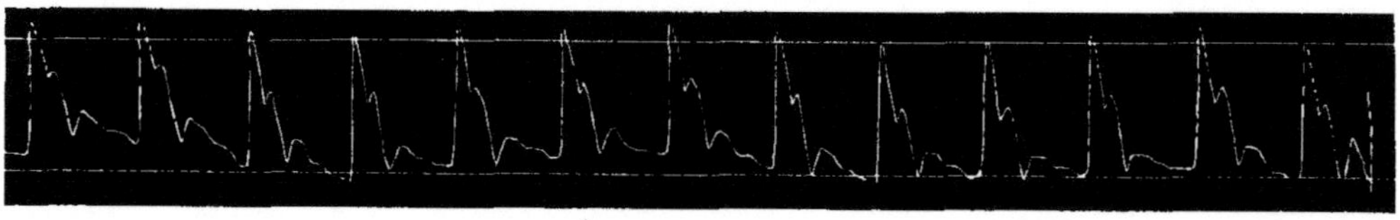

Pulskurve vom 27. April vormittags.
Dieselbe zeigt den Gang der Herzthätigkeit, wie er bei Msgr. Kneipp als normal gelten musste, mit starken Erhebungen.

Zustand psychischer Depression, der mehr oder minder beim Kranken zum Durchbruch kommt. Der Leib ist stark aufgetrieben und mit Gasen gefüllt, der Stuhlgang natürlich etwas angehalten. Dieser gasgefüllte Leib macht dem Patienten viele Beschwerden, verhindert eine regelrechte Atmung und beeinflusst auch die Herzthätigkeit.

Der Appetit ist durchaus nicht vorhanden; der Patient isst nur, weil er muss, aber ohne jeden eigentlichen Appetit. Die Nahrungsaufnahme im ganzen ist aber befriedigend.

26. April. Die Nacht war ziemlich gut, und der Zustand des Patienten ist dauernd derselbe. Schwächezustände sind immer vorhanden und vor allen Dingen ist eine ausserordentliche Erregbarkeit des Nervensystems vorliegend. Der Abschied von seinem Freunde, dem Direktor Schmid, gestaltete sich für den Patienten sehr angreifend.

Er erzählte mir: „Ich musste fortlaufen, sonst hätt's mich verrissen."

Der körperliche Zustand ist soweit erträglich, jedoch ist der Leib immer sehr stark aufgetrieben, und das ist dem Patienten natürlich sehr lästig.

Nachmittags verliess er mehrfach das Bett, um in den Garten zu gehen, kehrte aber jedesmal ausserordentlich ermüdet zurück. Die Sonne erträgt er nicht. Am Abend jedoch war der Puls verhältnismässig ruhig. Die Nacht war verhältnismässig gut, bei unterbrochenem und etwas unruhigem Schlafe.

27. April. Der Zustand des Kranken ist nicht wesentlich verändert; der Umfang der Waden ist jetzt rechts 42 cm, links 39,5 cm. Nur fällt es mir auf, dass der Tumor sich nach und nach vergrössert; zumal an der linken Seite ist eine neue Erhebung deutlich zu fühlen. Der Appetit des Kranken ist unverändert schlecht, das Schwächegefühl ziemlich bedeutend. Dann klagt Patient über Schmerzen im Kreuz- und Steissbein, welche wohl vom Liegen herrühren, und es zeigt sich thatsächlich eine geringe Rötung in der Steissbeingegend. Puls und Temperatur geben zu irgend welchen Ausstellungen keine Veranlassung und das subjektive Befinden des Patienten ist befriedigend.

28. April. Nach einer verhältnismässig guten Nacht fühlt sich Patient gekräftigt, und ist sogar imstande, am Nachmittage den versammelten Kurgästen eine kleine Ansprache zu halten.

29. April. Die Nacht war recht unruhig. In der Frühe phantasierte Patient etwas und machte auf mich heute den Eindruck grosser Schwäche; auch die sphygmographische Kurve zeigt deutlich diese Schwäche. Der Tumor ist im Wachsen, zumal auf der linken Seite.

30. April. Die Schwäche des Patienten ist andauernd dieselbe. Zwar macht er regelmässig kleinere Spaziergänge in den Garten, jedoch sind seine Kräfte durchaus, und, wie es scheint, dauernd reduziert. Gestern konnte er allerdings noch etwa 13—14 Klosterfrauen Beichte hören, war aber späterhin sehr erschöpft. Appetit ist andauernd sehr schlecht; Puls, Temperatur und Atmung gut.

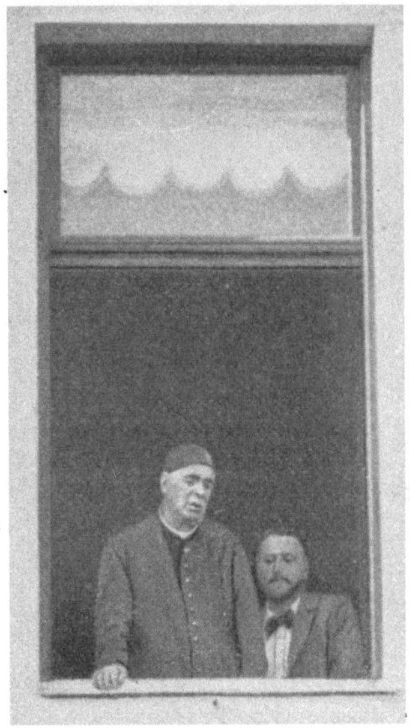

Msgr. Kneipp mit Dr. Baumgarten am Fenster der Südseite der neuen Mädchenschule. Aufnahme vom 28. April 1897 (vergl. Krankenbericht).

1. Mai. Die Nacht war recht gut, und fühlte sich Patient heute morgen gut gekräftigt. Der sonstige Zustand des Patienten giebt zu besonderen Ausstellungen keine Veranlassung. Der Tumor steht etwas über Nabelhöhe und ist nach rechts bedeutend stärker entwickelt, als nach links; die Tympanie hat etwas abgenommen. Der Umfang der Waden beträgt heute 42 und 39,5 cm. Das Gehen fällt dem Patienten nicht sehr schwer; sogar Treppensteigen ist möglich, aber natürlich nicht lange. Der allgemeine Schwächezustand ist vollständig unverändert; Appetitlosigkeit dauert an.

2. Mai. Die Nacht war in der zweiten Hälfte gut, in der ersten Hälfte jedoch häufig von starken Delirien unterbrochen. Patient fühlt sich heute sehr schwach und hat verschiedentlich Äusserungen gemacht, dass er seine Kräfte stark abnehmen fühle und dass dies nicht lange so weitergehen könne. Der objektive Befund ist derselbe; Appetitlosigkeit dauert an.

3. Mai. Die Nacht war besser; Patient fühlt sich heute entschieden wohler. Der Kräftezustand ist aber nicht bedeutend verändert, denn es war heute dem Patienten nur eine kurze Zeit möglich, im Garten zu verweilen. Auf meine Frage, ob er denn mutlos und kleinmütig sei, antwortete er: „Kleinmütig bin ich nicht, aber wenn's nicht bald besser wird, so werde ich mich dreinschicken, wenn es auch schlechter geht.“ Besondere Erscheinungen sind nicht aufgetreten, Delirien nicht mehr beobachtet worden. Ein kürzerer

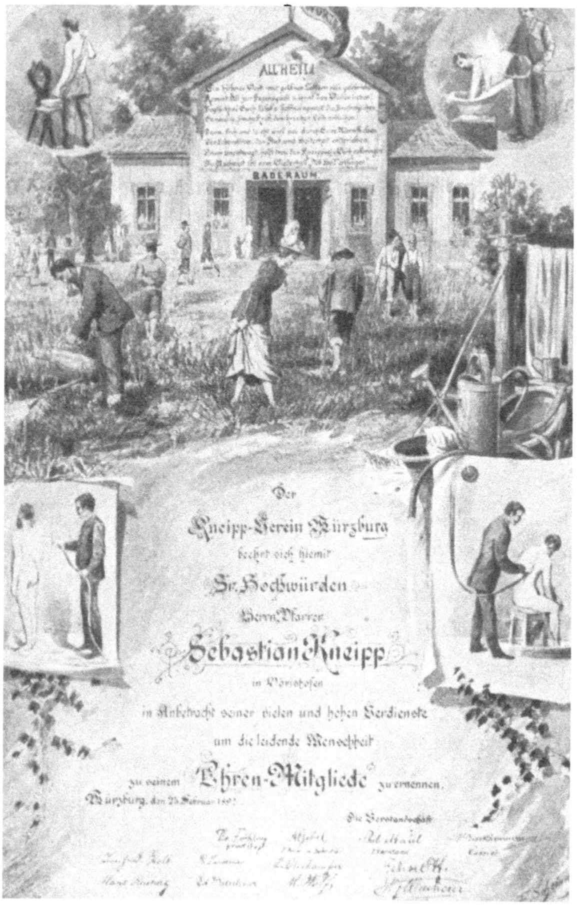
BADERAUM
Der
Kneipp-Verein Würzburg
beehrt sich hiemit
Sr. Hochwürden
Herrn Pfarrer
Sebastian Kneipp
in Wörishofen
in Anbetracht seiner vielen und hohen Verdienste
um die leidende Menschheit
zu seinem Ehren-Mitgliede zu ernennen.
Die Vorstandschaft

Urkunde über die Aufnahme Msgr. Kneipps als Ehrenmitglied in den Kneippverein Würzburg.
Originalaufnahme von Walter Wilda.

Besuch seiner Confratres hat ihn nicht aufgeregt und der Besuch seines Bischofs hat ihm offenbar sehr wohlgethan.

4. Mai. Die Nacht war wieder schlecht: starke Delirien und unfreiwilliger Stuhl- und Urinabgang. Späterhin ruhiger Schlaf. Ich fand den Patienten heute morgen sehr schwach; Puls ebenfalls sehr schwach, klein und frequent, und auf die Frage, ob er etwas von seinem Leben diktieren wolle, giebt er die Antwort: „Nein, noch nicht, ich fühle mich noch zu schwach.“

5. Mai. Die Nacht war ausserordentlich unruhig, vollständig schlaflos, sehr häufig von Delirien unterbrochen, so dass Patient selbst die Äusserung machte: „Wenn die Nächt' noch weiter so sind, dann ist mir die letzte die liebste.“

Der Schwächezustand ist dementsprechend ganz bedeutend, und bei der Pulsuntersuchung des gestrigen Abends war es mir unmöglich, die Frequenz zu zählen, da ein vollständiges delirium cordis eingetreten war. Nach etwa 10 Minuten wurde der Puls wieder regelmässig und langsam — etwa 80 — und sehr schwach. Ich gab ihm darauf eine Ganzwaschung, wonach er sehr ermüdet wurde, da sie ihm zu lange gedauert hatte. Er fühlte sich überhaupt am gestrigen Abend sehr wenig wohl, sprach recht wenig mit schwacher Stimme, so dass man die folgende schlechte Nacht wohl voraussehen konnte.

Die Untersuchung des Kranken ergiebt eine Temperatur von 37,5 ^{0}, ausserordentlich schwachen Puls, Respiration 20 und sehr deprimierte Stimmung. Als ich ihm mit Öl den Unterleib einrieb, sagte er: „Mein, Herr Doktor, es wird nicht nötig sein, sich soviel Mühe mit mir zu machen, es geht doch nimmer!“ Darauf sagte ich: „Warum so kleinmütig? es kann doch noch werden“, und er darauf: „Ich merke, das Blut nimmt ab, und es wird bald nimmer genug da sein, wie man braucht; ich glaube, es ist nicht mehr möglich.“ Ich richtete ihn auf, so gut ich konnte und sprach ihm zu, vorläufig mit sichtlichem Erfolge; dann gab ich ihm ein Gläschen Wein, und der Puls hob sich. Man ersieht hieraus, wie der Zuspruch dem Kranken nützt, und welche Wirkung der Wein auf das Herz haben kann.

6. Mai. Während der verflossenen Nacht fand wieder dreimal Bettnässen statt, und zwar meist im Zustande geringer Delirien. Heute vormittag ist der Zustand des Patienten

verhältnismässig befriedigend. Es fällt mir auf die stark gebrochene Stimme und der Umstand, dass Patient ruhig und still, scheinbar apathisch, daliegt, und nur auf energische Fragen antwortet; die Lebhaftigkeit ist vollständig geschwunden. Ich gab ihm einen Knieguss von einer Kanne, den er gut ertrug. Er wünschte mehr, auch einen Armguss; jedoch nahm ich davon Abstand, da die Schwäche mir zu gross zu sein schien.

Mittags nahm er teil am Leichenschmaus der verstorbenen Frau Salesia, blieb etwa 15—20 Minuten bei Tische, ass Leberknödelsuppe, Spargel, gedünstete Leber und gelbe Rüben, unterhielt sich etwas, aber wenig; sein Aussehen war matt, die Stimme gebrochen, und zu Professor Demmler sagte er: „Schauens nur her, soweit kann man kommen.“ Zum Schlusse erhob er sich und sagte: „Meine Herren! Ich bitte Sie Alle, beten Sie für mich; denn mir kann nur noch der da droben helfen“. Nachmittags war er ziemlich ruhig, und am Abend leichte Temperatursteigerung von 38,1 ^{0}.

Patient ist im übrigen guten Mutes, und als ich ihn fragte, ob er etwas Besonderes auf dem Herzen habe, sagte er: „Nein, das nicht; mich drückt weiter nichts, mir ist nur Angst, ob die Nacht wohl gut werden wird.“

7. Mai. Die Nacht ist schlecht verlaufen, und Patient war sehr unruhig; am Morgen fühlte er sich nichtsdestoweniger verhältnismässig gut, aber schwach. Ich untersuchte ihn wiederum sehr genau und fand eine besondere Veränderung in seinem Zustande nicht; nur fiel mir auf, dass er etwas apathischer wie gewöhnlich zu sein schien. Schliesslich entschloss ich mich, es mit einem Guss zu versuchen, und gab ihm einen Knieguss von einer Kanne. Nach demselben fühlte sich Patient sehr wohl, die Erwärmung kam gleich und er rühmte ein- über das andremal, wie wohl ihm der Guss gethan hätte.

Nachmittags hatte er den Besuch des Herrn Dr. Stützle aus Jordanbad, der ihn ebenfalls untersuchte und etwa $^{3}/_{4}$ Stunden bei ihm verweilte. Als ich später hinkam, erzählte er mir von dem Besuch, und vor allen Dingen machte es ihm besondere Freude, dass wir Beide zu demselben Resultat über seinen Gesundheitszustand gekommen waren. Er betonte das wiederholt und sagte: „Das hat mir wohl gethan.“ Er war übrigens durch diesen Besuch sichtlich erfreut und fühlte sich auch aufgerichtet. Der Befund ist sonst derselbe. Ich gab ihm einen Schenkelguss, und zwar vom Rücken her, welcher bis in die obere Lendengegend hin ging, um gegen die Hitze und das Durchliegen nach Möglichkeit etwas zu thun. Der Guss bekam ihm recht gut, und ich gebrauchte zwei Giesskannen voll Wasser; damit es rascher ging, goss ich die zweite Giesskanne in der Breite heraus, nicht durch die eigentliche Giessöff-

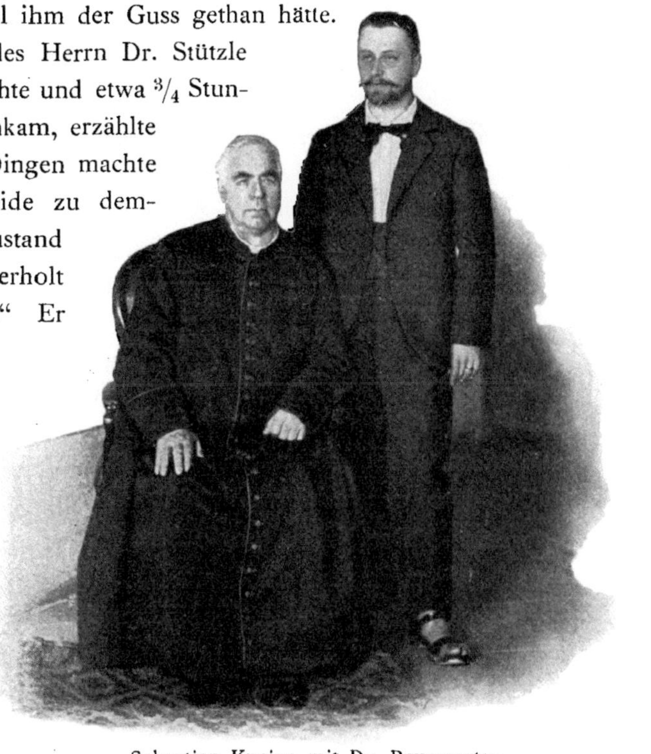

Sebastian Kneipp mit Dr. Baumgarten.
Photographie vom 3. Mai 1897. Aufnahme von O. v. Zabuesnig.

nung. Er erwärmte sich nach diesem Guss sofort, und auf seinen speziellen Wunsch musste ich gleich wieder die Pulsmessungen vornehmen, und er that die Äusserung: „Jetzt aber hab' ich Respekt; wenn man so die Wasserkur betreibt, nachher muss es sicher gut gehen. Aber warten's nur, lassen's mich nur gesund werden; ich will's denen schon sagen. Lehmbollen werf' ich ihnen ins Maul hinein, anders geht's sicher nit.“ Er befand sich auf diesen Guss sehr wohl, so dass man annehmen konnte, dass die Nacht gut sein würde.

8. Mai. Die Nacht war ziemlich gut, und hat Patient den Guss von gestern Abend sehr gelobt und wohl ausgehalten. Heute Vormittag befand er sich überhaupt in sehr guter Stimmung, und ich gab ihm wiederum einen Guss die Schenkel hinauf, von zwei Giesskannen Wasser. Der Puls war klein, wohl aber nach dem Guss kräftiger; alsbald nach dem Guss kam eine ausserordentlich wohlthuende Erwärmung der gegossenen Glieder. Als ich ihm sagte, dass ich mich freue, dass es ihm besser gehe, sagte er: „Sie können sich wohl freuen, denn an mir haben Sie ein Meisterstück gemacht, und es freut mich für Sie, dass es mir besser geht.“ Ausserdem wirkte auch die bevorstehende Ankunft seines Freundes, des Herrn Direktor Schmid von München, sehr wohlthuend und aufrichtend auf den Zustand des Patienten ein, und er that mehrmals Äusserungen in dieser Beziehung. Er sagte weiterhin: „Wenn ich wieder gesund bin, werde ich noch mehr und ganz entschieden aussprechen, was ich will und wie ich es will; denn was bis jetzt geschehen ist, ist noch nicht genug.“

9. Mai. Nachdem im Laufe des gestrigen Tages Herr Dr. Bergmann aus Cleve zum Besuch eingetroffen war, und ebenso auch der sehnlichst erwartete Herr Direktor Schmid, fühlte sich Patient zwar sehr angeregt und erfreut durch diese beiden Besuche; jedoch machte sich wegen des vermehrten Sprechens eine deutliche Müdigkeit bemerkbar, weswegen auch am Abend von einer weiteren Wasseranwendung abgesehen wurde. Die verflossene Nacht war ziemlich gut, und der heutige Tag auch verhältnismässig gut. Der Abschied von Herrn Dr. Bergmann, den Kneipp immer sehr geschätzt hat, that ihm sehr weh, und es machte mir den Eindruck, als ob er fühlte, dass dieser Abschied ein definitiver sei. Die Krankheitszeichen ändern sich in keiner Weise; der geistige Zustand des Patienten ist durchaus klar, nur macht sich die starke körperliche Schwäche immer mehr geltend.

10. Mai. Die Nacht war etwas unruhig und von Delirien unterbrochen. Temperatursteigerungen abends waren nicht bedeutend, aber immerhin vorhanden.

Der heutige Tag war verhältnismässig gut; Patient fühlte sich vormittags noch etwas ermüdet, späterhin jedoch besser. Nachmittags 2 Uhr gab ich ihm einen Schenkelguss, der ihm ausserordentlich wohl that. Er verhält sich heute sehr still und hat wenig Neigung zu sprechen. Die Nahrungsaufnahme ist entschieden besser, und nach seiner eignen Aussage könnte wohl auch ein Gesunder mit dem bestehen, was er zur Zeit an Nahrung aufnimmt. Am Abend war er ebenfalls recht ruhig, bei einer Temperatur von 38,1 und etwas unruhigem Puls.

11. Mai. Die Nacht war zunächst nicht besonders gut, da ein starkes Hitzegefühl in der Kreuzbeingegend wieder vorhanden ist; ein zweimaliger Unteraufschläger schaffte Hilfe, und die Nacht wurde besser. Am Morgen fühlte sich der Patient bedeutend wohler, und dementsprechend waren auch die Befunde. Er nahm einen Schenkelguss mit grosser

Freude, und er that ihm recht wohl. Er machte weiter noch die Bemerkung, dass er doch jetzt so sehr unter äusseren Eindrücken zu leiden habe; schon allein der Umstand, dass morgen vielleicht jemand kommen würde, der ihn in einer wichtigen Sache sprechen wolle, genüge, um ihm die Ruhe zu rauben. Er nannte hierbei einige Namen und sagte: „Wenn der oder der käme, ging's mir gewiss wieder schlechter." Ich beruhigte ihn und sagte ihm, dass das nicht geschehen würde; er solle nur sorgen, dass sein Gemüt möglichst gleichmässig bleibe. Auf weitere Diskussionen ging ich im Interesse des Patienten nicht ein. Nachmittags 1/24 Uhr wurde gegen die ärztliche Verordnung noch ein Guss genommen, und es zeigte sich eine ziemlich bedeutende Schwäche, die wohl auf Grund der missverständlichen zweiten Wasseranwendung sich leicht erklären lässt. In der Nacht war dann im rechten Bein ein ziemlich bedeutender Schmerz; mehrfache Wickel um dieses Bein schafften Erleichterung, so dass schliesslich der Rest der Nacht gut verlief.*)

15. Mai. Die Nacht war sehr mangelhaft; viel geschlafen, jedoch auch vielerlei Phantasieen. Heute morgen fand ich den Patienten recht schwach, und als er mich schliesslich fragte, was ich von seinem Zustand hielte, sagte ich: „Der Zustand an sich wäre vielleicht noch nicht so bedrohlich, nur ängstigt mich die zunehmende Schwäche." Darauf antwortete er: „Mich ängstigt die Schwäche gar nicht, denn ich weiss ganz bestimmt, ich bin doch verloren." Ich suchte es ihm auszureden, aber er sagte das mit so klarem Bewusstsein, dass ich daraus die Wissenschaft schöpfen musste, dass er sich vollständig über seinen Zustand klar ist. Er sagte dann weiterhin: „Ich habe mir mein Plätzchen schon ausgesucht", und ähnliche Sachen mehr.

Der Wein von Herrn Landfried (Markobrunner 57er) wurde aufgemacht, und es machte dem Kranken sichtlich Freude, zu sehen, wie man für ihn einen so guten alten Wein geschickt hatte. Ich verordnete, mässige Gaben von diesem alten Wein zu nehmen, indem ich ihm selbst sagte, es handle sich darum, das Herz zu kräftigen, und unter Umständen bei der andringenden Schwäche auf diese Weise den Organismus zu erhalten.

Als ich den Patienten mittags 2 Uhr wedersah, war die Schwäche noch ziemlich gross, aber die Freude über die Wiederkehr seines Freundes, des Herrn Direktor Schmid, doch noch grösser. Patient verliess am Nachmittag auf kurze Zeit das Bett, und am Abend fand ich den Puls klein (106), im übrigen aber das Befinden des Patienten, den Umständen nach, befriedigend, und der Patient selbst war auf alles gefasst und sehr ruhig.

16. Mai. Die Nacht war verhältnismässig gut, und das Befinden des Patienten heute Vormittag gab zu besonderen Besorgnissen keine Veranlassung. Da in dem engen und kurzen Bett der Patient sich ausserordentlich schlecht befand, da er sich nicht herumdrehen und nicht bewegen konnte, so bot ich ihm mein eignes Bett an, welchem Vorschlage er auch mit Freuden zustimmte. Ich liess sofort mein Bett holen, und es ist wohl nichts in seiner ganzen Krankheit gewesen, was er mir so gedankt hat, als gerade diese Veränderung. Er wiederholte mehrmals noch, dass es ihm die grösste Wohlthat sei, und dass Keiner begreifen könne, was ein 76jähriger Mensch leiden müsse, wenn er in einem solchen engen Bett liege, wo er sich nicht bewegen könne. Dieser Zustand wäre damit zu vergleichen, wenn ein Kälbchen gebunden im Wagen liegt und sich auch nicht rühren

*) Die Aufzeichnungen vom 11.—15. Mai sind leider in Verlust geraten, und ich verzichte darauf, aus dem Gedächtnisse diese Berichte zu ergänzen, da dieselben doch zu ungenau wären.

könne. Nachmittags empfing er eine Deputation von acht Kurgästen und dem Bürgermeister, welche ihm die Skizze des Kneippbrunnens überbrachten. Er war sehr bewegt, und was vor allen Dingen auffiel, er war vollständig gebrochen an Kraft, obgleich der Empfang nur etwa 7 Minuten gedauert hatte. Am Abend konstatierte der inzwischen angekommene Dr. Stützle und ich einen Puls von 140 und sehr grosse Schwäche, welche zu ernsten Befürchtungen Veranlassung giebt.

17. Mai. Spät abends um 9 Uhr gingen wir nochmals zu ihm, und die Herzthätigkeit hatte sich inzwischen um nichts geändert und die Schwäche in keiner Weise abgenommen. Für die Nacht verordneten wir Champagner in regelmässigen Gaben, um die Herzthätigkeit zu beleben. Ihm selbst war es sonderbar, dass wir am Abend nochmals

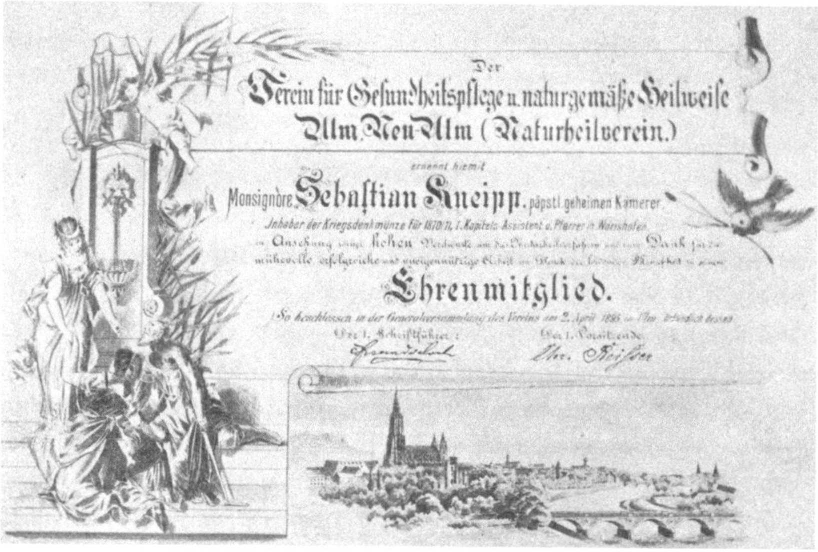
Der
Verein für Gesundheitspflege u. naturgemäße Heilweise
Ulm Neu-Ulm (Naturheilverein.)
ernennt hiemit
Monsignore Sebastian Kneipp, päpstl. geheimen Kämmerer
Ehrenmitglied.

Urkunde über die Aufnahme Msgr. Kneipps als Ehrenmitglied in den Verein für Gesundheitspflege und naturgemässe Heilweise Ulm, Neu-Ulm (Naturheilverein).
Originalaufnahme von Walter Wilda.

gekommen waren, und ich sagte ihm, dass die unregelmässige Thätigkeit seines Herzens uns veranlasst habe, ihn nochmals aufzusuchen, und dass ich aus diesem Grunde auch vorzöge, im Kloster zu übernachten, für den Fall, dass irgend etwas in seinem Zustand sich ändern sollte. Er hatte nichts dagegen, und so blieb ich denn die Nacht dort. Um 12 Uhr meldete man mir, dass sein Befinden das gleiche sei; zum Aufstehen für mich sei aber keine Veranlassung. Um 3 Uhr nahm er etwas Suppe, setzte sich an den Tisch und redete mit den beiden anwesenden Klosterfrauen über manches, und machte unter anderem auch die Bemerkung: „Ich fühle es jetzt, der Stab ist gebrochen.“ Morgens um 1/26 Uhr sah ich ihn selbst und konstatierte denselben Puls, wie am Abend vorher; die Schwäche hat zugenommen, und ebenso ist die Stimme merklich schwächer geworden.

Im Laufe des Tages habe ich noch mehrfach die Messungen des Pulses vorgenommen, leider immer mit dem Resultat, dass der Puls an sich klein und stellenweise vollständig direktionslos ist; Champagner brachte ihn jedesmal etwas zur Kräftigung und zur Regelmässigkeit. Die Schwäche nimmt zu; starke Somnolenz hat sich den Tag über eingestellt mit leichten Delirien. Die Nahrungsaufnahme ist im übrigen ziemlich gering.

Offizielles Bulletin vom 18. Mai.

Vormittags 6 Uhr:

Die Nacht verlief verhältnismässig ruhig und gut. Schwächezustand weniger stark ausgeprägt. Somnolenz vorhanden und leichte Delirien. Nahrungsaufnahme genügend. Puls 108, Respiration 24. Keine Temperatursteigerung.

Nachmittags 1 Uhr 45 Minuten:

Die geringe Wendung zum Besseren hält an. Das subjektive Befinden des Patienten ist befriedigend. Kräfte einigermassen gehoben. Puls 108, Respiration 24.

18. Mai. Die Nacht verlief soweit ruhig; Patient schlief sehr viel und sehr tief, hatte auch gegen morgen Stuhlgang. Morgens war der Puls 108, von befriedigender Qualität, Respiration 24, und das subjektive Befinden des Patienten verhältnismässig gut.

Während tagsüber das Befinden des Patienten verhältnismässig recht befriedigend war, stellte sich am Abend wieder grosse Schwäche ein. Die Atmung mühsam, der Puls 112, aber unruhig, aussetzend, die Stimme stärker gebrochen als tagsüber, und auch die Stimmung des Patienten gedrückt. Trotzdem aber war er imstande, ausserhalb des Bettes sein Abendessen einzunehmen. In später Abendstunde, um 9 Uhr, fand ich den Kranken bedeutend schwächer; der Puls zeigte noch keine besonderen Unregelmässigkeiten, jedoch bemerkte ich in den Muskeln des Vorderarmes fibrilläre Zuckungen, und die Stimme bedeutend geschwächt. Auch das subjektive Befinden des Patienten ist weniger gut, und er gab das auch zu. Er war erfreut, zu hören, dass ich die Nacht im Kloster verbliebe, für alle Fälle, wie er meinte. Er sprach dann mit mir über mancherlei, bezüglich seiner Methode, und was er hoffe und wünsche. Speziell sprach er auch, wen er zu seinem Nachfolger als Pfarrer wünsche, und erkundigte sich, ob ich mit ihm auf freundschaftlichem Fusse stehe. Er empfand — des Gefühls konnte ich mich nicht erwehren, — dass es thatsächlich zur Neige ginge mit seiner Kraft.

Offizielles Bulletin vom 19. Mai.

Vormittags 6 Uhr:

Nacht war unruhig mit stärkeren Delirien. Subjektives Befinden weniger gut. Puls 112, bedenkliche Unregelmässigkeiten zeigend.

Nachmittags 2 Uhr:

Subjektives Befinden besser. Sensorium frei. Puls 104, weniger unregelmässig. Respiration 24.

19. Mai. Die Nacht war unruhig und von häufigen Delirien unterbrochen. Gegen Morgen stand er auf, um etwas Suppe zu nehmen, doch schwankte er ganz bedenklich und fühlte seine Schwäche. Um 6 Uhr nahm ich den Puls mit dem Sphygmographen, und es zeigte derselbe ganz bedeutende Unregelmässigkeiten, die hauptsächlich darin bestanden, dass die einzelnen Herzkontraktionen nicht energisch waren, und darum der Puls nach Art der Dikrotie eine grössere und zwei bis drei kleinere Erhebungen zeigte, ein untrügliches Zeichen bedenklicher Herzschwäche. Auch ist sein eigenes Kräftegefühl be-

deutend geschwunden, und die Depression bei ihm heute Vormittag recht bemerkbar. Er ist gefasst auf alles, aber es ist dem Menschen schwer, Abschied zu nehmen von dem, was er hat.

Mittags wurde der Puls etwas besser, auch die Stimmung im ganzen etwas besser, obgleich er vormittags etwas schwierige Testamentangelegenheiten hatte erledigen müssen, zu welchem Zweck er Herrn Pfarrer Stückle zu sich beschieden hatte. Am Abend wurde der Puls noch besser, die Stimmung sogar zum Teil gehoben, und wir redeten ganz offen über den Fall, wie er lag. Ich sagte ihm dann, dass man an mich herangetreten sei, ich solle einen Professor von München kommen lassen, der ihm vielleicht noch helfen könne, zur Konsultation; das lehnte er jedoch rundweg ab. Ich nannte ihm verschiedene Namen, er aber sagte: „Nein, ich will niemand; wir machen so fort, man thut, was man kann, und das andere überlässt man dem lieben Gott. Sie müssen übrigens nicht glauben", sagte er weiter, „dass ich je einen solchen Gedanken gehabt hätte." Als ich ihm sagte, dass wir Herrn Kollegen Stützle oder Bergmann, die ihn schon gesehen, wieder kommen lassen

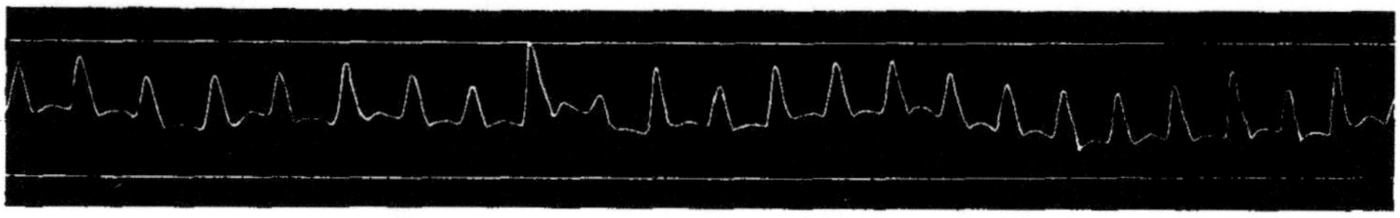

Pulskurve vom 20. Mai, vormittags 10 Uhr.
Dieselbe zeigt die plötzlich eintretende, bedeutende Herzschwäche.

wollen, da meinte er, dass man Herrn Dr. Stützle kommen lassen sollte, der ihn auch schon gesehen hätte und nicht weit von hier wohne.

Offizielles Bulletin vom 20. Mai.

Vormittags 6 Uhr:

Nach einer guten, ruhigen Nacht heute morgen subjektives und objektives Befinden besser. Puls 96, nicht unregelmässig. Respiration 22.

Nachmittags 2 Uhr:

Nachdem am Vormittag von 9—11½ Uhr bedeutende Herzschwäche bestand, bei einer Pulsfrequenz von 135—140 und grosser Prostration, ist jetzt der Zustand wieder etwas gebessert, bei einer Pulsfrequenz von 96 und einer Anzahl von 24 Respirationen in der Minute. Sensorium frei.

20. Mai. Der gestrige Abend war sehr gut; Patient fühlte sich recht ruhig, gekräftigt und hoffnungsfreudig. Die Nacht war dementsprechend, und man kann sagen, dass eine thatsächliche, wenn auch nur geringe Wendung zum Bessern eingetreten ist. Puls 96, von alter Stärke, nicht aussetzend, Respiration 22, und das subjektive Befinden des Patienten recht gut, und zwar so gut, dass er heute morgen meinte: „Wenn es so fortgeht, nachher könnt's vielleicht noch einmal gehen." Um 9½ Uhr besuchte ich den Kranken wieder und fand zu meiner grössten Bestürzung einen Puls von 135, klein, regelmässig, aber unter dem tastenden Finger nahezu verschwindend; weiterhin ausserordentlich starken Schwächezustand, obgleich das subjektive Befinden des Patienten nicht wesentlich alteriert schien.

Um 2 Uhr war der Schwächezustand zum Teil noch vorhanden, jedoch der Puls, nach reichlichem Champagnergebrauch, in seiner Qualität gehoben auf 96.

Am Abend um 6½ Uhr ebenfalls guter Puls und verhältnismässiges Wohlbefinden. Patient nahm ausserhalb des Bettes seine Suppe, doch dauerte der ganze Aufenthalt ausserhalb des Bettes nicht länger als 6—7 Minuten.

Abends 9 Uhr kam Herr Kollege Stützle zur Konsultation, und wir sahen den Kranken gemeinschaftlich. Die Schwäche selbstverständlich gleich gross, die Herzthätigkeit hingegen befriedigend, und das subjektive Befinden des Patienten ebenfalls. Am Tumor keine Veränderung. Beängstigend erschien uns hauptsächlich die grosse Schwäche, wie ja auch der Verlauf des Tages gelehrt hatte.

Offizielles Bulletin vom 21. Mai.

Vormittags 6 Uhr:

Nach einer befriedigenden Nacht Zustand des Patienten verhältnismässig gut. Kräftezustand wenig verändert. — Subjektives Befinden gut. Puls 98, ohne Unregelmässigkeiten. — Respiration 22.

Nachmittags 2 Uhr:

Bei gleichbleibendem Kräftezustande Befinden befriedigend. Puls 98, Respiration 24.

21. Mai. Die Nacht war ziemlich gut. Morgens 2½ Uhr rief man mich, da der Patient Angstzustände hatte; ich nahm eine Pulskurve, jedoch war der Puls ruhig und verhältnismässig gut. Ich riet ihm eine andere Lage; er legte sich auf die rechte Seite, und es ging besser.

Um 5½ Uhr sahen Kollege Stützle und ich den Kranken zusammen, und wir Beide fanden ihn verhältnismässig recht gut. Puls 98, regelmässig, Stimmung befriedigend; die Schwäche natürlich ziemlich bedeutend.

Die Anschwellung des rechten Beines ist dem Patienten sehr unangenehm und zum Teil auch schmerzhaft, und er wünscht, dass speziell hiefür etwas geschehe. Das Befinden des Kranken hat sich im Laufe des Tages wenig verändert; die andauernde Schwäche liess es wünschenswert erscheinen, dass der Kranke im Bette blieb. Im übrigen war er guter Dinge, und der Puls verhältnismässig befriedigend. — Am Abend erzählte er mir dann, dass Jemand von Lourdes gekommen sei und grosse Wunder dort erlebt habe. Da fragte ich ihn: „Möchten Sie nicht auch nach Lourdes gehen?" — Darauf antwortete er: „Ich bin gläubig; Wunder sind nur notwendig für Leute, die nicht gläubig sind." — Darauf erzählte er die Geschichte von Ludwig dem Heiligen und einem Kaplan, der von grossen Versuchungen geplagt war gegen den Glauben. Am Weihnachtstage nach der Wandlung sah man in der hl. Hostie ein wunderbares Kindlein, das einen bedeutenden Glanz ausstrahlte. Man lief sofort zum Kaiser und teilte ihm dieses mit; er möge kommen und schauen. — Ludwig aber sagte: „Nein, ich gehe nicht; ich brauche das nicht zu schauen, denn das weiss ich, dass nach der Wandlung in der hl. Hostie der Leib des Herrn vorhanden ist. Das brauche ich nicht zu sehen."

Dann war das Ereignis des Tages, dass im Krankenzimmer ein Altar aufgeschlagen wurde, an welchem morgens durch den befreundeten Pater Zimmermann celebriert wird, wozu ich denn, mangels anderer Personen, meinen Ministrantendienst anbot.

Offizielles Bulletin vom 22. Mai.

Vormittags 6 Uhr:

Die Nacht war recht befriedigend. Bei andauernder Schwäche subjektives Befinden dennoch gut. — Puls 96, ohne Unregelmässigkeiten. — Respiration 22.

Nachmittags 2 Uhr:

Die Besserung im Befinden des Patienten hält an. — Das rechte Bein ist in mässigem Grade ödematös geschwollen und in der Beweglichkeit gehemmt. Puls 96, regelmässig. — Respiration 24. — Appetit mangelhaft.

22. Mai. Die Nacht verlief recht gut, und am Morgen um 4 Uhr wurde in dem Zimmer des Kranken zum erstenmal die Messe gelesen, was den Kranken nicht nur nicht aufregte, sondern sichtlich beruhigte. Er schlief dann später ein und schlief fest und gut noch längere Zeit. Auch die Pulsmessung ergab ein günstiges Resultat, nur ist das rechte Bein bedeutend angeschwollen, fast vollständig unbeweglich und bei Bewegungsversuchen lebhaft schmerzhaft. Die Thätigkeit des Herzens ist, wie gesagt, befriedigend; jedoch der Schwächezustand des Kranken nach wie vor, sehr erheblich, und es erscheint geraten, dass der Patient nicht aus dem Bette geht, sondern seine Mahlzeiten u. s. w. im Bette nimmt. — Am Mittag kam dann Herr Direktor Schmid von München, was auf den Kranken ebenfalls einen sehr guten Eindruck machte; er ist bei gutem Humor und verhältnismässig recht vergnügt. Das Befinden des Patienten ist am Abend andauernd recht zufriedenstellend. Trotz längerer Besprechung wichtiger Angelegenheiten mit seinem Freunde, dem Herrn Direktor Schmid, fand ich den Patienten doch heute Abend in recht guter Verfassung.

Offizielles Bulletin vom 23. Mai.

Vormittags 6 Uhr:

Nach einer guten Nacht, mit ruhigem Schlaf, ist das Befinden des Patienten heute Morgen, den Umständen nach, gut. Die Schwellung des rechten Beines dauert an. — Puls 96, ohne Unregelmässigkeiten; Respiration 22.

Nachmittags 2 Uhr:

Befinden des Patienten andauernd zufriedenstellend. Knieguss heute Vormittag wurde gut ertragen. — Schwäche andauernd. Appetit mangelhaft. — Puls 96. — Respiration 22.

23. Mai. Die Nacht war recht gut, und Patient befand sich auch heute Morgen in verhältnismässig gutem Zustande. — Es ist selbstverständlich, dass die Kräfteabnahme fortschreitet; jedoch kommt es mir vor, als sei die Abnahme der Kräfte in den letzten Tagen weniger stark gewesen, woraus sich auch das relative Wohlbefinden des Patienten erklärt. — Die Appetitlosigkeit hält immerhin noch in bedeutendem Masse an, jedoch ist der Stuhl regelmässig, heute sogar dreimal, was den Patienten ziemlich ermüdete.

Am Nachmittage kam dann Dr. Bernhuber aus Rosenheim zum Besuche. Der Patient war sichtlich erfreut über diesen Besuch, doch strengte es ihn sehr an, die notwendige Auskunft über seinen Zustand zu geben, und er fühlte sich nachher ermattet; ein Zeichen, wie wenig die Kräfte ausreichen. Herr Kollege Bernhuber ist mit mir durchaus einer Ansicht, dass sich's leider um einen unheilbaren Krankheitsfall handelt; wir waren Beide der Ansicht, dass der Tumor mit Wahrscheinlichkeit von den Mesenterialdrüsen ausgehen müsse, und dass beim raschen Wachstum der Geschwulst eine Auflösung oder Ausleitung nicht möglich sei.

Am Abend war der Patient ziemlich ermüdet, aber trotzdem hielt sich der Puls auf einer Höhe von 92 und war verhältnismässig kräftig; Unregelmässigkeiten liessen sich an dem Sphygmogramm ebenfalls nicht erkennen.

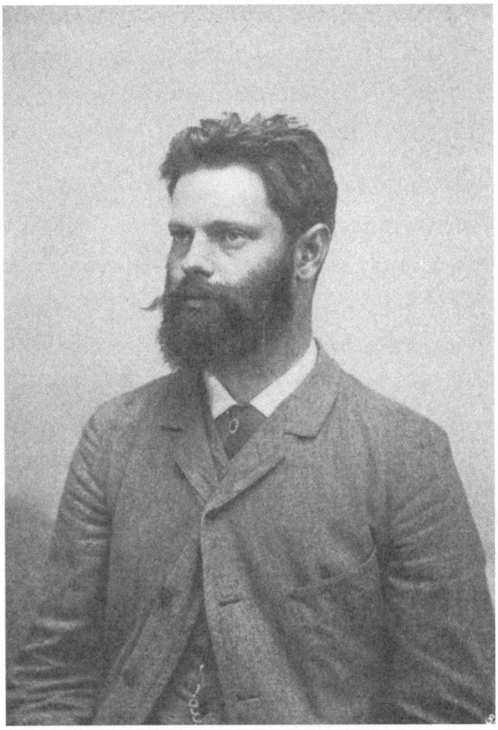

Dr. med. Kleinschrod, Jouy-aux-Arches bei Metz.

Offizielles Bulletin vom 24. Mai.

Vormittags 6 Uhr:

Befinden andauernd durchaus zufriedenstellend. — Kräftezustand seit gestern etwas gebessert, Appetit regt sich. — Ödematöse Anschwellung des rechten Beines andauernd. — Puls 84, regelmässig. — Respiration 22.

Nachmittags 2 Uhr:

Andauernde Besserung. Subjektives Befinden gut. Puls 88. — Respiration 22.

24. Mai. Die Nacht war recht gut, und heute Morgen war ein Puls von 84. Der Kräftezustand schien gebessert, das Aussehen war jedenfalls frischer. Der Appetit beginnt sich zu regen, wie Patient selbst sagt, und so ist im ganzen der Zustand recht befriedigend.

Der Tag war dementsprechend. Der Puls ist etwa auf derselben Höhe geblieben, und ein Knieguss mittags um 2 Uhr brachte recht grosse Erfrischung. Auch abends fühlte sich der Patient den Umständen nach wohl.

Offizielles Bulletin vom 25. Mai.

Vormittags 6 Uhr:

Nacht gut verlaufen. Kräfte wachsen. Appetit andauernd besser. Güsse werden gut ertragen. Schwellung des rechten Beines nicht vermindert. Puls 92, regelmässig. Respiration 22.

Nachmittags 2 Uhr:

Zustand unverändert. Puls 96. Respiration 24.

25. Mai. Die Nacht war gut und ruhig; das Wohlbefinden heute Morgen zufriedenstellend. Puls andauernd ruhig und verhältnismässig kräftig. Der Appetit dauert an, und das subjektive Wohlbefinden ist recht gut. Vormittags 10 Uhr Schenkelguss, der gut ertragen wurde. Späterhin, als ich den Kranken um 2 Uhr wiedersah, musste ich doch eine ziemliche Schwäche konstatieren, woraus ich schloss, dass der Schenkelguss ihn vielleicht doch zu stark angegriffen hatte. Am Abend fühlte er sich soweit wohl, und ist auch der Appetit gleichgeblieben.

Offizielles Bulletin vom 26. Mai.

Vormittags 6 Uhr:

Trotz schlechter Nachtruhe Befinden befriedigend. Rechtes Bein andauernd geschwollen. Umfang der Wade rechts 47 cm, links 38 cm. Appetit bleibt. Puls 92. Respiration 22. Temperatur 36,6.

Nachmittags 2 Uhr:

Zustand wenig verändert. Stimmung durch die trübe Witterung ungünstig beeinflusst. Puls 104. Respiration 22.

26. Mai. Die Nacht war schlecht. Schmerzen im Rücken und in den Gliedern vom vielen Bettliegen, so dass verschiedentlich Unteraufschläger notwendig waren. Die Anschwellung des Beines hat bedeutend zugenommen: rechts 47 cm, links 38 cm. Die Herzthätigkeit hingegen ist so gleichbleibend, und auch das Befinden im allgemeinen nicht verändert. Der weitere Verlauf des Tages gab zwar nach dem objektiven Befunde keine Veranlassung zu Ausstellungen; jedoch ist die Stimmung des Patienten eine sehr gedrückte, vielleicht von den starken Niederschlägen in der Luft beeinflusst; der Patient fühlte sich im ganzen nervös und unruhig, so dass es fast den Anschein gewinnt, als bereite sich wiederum eine Herzschwäche oder eine ähnliche Katastrophe vor. Die Behandlung ist jetzt eine sehr milde. Patient setzt sich öfter hinaus und lässt sich mit einem Schöpfbecher, der etwa $1/2$ Liter enthält, 3, 4 bis 5mal über die Knie hinuntergiessen, geht dann zu Bett und wickelt die Beine ein.

Um die unteren Oberschenkel werden ausserdem Wickel von Lehmwasser gemacht, oder auch von Wasser und etwas Essig. Weitere grössere Anwendungen werden nicht ertragen, nur taucht Patient häufig die Arme in kaltes Wasser und wickelt sie nachher in trockene Leinentücher ein.

Offizielles Bulletin vom 27. Mai.

Vormittags 6 Uhr:

Die Nacht ist für den Patienten gut verlaufen. Subjektives Befinden heute gebessert. Anschwellung des rechten Beines etwas vermindert. Umfang der Waden: rechts 46 cm, links 37,5 cm. Puls 92. Respiration 22.

Nachmittags 2 Uhr:

Zustand andauernd gut. Appetit gut. Puls 104. Respiration 20. Temperatur 37,3.

27. Mai. Der Tag verlief soweit vollständig ruhig, irgend welche Besonderheiten sind nicht zu bemerken, der Kräftezustand ist andauernd verhältnismässig befriedigend; jedoch lässt sichs nicht leugnen, dass eine allmähliche Abmagerung und auch Abnahme der Kräfte vorhanden ist, obgleich Puls, Temperatur und Respiration ganz den gewohnten Verhältnissen entsprechen. Der Umfang der Waden hat wieder etwas abgenommen.

Offizielles Bulletin vom 28. Mai.

Vormittags 6 Uhr:

Zustand des Kranken andauernd befriedigend. Appetit hält sich. Puls 92. Respiration 22. Temperatur 37,1.

Nachmittags 2 Uhr:

Zustand unverändert. Puls 96. Respiration 22.

28. Mai. Die Nacht war gut, und das Befinden dementsprechend gleichmässig; nur war beständig ein ziemlich schwerer Gemütsdruck bemerkbar, hervorgerufen durch die starke Depression, die sich in der ganzen Atmosphäre zeigte. Der beständige Regen und die beständigen Niederschläge wirken selbstverständlich auch auf den Patienten ein.

Offizielles Bulletin vom 29. Mai.

Vormittags 6 Uhr:

Befinden gleichmässig gut bleibend. Appetit zufriedenstellend. Schwellung des rechten Beines abgenommen. Umfang der Waden: rechts 42,5 cm, links 36,5 cm. Puls 100, regelmässig. Respiration 22. Temperatur 37,1.

Nachmittags 2 Uhr:

Schwächezustand wieder etwas mehr hervortretend. Subjektives Befinden gut. Puls 96. Respiration 22. Temperatur 37,6.

29. Mai. Wiederum eine sehr gute Nacht, und das Befinden des Patienten heute morgen recht zufriedenstellend. Puls 100, Temperatur 37,1, Wadenumfang: rechts 42,5 cm, links 36,5 cm, das allein ein Zeichen, dass eine Besserung vorhanden; jedoch erkennt man unschwer, dass diese Besserung nur oberflächlich ist, da der Tumor seine Gestalt in keiner Weise verändert und die körperliche Schwäche in keiner Weise abgenommen hat. Das Aufstehen ist noch 2—3mal am Tage möglich, aber nur für 3—4 Minuten, um eine Suppe zu essen, oder um eine kleine Wasseranwendung zu machen, aber für längere Zeit nicht. Am Nachmittag kam dann Herr Kollege v. Coltelli, vom Erzherzog Joseph geschickt, um den Patienten zu besuchen. Wir gingen zusammen um 2 Uhr hin und fanden den Kranken natürlich in ziemlicher Erregung wegen des Besuches. Am Nachmittag besuchte Kollege v. Coltelli den Kranken nochmals allein, und abends 8 Uhr gingen wir wiederum zusammen hin und fanden ihn entschieden schwächer und abnehmend, obgleich die Funktionen soweit normal sind, und die Thätigkeit des Herzens und der Lunge zu besonderen Ausstellungen eine Veranlassung im Augenblick nicht bietet.

Offizielles Bulletin vom 30. Mai.

Vormittags 6 Uhr:

Schwäche wieder etwas zunehmend. Nacht weniger gut; leichte Delirien. Puls 92, regelmässig. Respiration 21. Temperatur 37,1. Wadenumfang: rechts 41,5 cm, links 37 cm.

Nachmittags 2 Uhr:

Befinden gleichbleibend. Puls 92. Respiration 22.

30. Mai. Die Nacht war unruhig, und leichte Delirien häufig vorhanden; die Schwäche scheint manchmal ziemlich gross zu sein, auch des Geistes. Als ich heute morgen zu ihm kam, konnte er sich zunächst gar nicht besinnen, ob es Vormittag oder Nachmittag sei, und erst nach einiger Zeit kam er zu dieser Kenntnis. Die Funktionen sind sonst soweit gleich.

Offizielles Bulletin vom 31. Mai.

Vormittags 6 Uhr:

Subjektives Befinden gut. Patient hat im Laufe des gestrigen Nachmittags mehrfach das Bett verlassen. Heute Morgen hat Patient ebenfalls etwa eine halbe Stunde, am geöffneten Fenster sitzend, zugebracht. Puls 92, regelmässig. Respiration 22. Temperatur 37,1.

Nachmittags 2 Uhr:

Befinden andauernd gut. Patient bringt zu mehreren Malen halbe Stunden ausserhalb des Bettes zu. Puls 92. Respiration 22. Temperatur 37,1.

31. Mai. Die verflossene Nacht war sonderbar. Nachdem Patient bis 12 Uhr, nur sehr unruhig und aufgeregt, hatte ruhen können, kam ihm der Gedanke, in ein anderes Zimmer auszuwandern, damit er endlich schlafen könne. Das Zimmer wurde hergerichtet, und er schlief einige Stunden recht gut; dann kehrte er wieder in sein altes Bett zurück und schlief auch dort wieder bis zum Morgen. Das Befinden des Patienten war am Vormittage recht günstig, und morgens 6 Uhr konnte er bereits eine halbe Stunde am Fenster sitzen. Die Funktionen des Körpers sind verhältnismässig normal, und am Nachmittage war sein Befinden derart günstig, dass er sich den versammelten Kurgästen am Fenster zeigen konnte.

Eine nach Tausenden zählende Menschenmenge hatte sich versammelt und erwartete in grösster Stille das Erscheinen des Patienten. Als sich Prälat Kneipp, von mir gestützt, am Fenster zeigte, erscholl begeisterter Jubel und Hochrufen; er blieb eine kurze Zeit zu sehen, erteilte darauf auf Wunsch seinen priesterlichen Segen und zog sich alsbald wieder zurück. Lautlos verlief sich die ausserordentlich grosse Menschenmenge, und in Gruppen standen sie in der Entfernung und besprachen das Ereignis des Tages, wie man vom Fenster beobachten konnte.

Der ganze Vorgang hatte nur 5 Minuten gedauert und den Kranken mächtig aufgeregt; gleich nachher brachte ich ihn zu Bett, und als ich ihm den Puls mit dem Sphygmographen mass, war ich zufrieden; denn zu stark war die Aufregung doch nicht. Dieses war nachmittags $5^3/_4$ Uhr. Abends nach 8 Uhr besuchte ich ihn wieder, und er sagte mir gleich beim Eintritt: „Jetzt ists vorüber, die Aufregung ist nicht mehr vorhanden.“

Offizielles Bulletin vom 1. Juni.

Vormittags 6 Uhr:

Das Befinden des Patienten war gestern Nachmittag derartig günstig, dass er sich am Fenster den Kurgästen zeigen konnte.

Tausendstimmiger Jubel erscholl, und Prälat Kneipp erteilte darauf den Anwesenden zum erstenmal wieder den priesterlichen Segen.

Die nachfolgende Aufregung des Gemütes dauerte nicht gar zu lange, und die Nacht war nicht schlechter, als gewöhnlich.

Puls 88, Respiration 22, Temperatur 36,6.

Nachmittags 2 Uhr:

Befinden im ganzen befriedigend. Schwächezustand wenig verändert. Puls 96, regelmässig. Respiration 22. Temperatur 37,1.

1. Juni. Die Nacht war wieder in ähnlicher Weise sonderbar wie die vorige; er wanderte wieder ins andere Zimmer und kam wieder zurück; so hat er denn wohl Ruhe gehabt, aber doch nicht zu viel. Morgens 6 Uhr war der Befund ein verhältnismässig günstiger, und ich fragte ihn: „Was hat Sie denn so aufgeregt?“ Darauf antwortete er mir: „Das Mitleid der ausserordentlich grossen Volksmenge, und meine Unfähigkeit, ihnen zu helfen, wie ich wohl möchte. Das greift an.“ Wir redeten noch längere Zeit darüber, und er meinte, Leute wie er, sollten eigentlich jung sterben; denn wenn sie alt werden und so sehen müssen, wie sie unnütz werden, das ist für die Leute selbst nicht gut und ist auch für Andere nicht gut, denen sie geholfen haben. Ich erklärte ihm aber, dass er

aus dem begeisterten Jubel des Volkes lernen könne, dass er für seine Kurgäste noch nicht zu alt sei, und dass er ja auch, wie ein Krieger auf dem Schlachtfelde, gefallen sei, da er von seiner Arbeit ins Bett gemusst habe und in dieser Krankheit sich noch befinde. Seine Stimmung über den ganzen Vorgang war sehr gut, und vor allem rühmte er die musterhafte Ordnung und Ruhe, in welcher sich die Kurgäste versammelt hatten und auseinandergegangen waren. Im Laufe des Nachmittages trat eine etwas erhöhte Unruhe ein, und am Abend war der Puls aussetzend, so dass ich befürchtete, die Nacht würde unruhig werden, jedoch zum Glück kam es anders.

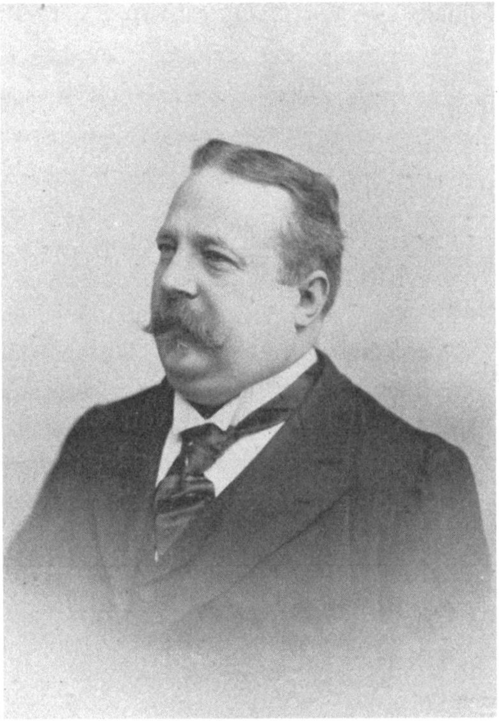

Dr. med. Tacke, Genf.

Offizielles Bulletin vom 2. Juni.

Vormittags 6 Uhr:

Nach einer ruhigen, guten Nacht subjektives und objektives Befinden heute verhältnismässig befriedigend. Puls 96. Respiration 22. Temperatur 36,9.

Nachmittags 2 Uhr:

Seit einer Stunde plötzlich grosse Herzschwäche eingetreten. Puls 112—116, unregelmässig und aussetzend. Respiration 24. Subjektives Befinden trotzdem befriedigend.

2. Juni. Die Nacht war recht befriedigend, aber wieder sonderbar, wie die anderen Nächte; er wanderte aus einem Zimmer ins andere und hatte so die notwendige Ruhe. Heute morgen fand ich den Patienten befriedigend; Puls, Temperatur, subjektives und objektives Befinden durchaus zufriedenstellend.

Um 2 Uhr nachmittags fand sich bei der Pulsmessung eine sehr starke Unregelmässigkeit und ausserordentlich erhöhte Frequenz, so zwar, dass die Anzahl 112—116, ja sogar stellenweise 120 betrug; der Puls war sehr klein, und der Erregungszustand des Patienten ziemlich bedeutend. Ich verordnete dann häufige Gaben von Champagner, Eintauchen der Arme ins kalte Wasser, Wadenwickel. Nachmittags 5 Uhr trat heftiges Erbrechen ein, pulsus filiform. von 140—150 und noch stärkere Erregung; abends um 9 Uhr Fieber von 38,5, Puls von 150, in grösster Unregelmässigkeit und Kleinheit.

Nichtsdestoweniger verlief die Nacht verhältnismässig gut, bei absoluter Ruhe des Patienten, dessen Herz durch häufige Auflagen gekräftigt wurde; und so findet sich heute vormittags 6 Uhr der ganze Sturm vorüber; Puls von 92, noch unregelmässig, Respiration 22, Temperatur 37,3.

Offizielles Bulletin vom 3. Juni.

Vormittags 6 Uhr:

Nachdem gestern abends 9 Uhr die Herzthätigkeit bis auf 150 in der Minute gestiegen war, bei ganz unzureichenden Herzkontraktionen, ist im Laufe der Nacht Besserung eingetreten, so dass der Anfall von Herzschwäche als erledigt betrachtet werden kann. Puls 92, noch unregelmässig. Respiration 22. Temperatur 37,3.

Nachmittags 2 Uhr:

Besserung hält an. Patient nimmt die Mahlzeiten wieder ausserhalb des Bettes ein. Puls 96, regelmässig. Respiration 22.

3. Juni. Das subjektive Befinden des Patienten ist ganz gut; er ist imstande, ausserhalb des Bettes, am Tische sitzend, seine Morgensuppe einzunehmen. In gleicher Weise verhielt sich der Zustand im Laufe des Tages, bis gegen Abend die Temperatur auf 38,7 stieg, und zugleich das Schwächegefühl einer starken Erregung Platz machte, fibrilläre Zuckungen in den Händen und Vorderarmen auftraten, und Patient selbst leichte Delirien hatte. Das Durstgefühl war sehr stark ausgeprägt; und die Schwäche so gross, dass, als Patient beim Verlassen des Bettes sich setzen wollte, er vom Stuhle ausglitt und nicht imstande war, sich zu erheben; selbst Zweie waren nicht imstande, ihn aufzuheben, bis man allmählich, durch Hinaufrutschen auf einen Schemel, ihn wieder in die Höhe bringen konnte. An Wasseranwendungen werden Eintauchen der Hände in kaltes Wasser, Waschungen des Rückens, Waschungen des Leibes und Einwicklungen der Beine mit Lehmwassertüchern gemacht. Auch etwas Hagebuttenthee wird gereicht und gern genommen. Die Aufnahme von Champagner wird ziemlich eingeschränkt. Im übrigen ist der Allgemeinzustand unverändert; der Tumor wächst rasch und die Anschwellung zeigt eine Höhe, welche bis 7 cm über die Nabelhöhe auf der linken Seite reicht.

Offizielles Bulletin vom 4. Juni.

Vormittags 6 Uhr:

Nacht war ziemlich unruhig, mit leichten Delirien. Patient fühlt sich heute Morgen verhältnismässig befriedigend. Puls 108, unregelmässig. Respiration 22. Temperatur 37,5.

Nachmittags 2 Uhr:

Besserbefinden anhaltend. Puls 96, regelmässig. Respiration 22. Temperatur 37,4.

4. Juni. Die Nacht war unruhig, mit Delirien. Heute vormittags Temperatur 37,5, und der Schwächezustand ziemlich bedeutend; jedoch ist Patient imstande, ausserhalb des Bettes seine Morgensuppe einzunehmen. Im Laufe des Tages ist der Zustand gleich geblieben. Mittags kam dann Ihre kgl. Hoheit Gräfin Bardi zum Besuche, verweilte etwa 15 Minuten beim Kranken, was ihm sehr wohl that und ihn in keiner Weise erregte. Am Abend war der Zustand gleichmässig gut, und dementsprechend verlief auch die Nacht ziemlich ruhig. Die Delirien hingegen sind häufiger auftretend, allerdings sehr leichter Natur, und im ganzen und grossen beziehen sie sich auf Gedächtnisstörungen und kleinere, geringere Hallucinationen.

Offizielles Bulletin vom 5. Juni.

Vormittags 6 Uhr:

Nach einer ziemlich guten Nacht Befinden des Patienten heute Morgen befriedigend. Appetit gut. Puls 96, regelmässig, aber ziemlich schwach. Respiration 22. Temperatur 37,3.

Nachmittags 2 Uhr:

Befinden gleich gut bleibend. Puls 100. Respiration 22.

5. Juni. Heute Morgen ist das Befinden recht befriedigend; Patient nimmt ausserhalb des Bettes seine Morgensuppe ein. Die Stimme ist zwar matt, der Schwächezustand sehr ausgeprägt, aber immerhin mit Rücksicht auf die Verhältnisse und auf das Grundleiden doch befriedigend.

Offizielles Bulletin vom 6. Juni.

Vormittags 6 Uhr:

Besserbefinden dauert an. Nacht war ruhig. Appetit gering. Puls 96. Respiration 22. Temperatur 37,3.

6. Juni. Die Nacht war ziemlich gut, und ist das Befinden auch heute recht befriedigend. Wadenumfang: rechts 43,5 cm, links 37,5 cm; Puls, Temperatur etc. bewegen sich in den gewöhnlichen Grenzen. Die Stimmung des Kranken ist recht gut, sein Appetit ebenfalls, und er wechselt fleissig das Zimmer; bald hier, bald dort ist er und dieser Wechsel des Zimmers hat, wie es scheint, einen guten Einfluss auf sein Allgemeinbefinden.

Wir kamen dann am Nachmittage ins Gespräch über allerhand Dinge; er sprach von der Einweihung des Kreuzweges, den er gestiftet, und die morgen stattfinden sollte, und da sagte er; „Wissens, da hätte ich schon eine Predigt, wenn ich sie selber halten müsste.“ Als ich ihn fragte, welches dann das Thema sei, antwortete er: „Wo viele arme Leute sind, da sollten auch Bauernhöfe sein, Ökonomen und Herrschaften, damit die Armen Almosen erhalten, von denen sie leben können. Nun sind aber die Ärmsten auf dem Gottesacker draussen und darum ist es gut, wenn auch Reiche dahin kommen, damit diese Ärmsten Almosen erhalten. Man glaubt gar nicht, welch' reiche und gute Andacht der Kreuzweg ist, und darum muss es uns nur freuen, dass der Kreuzweg gerade hinaus auf den Gottesacker kommt.“ Dann fragte er mich, wie es mir sonst gehe. Wir sprachen über die Vorträge, die Sprechstunden, und bei den Vorträgen speziell erzählte ich ihm Verschiedenes und sagte ihm, dass ich jetzt statt drei vier Vorträge in der Woche hielte. Darauf antwortete er: „Ist auch übrig genug, und wenn ich selbst noch Vorträge gehalten hätte, würde ich auch in der Woche nicht mehr wie vier gehalten haben.“ Dann ermahnte er mich, die Vorträge nur richtig fortzusetzen, denn das sei die Hauptsache für die Wörishofener Verhältnisse u. s. w.

Offizielles Bulletin vom 7. Juni.

Vormittags 6 Uhr:

Das Befinden des Kranken ist andauernd befriedigend. Kräftezustand nicht verändert. Appetit gut. Puls 92. Respiration 22. Temperatur 37,1.

Nachmittags 2 Uhr:

Andauernd verhältnismässiges Wohlbefinden. Puls 92. Respiration 22.

7. Juni. Die Nacht war wiederum recht gut, und das Befinden des Patienten heute Morgen zufriedenstellend. Am Mittag fand die Einweihung des Kreuzweges auf dem Gottesacker statt; es regte diese Feierlichkeit den Patienten ziemlich bedeutend auf. Er wollte durchaus zusehen, und so trugen wir ihn denn im Tragstuhl hinüber auf die Südseite des Klosters. Es war ein ziemlich weiter Weg, und als wir in der Mitte des Weges stille hielten und den Tragstuhl absetzten, sah er sehr blass aus; ich fragte ihn: „Ist Ihnen übel oder vielleicht schwindlig vom Tragen?“ — „Nein“, sagte er und brach in Thränen

aus, „es ist mir nur so furchtbar schwer.“ Ich liess ihm keine Zeit zur Überlegung und zu weiteren Erörterungen, und wir trugen ihn weiter. Auf der Südseite des Klosters war in einer Zelle ein Bett hergerichtet, wo er liegen konnte und den ganzen Gottesacker überschauen.

Er trat ans Fenster, und man merkte es ihm an, dass er ausserordentlich bewegt war. Dann legten wir ihn zu Bett, und es kam eine Klosterfrau herein, ihn zu begrüssen. Dieser sagte er: „Heute ist wieder ein Tag, an dem ich die höchste Freude und zugleich grossen Schmerz habe; die höchste Freude, weil die Kirche wieder einen so schönen Artikel bekommt, und grossen Schmerz, weil ich der Feierlichkeit nicht beiwohnen kann.“ Unverwandten Blickes folgte er dann der ganzen Feier mit grosser Aufmerksamkeit. Dann trugen wir ihn wieder in sein Zimmer zurück. Die Sache hatte ihn sehr angestrengt, aber er war soweit ruhig, und auch die Nacht verlief gut.

Offizielles Bulletin vom 8. Juni.

Vormittags 6 Uhr:

Eine Änderung in dem Zustande des Kranken ist nicht eingetreten. Puls 92. Respiration 22. Temperatur 36,3.

Nachmittags 2 Uhr.

Befinden andauernd befriedigend. Puls 92. Respiration 22.

8. Juni. Heute Vormittag fand ich den Patienten soweit recht befriedigend. Als er schon am Tische sass, um seine Suppe zu essen, wollte er plötzlich aufstehen, und die Schwäche war so gross, dass er bei einer etwas zu raschen Bewegung auf den Boden stürzte, vollständig hilflos. Ich hob ihn auf, und nachdem er sich einigermassen erholt hatte, erzählte er sofort das nötige Geschichtlein: „Ich hab' bei einem Bauern getagwerkt, der hat einen Gaul gehabt, der ist öfter hingefallen, wenn er im Fuhrwerk ging. Dann sind wir unser Drei oder Vier hinzu, haben ihn aufgehoben und der Gaul hat ruhig weiter gezogen. So geht's auch mir, und than hat's mir nix.“

Nachmittags war er gleichmässig befriedigend in seinem Befinden.

Offizielles Bulletin vom 9. Juni.

Vormittags 6 Uhr:

Nach sehr guter Nachtruhe Befinden des Kranken heute befriedigend. Puls 96. Respiration 21.

Nachmittags 2 Uhr:

Allgemeinbefinden gleichbleibend. Es hat sich, infolge leichter Erkältung, geringe Heiserkeit eingestellt. Puls 96. Respiration 22.

9. Juni. Die Nacht ist gut verlaufen und der heutige Morgen ebenso. Im Laufe des Tages nimmt der Schwächezustand zu, bis gegen Abend eine merkliche Abnahme der Kräfte zu finden ist; der Puls selbst ist leichter zusammendrückbar und etwas mehr unregelmässig und aussetzend. Die Nacht war dementsprechend: die erste Hälfte der Nacht recht schlecht und unruhig, die zweite Hälfte etwas besser.

Offizielles Bulletin vom 10. Juni.

Vormittags 6 Uhr:

Schwächezustand wieder mehr hervortretend. Grösseres Schlafbedürfnis. Appetit befriedigend. Wadenumfang: rechts 43,5 cm, links 37 cm. Puls 92, unregelmässig. Respiration 21. Temperatur 37,1.

Nachmittags 2 Uhr:

Schwächezustand hält an. Leichte Delirien treten auf. Über Schmerzen im rechten Bein wird geklagt. Appetit wenig befriedigend. Puls 100. Respiration 21.

10. Juni. Heute Morgen findet sich der Patient noch immer sehr geschwächt, und beim Herausgehen aus dem Bett, um das Frühstück einzunehmen, ist er kaum imstande, gestützt zu gehen. Im Laufe des Tages ist der Schwächezustand zunehmend und die Delirien sind stark ausgeprägt. Hauptsächlich hat er jetzt die fixe Idee, dass man seine Beine an einem anderen Orte pflegen sollte, da die Beine schuld seien am ganzen Zustande; wenn er von einem Bett ins andere hinübergetragen ist, so macht ihm das jedesmal eine gewisse geringe Besserung, die aber nicht lange anhält. Der Tag verlief in derselben Weise, doch schien es am Abend, als wollte geringe Besserung eintreten.

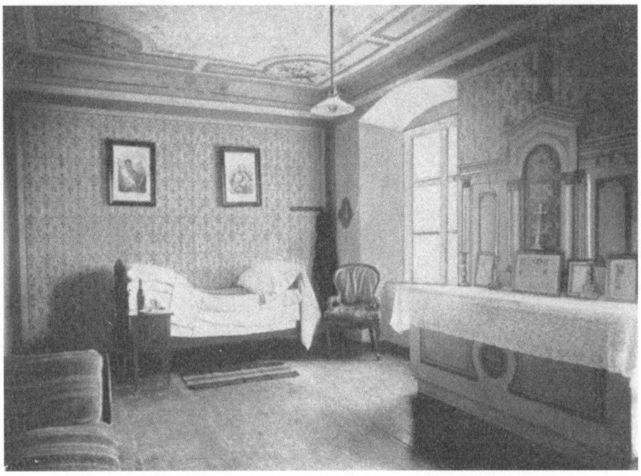

Msgr. Kneipp's Sterbezimmer.*)
Nach einer Photographie von Fritz Grebmer.

Offizielles Bulletin vom 11. Juni.

Vormittags 6 Uhr:

Schmerzen haben etwas nachgelassen. Die Nacht war ruhiger. Schwäche gleichbleibend. Puls 100. Respiration 22. Temperatur 36,7.

Nachmittags 2 Uhr:

Schwäche nimmt langsam zu. Appetit wenig befriedigend. Puls 104, klein, regelmässig. Respiration 22. Temperatur 36,8.

11. Juni. Die Nacht war ziemlich ruhig, und heute Morgen fand ich den Patienten unter denselben Verhältnissen. Wir redeten etwas miteinander, und ich fragte ihn: „Sagen Sie mir aufrichtig, wie fühlen Sie sich denn eigentlich?"

Darauf antwortete er: „Ich fühle ganz deutlich, dass in den letzten paar Tagen meine Kräfte um ein Dritteil abgenommen haben, auch die geistigen; wenn das so fortgeht, wird's bald ein Ende haben. Die Schmerzen haben etwas nachgelassen, aber ich merke, wie die Kräfte schwinden."

Darauf fragte ich ihn, ob er sich besinnen könne, dass gestern zwei Mallersdorfer Klosterfrauen ihn besucht haben. Er sagte: „Ja." — „Was haben Sie mit ihnen ge-

*) Im Hintergrunde das Bett stand nicht so, sondern in der linken Ecke. Und als dem Kranken die Lage (vergl. Krankenbericht) zu unbequem wurde, liess ich mein eigenes Bett hinstellen, und das stand mit dem Kopfende in der Gegend zwischen den beiden Bildern und mit dem Fussende in das Zimmer hinein. Rechts im Hintergrunde sieht man das Mäntelchen hängen, das der Kranke in seinen letzten Lebenstagen zu tragen pflegte, ein einfacher Radmantel zum Umhängen. Dabei steht der Ledersessel, in welchem er sass, so lange er konnte, um sein Frühstück einzunehmen. Links sieht man ein Sopha. Vor dem Sopha stand ein Tisch, und so lange es eben ging, geleitete ich ihn jeden Morgen vom Bette zu dem Tisch. Ich sass auf dem Sopha, er auf dem Ledersessel gegenüber, und dort nahm er sein Frühstück, das aus einer Brotschnittlesuppe mit eingeschlagenem Ei bestand. Rechts sieht man den Altar, an welchem, nach eingeholter bischöflicher Erlaubnis, jeden Morgen im Krankenzimmer das Messopfer dargebracht wurde.

sprochen?“ — „Ich kann mich noch besinnen, dass ich gefragt habe, ob die Eine schon in Wörishofen gewesen sei, wie lange sie jetzt hier sei und was sie eigentlich in Wörishofen wolle.“ Während der Pulsmessungen schläft er ein; nur mit Mühe und Not konnte er heute noch aus dem Bette, um seine Suppe ausserhalb des Bettes zu essen. Tagsüber war die Schwäche gleichbleibend, und ist eine besondere Veränderung in dem Befinden des Patienten nicht eingetreten.

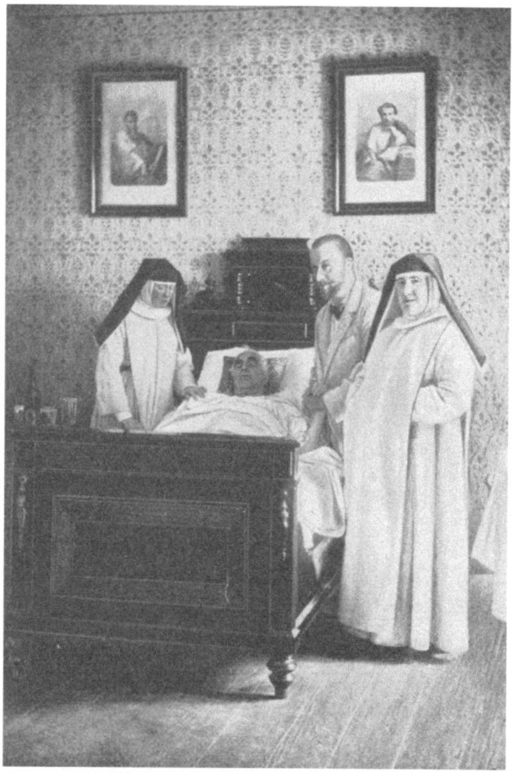

Msgr. Kneipp mit seinem Arzte Dr. Baumgarten und den beiden Pflegerinnen: Frau Sebastiana und Frau Benedikta.*)

Offizielles Bulletin vom 12. Juni.

Vormittags 6 Uhr:

Kräftezustand nicht gebessert. Puls 96, unregelmässig. Respiration 22. Temperatur 36,9.

Nachmittags 2 Uhr:

Befinden andauernd gleich. Puls 100. Respiration 22.

12. Juni. Die Nacht war verhältnismässig gut, der Schwächezustand dauert heute Morgen an; besondere Bemerkungen sind nicht zu machen, jedoch ist die Herzschwäche vorgeschritten, da die Pulsmessung ein eigentümliches Bild ergiebt: niedrige, gedrückte Kurve, öfters aussetzend und schlecht markiert in jeder Beziehung. Die Stimmung ist dementsprechend. Als ich ihn gestern nachmittags frug, was ich den Kurgästen beim Vortrag sagen sollte, antwortete er: „Sagen Sie halt, was Sie mögen“; und als ich mich zum Gehen wandte, sprach er: „Jedenfalls nichts Gutes.“

Die Schmerzen in den Beinen sind nach wie vor vorhanden, doch scheinen sie etwas besser zu sein. Die Schwellung des rechten Beines dauert an. Seine einzige Nahrung besteht zur Zeit morgens in einer Brotsuppe mit Ei, späterhin einer Brennsuppe, mittags etwas Gemüse und Suppe, abends Milchsuppe oder Brennsuppe; inzwischen etwas Fleischgelée, aber sehr wenig, und kleine Gaben von Wein. Er isst meist ohne Appetit. Alle zwei Stunden wird ihm ausserdem ein Eidotter mit etwas Salz verabreicht. Tagsüber waren Besonderheiten in dem Befinden des Patienten nicht zu bemerken.

Am Nachmittage wurde eine Photographie veranstaltet: der Kranke im Bett, zur Rechten Frau Sebastiana, zur Linken ich selbst und Frau Benedikta, welche beide Klosterfrauen ihn während seiner ganzen Krankheit treulich gepflegt haben. Es machte ihm dieser Vorgang sichtlich Freude; er erkannte den jungen Photographen alsbald und rief ihm zu: „Ei, das ist ja der Walter.“ Es regte ihn durchaus nicht auf, und ich fand ihn abends recht befriedigend.

*) In diesem Bette ist Kneipp gestorben.

Offizielles Bulletin vom 13. Juni.

Vormittags 6 Uhr:

Nach einer guten Nacht ist der Schwächezustand heute Morgen weniger ausgeprägt. Puls 96, regelmässig. Respiration 22. Temperatur 36,9.

Nachmittags 2 Uhr:

Kräftezustand unverändert. Lebhafte Schmerzen im stark angeschwollenen rechten Bein. Puls 100. Respiration 22.

13. Juni. Die Nacht war gut, und auch der heutige Morgen recht zufriedenstellend. Die Kräfte nehmen zwar merklich ab.

Am heutigen Tage war die Fahnenweihe des St. Josephsvereins, ein Vorgang, der ihn sehr beschäftigte, da er an der Gründung dieses Vereins aktiv beteiligt war und den grössten Anteil an den Schicksalen des Vereins nahm, auch an den Beiträgen zur Fahne mit entsprechend hoher Summe sich beteiligt hatte.

Als wir mittags kamen, mit den Vereinen, um ihm die Fahne zu zeigen, liess er es sich nicht nehmen, stand auf, ging ans Fenster und sprach zu den zahlreich versammelten Untenstehenden ungefähr folgendes:

„Ich habe immer gewünscht, dass hier ein solcher Verein entstehen möge; jetzt ist er da und hat sogar schon eine Fahne. Diese Fahne soll das Zeichen des Glaubens sein, und dieser Fahne sollt Ihr folgen; wenn Ihr dieser Fahne folgt, so wird es Euch gehen, wie jenem Kaiser Konstantin in alten Zeiten, der vor sich ein Zeichen sah, in dem geschrieben stand: „In diesem Zeichen wirst Du siegen.“

Dann brachten wir ihn rasch zu Bett und er behauptete, dass ihn das Reden nicht angestrengt habe, was ich ihm auch glauben musste, denn ich fand ihn einige Stunden später nicht wesentlich verändert. Als ich ihn mit Msgr. Hauser gegen Abend wiederum besuchte, war er sehr aufgeräumt und erzählte unter anderem auch folgendes aus seinem Leben:

„Als ich noch ein Knabe war, hatte ich immer sehr grosse Angst, ich möchte verdammt werden; Stunden und Stunden quälten mich diese Angst und diese schweren Gedanken. Da glaubte ich eines Tages eine Stimme zu vernehmen, die mir sagte: Werde ein Priester, dann brauchst Du nicht Angst zu haben, dass Du verdammt wirst.“ Diesen Vorgang hörte ich zum erstenmal von ihm erzählen.

Dann sagte er noch eins: „Ich war überhaupt immer ein ängstlicher Mensch, und zwei Dinge habe ich immer gefürchtet, speziell in meiner Jugend: erstens die Rute und zweitens die ewige Verdammnis; und, Herr Doktor, Sie würden mich schwer beleidigen, wenn Sie versäumen würden, mich beizeiten aufmerksam zu machen, wenn es zu Ende geht. Ich bin gerichtet und wünsche über meinen Gesundheitszustand stets im Klaren zu sein. Dann redete er, wo er auf dem Gottesacker liegen wolle und redete noch Mancherlei, bis ich endlich selbst abbrach, da es mir zu viel schien.

Offizielles Bulletin vom 14. Juni.

Vormittags 6 Uhr:

Die Nacht war unruhig. Schwächezustand heute Morgen mehr ausgegrägt. Appetit mangelhaft. Schmerzen im rechten Beine ziemlich bedeutend. Puls 108. Respiration 20. Temperaatur 36,8.

Nachmittags 2 Uhr:

Geringe Besserung bei anhaltender Appetitlosigkeit. Puls 100—104. Respiration 20. Temperatur 36,8.

14. Juni. Die Nacht war ziemlich unruhig und schlaflos; er hatte die Einbildung, dass er im Garten draussen sei und beständig frieren müsse, und diese Einbildung verliess ihn auch nicht bis zum Morgen, wo ich ihn ziemlich kraftlos antraf. Er war nicht imstande, seine Morgensuppe, wie gewöhnlich, ausserhalb des Bettes einzunehmen, sondern sie musste ihm im Bette gereicht werden, so gut es ging; jedoch machte ihm das Schlucken Beschwerden, so dass er genötigt war, abzubrechen.

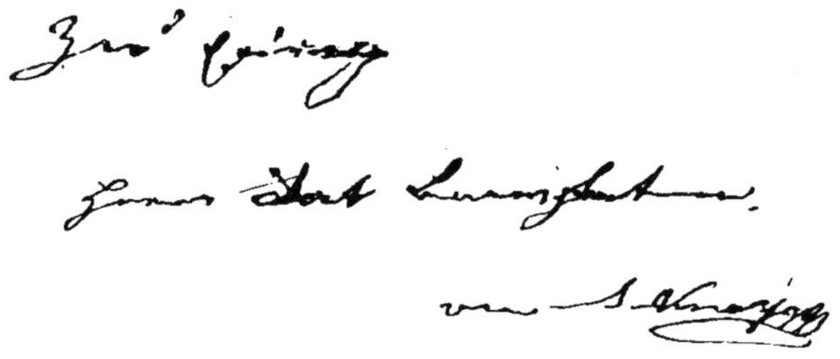

Widmung, zwei Tage vor dem Tode.

Im Laufe des Tages wurde ich dann freudig überrascht. Als ich mittags 2 Uhr zu ihm kam, überreichte er mir eine silberne Dose, indem er fragte: „Schnupfen Sie auch?“ Als ich das verneinte, sagte er: „Sie können doch die Dose gebrauchen; sie ist mir von den ersten Doktoren hier verehrt worden, als ein teueres Andenken, und darum sollen Sie sie auch haben. Dann habe ich hier eine Handpostille für Sie und habe etwas hineingeschrieben. Ich hoffe, dass Sie dies zum Andenken an mich aufbewahren.“ — Er war eigens, trotz seines kraftlosen Zustandes, mittags aufgestanden, hatte sein Essen ausserhalb des Bettes eingenommen, und dann einige Worte der Erinnerung in dieses teuere Andenken hineingeschrieben. Er gab mir die Ermahnung: „Lesen Sie doch Ihren Kindern recht häufig daraus vor!“

Am Nachmittage besserte sich der Zustand wieder etwas; er war ruhiger, und auch die Herzthätigkeit war im ganzen nicht so erregt und etwas kräftiger.

Offizielles Bulletin vom 15. Juni.

Vormittags 6 Uhr:

Zustand gleichbleibend. Puls zeigt Schwankungen. Appetit wenig befriedigend. Puls 96. Respiration 20. Temperatur 36,7.

Nachmittags 2 Uhr:

Zustand gleichbleibend. Puls 100. Respiration 22. Temperatur 37,3.

15. Juni. Die Nacht war verhältnismässig gut, und heute Morgen fand ich den Patienten, wenn auch schwach, so doch kräftig genug, um das Frühstück ausserhalb des Bettes einnehmen zu können. Ich drückte ihm dann meine Freude darüber aus, dass er in seiner schweren Krankheit so gefasst sei, und wir vertieften uns in ein Gespräch, bei dem er zunächst sagte: „Leide ich an Marasmus oder nicht?“ Darauf antwortete ich ihm: „Nein, Sie leiden nicht an Marasmus; denn der Marasmus senilis ist eine Art der Erkrankung, bei welcher im hohen Alter die Lebensfunktionen ganz allmählich aufhören, ohne eine besondere

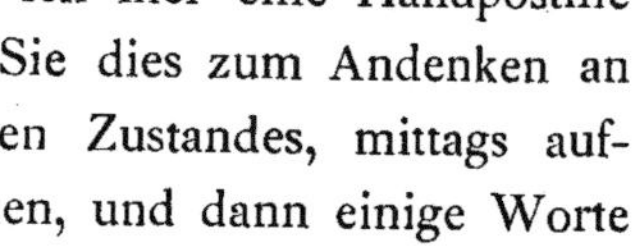

Letzte Unterschrift Seb. Kneipps.*)

*) Diesen Namenszug that Msgr. Kneipp am 15. Juni 1897, als Unterschrift einer Dedikation in ein Buch (Legende der Heiligen), das er mir noch geschenkt.

Erkrankung." „Ganz recht", sagte er, „so hat's auch der Herr Prälat Merkle gehabt; 3 Wochen hat er auf dem Kanapee gelegen, hat sich soweit nicht besonders unwohl gefühlt, konnte rauchen und vergnügt sein, und eines Tages starb er plötzlich, ohne dass jemand eine Ahnung von seinem Ende gehabt hätte." Ich antwortete ihm darauf, dass ich ihn wohl beneidete, dass er eine längere Zeit zu seiner Vorbereitung gehabt; denn, wenn ein Mann wie er, so mitten aus dem Leben heraus abberufen würde, und zwar plötzlich, so möchte das doch wohl für die Ordnung seiner Angelegenheiten nicht von Vorteil sein. Ich sagte ihm: „Sie hatten ja in den letzten Jahren überhaupt nicht einmal die Zeit, an die Ordnung ihrer Angelegenheiten zu denken; darum halte ich es für eine wirkliche Gnade, dass Sie längere Zeit krank sind; so bleibt Ihnen doch Zeit, alles das, was notwendig ist, zu ordnen und nach Ihrem Wunsche einzurichten. Sie machen es dadurch auch den Überlebenden leichter, dann wissen sie, woran sie sich zu halten haben. Nach Ihrer Konstitution und Ihrer Familienanlage hatte ich immer den Gedanken, Sie würden einmal plötzlich sterben, durch Schlaganfall oder ähnliche Zustände; zum Glück ist das nicht geschehen, und Ihre Schwäche ist nicht Marasmus senilis, sondern kommt her von der Geschwulst im Leibe." Darauf fragte er: „Glauben Sie, dass ich viele Schmerzen haben werde vor dem Tode?" Ich sagte: „Nein, das glaube ich nicht." Dann fragte er: „Glauben Sie, dass ich die Wassersucht bekommen werde?" Ich sagte ebenfalls: „Nein", worauf er sichtlich erfreut war; denn er sagte, nichts fürchte er so sehr, als die Wassersucht; er habe einige Fälle der Art bei Männern beobachtet, und diese Zustände haben ihn immer am meisten erschreckt. Mit gutem Humor fügte er dann hinzu: „Gestorben muss sein, und es ist ganz gut, dass man die Sache liegend abmachen kann; dann ist's doch am bequemsten." Wiederholt versicherte er: „Ich habe alles in Ordnung und was ich wünsche, ist bekannt, so dass darüber kein Zweifel sein kann, und ich bin vollständig ruhig und gefasst. Nur am Abend ergreift mich hin und wieder eine Angst, woher sie kommt, weiss ich nicht; sie dauert einige Zeit, und geht dann wieder vorüber."

Gegen Abend war das Befinden merklich verschlechtert; die Stimme wurde sehr schwach, Erbrechen trat ein, und die Schwäche nahm einen hohen Grad an. In der Nacht wurde das Erbrechen häufiger; die erbrochenen Massen sahen dunkelbraun aus und waren übelriechend; auch häufiger Stuhldrang ist vorhanden, und der Leib ist hoch angeschwollen.

Offizielles Bulletin vom 16. Juni.

Vormittags 6 Uhr:

Schwäche zunehmend. Häufiges Erbrechen stellt sich ein. Der Leib ist stark aufgetrieben. Nahrungsaufnahme erheblich eingeschränkt. Puls 108. Respiration 24. Temperatur 36,5.

Nachmittags 2 Uhr:

Befinden andauernd wenig befriedigend. Puls 108. Respiration 24.

16. Juni. Heute Morgen dauert der Schwächezustand an, die Anschwellung des Leibes ebenso, und das Erbrechen ist noch recht häufig. Die Schwäche ist bedeutend im Zunehmen, und die Nahrungsaufnahme ist infolge des Erbrechens fast vollständig unterbrochen. Eismilch wird gegeben, dann schluckweise Champagner in Eis, und Eidotter; alle übrige Nahrung, ausser dem Wassertrinken nach Belieben, wird zunächst ausgesetzt.

Zum erstenmale kommuniziert der Kranke nicht während der Messe, die in seinem Zimmer gelesen wird. Der Puls ist 108, alle 8—9 Schläge etwa aussetzend und sehr schwach; jedoch nicht so schwach, als man nach dem sonstigen Zustande des Kranken annehmen sollte.

Das Erbrechen hat im Laufe des Vormittags nicht nachgelassen, sondern ist noch häufiger aufgetreten. Der Puls fängt an, ausserordendlich unregelmässig zu werden, und der Stuhldrang wird häufiger. Nahrungsaufnahme ist nur möglich: Milch, in Eis gekühlt, Champagner in Eis, Wasser nach Wunsch und Eidotter. Die Stimme ist sehr schwach und vollständig verfallen.

Gegen Abend verschlimmert sich der Zustand insofern, als das Erbrechen immer mehr überhand nimmt, und deutliche Erscheinungen von Lungeninfiltration sich bemerkbar machen. Es ist dem Patienten nicht mehr möglich, gehörig aufzuhusten, sondern er hustet nur oberflächlich, und man hört, dass die Schwäche zu gross ist, um ein richtiges Aufhusten zu ermöglichen. Die Stimme nimmt vollständig ab; nur die Pulsmessung ergiebt noch hie und da verhältnismässig kräftige Kurven. Das Aussetzen des Pulses kommt etwa alle 5 Schläge, die Besinnung aber ist vollständig erhalten: Am Nachmittage fragte er mich:

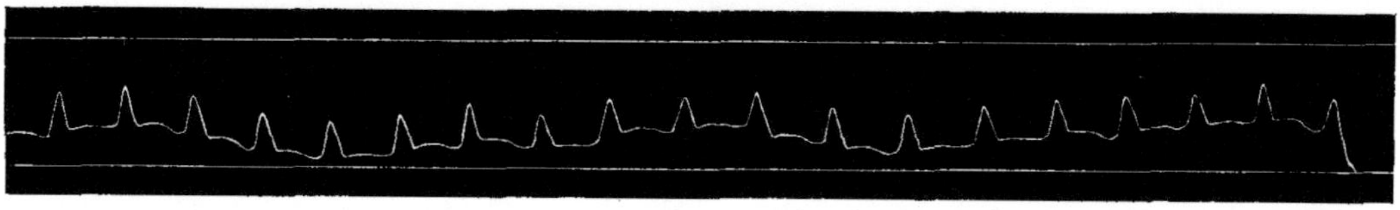

Letzte Pulskurve vom 17. Juni, morgens 2 Uhr, 3 Stunden vor dem Tode.

„Jetzt habe ich wohl nicht mehr weit?“ worauf ich ihm antwortete: „Sie sind allerdings recht schwach.“ Am Abend war der Patient wohl recht schwach, jedoch schien es nicht, als ob die Katastrophe bereits eintreten sollte. Abends um 10 Uhr kam dann der telegraphisch herbeigerufene Herr Direktor Schmid von München, und es macht sich im Laufe der Nacht beim Patienten grosse Angst bemerkbar. Um 2 Uhr wurde ich geweckt, nahm ihm zum letztenmal die Pulskurve, die, klein, so doch verhältnismässig regelmässig war.

Nachdem er aufgehustet und etwas erbrochen hatte, schien die Atmung leichter und ruhiger, etwa 24 in der Minute.

Um 4 Uhr wurde ich wieder geweckt, und die deutlichen Zeichen des herannahenden Todes waren bemerkbar. Wir standen um sein Lager: Herr Direktor Schmid aus München, die Frau Priorin des Dominikanerinnenklosters, Schwester Sebastiana, Schwester Benedikta, Schwester Karolina und ich. Der Todeskampf dauerte bei ihm eine starke Viertelstunde. Um 4 Uhr 30 Minuten that er seinen letzten Seufzer. Alsbald nachher quoll eine bedeutende Menge schwärzlicher Flüssigkeit aus Mund und Nase; man wusch ihn, ich drückte ihm die Augen zu, Herr Direktor Schmid band die Unterkiefer hinauf. Sebastian Kneipp hatte seine irdische Laufbahn vollendet. —

Offizielles Bulletin vom 17. Juni.

Vormittags 6 Uhr:

Nach kurzem Todeskampfe ist Monsignore Sebastian Kneipp heute Morgen 4 Uhr 30 Minuten sanft verschieden.

R. i. p. †.

Inzwischen waren auch die eiligst gerufenen Nichten des Verstorbenen und der hochwürdige Herr Kaplan Gernlein aus dem Pfarrhause herbeigeeilt, und umstanden klagend und trauernd das Lager des Verstorbenen. — Man ging alsbald hinunter, und sein Freund, der hochwürdige Herr Direktor Schmid von München war es, der das erste Messopfer für die Seelenruhe des Verstorbenen darbrachte. — Dann wurde die Weisung erteilt, die Scheidung zu läuten, und zugleich wurde die Todesnachricht bekannt gegeben. Entsetzt flogen die Menschen über die Strassen dahin, und innerhalb der kürzesten Zeit war es bekannt, dass der Stern von Wörishofen erloschen sei; trotz der frühen Morgenstunde sah man gruppenweise die Leute auf der Strasse stehen und das Ereignis besprechen.

Nun begann das Läuten der Scheidung. — Wenn in Schwaben jemand stirbt, so pflegt man zweimal kurz hintereinander zu läuten; jeder Katholik weiss, was dies bedeutet, und versäumt nicht, ein stilles Gebet für die Seelenruhe des Dahingeschiedenen zu sprechen. So läutete man auch am Frohnleichnamstage morgens etwa um die sechste Stunde die Scheidung für den verstorbenen Priester Seb. Kneipp.

Von drei Türmen zu gleicher Zeit erklangen die Glocken: vom Turme der Pfarrkirche, der Klosterkirche und des Kinderasyls.

Monumental und ergreifend klang das mächtige Geläute an das Ohr der Menschen, und unwillkürlich sagte man sich, dass eine Wende in der Entwickelung von Wörishofen eingetreten sei.

Inzwischen ward ein Sarg besorgt, und zwar nahm man einen einfachen Metallsarg. — Der hochw. Herr Direktor Schmid, Frau Sebastiana und ich, wir wuschen den Toten und zogen ihm seine priesterlichen Gewänder an. Er war gekleidet, wie wenn er zum Altare ging, um das Messopfer darzubringen: in violettes Messgewand; das Barett auf dem Kopfe, und die Hände über der Brust gefaltet. Die Hände hielten ein Kreuz und waren durch einen Rosenkranz aneinander befestigt.

Nachdem wir den Verstorbenen in den Sarg gelegt hatten, berieten wir sofort, wo man ihn aufbahren solle; es wurde beschlossen, ihn zunächst im Kloster aufzubahren, in welchem er 42 Jahre so segensreich gewirkt hatte. Wir trugen den Sarg hinunter: Herr Direktor Schmid, Pater Zimmermann und ich, stellten ihn im nördlichen Teile des Kreuzganges auf und schlossen die Klosterpforte. Geschäftig eilten sämtliche Klosterfrauen um Blumen und Pflanzen, und in kürzester Zeit war der Sarg des geliebten Beichtvaters von einem schönen, dichten Kranze lebender Blumen umgeben.

Vormittags $^1/_2$10 Uhr war alles so gerichtet, dass man das Volk zum Besuche des Verstorbenen zulassen konnte. — Bei der Leiche aber kniete beständig ein Priester, der Gebete für die Seelenruhe des Dahingeschiedenen sprach.

So strömte denn die Menge herein, um das Antlitz Vater Kneipp's zum letztenmal zu sehen; erschütternde Szenen spielten sich ab, und des Weheklagens und Weinens war fast kein Ende.

Im Kloster blieb der Verstorbene bis zum Nachmittage, wo, nach dem Landesgesetze, die Beisetzung in der Leichenhalle des Friedhofes stattzufinden hatte.

Die letzte halbe Stunde, die der verstorbene Beichtvater noch im Kloster verweilte, wurde das Volk hinausgewiesen, und die Klosterfrauen konnten Abschied nehmen von Demjenigen, der 42 Jahre ihr geistlicher Führer gewesen war. Stummer Schmerz auf allen

Gesichtern und Thränen in allen Augen. — Ergreifend gestaltete sich der Abschied, den die Töchter des hl. Dominikus von ihrem geliebten Beichtvater nahmen.

Ein trüber, regnerischer Nachmittag, — ein langer Leichenzug, — lautes Gebet, — die kurzen Beisetzungsfeierlichkeiten, — und Seb. Kneipp war zum letztenmal dem Volke sichtbar in der Leichenhalle des neuen Gottesackers zu Wörishofen. — Auch dort wurde

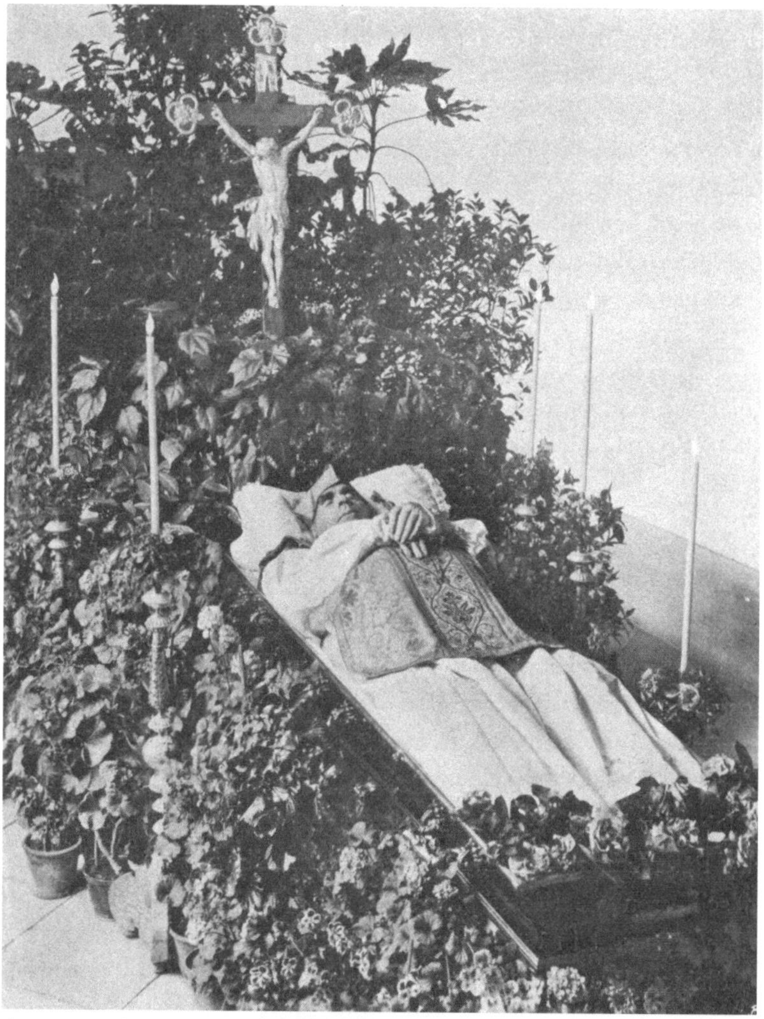

Die Leiche Msgr. Kneipps, aufgebahrt im Kreuzgange des Klosters der Dominikanerinnen.
Originalaufnahme von Fritz Grebmer.

sein Sarg umstellt mit Blumen und Pflanzen, und alsbald trafen die ersten Zeichen dankbarer Liebe seitens der Überlebenden ein; Kränze in reicher Zahl zierten das Leichenhaus. — Auch in der Leichenhalle war in derselben Weise vorgesorgt, um dem Andrange des Volkes zu begegnen; die Feuerwehrleute hielten Tag und Nacht die Leichenwache, und neben der Leiche knieten beständig 2 Priester, 2 barmherzige Brüder, oder 2 barmherzige Schwestern, und beteten, solange die Leiche über der Erde stand, mit stündlicher Abwechslung für die Seelenruhe des Verstorbenen.

Einiges über den letzten Tag und die letzte Nacht des seligen Herrn Prälaten.

(Gesamtbericht derjenigen Klosterfrauen, welche in der letzten Nacht bei Msgr. Kneipp gewacht haben.)

Eine schwere, schlaflose Nacht ging dem letzten Tage voraus. Früher schon hatte sich der Herr Prälat nach einer ähnlichen geäussert: „Solche kommen noch viele und dann kommt eine, und das ist die schwerste, die letzte; und das ist mir die liebste.“ Ein andermal sagte er: „Ich dachte mir, so daliegend: O, welches Glück, wenn ich jetzt sterben könnte!“ Etwas später: „Was muss das sein, so auf einmal den Heiland sehen! Ich erwarte ihn jeden Augenblick.“ Halbe Stunden lag er ruhig da, den Rosenkranz um die Hand, den Blick in sich gekehrt, oder zum Himmel gerichtet.

Dem Herrn Generalvikar Henle liess er durch Herrn Benefiziaten Hauser einige Tage vor seinem Tode nochmal danken für die Erlaubnis, in seinem Zimmer die hl. Messe lesen zu dürfen, wobei er jedesmal die hl. Kommunion empfing. „Ich möchte nach jeder hl. Messe sterben“, äusserte er sich Herrn Hauser gegenüber. Auf diesen Priester hatte er sich besonders gefreut, und sollte dieser an der Fahnenweihe statt seiner predigen. Der Kranke sprach länger mit ihm, so dass dieser nachher sagte: „So gut vorbereitet, hätte ich ihn nicht geglaubt.“ Der letzte Tag war angebrochen; die Vorbereitungen zur hl. Messe wurden getroffen. — Von Zeit zu Zeit heftiges Erbrechen.

Frage: „Herr Doktor, darf ich die hl. Kommunion empfangen?“ „Heute kommuniziert man nicht.“ Ohne jede Gegenrede nahm er den Rosenkranz in die Hand und hörte mit gefalteten Händen, die Augen auf den Altar gerichtet, die ganze hl. Messe an.

Nachher dankte er Pater Zimmermann dafür.

Der Arzt, Dr. Baumgarten, sagte scherzend: „Sie waren brav.“ „Nicht wahr?“ antwortete er heiter. Bald folgte wieder heftiges Erbrechen.

„Was ist's denn, hab doch nichts gegessen?“ fragte er einmal. Schwester verlegen: „Wasser mit verdorbenem Blute vermischt.“ Antwort ruhig und bedacht: „So — dann weiss ich's schon.“ — Mittags liess er den Konvent nochmal zu sich kommen, ermahnte die Schwestern zur Beharrlichkeit, zu treuer Pflichterfüllung. „Ich“, sprach er, „hab's nah beisammen; kommet gut nach. Mein elender Leib bekommt Ruhe auf dem Gottesacker, das Plätzchen freut mich; wie froh bin ich, dass ich gearbeitet habe, so lange ich konnte! Meiner Seele wird der liebe Gott gnädig und barmherzig sein; ich habe keine Angst mehr vor dem Tode; betet für mich, vergesst mich nicht, folgt! (d. i. gehorcht).“

Gedankt hatte er der Mutter Priorin schon zu wiederholten Malen für die Pflege; er dankte auch den Kranken-Schwestern, deren drei abwechselnd am Bette waren, für ihre Dienste und verband hiermit stets noch wohlmeinende Worte.

Nachmittags bemerkte Mutter Priorin, wie die Kräfte zusehends abnahmen, und berief telegraphisch Herrn Direktor Schmid. Als sie das dem Kranken sagte, war es ihm ganz lieb. Abends 8 Uhr zu den Schwestern: „Wenn Pater Zimmermann kommt, will ich nochmal beichten; aber dürft ihn nicht holen, ich kann warten“. $8^1/_2$ Uhr kam dieser. Nachdem die Schwestern das Krankenzimmer wieder betreten hatten, sagte er: „Herr Direktor wird mir die hl. Ölung nochmal geben; sorgt, dass hergerichtet ist!“

Bald darauf kam Herr Dr. Baumgarten, und blieb, bis Herr Direktor, den er abholen ging, eintraf. Gruss! „Herr Direktor, jetzt wird's anders da drinnen“, auf das Herz zeigend.

Nach einigen Worten verlangte er die hl. Ölung. Herr Direktor entgegnete, dazu sei's morgen noch Zeit. Da der Kranke darauf bestand, wollte er ihm nicht mehr widersprechen und begann alsbald die hl. Handlung, welcher der Kranke betend folgte. Heftiges Erbrechen unterbrach dieselbe; bald konnte sie wieder ruhig fortgesetzt werden. Sichtbare Freude und Zufriedenheit!

Gegen $11^1/_2$ Uhr schien er zu ruhen.

Herr Direktor, sowie Herr Dr. Baumgarten zogen sich auf ihre Zimmer zurück.

Von 12 Uhr an betete eine Schwester, seitwärts zu seinen Füssen sitzend, den ersten Rosenkranz am hl. Frohnleichnamsfeste.

Nach einer Viertelstunde machte der Kranke die Augen auf und fragte: „Wie spät ist es?" — Trinken! Erbrechen! Etwas Ruhe. — Die Thüre geht auf, er schaut sogleich auf. Herr Direktor kam nochmal. „Wie geht's?" Kneipp: „Es ist nichts mehr", und redete ganz ruhig mit ihm vom nahen Tode. Herr Direktor: „In te, Domine, speravi; non confundar in aeternum." Auf Dich, Herr, habe ich gehofft; ich werde nicht zu Schanden werden in Ewigkeit.

Nachdem Herr Direktor noch einige Zeit still am Bette gesessen, dankte ihm der Kranke und sagte in einem fast heitern Tone: „Jetzt macht man halt so fort, so lang's noch geht!" und Herr Direktor entfernte sich. Nach 1 Uhr wurde der Atem schwerer. Herr Prälat schaut suchend umher. Schwester frägt: „Ist's Ihnen recht bange?" „Ja" Schwester: „Jeden Atemzug dem Heiland zu lieb!" Antwort: „Das thu ich schon".

$1^1/_2$ Uhr hörte er starken Regen und fragte: „Sind die Altäre schon draussen?" Antwort: „Nein!" — Dann war es recht. Trinken — Erbrechen; „Vermach's fast nimmer, Schmerzhafte Mutter Gottes, hilf!" — Früher schon hatte man ihn lispeln gehört: „Zu Dir seufzen wir Trauernde und Weinende!" — „Sollen wir den Arzt rufen?" „Ja".

Bei diesem klagte er über Schmerzen auf dem Herzen, worauf derselbe eine Pulsmessung vornahm und ihm eine leichte Waschung machte. Hierauf dankte er, und Dr. Baumgarten entfernte sich wieder. Etwas Ruhe. Der Atem wird wieder schwerer. Trinken.

Um 3 Uhr frägt Herr Prälat eine Schwester: „Wie lange hab' ich noch?" Erwiderung: „Das kann ich nicht genau sagen; wir sind am Ölberge." Zusagend: „Ja". Etwas später Schwester: „Dürfen wir Herrn Direktor rufen?" Kranke: „Noch nicht, er soll ruhen!" Schwester: „Wir sind auf dem Kreuzwege!"

Einige Minuten Schwächezustand. Er jammert über kranke Kinder, die so schwer atmen und sterben müssen, wenn man ihnen nicht hilft. Darauf heftiges Händezucken, — Küssen des Kruzifixes, das er in den Händen hält. Schwester: „Wir sind bei der Kreuzigung". Bald wieder Schwäche. Eine Schwester ruft Herrn Direktor. Als dieser kam, war es ihm recht. Klage über Bangigkeit. „Betet!" Es wurde die Allerheiligen-Litanei und anderes gebetet.

Mutter Priorin, sowie der Arzt, wurden gerufen. Die Glocken der Pfarrkirche verkünden das Frohnleichnamsfest, was ihn sichtbar angreift. Etwas später zu einer Schwester: „Holen Sie mir das kranke Kind, das so schwer atmet; es wäre nicht gut, wenn mehrere so sterben würden". Schwester geht. Bei ihrem Eintritt frägt der Kranke gleich wieder: „Wo haben Sie das Kind?" „Ich hab's versorgt", lautete die Antwort; damit war er zufrieden. Geweihte Lichter wurden angezündet. Gleich darauf kam Mutter Priorin. Er fragte: „Wem gehört das Kind, das so schnaufet?“ Diese, seine Schwäche verstehend, giebt deutlich zur Antwort: „Dies Kind gehört uns“. Jetzt kam er wieder zu sich, winkte Herrn Direktor und bat ihn, ihm die Generalabsolution zu geben. „Ich habe sie Ihnen soeben gegeben“. Antwort: „Dann ist's recht“. Herr Direktor: „Pater, in manus tuas commendo spiritum meum! Vater, in Deine Hände empfehle ich meinen Geist!“ und reichte ihm das Kreuz zum Küssen, da er die Hand nicht mehr in die Höhe brachte. Herr Prälat wendete rasch den Blick nach oben. Pater Zimmermann trat nach 4 Uhr ein. Sogleich sah er nach ihm. Dieser versprach ihm, sogleich die hl. Messe für ihn zu lesen; „und wir opfern die hl. Kommunion für Sie auf“, sagte Mutter Priorin. Herr Prälat: „Ja, betet; es braucht's notwendig“. Sie gingen in den Chor, und die hl. Messe begann. Inzwischen war Dr. Baumgarten wieder gerufen worden. Der Kranke verlangt Wasser; eine Schwester reicht ihm zu trinken. Dem Kranken wird immer banger, der Atem laut und kurz. — — Die Augen steif nach oben gerichtet. — Der Todeskampf beginnt.

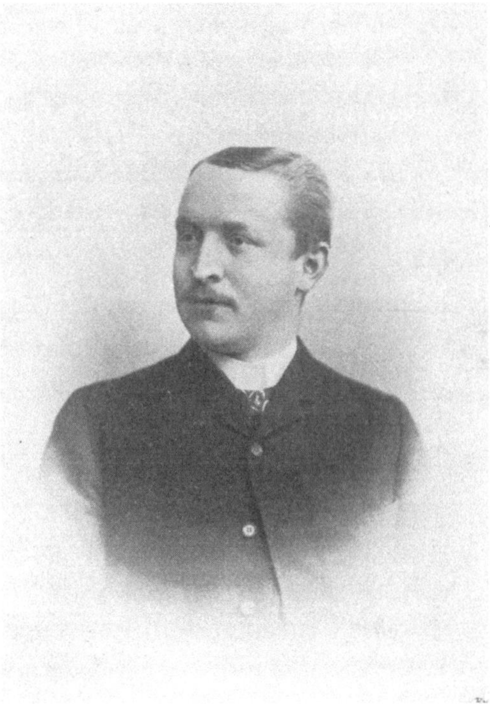

Dr. med. Bergmann, Cleve a. Niederrhein.

Herr Direktor setzt die Sterbegebete fort. Rasch wird in den Pfarrhof geschickt, sowie in den Chor. Mutter Priorin, sowie die Subpriorin kommen. Einige Minuten noch. Ein schwarzer Erguss, ein bitterer Mund, ein Achselzucken und — — — R. I. P. Herr Kaplan, sowie die Verwandten treten ein. — — Die hl. Messe war bis zum Memento für die Verstorbenen gekommen und endete nun mit der Generalkommunion für den Verstorbenen. Herr Direktor las gleich darauf die hl. Messe, die Pflegerinnen empfingen die hl. Kommunion.

Da es notwendig erschien, die Leichenöffnung bei Msgr. Kneipp vorzunehmen, so ersuchte ich den kgl. Bezirksarzt, Herrn Dr. med. Noder von Mindelheim, um die Freundlichkeit, die offizielle Sektion zu machen. Er willfahrte diesem meinem Wunsche, und so fand Freitag, 18. Juni, vormittags 10 Uhr die Sektion der Leiche Seb. Kneipp's in dem Sektionsraume der Leichenhalle zu Wörishofen statt. Ausgeführt wurde dieselbe durch den bereits erwähnten Herrn Bezirksarzt Dr. med. Noder; ich half dabei. Während dieser Sektion erschien Herr Dr. med. Schmidbauer aus Augsburg und fragte an, ob es ihm gestattet sei, derselben beizuwohnen, was selbstverständlich gerne gewährt wurde. Der Kirchhof aber war vorher geräumt worden, so dass das Volk während dieser Zeit vom Besuche desselben, sowie der Leichenhalle, ausgeschlossen blieb.

Da der Sektionsbericht von hohem Interesse ist für alle diejenigen, welche den Verstorbenen im Leben gekannt haben, so gebe ich denselben unverkürzt wieder; zumal aus dem Sektionsbefunde über allen Zweifel erhaben der Beweis erbracht wird, dass Seb. Kneipp in seinen Jugendjahren thatsächlich schwindsüchtig gewesen ist.

Um nun ganz genau festzustellen, welcher Art die Geschwulst sei, die den Tod Msgr. Kneipps herbeigeführt hatte, ersuchte ich Herrn Dr. med. Schmidbauer, einen Teil der Geschwulst mitzunehmen, und an geeigneter Stelle eine mikroskopische Untersuchung derselben veranlassen zu wollen. Es wurde diese Untersuchung am pathologischen Institute zu München vorgenommen und Folgendes festgestellt:

Geschwulst ist ein Rundzellensarkom; — Ausgang wohl vom Beckenbindgewebe oder Lymphdrüsen hinter dem Bauchfell; (retroperitoneal) — schliesslicher Übergang auf die Blasenschleimhaut.

So wurde also auch durch die Sektion und die schliessliche mikroskopische Untersuchung diejenige Diagnose bestätigt, welche nach den ersten Untersuchungen von mir gestellt worden war.

Öffnungsbefund der Leiche des Hochwürdigen Prälaten Herrn Sebastian Kneipp.

Zeitdauer: 3 Stunden.

A. Äussere Besichtigung.

1. Körperlänge 172 cm.
2. Blassgelbe Hautfarbe bei reichlicher Fettpolsterung.
3. Starkes Knochengerüst, kräftige Muskulatur.
4. Breiter, gewölbter, muskulöser Brustkorb.
5. Meteoristisch aufgetriebener Unterleib.
6. Schwellung beider Beine bis zum Rumpfe.
7. Gelenke unbeweglich, Leichenstarre.
8. Verwesungsgeruch nicht wahrnehmbar.

B. Innere Besichtigung.

a) Kopfhöhle.

9. Die verdickte behaarte Kopfhaut, welche mit der unterliegenden sehnigen Haube durch straffes Bindegewebe fest verwachsen ist, lässt sich nur mit Hilfe des Messers abziehen, ist fettreich, gefässarm und misst auf der Schnittfläche 5 mm im Durchmesser.
10. Beinhaut vom Schädeldach leicht abschabbar.
11. Schädeldach, ohne Diploë, sägt sich leicht, ist in der Schläfengegend 4 mm, in Stirn- und Hinterhauptgegend 5 mm dick.
12. Die mit der Schädelinnenfläche durchweg innig verwachsene harte Hirnhaut wird mitdurchsägt und fällt der hintere Schnittbogen in den Querblutleiter und den Zusammenfluss, aus dem reichlich dickflüssiges, dunkles Blut abfliesst.
13. Das viscerale Blatt der verdickten Dura glänzt perlmutterweiss, und sind die arteriellen Gefässe derselben etwas gefüllt.
14. Die besonders ausgebildeten Pacchionischen Wucherungen sind mit der Dura verlötet, und trennen, bei der Herausnahme des Gehirns, die weiche Hirnhaut, soweit sie in ihrem Bereiche liegt, mit ab.
15. Die Spinnwebenhaut ist stellenweise leicht getrübt, ohne Verdickungen; im subarachno-

idealen Bindegewebe, der symmetrisch gebauten Grosshirnhälften ist die Cerebrospinalflüssigkeit an der Oberfläche nicht, an der Grundfläche etwas vermehrt.

16. Die Gefässe der weichen Haut venös, mässig gefüllt.
17. Verkalkung der Gehirnschlagadern in den Sylvi'schen Gruben und der Brücke, durch gelbliche Flecken angedeutet.
18. Die nicht abgeflachten, tiefgefurchten, breiten Gehirnwindungen liegen dicht aneinander.
19. In den nicht erweiterten Seitenhöhlen normaler Inhalt, die seitlichen Adergeflechte blassrosa, opalescieren.
20. Das Gehirn schneidet sich derbe, die graurötliche Rindensubstanz ist nicht atrophisch, die Marksubstanz ist mit zahlreichen Blutpunkten durchsetzt, welche sich abspülen lassen.
21. Die grossen Ganglien und deren Umgebung ohne Verfärbung durch rückgebildete Blutaustritte.
22. Schädelgruben ohne Inhalt.
23. Gewicht des Gehirns netto 1325 grms.

b) Brust- und Bauchhöhle.

24. Schnittführung ab Brustbeineinschnitt links vom Nabel mit Eröffnung der Bauchhöhle bis zur Schamfuge,
25. wobei in Höhe der letzteren schmutzig gelbes Serum, ungefähr ein Tassenkopf voll abfliesst, und
26. sichtbar werden die meteoristisch ungewöhnlich geblähten Gedärme, welche nur teilweise vom reichlich fetthaltigen grossen Netz bedeckt sind.
27. Zwerchfellstand beiderseits am oberen Rande der fünften Rippe.

α) Brusthöhle.

28. Brustkorb nicht elastisch; in Inspirationsstellung.
29. Brustmuskulatur rotbraun, gut entwickelt.
30. Das Brustbein muss, unter Durchsägung der verknöcherten Rippenendigungen, abgetragen werden.
31. Die voluminösen, dunkelschiefergrauen, glatten Lungen retrahieren sich kaum merklich.
32. Die vorderen scharfen Lungenränder, zwischen denen ein Streifen gelben Fettes liegt, sind 1,2 cm voneinander entfernt.
33. Der Herzbeutel bleibt auf 4×6,5 cm unbedeckt.
34. Die linke Lungenspitze ist mit der Costalpleura innig verwachsen, der linke untere Lungenrand durch einige leicht sich lösende Faserstränge mit dem Zwerchfell adhaerent.
35. In beiden Pleurasäcken kein messbarer Inhalt.
36. Im Herzbeutel ca. zwei Theelöffel dunkelgelber Flüssigkeit.
37. Im subpericardialen Zellgewebe reichlich Fett abgelagert, namentlich über dem rechten Ventrikel.
38. Das Herz ist im Querdurchmesser erheblich vergrössert und misst in situ 8×13 cm.
39. Die linke Herzkammer, in situ geöffnet, entleert 10 cbcm dunkelflüssiges Blut, in der rechten Herzkammer finden sich 15 cbcm solchen Blutes; in beiden Kammern ist dem Blute Luft in Bläschen beigemengt. (Fäulniserscheinung.)

40. Vorhöfe mässig gefüllt.
41. Kranzgefässe wenig gefüllt und stark verkalkt.
42. Das nunmehr herausgenommene Herz hat die Grösse einer doppelten Faust infolge excentrischer Hypertrophie des linken Ventrikels.
43. Die linke Herzkammer misst innen von der Herzspitze, bis zum Ansatz der Semilunarklappen, 10 cm, von der Scheidewand bis zum stumpfen Rande, sohin im Querdurchmesser, 6,5 cm.
44. Die Aortenklappen, etwas verdickt, schliessen; an der Insertion der zweiten halbmondförmigen Klappe eine hirsekorngrosse Kalkablagerung.
45. An der Basis der scheinbar schlussfähigen, zweizipfeligen Klappe Kalkschüppchen eingelagert.
46. Die Pulmonalklappen schlussfähig und intakt; zwischen denselben, sowie in der vorbeschriebenen liegen fingerlange und ebenso dicke Fibringerinsel. (Sterbepolypen.)
47. Die dreizipfelige Klappe ohne Auflagerung, schlussfähig.
48. Der Herzmuskel ist auf dem Schnitte mürbe und schmutziggrau, fettig glänzend.
49. Der Herzmuskel misst auf dem Durchschnitt des linken stumpfen Kammerrandes 21 mm, des rechten Kammerrandes 4 mm.
50. Das Endocardium ist diffus gerötet, mit Blutfarbstoff imbibiert (Fäulnis); ausserdem zeigt es sehnige Trübungen, die gegen die Aortaklappen ausstrahlen.
51. Das Gewicht des Herzens mit den gekürzten Gefässstümpfen beträgt 560 grms.
52. Die aus der Brusthöhle nunmehr entfernten Lungen sind spiegelglatt, lufthaltig, knistern in den Ober- bezw. dem Mittellappen bei mässigem Blutreichtum, Alveolen etwas erweitert (seniles Emphysem).
53. Die Unterlappen beider Lungen sind blutgefüllt, auf Einschnitt zeigt sich das Gewebe weniger lufthaltig, insbesondere links Verdacht auf im Leben bestandenhabende Hypostase.
54. Die Bronchien sind erweitert, rigide, Schleimhaut graugelblich mit wenig katarrhalischem Sekrete.
55. Die narbig eingezogene Spitze der linken Lunge (cfr. Ziff. 34) zeigt eine 2 mm dicke, 3 mm breite und bis zu 6 mm lange plättchenartige Induration, welche sich hart schneidet und vom übrigen gesunden Gewebe nicht scharf abgrenzt; die in die Verwachsungsstelle einbezogene Pleura über der Narbe ist verdickt und getrübt.
56. Die rechte Lungenspitze, nicht verwachsen, ist runzelig gekerbt, zeigt auf Einschnitt eine cirrhotische, knorpelige Narbe von ca. 1 cm Länge, welche von gesundem Gewebe umgeben ist.
57. Die Bronchialdrüsen der Lungenwurzel sind zum Teil vergrössert, von dunkelschiefergrauer Farbe, oder mit Kalk eingelagert.
58. An der Teilungsstelle der Bauchaorta in die Aa. iliacae ragt eine grössere, atheromatöse Masse schollenartig in das Gefässlumen hinein.

β) Bauchhöhle.

59. Nach Herausnahme der Baucheingeweide wird das grosse Becken freigelegt, und die vergrösserte Harnblase über und hinter der Schamfuge sichtbar; der sulzig getrübte peritoneale Überzug der Blase wird abpräpariert.

60. Die gut 2 Mannsfaust grosse, starre Blase sinkt nach Harnentlerung durch Einstich (Katheter war nicht zur Hand) nicht zusammen, und wird nun als Ganzes aus dem kleinen Becken geschält.

61. Die mit der vorderen Mastdarmwand nicht verwachsene Blase ist nach rechts in eine Neubildung eingebettet, die mit der seitlichen Beckenwand, dem Kreuzbeine und der Wirbelsäule innig verwachsen ist.

62. Bei der Trennung der Blase von dieser Wucherung mit dem Messer schneidet sich die letztere hart, knirschend, und geraten die ablösenden, schabenden Finger in einen Erweichungsherd am Beckenboden, aus dem eine rahmartige, grüngelbliche breiige Flüssigkeit hervorquillt.

63. Folgt man nun dieser Eiterquelle nach aufwärts, so findet man, dass sich dieselbe unter dem Tumor fort gegen die rechte Darmbeinschaufel und die Lendenwirbelsäule, immer retroperitoneal, längs der Beckenfascie und der linea innominata zu und über den Lendenwirbelkörper in die Höhe zieht.

64. Im kleinen Becken füllt diese weissliche, bald strahlige, bald gekörnte Neubildung von derber Konsistenz die Kreuzbeinaushöhlung, mit der sie innig adhäriert, vollkommen aus und geht in den Beckenboden über, den sie mit Eiterherden durchsetzt.

65. Die Blasenschleimhaut ist weiss glänzend, nirgends ulceriert; die Vorsteherdrüse ist erheblich vergrössert, die Blasenwände sind auf 2 cm und darüber durch die Neubildung verdickt; am Boden der Blase und im trigonum vesicae wuchern warzenartige, bis haselnussgrosse Neubildungen, die Blasenschleimhaut einstülpend, in das Blaseninnere.

66. Die Harnröhre ist wegsam und deren Blasenmündung nicht verlegt.

67. Im Bauchfellsacke keine entzündlichen Herde, oder peritonitischen Verlötungen der Gedärme untereinander, auch keine metastatischen Neubildungsablagerungen.

68. Magen sehr ausgedehnt durch Gase, Schleimhaut ohne chronischentzündliche Veränderungen; Pylorus ohne Verhärtung, für den Mittelfinger wegsam.

69. Leber auf dem Durchschnitte gelbbraun, schneidet sich fettig; nicht vergrössert; Kapsel glatt.

70. Beide Nieren, mehr aber die rechte, in fortgeschrittener diffuser Nephritis, Rinde stellenweise hellgelb, mit weissgrauen, strahligen Streifen zwischen scheinbar gesunden, braunroten Partien; blutarm, rarificiert; Marksubstanz undeutlich sich abhebend. Kapsel leicht, ohne Substanzverlust abziehbar; bei dem speckigen Glanz der Schnittfläche und der Schlaffheit des Gewebes amyloide Degeneration anzunehmen.

Todesursache. Der Tod erfolgte durch Erschöpfung, aus eiterigem Zerfall der retroperitonealen, seit mehr als Jahresfrist bestehenden, malignen Neubildung, welche Amyloiddegeneration der Nieren setzte. Durch Vorrücken der Eiterherde gegen den Bauchfellsack entstand peritonitische Reizung mit Meteorismus der Gedärme; hierdurch Beschränkung des Brustraumes, mit ungenügendem Gasaustausch auf den Lungen, und schliesslich Lähmung des, in seiner Muskulatur kranken, hypertrophischen Herzens.

Wörishofen, 18. Juni 1897.

Dr. Noder, kgl. Bezirksarzt.

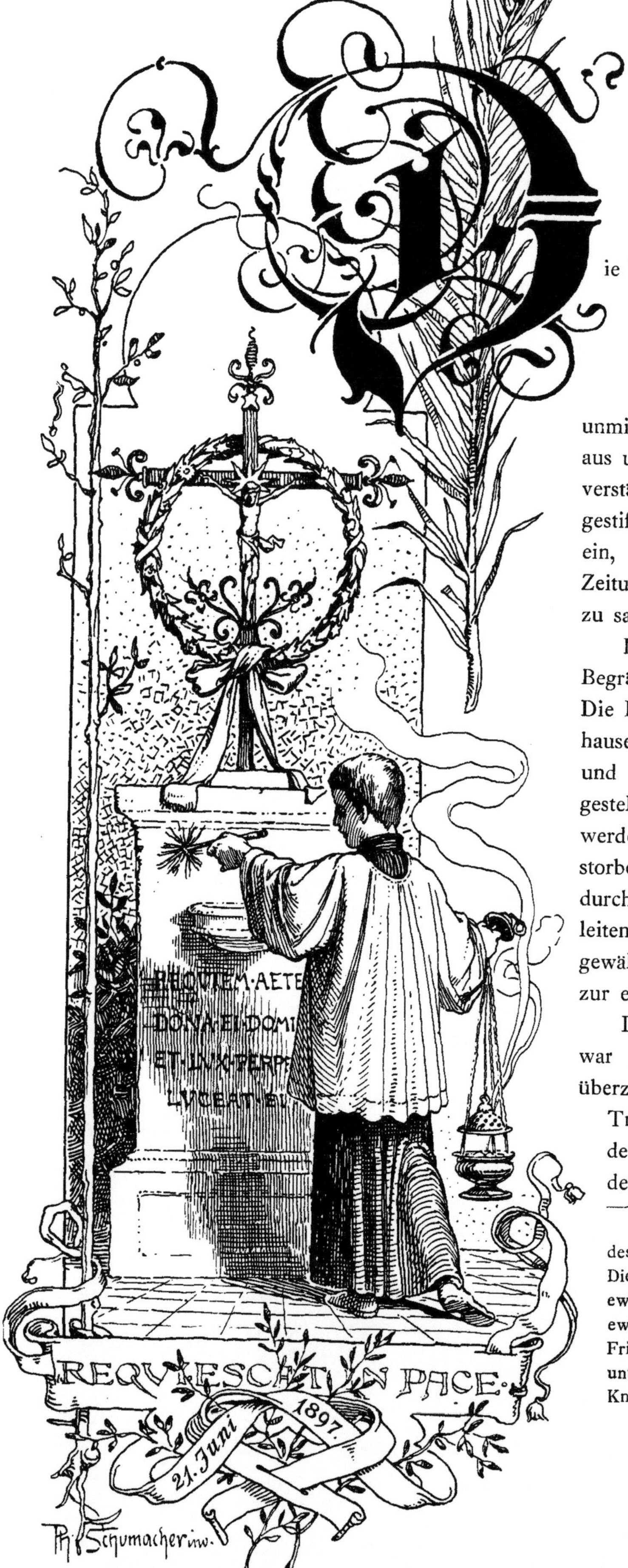

XIII.

Seb. Kneipps Begräbnis und Testament.

Die Todesnachricht wurde durch den Telegraphen in alle Winde getragen, und tausende von Depeschen gingen an den Tagen, welche dem Tode Seb. Kneipps unmittelbar folgten, in Wörishofen aus und ein. Kränze wurden selbstverständlicherweise in reicher Zahl gestiftet. Vertreter der Presse trafen ein, um nach Möglichkeit für ihre Zeitungen interessante Einzelheiten zu sammeln.

Inzwischen ging man daran, die Begräbnisfeierlichkeiten zu bestimmen. Die Leiche sollte aus dem Leichenhause des Friedhofs herausgetragen und dem vor dem Friedhofe aufgestellten Leichenzuge eingeordnet werden; so wollte man den verstorbenen Pfarrherrn zum letztenmale durch das trauernde Wörishofen geleiten, um ihn dann auf dem selbst gewählten Plätzchen des Kirchhofs zur ewigen Ruhe zu bestatten.

Die Witterung am Begräbnistage war ausserordentlich düster. Grau überzog sich der Himmel, und der Trauerschmuck, den die Häuser des Ortes angelegt hatten, litt durch den beständig niedergehenden, feinen

---

Titelvignette: Originalkomposition des Malers Herrn Ph. Schumacher, Rom. Die Inschriften der Vignette besagen: „Die ewige Ruhe gieb ihm o Herr; und das ewige Licht leuchte ihm. Er ruhe in Frieden.“ Das Datum auf dem Bande unten bezeichnet den Begräbnistag Msgr. Kneipps.

Sprühregen. Fast jedes Haus zeigte eine schwarze Fahne, und einzelne Häuser waren mehr, oder minder mit umflorten Blumengewinden, oder schwarzen Draperieen behangen.

Vormittags 8 Uhr stellte sich vor dem Kloster der Leichenzug auf, in folgender Ordnung:

Vor dem Leichenwagen:

Kreuz.

Schul-Jugend:
1. Knaben.
2. Mädchen.
3. Kinder des Asyls.

Christenlehrpflichtige Jugend:
1. Jünglinge.
2. Jungfrauen.

Vereine Wörishofens:
1. Gesangverein.
2. Radfahrer.
3. Freiwillige Sanitäts-Kolonne.
4. Veteranen- und Soldatenverein.
5. Feuerwehr-Deputation.
6. Katholischer Männer-, Gesellen- und Arbeiterverein „St. Joseph".

Ordens-Klerus:
1. Arme Franziskanerinnen von Mallersdorf.
2. Barmherzige Brüder.
3. Kleines Kreuz und 2 Laternenträger.
4. Grösseres Kreuz und 2 Fahnenträger.
5. Ministranten.
6. Musik.
7. Kirchenchor.

Welt-Klerus:
1. Kapitelsgeistlichkeit, und zur Zeit hier weilende Priester.
2. Officiator mit Assistenz.

Leiche des Hochseligen.

Zu den Seiten des Leichenwagens:
Je 3 Fackelträger und je 4 Sargträger.

Nach dem Leichenwagen:
1. Träger der Ordens-Insignien.
2. Verwandte des Verblichenen.
3. Höhere Beamte und Herrschaften.
4. Kneipp-Ärzte.
5. Gemeinde- und Kirchenverwaltung.
6. Hiesige Post- und Bahnbeamte.
7. Deputation der Kneippvereine.
8. Deputation der Kurgäste.
9. Central-Kneippverein Wörishofen.
10. Kurverein Wörishofen.
11. Pfarrangehörige und Kurgäste.

Zahlreiche Deputationen der verschiedensten Vereine waren eingetroffen. Seine k. k. Hoheit Erzherzog Joseph von Österreich hatte eigens einen Vertreter abgeordnet, in der Person des Dr. v. Coltelli. Als Vertreter der kgl. Regierung war Herr Regierungsrat Ossenbrunner, Bezirksamtmann von Mindelheim, persönlich erschienen, um dem Verstorbenen die letzte Ehre zu erweisen.

Der hochwürdigste Herr Bischof Petrus von Augsburg, durch dringende Amtsgeschäfte an den Leichenfeierlichkeiten persönlich teilzunehmen verhindert, hatte seinen Generalvikar, Herrn Dr. Henle und Herrn Domvikar Deller entsandt. Im ganzen etwa 80 Geistliche nahmen an der Beerdigung teil.

Es folgten Kneipp's Sarge fernerhin folgende neunzehn Ärzte: DD. Baur-Gmünd, Baumgarten, v. Coltelli, Didesheimer, Ebenhecht, Egli, Gfrerer, Glettler, Krähenmann, Mahr, Rode-Amerika, Schmidbauer, Stützle-Mergentheim, Stützle-Jordanbad, Uhl, Uherek, Werminghausen, Westreicher, Wolf.

Auch bemerkte man Herrn Kommerzienrat C. Bolle aus Berlin, der eigens hergereist war, um der Bestattung Msgr. Kneipps beizuwohnen.

27 auswärtige Kneippvereine hatten ebenfalls eigene Deputationen zur Teilnahme an den Beerdigungsfeierlichkeiten entsendet: Augsburg, Basel, Berlin, Bochum, Budapest,

Essen, Frankfurt a. M., St. Gallen, Schwäbisch Gmünd, Hamburg, Hannover, St. Ingbert, Kaiserslautern, Karlsruhe, Kassel, Köln, Lindenberg, Lustenau, Mannheim, Memmingen, Salzburg, Schweinfurt, Speier, Stuttgart, Tuttlingen, Wien, Würzburg.

Ein beständig dauernder, feiner Regen verhinderte die volle Entfaltung des grossen Leichenzuges, und so begnügte man sich, den kurzen Weg zu machen: Vom Friedhof die südliche Klosterseite entlang auf die Hauptstrasse des Dorfes; dort wendete der Zug

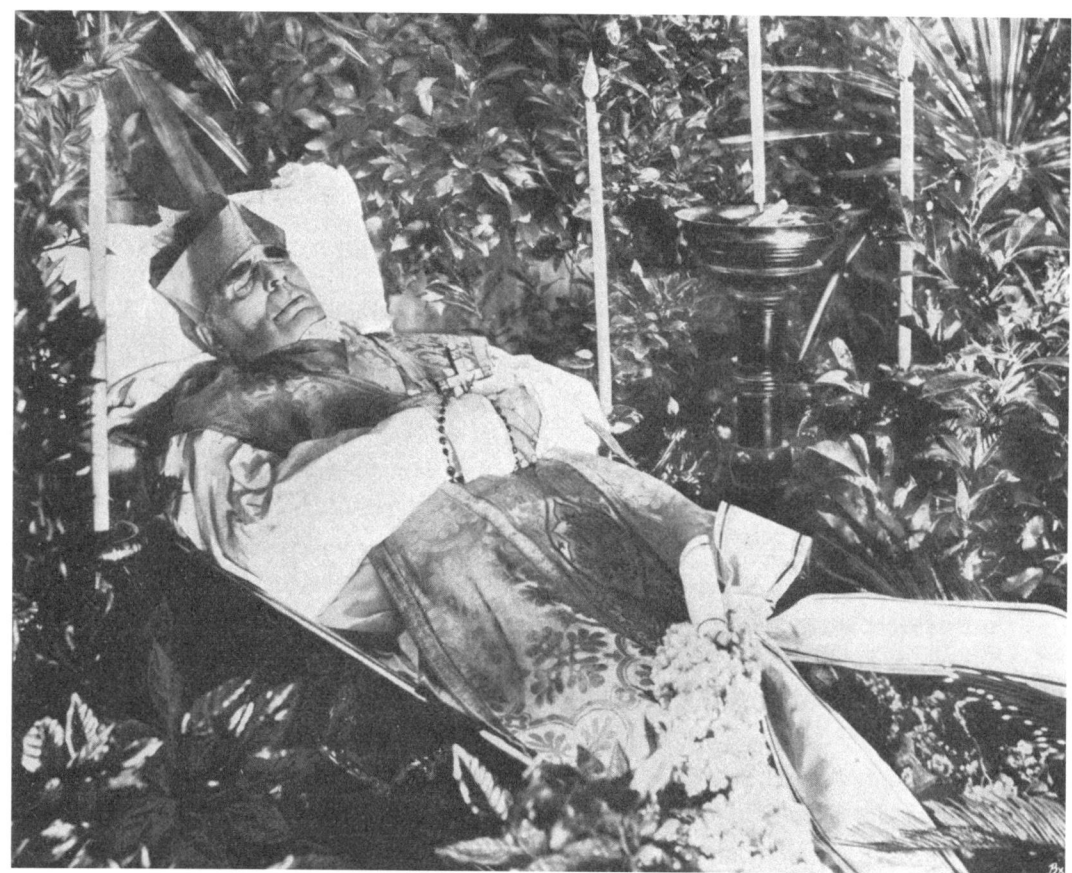

Die Leiche Msgr. Kneipps, aufgebahrt im Leichenhause des Friedhofes.
Originalaufnahme von Walter Wilda.

gen Norden die Hauptstrasse hinunter bis zur Klosterkirche, wendete auch dort die Klosterstrasse hinauf und kehrte zum Friedhofe zurück.

Die Begräbnisstätte Msgr. Kneipps war in entsprechender Weise mit Trauerschmuck versehen worden. Von dem grossen hochragenden Kreuze, das in der Mitte des Gottesackers steht, gingen nach rechts und links im Halbkreise schwarze Draperieen mit Goldverzierung. Über der ausgehobenen Grabstätte hatte man eine Art Baldachin errichtet und mit schwarzen Tüchern und Goldschmuck geschmackvoll verziert. Reicher Blumen- und Pflanzenschmuck war vorhanden, und musterhaft wurde die Ordnung aufrecht erhalten durch die aufgebotene Feuerwehr, so dass trotz der ausserordentlich grossen Menschenmenge auch nicht ein einziger Unfall passierte. Still und teilnahmsvoll standen die Zuschauer in dichtem Kreise umher, und Jeder — das sah man auf den Gesichtern geschrieben — wusste, dass sichs um eine höchst bedeutungsvolle Feierlichkeit handelte. Keine laute Klage, aber stummer Schmerz auf allen Mienen.

Der Sarg wurde getragen von 8 ledigen Burschen Wörishofens, und zwar hatten dieses Ehrenamt: Georg Frommer, Johann Scharpf, Philipp Epple, Ignaz Ledermann, Fridolin Immerz, Alois Nägle, Joseph Sirch, Simpert Kreuzer.

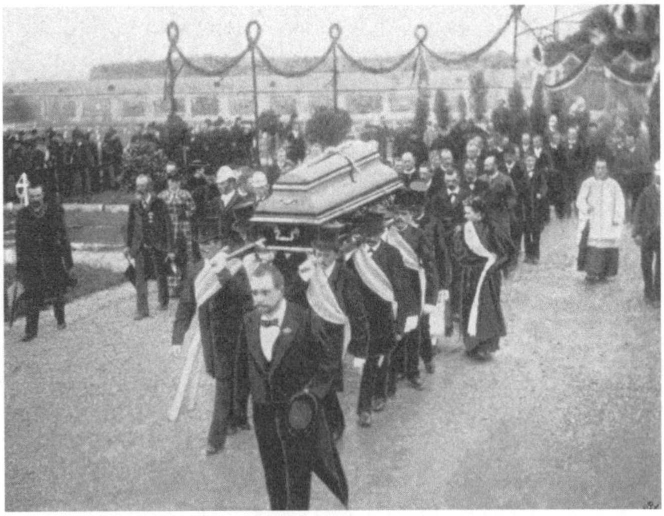

Aus dem Leichenzuge Msgr. Kneipps.*)
Originalaufnahme von Walter Wilda.

Der Leichenwagen war geschmackvoll dekoriert und hoch aufgebaut, so dass der Sarg weithin sichtbar war. Es wurde derselbe von 4 schwarzbehangenen Pferden gezogen, und jedes Pferd wurde eigens geführt. Auch eine Musikkapelle spielte Trauerweisen.

Die Ordensgenossenschaften waren in corpore erschienen. Die barmherzigen Brüder an ihrem Platze, zu zwei und zwei, zwanzig an der Zahl, in würdigem, langem Zuge. Es war sogar der General des Ordens der barmherzigen Brüder, P. Cassian, aus Rom herbeigeeilt, um an den Leichenfeierlichkeiten für den verstorbenen Msgr. Kneipp teilzunehmen. Die armen Franziskanerinnen vom Kinderasyl und Kneippianum nahmen ebenfalls am Leichenzuge teil, und zwar waren es ihrer 35, welche dem verstorbenen Beichtvater die letzte Ehre erwiesen.

Die ehrwürdigen Klosterfrauen vom hl. Dominikus, durch die strenge Klausur verhindert, aus dem Kloster zu gehen, bemerkte man hinter den Fenstern auf der Südseite des Klosters, wie sie von fern der Feierlichkeit folgten, und so Anteil an derselben nahmen.

Auch die Kurgäste hatten, nach Nationalitäten geordnet, Deputationen im Leichenzuge, von denen vor allen Dingen die Ungarn auffielen, welche in ihren Landesfarben mit Trauerabzeichen aufzogen. So hatte eigentlich die ganze Welt ihre Vertretung beim Leichenzuge des verstorbenen Msgr. Kneipp.

Auf dem Friedhofe wurde die Einsegnung der Leiche vorgenommen durch den hochwürdigen Herrn Dekan Hold von Mattsies, welcher auch in einfachen, schlichten, aber zum Herzen gehenden Worten dem Verstorbenen eine kurze Grabrede hielt. Mehrere Reden wurden noch am Grabe gehalten, und Kränze durch einzelne Deputationen niedergelegt.

Es hatte sich aber mittlerweile der Klerus und ein grösserer Teil der Leidtragenden zur Pfarrkirche begeben, wo der Trauergottesdienst begann. Nach demselben sah man

*) Die Leiche Msgr. Kneipps wird aus dem Leichenhause des Friedhofes hinausgetragen, um dem vor dem Thore des Friedhofes aufgestellten Leichenzuge eingereiht zu werden.

noch vielfach auf den Strassen von Wörishofen die Einheimischen wie die Fremden und die eigens zum Begräbnis Herbeigeeilten in Gruppen zusammenstehen, und ein vollständiger Trauerfeiertag war der Begräbnistag von Msgr. Kneipp für Wörishofen.

Auch die Presse feierte natürlich nicht. Viele Vertreter waren erschienen, um, auf Grund des Augenscheins, Berichte zu schreiben, und so fand man denn die allerverschiedensten Auffassungen in den einzelnen Zeitungen wieder. Jede Zeitung, ob gross, ob klein, welcher Richtung sie auch immer angehören mochte, brachte einen Nachruf und kurzen Lebens-

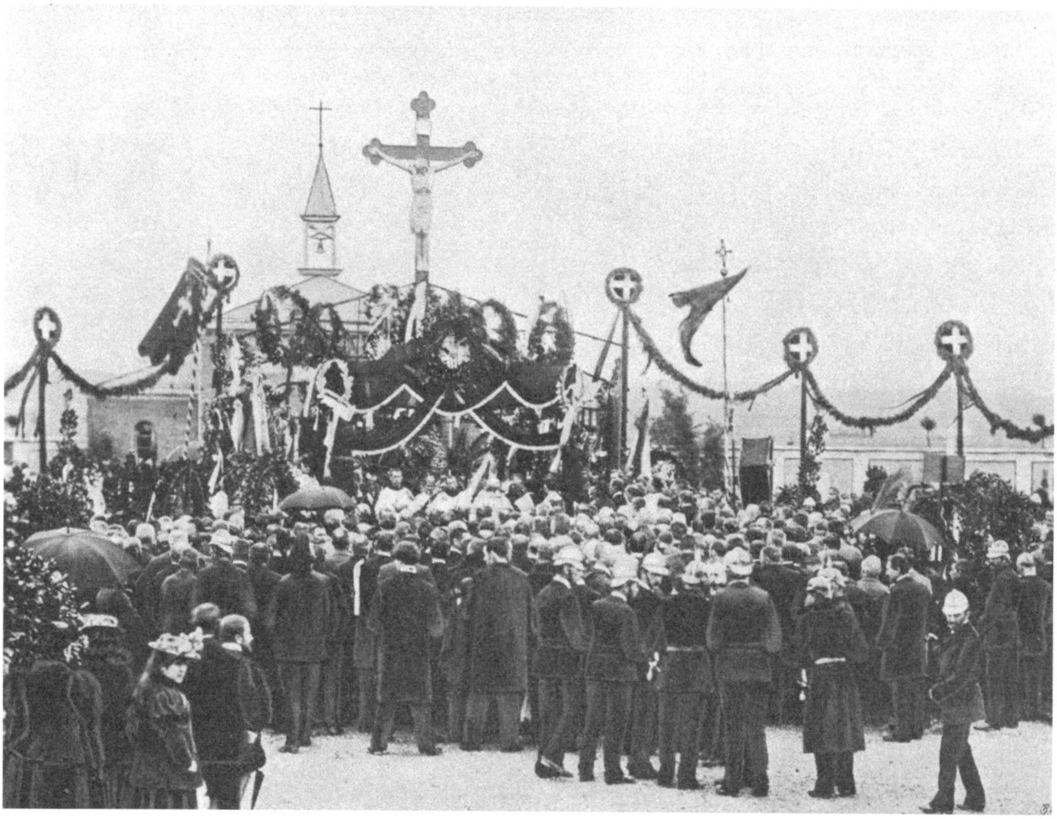

Begräbnisfeier Msgr. Kneipps. — Die Leichenrede.
Nach einer Photographie von Fritz Grebmer.

lauf; illustrierte Zeitschriften brachten ausserdem auch noch das Bildnis des Verstorbenen. Naturgemäss waren die Urteile, die man über Pfarrer Kneipp und seine Kur in den Zeitungen zu lesen bekam, sehr verschieden. Die einen dafür, die andern dagegen. Das Eine war aber in allen Berichten zu lesen, dass die Uneigennützigkeit des Verstorbenen, sowie die unantastbare Ehrenhaftigkeit und Reinheit seines Charakters und seine grosse Nächstenliebe über allen Zweifel erhaben seien.

So schreibt z. B. die „Neue freie Presse“ — Wien, Nr. 11788, 18. Juni 1897:

„Pfarrer Kneipp war ein ehrlicher deutscher Mann, der es wohl meinte und der durchaus nichts mit einem Charlatan gemein hatte. Er war nicht selbstsüchtig und suchte für seine Person keinen Gewinn aus seiner „Kunst“ zu ziehen, wenn auch andere, ihm nahestehende Personen in diesem Punkte nicht so selbstloser Natur waren. Wörishofen verdankt ihm einen Aufschwung und einen Wohlstand, den es unter anderen Verhältnissen niemals erreicht hätte. Es ist also begreiflich, dass er in seinem Pfarrdorfe hochgeehrt und beliebt war."

Das „Fremdenblatt" in Wien, Nr. 167, vom 18. Juni 1897, giebt unter anderem folgende bemerkenswerte Sätze:

„Und wenn auch seinem Thun von mancher Seite mit verächtlichem Nasenrümpfen begegnet wurde, sicher ist, dass der Erfolg in tausenden von Fällen ihm Recht gab. Das machte Pfarrer Kneipp in einer Zeit, die vom nackten Verismus sich in die goldene Märchenwelt der Jugend, mit ihren wunderbaren Blumen und Kräutern geflüchtet hat, zum populären, ja, zu einem der populärsten Männer in Deutschland. Wie der hochwürdige Herr selbst seine Mission verstand, das hat er wiederholt und eindringlich gesagt."

In der Wochenausgabe der „Kölnischen Volkszeitung" Nr. 25, vom 24. Juni 1897, heisst es:

„Er erwarb nicht für sich, er schenkte in grossartiger Weise, und es war ihm Ernst mit seinem Bestreben, der leidenden Menschheit zu helfen. In dem Streit der Meinungen berührt es angenehm, dass seine Integrität kaum jemals angezweifelt worden ist; man unterzog seine Bücher und Konsultationen der schärfsten Kritik, gelegentlich suchte auch konfessioneller Eifer seine Schöpfung in Wörishofen als höchst verwerfliche Brutstätte „römischer" Agitation hinzustellen, aber an die Person des freundlichen, uneigennützigen Priesters wagte man sich selten heran. Und so wird es auch wohl bleiben. Unzählige werden dankbar seiner gedenken, und wer von dem „Naturarzt" Kneipp nichts wissen wollte, wird doch für den Menschen nicht leicht ein hartes Wort finden."

In der „Kölnischen Volkszeitung" Nr. 457, vom 21. Juni 1897, lesen wir:

„Man kann über den Wert seiner Methode denken, wie man will; eines muss aber auch sein erbittertster Gegner zugeben: Er hat ehrlich gestrebt, 1. der Wasserheil-Methode einen Platz in der allgemeinen Therapie zu erobern, wie er ihr nach seiner Ansicht zukommt, 2. die Mitmenschen davon zu überzeugen, dass Einfachheit in der Lebenshaltung das beste Mittel ist, ein hohes Alter zu erreichen, und dass man mit der Abhärtung des menschlichen Körpers schon in der Kinderstube den Anfang machen muss. Wenn auch der ärztliche Stand noch nicht sich entschieden hat, ob seine Wege richtig sind, seine grossartige Volkstümlichkeit ist unbestrittene Thatsache."

Das „Neue Wiener Tageblatt", vom 18. Juni 1897, äussert sich folgendermassen:

„Nun ist Pfarrer Kneipp tot. An seinem Grabe möge alle Gegnerschaft verstummen. Er war zweifellos eine Erscheinung, die das grosse Interesse verdiente, das man ihr entgegenbrachte. Die mannigfachen Vorzüge seines Charakters und seines Herzens werden stets in der Erinnerung Jener fortleben, die ihm zu Dank verpflichtet waren. Wie aber das Geschick seiner Schöpfung, Wörishofen, sich gestalten, ob das Werk fortleben wird, ohne durch die starke Individualität seines Schöpfers gestützt zu sein, das muss die Zukunft erweisen."

Im „Stadtanzeiger" der Kölnischen Zeitung vom Sonntag, den 20. Juni, findet sich in einem Artikel, überschrieben „Pfarrer Kneipp", folgender Passus:

„Seine religiöse Stellung als katholischer Priester wurde von ihm auf keinerlei Weise in die Sache gezogen, so dass ihm Pflege des Aberglaubens, oder auch nur eine Koketterie mit Mystik und Wunderglauben nicht vorgeworfen werden kann; ebensowenig ist er einer unlautern materiellen Ausbeutung der bei ihm Hilfesuchenden anzuklagen. Er war von der Eigenschaft seiner Methode als „Allheilmittel“ persönlich fest überzeugt. Es ist überdies auch eine unleugbare Thatsache, dass durch das grosse Aufsehen der Kneippschen Heilmethode auch die wissenschaftliche medizinische Praxis bewogen worden ist, der Wasserbehandlung, wenigstens in bedingtem Masse, grössere Bedeutung zuzugestehen, als dies bisher der Fall gewesen war.“

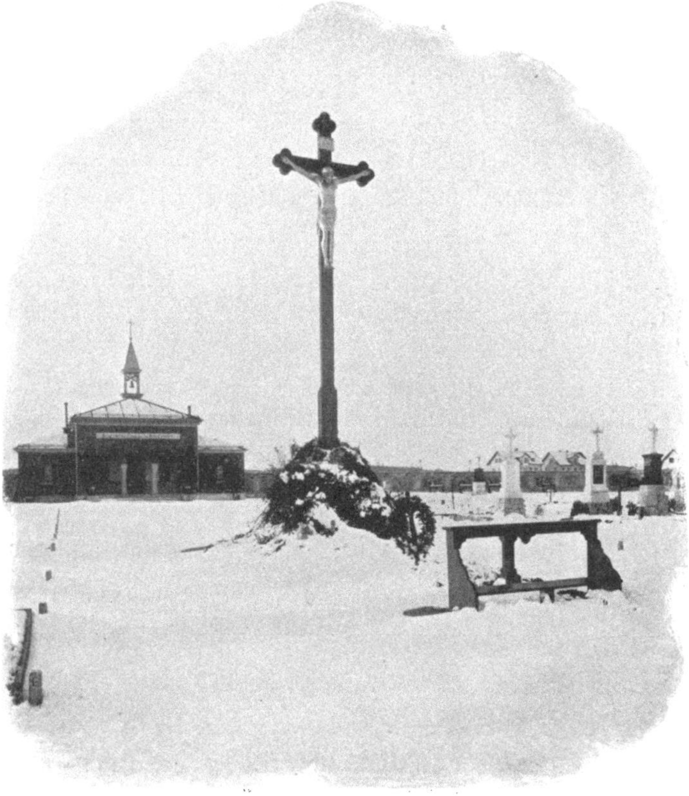

Schneebedeckter Gottesacker von Wörishofen, mit der Begräbnisstätte Msgr. Kneipps.*)
Originalaufnahme von Fritz Grebmer.

Der „Berliner Lokalanzeiger“, der mehrere sympathische Artikel und gute Nachrichten über den Verstorbenen brachte, schreibt in seiner Nr. 278:

„Aber nun zu Kneipp selbst. Welche grosse Verehrung und welches unerschütterliche Vertrauen er bei seinen Patienten genoss, kann nur beurteilen, wer selbst bei ihm gewesen ist. Jedes Wort von ihm war für seine Patienten ein Evangelium. Seine äussere Erscheinung hatte etwas Ehrwürdiges und Mildes, aber seine Züge mit der kräftigen Nase und den, unter den buschigen Augenbrauen lebhaften und durchdringenden Augen, drückten einen festen Willen, eine unerschütterliche Energie aus. Seine Figur war gross, kräftig, trotz dem hohen Alter ungebeugt; und wenn man nicht unter dem „Käppel“ die schneeweissen Haare gesehen hätte, so hätte man ihn für einen Sechziger halten können. Er trug den langen, bis auf die Füsse reichenden Amtsrock und schwarze Strümpfe in Sandalen; doch ging er zu Hause stets barfuss.“

Der „Berliner Lokalanzeiger“ schreibt in Nr. 279:

„Es muss dem Pfarrer Kneipp zum Ruhme angerechnet werden, dass er das Kurieren nicht aus Gewinn- und Selbstsucht betrieb, sondern weil ihm der leidende Zustand seiner Mitmenschen, die er auf eine neue Art zu heilen glaubte, an's Herz ging. Ihm hat jeden-

*) Die Begräbnisstätte Msgr. Kneipps befindet sich zwischen dem hochragenden Kruzifixe und der Kniebank.

falls die Wasserkur geholfen; er erzählte und beschrieb es oft, dass sie ihm das Leben gerettet habe. Auch Anderen half die Kur, besonders denen, welche daran glaubten; denn der Glaube ist auch in der Medizin ein wichtiger Faktor des Heilerfolges."

In den „Münchner neuesten Nachrichten", denen man besondere Kneippfreundlichkeit nicht nachrühmen konnte, findet sich in einem Artikel, vom Sonntag, den 19. Juni 1897, überschrieben: „Msgr. Seb. Kneipp, päpstl. Geheimkämmerer, Pfarrer in Wörishofen" — von Dr. Karl Franke folgendes:

„Aber auch Kneipp hat seine grossen Verdienste um die Wasserheilkunde. Und wenn auch die wissenschaftlichen Kenntnisse, auf denen er seine Lehre aufbaute, noch so dürftig waren, so hat er sich in der Praxis doch fraglos mehr an seinen schlichten, natürlichen Verstand gehalten, als dass er Sklave seiner falschen Theorien gewesen wäre. Sein klarer Verstand wies ihn hin auf das noch immer viel zu sehr vernachlässigte Wasser als Heilmittel, und sein eiserner Wille wusste seine Überzeugung von der Allheilkraft des Wassers ungezählten Tausenden beizubringen. In der Wissenschaft stand zur Zeit des Auftretens Kneipps die Spaltpilzkunde im Vordergrunde des Interesses, und das Suchen nach neuen Spaltpilzarten und neuen Färbemethoden beherrschte vorwiegend die Geister. Da kam der Wasserapostel von Wörishofen, und allmählich wandten die Forscher ihre Arbeit auch wieder den nächstliegenden und dringenden Forderungen der Praxis zu. So gab Kneipp auch der Wissenschaft einen kräftigen Anstoss zum weiteren Ausbau der Wasserheilkunde."

Der „Pester Lloyd" vom 18. Juni 1897 bringt ebenfalls einen sympathischen Artikel: „Pfarrer Seb. Kneipp", in welchem sich die bemerkenswerte Stelle findet:

„Kneipp war vor einigen Jahren auch in Budapest und hielt hier stark besuchte Vorträge über sein System. Jetzt ist er ein toter Mann, allein die von ihm ins Leben gerufene Heilmethode wird seinem Namen für alle Zeit ein ehrenvolles Andenken bewahren."

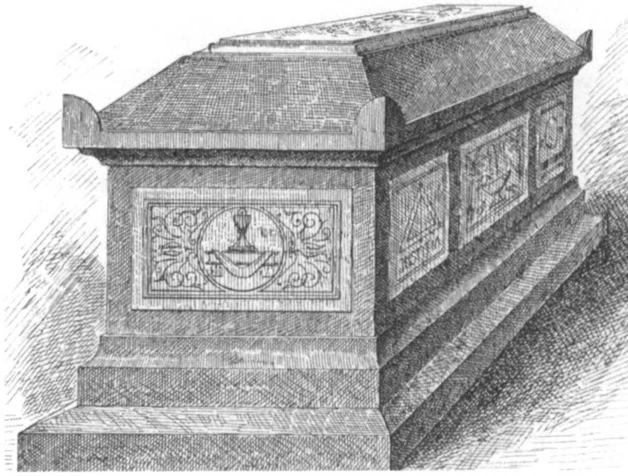

Grabmonument Seb. Kneipps.*)
Nach einer Originalzeichnung.

Dann hat in der Gemeinderatssitzung der Stadt Wien vom 18. Juni 1897 der Bürgermeister Dr. Lueger Veranlassung genommen, des verstorbenen Msgr. Kneipp in folgender hochehrender Weise zu gedenken:

Vorsitzender Bürgermeister Dr. Lueger: „Wenn ich nicht irre, ist in den heutigen Zeitungen die Nachricht gestanden, dass in einem kleinen bayerischen Gebirgsdörfchen ein schlichter Dorfpfarrer gestorben ist. Dieser schlichte Dorfpfarrer hat sein ganzes Leben dem Dienste der Menschheit gewidmet, er gehört geradezu zu den Bahnbrechern auf dem Gebiete der Heilkunst. Wenn er auch nicht ein graduierter Arzt gewesen ist, so hat er

*) Dieser aus schwarzem, schwedischem Syenit durch Bildhauer Stueckle in Mindelheim gefertigte Sarkophag befindet sich zur Zeit bereits auf der Begräbnisstätte Msgr. Kneipp's.

doch das Leben erkannt. Wenn man auch nicht mit Allem einverstanden ist, was er gepredigt hat, so muss man ihm doch das Zeugnis ausstellen, dass er die Heilkunst wieder auf natürliche Wege gewiesen hat. Er ist in seiner Bescheidenheit doch eine Zierde der gesamten deutschen Nation, und deswegen halte ich mich verpflichtet, auch hier in Wien seiner zu gedenken und zu sagen, das Andenken des Pfarrers Kneipp wird in der Menschheit fortleben, so lange es Kranke geben wird und so lange Menschen leben werden, die seiner dankend gedenken.“ (Bravo.)

So liessen sich noch ganze Mengen von Kundgebungen und Press-Stimmen zusammenstellen, doch die angeführten, den verschiedensten Nationalitäten und Parteirichtungen angehörend, mögen genügen, um zu beweisen, von welcher Wichtigkeit und Bedeutung das Leben und Wirken eines Mannes wie Kneipp nicht nur für Wörishofen, sondern auch für die ganze civilisierte Welt gewesen ist.

Seb. Kneipp galt draussen im Lande als reicher Mann; und so war man natürlich gespannt, wer wohl der glückliche Erbe sein möchte. Die unmöglichsten Kombinationen wurden gemacht, und durch diese Dinge manchen Leuten ernstliche Unannehmlichkeiten bereitet. Die beglaubigte Abschrift des Testaments, die hier zum Abdruck gelangen wird, möge alle darüber aufklären, wie wenig Seb. Kneipp am Ende seines Lebens besass; hinzufügen will ich nach eingezogenen, genauen Erkundigungen noch, dass das hinterlassene Barvermögen gerade ausreichen wird, um die letztwilligen Bestimmungen Kneipps alle ausführen zu können.

Beglaubigte Abschrift.
Testament des Pfarrers und päpstlichen Geheimkämmerers Sebastian Kneipp in Wörishofen.

Eingedenk der Worte der hl. Schrift: „Es ist dem Menschen bestimmt, einmal zu sterben“, erkläre ich bei vollem Bewusstsein und nach reiflicher Überlegung als meinen letzten Willen:

I.

Universalerbe meiner Verlassenschaft samt allen Rechten ist der hochwürdige Herr Pfarrer Alois Stückle, derzeit in Mindelau; sollte derselbe vor mir sterben, so bestimme ich laut dieser testamentarischen Willensäusserung meinen frühern Kaplan, Herrn Simon Greck, derzeit Pfarrer in Kreuth, Erzdiöcese München, als Universalerben.

II. Legate.

1. Mein Mobiliar im Pfarrhofe soll nicht versteigert werden; mein im Kloster befindliches Mobiliar soll in den Besitz des Klosters übergehen. Kirchliche Geräte z. B. der romanische Emailkelch soll ebenfalls dem Kloster gehören; die religiösen Bilder fallen in die Universalmasse.

Auf die Bibliothek haben die barmherzigen Brüder, in deren Besitz das Kurhaus ist, Anspruch.

2. Ein Jahrtag mit einer hl. Messe soll in der Pfarrkirche Wörishofen gestiftet werden für meinen Vorgänger, Herrn Pfarrer Michael Ziegler, mit 200 Mark; für mich soll in dieselbe Kirche ein Amt nebst Grabbesuch mit 300 Mark fundiert, in das Dominikanerkloster eine Quatempermesse zu $4 \times 200 = 800$ Mark gestiftet werden.

Die Stiftung einer Jahresmesse zu je 200 Mark soll auch in die Pfarrkirche zu Ottobeuren, Boos und in das Georgianische Klerikalseminar zu München erfolgen, da ich an diesen Orten lebte und wirkte.

3. Den 4 Kindern meiner Schwester Maria sollen je 1000 Mark (eintausend Mark) zufallen; den 6 Kindern meiner Schwester Maria Magdalena je 2000 Mark (zweitausend Mark); nur die zwei Nichten Theres und Rosina sollen statt 2000 Mark je 3000 Mark (dreitausend Mark) erhalten. Für die Kinder des Sebastian Mayer zu Guggenberg bestimme ich noch in besonderer Weise je 3000 (dreitausend) Mark.

Stirbt Eines dieser Verwandten und hinterlässt eheliche Nachkommen, so erben diese den treffenden Teil.

4. Das Autorrecht auf alle bei meinem Tode gedruckten Schriften, samt Recht auf Übersetzungen, fällt den barmherzigen Brüdern, welche das Kurhaus besitzen, zu.

5. Die vorhin erwähnten Brüder erhalten auch das Recht auf alle Erträgnisse aus Licenzrechten, z. B. Malzkaffee u. s. f. Sie mögen die eingezahlten Beträge zum Besten des von mir gegründeten Asyls verwenden.

III.

Hochgeboren Herrn Reichsrat Ad. v. Auer in München ersuche ich, die Vollstreckung dieses Testaments zu übernehmen.

IV.

Sollte ich mit eigener Hand, in irgend einer Form, zu vorstehendem Testamente Ergänzungen oder Änderungen beifügen, mit, oder ohne Namensunterschrift, so sollen diese Nachträge dieselbe rechtliche Geltung haben, als wären sie in das Testament selbst aufgenommen.

S. Kneipp.

Wörishofen, den 19. April 1895.

Gegen Verwechslung gekennzeichnet.

K. Amtsgericht Türkheim.

Wörishofen, 21. Juni 1897.

(gez.) Wittstadt.

Zur Beglaubigung: Feyerlein, k. Sekretär.

Zu diesem Testament vom 19. April 1895 sind nur noch einige wenige Bestimmungen dem Universalerben mündlich hinzugefügt worden, die aber den Inhalt desselben in keiner Weise verändern, und nur für den Universalerben selbst und den Vollstrecker des Testaments eine vergrösserte Arbeit bedeuten.

So hat es Kneipp gewollt, denn er sagte immer: „Ich bin arm geboren und muss auch arm sterben.“ Und er ist thatsächlich arm gestorben; denn Geld und Geldeswert hat er sehr wenig hinterlassen, dafür aber umsomehr Freunde, Anhänger und gute Werke.

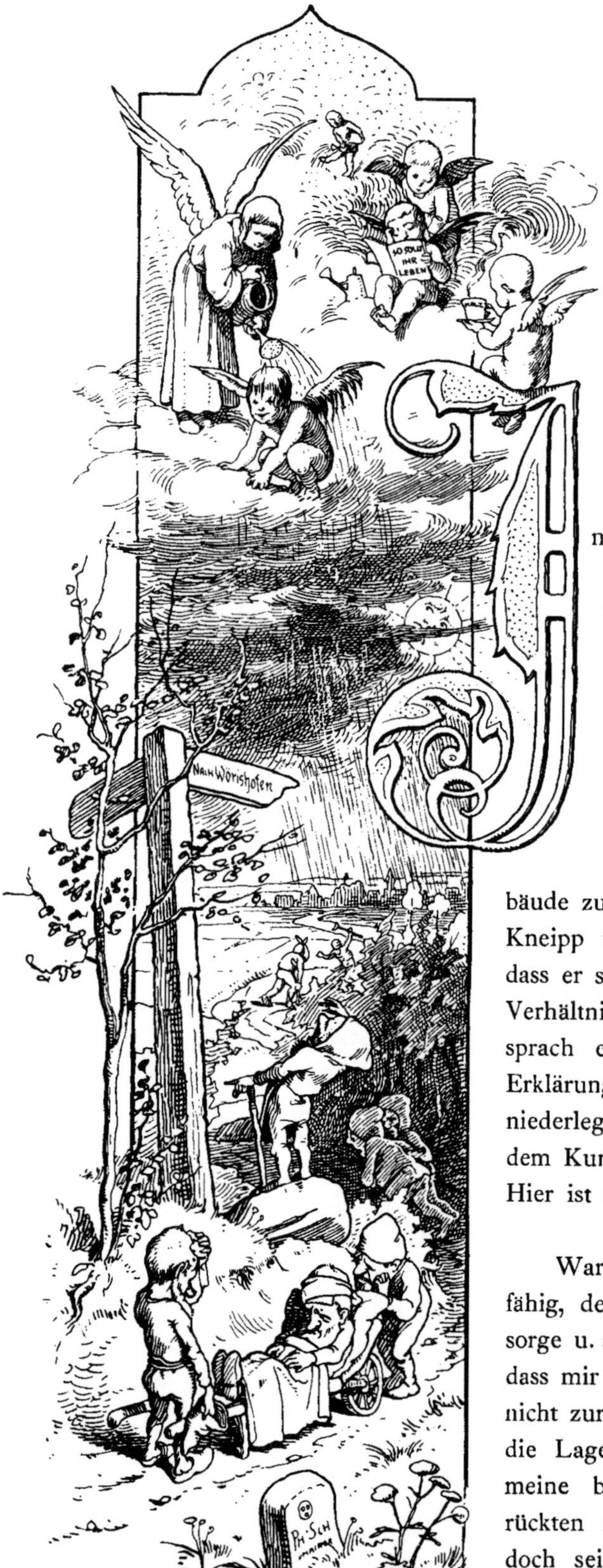

XIV.

Wörishofen im Sommer 1897 ohne Kneipp.

In grosser Sorge waren Diejenigen, welche das sichere Fortbestehen der Kneipp'schen Heilmethode und eine gedeihliche Zukunft des Kurortes Wörishofen wünschten; es war diese Sorge allerdings nicht so ganz ungerechtfertigt. Kneipp mit seiner kolossalen Individualität und seiner ausserordentlichen Popularität stützte seine Heilmethode durch die Gewalt seiner Person, und so glaubten die Gegner, wenn diese erst ausgeschaltet wäre, müsse das Gebäude zusammenstürzen und Wörishofen fallen. — Msgr. Kneipp wusste das sehr wohl. Und als er merkte, dass er schwer krank wurde und dass man anfing, die Verhältnisse so zu ordnen, wie er es nicht wollte, da sprach er selbst, und gab am 12. April 1897 eine Erklärung zu Papier, in welcher er seinen Willen niederlegte, den beteiligten Personen sowohl, als auch dem Kurpublikum von Wörishofen zur Darnachachtung. Hier ist sie:

Erklärung.

War ich durch längere Zeit hindurch kaum mehr fähig, den Anforderungen der vielen Kranken, der Seelsorge u. s. f. zu entsprechen; fühlte ich selber recht gut, dass mir die Last zu schwer wird, so ging die Last doch nicht zurück, meine Kräfte ermüdeten, und ich kam in die Lage, dass ich mit Grund zu befürchten hatte, meine bisherige Thätigkeit gänzlich einzustellen. Es rückten mir recht deutlich die Todesgedanken heran; doch seit 4 Tagen hat sich die ganze Sache zum

Titelvignette: Originalkomposition des Malers Herrn Ph. Schumacher in Rom.

Bessern gewendet und — menschlich gesprochen — sind wieder trostreiche Aussichten vorhanden, dass ich nochmals für meinen bisherigen Beruf brauchbar werde.

Damit nicht alle möglichen Thorheiten verbreitet werden, so soll bis zu meinem Wiedererscheinen genau folgendes eingehalten werden:

Jeden Morgen hält Herr Dr. Baumgarten im Sebastianeum die Sprechstunde, wie bisher; jeden Nachmittag Herr Dr. Mahr, wie bisher. Will Herr Dr. Mahr den Herrn P. Prior Reile dazu beiziehen, für den Fall, dass er die Sprechstunde allein nicht halten will, so möge er es thun. Wie der Herr P. Prior schon im vorigen Jahre und auch früher Sprechstunden für solche gegeben hat, welche einmal, oder öfters Rezept aus der Sprechstunde bekamen, so steht auch solchen Sprechstunden kein Hindernis im Wege.

Ich habe auch Herrn Dr. Baumgarten gebeten, er möchte zeitweilig den einen, oder andern praktischen Vortrag halten.

Es ist also mein sehnlichster Wunsch, mein einziges Verlangen, dass sich alle bei der Kur Beteiligten in diese Ordnung fügen und das Möglichste zu leisten

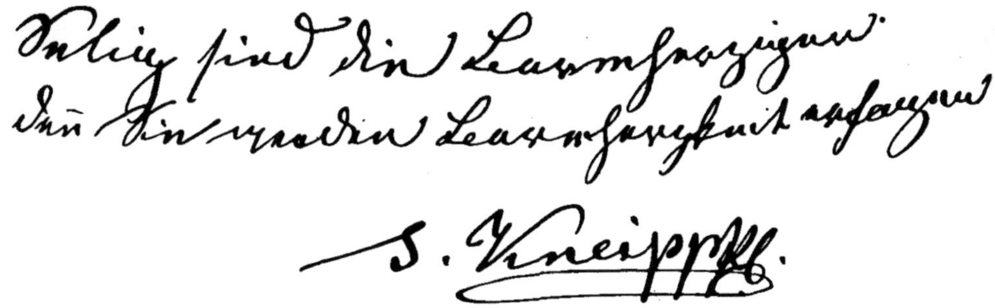

Schriftprobe Msgr. Kneipps aus dem Jahre 1895.

bemüht sind. So Gott will, und ich auch Aussichten habe, so werde ich vielleicht eher, als man glaubt, wenigstens teilweise, meinem bisherigen Berufe nachkommen können.

Zu meinem grossen Trost und Freude habe ich vernommen, dass viel für mich und mein armes Leben gebetet werde. Auf dieses rechne ich sicher, nach den Worten des Herrn: „Bittet, so wird euch gegeben werden; suchet, so werdet ihr finden; klopfet an, so wird euch aufgethan werden.“ (Matth. 7,7.) Dass ich für eine solche Wohlthat jedem guten Herzen dankbar bin, dürft Ihr Alle versichert sein; ebenso, dass ich, wie bisher, der kranken Menschheit wie immer zugethan und bereit bin, zu helfen in Not und Elend.

Wörishofen, den 12. April 1897. S. Kneipp.

Zur Anerkennung obiger Ordnung

Dr. Mahr. Fr. Bonifaz Reile, Prior. Dr. Baumgarten.

Ausser den beiden Ärzten: Dr. Mahr und Dr. Baumgarten findet sich in der Erklärung noch Fr. Bonifaz Reile, Prior der barmherzigen Brüder, erwähnt. Dieser ist einer von denjenigen drei Brüdern, welche am 1. Oktober 1892 nach Wörishofen gekommen waren, um die Leitung des Kurhauses zu übernehmen. — Er fungierte als Sekretär des verstorbenen Msgr. Kneipp, zunächst schrieb er bei den Sprechstunden die Verordnungen auf, welche Kneipp diktierte, und übernahm auch das Sekretariat, in welchem die brieflichen Anfragen an Msgr. Kneipp ihre Erledigung fanden.

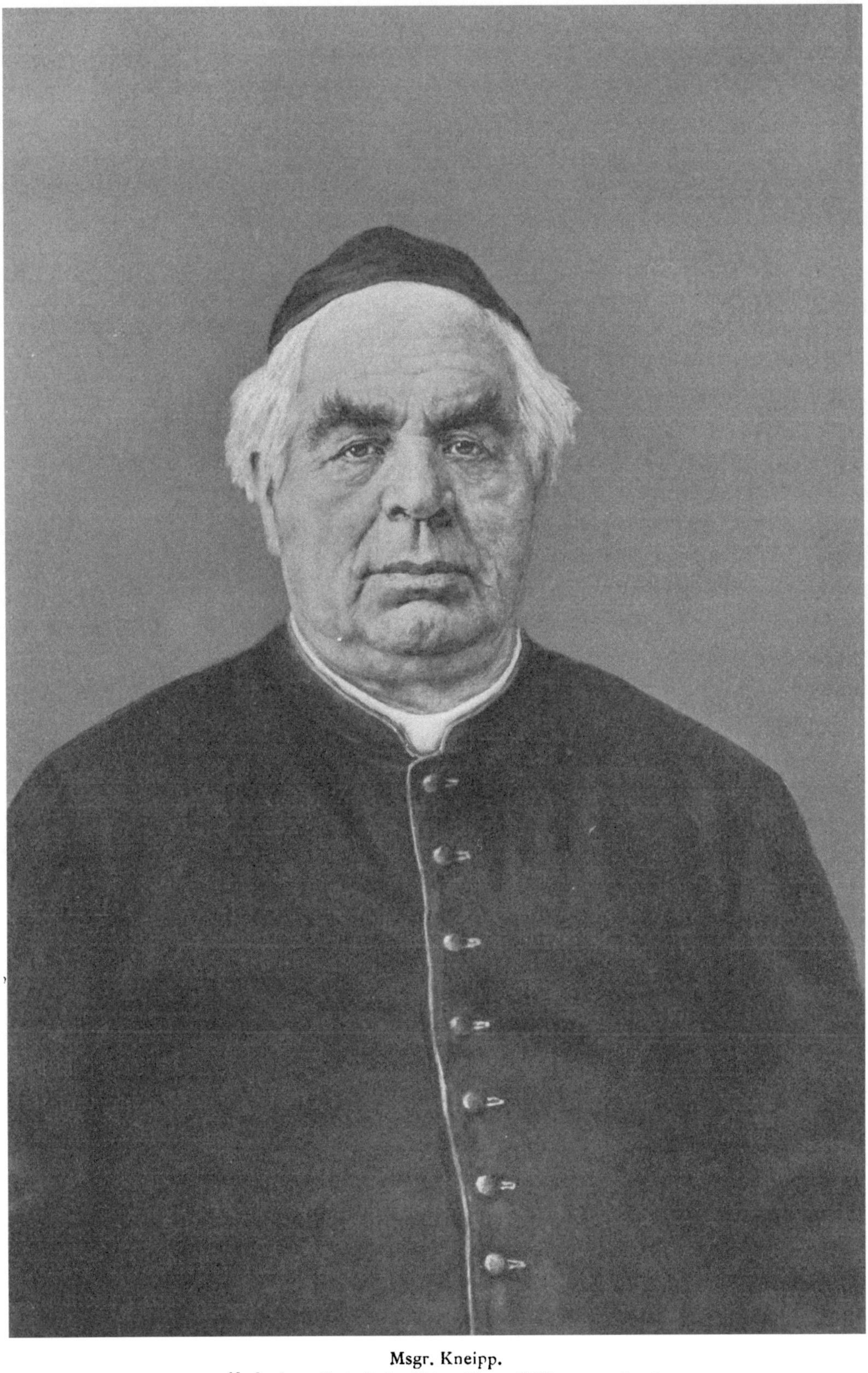

Msgr. Kneipp.
Nach einem Portrait des Malers Herrn Höflinger aus Basel.

29. Juni Prior Reile begann, öffentliche Vorträge zu halten. Dieses Vorgehen wurdé mir Veranlassung, die öffentliche Sprechstunde, die ich im Namen und Auftrage des verstorbenen Msgr. Kneipp bis dahin täglich im Kurhause abgehalten hatte, aus demselben zu verlegen und zwar in das den armen Franziskanerinnen von Mallersdorf gehörende Kneippianum.

Dann wurde gegen mich ein Pressfeldzug eröffnet, wie er vielleicht noch nicht dagewesen ist. Beleidigungen, Verleumdungen der schlimmsten Art, wurden nahezu täglich in einer „der Partei des Herrn Prior zur Verfügung gestellten Zeitung" in die Öffentlichkeit geschleudert. Die armen Menschen sahen in ihrer bodenlosen Blindheit nicht, dass sie den Ast absägten, auf welchem sie selber sassen.

Ich hatte zwei Wege, um aus diesen unsäglichen Schwierigkeiten herauszukommen: entweder ebenfalls einen Pressfeldzug, oder Schweigen; ich wählte das Letztere. — Der grössere und besonnenere Teil des Kurpublikums verstand und würdigte dieses mein Vorgehen vollauf, und als ich, durch die höchst unerquicklichen Vorgänge veranlasst, schliesslich auch meine öffentlichen Vorträge ins Kneippianum hinauf zu verlegen mich genötigt sah, fand die allgemeine Stimmung unter den Kurgästen ihren Ausdruck in einer höchst herzlichen und warmen Ovation, welche mir aus Anlass dieses ersten Vortrages im neuen Heim dargebracht wurde. — Ausserdem war auch, sowohl den Kurgästen, als auch manchen Einwohnern von Wörishofen, das wüste Treiben zu bunt geworden, und es erschienen in der Wörishofener Zeitung vom Sonntag, den 26. September 1897 folgende Proteste, unterzeichnet von Kurgästen, ausschliesslich der besseren Gesellschaftsklasse angehörend, unter diesen acht fürstliche Namen; fernerhin unterzeichnet von 59 Haus- und Villenbesitzer Wörishofens.

I. Erklärung.

„Die Unterzeichneten, welche nach Wörishofen gekommen sind, um hier Genesung oder Erholung durch die Methode des Prälaten Kneipp zu finden, verwahren sich dagegen, dass ihnen Artikel einer Zeitung unterbreitet werden, welche persönliche Angriffe enthalten, die geeignet sind, das Vertrauen in die Methode Kneipps zu erschüttern. Die Unterzeichneten wünschen ihren Kuraufenthalt durch keinerlei derartige Erörterungen gestört zu sehen." (59 Unterschriften, darunter 8 fürstliche Namen.)

II. Erklärung.

„Die Unterzeichneten, Einwohner Haus-, Villen- und Geschäftsbesitzer Wörishofens, verwahren sich hiermit auf das Entschiedenste gegen jene Artikel, welche das hiesige „Kur- und Badeblatt" seit dem Tode des Prälaten Kneipp veröffentlicht, und welche unsern Kurort auf das Empfindlichste schädigen, indem sie jene berufenen Persönlichkeiten in der öffentlichen Meinung herabzusetzen und lächerlich zu machen geeignet sind, welche nach, wie vor dem Tode Kneipps dessen Methode ausüben.

Sie protestieren auf das Energischste gegen die niedrigen, masslosen und persönlichen Angriffe gegen Dr. Baumgarten, einen Arzt, der seit Jahren sein Talent, sein Wissen und seine ganze Kraft in den Dienst der Kneippsache, und damit Wörishofens gestellt hat.

Diese Schmähungen und Verdächtigungen gegen einen Arzt, welcher durch so lange Jahre mit dem Prälaten Kneipp gewirkt und dessen vollstes Vertrauen genossen hat, sind nicht nur eine Pietätlosigkeit gegen das Andenken des Entschlafenen, sie erschüttern vor allem das Vertrauen in die Kneippsache selbst, und hiermit schädigen sie auf das Allerschwerste die Interessen unseres Kurortes. Die Leser solcher Artikel, welche mit dem wahren Sachverhalt nicht vertraut sind, fragen sich mit Recht: „Wenn das wirklich ein solcher Mann ist, wie konnte ihm Prälat Kneipp sein Vertrauen schenken und ihn dem Kurpublikum empfehlen?“

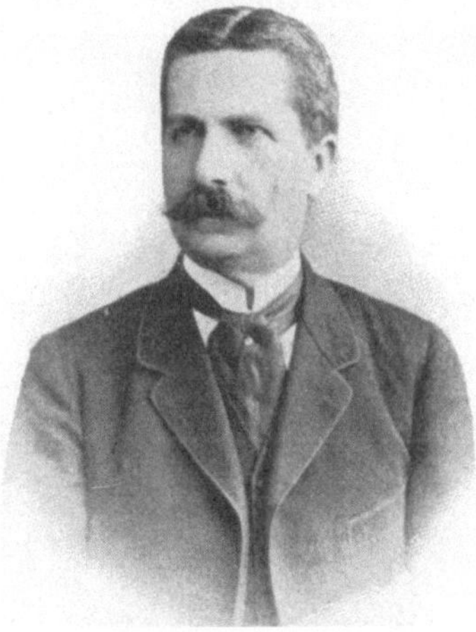

Joseph von Karnicki,
Senator des russ. Kaiserreiches.
Originalaufnahme von A. Pasetti, Petersburg.

Ob Prior Reile und Dr. Baumgarten miteinander sympathisieren oder nicht, ist doch nicht unsere, oder der Kurgäste Sache; wenn nur jeder die Methode rein und gewissenhaft ausübt. Beide der Herren sind langjährige Schüler Kneipps, und beide hat der verstorbene Prälat an die Stelle gesetzt, die sie einnehmen, beide üben dieselbe Methode aus.

Dem Kurgaste ist es ja vollkommen freigestellt, ob er sich von Dr. Baumgarten, oder von Prior Reile behandeln lassen will. Somit hat auch der Kurgast gar kein Interesse, sich mit persönlichen Verhältnissen zu beschäftigen.

Der Prior ist ein viel zu bescheidener und anspruchsloser Ordensmann, als dass er etwa wünschen könnte, durch öffentliche Zwietracht populärer zu werden, als er es durch seine Erfolge schon ist. Und Dr. Baumgarten hat ebenfalls ein vollkommen genügendes Renommee und benötigt es nicht, in derartiger Weise für sich Reklame zu machen, wie es ihm jenes Blatt unterschiebt. — Durch jene schmählichen Artikel also wird nicht etwa Dr. Baumgarten geschädigt, sondern der Ruf der Kneippsache, und damit das Interesse Wörishofens. — Wir sprechen genanntem Blatt das Recht ab, durch diese fortwährenden Hetzereien uns, die wir mit Hab und Gut engagiert sind, in rücksichtslosester Weise zu schädigen. Und dass dies schon geschehen ist, beweisen Briefe von Personen, welche zur Kur hierher kommen wollten, aber nach Lektüre dieser Skandalgeschichten diese Absicht aufgegeben haben.“ (59 Unterschriften.)

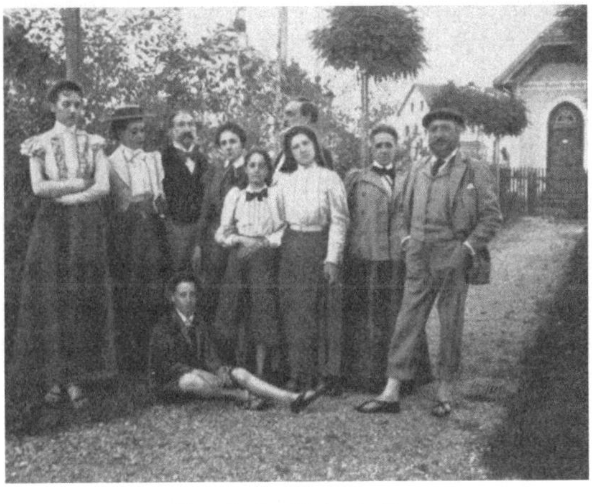

Spanische Kolonie.*)
Originalaufnahme von R. Mendez de Vigo.

Doch wenden wir das schwarze Blatt, und betrachten wir all die Ungehörigkeiten, die vorgekommen sind, als die giftigen Gase der Gärung, welche notwendig ist, damit die Traube zum Wein werde. — Wenden wir uns lichteren Seiten zu! —

Zum Glück hatte sich die Physiognomie von Wörishofen als Kurort in keiner Weise verändert. — Wenn auch aus all den angeführten Gründen die Zahl der Kurgäste des Vorjahres nicht erreicht worden ist, so

*) Die Familien: Seiner Excellenz des spanischen Botschafters in Berlin Herrn Mendez de Vigo, des Herrn D'Oriol aus Madrid und des Herrn Marquis de la Romana aus Madrid.

hatte sich dennoch im Jahre 1897 dahier eine derartig vornehme Kurgesellschaft zusammengefunden, wie nie vorher. In keinem Jahre zu Lebzeiten Msgr. Kneipp's sind, zu gleicher Zeit, soviele Fürstlichkeiten in Wörishofen gewesen, als im Jahre 1897; und eben dieser Umstand hat viel dazu beigetragen, dass ich mit so ausserordentlicher Ruhe der Entwicklung der Verhältnisse entgegensehen konnte.

Seine Hoheit Herzog Paul zu Mecklenburg, Ihre Hoheit Herzogin Paul zu Mecklenburg, die beiden jungen Herzöge: Herzog Paul Friedrich und Herzog Heinrich Borvin, und die Herzogin Maria Antoinette waren, wie gewöhnlich, zum Kuraufenthalte nach Wörishofen gekommen.

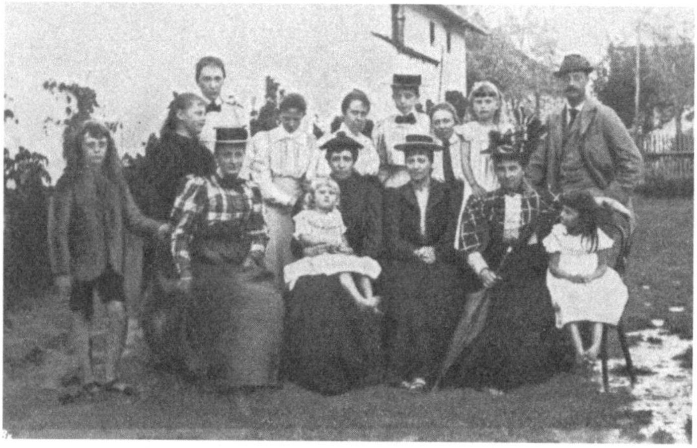

Fürstliche Kurgäste des Jahres 1897.*)

S. kgl. H. Don Miguel, Herzog von Braganza, und Gemahlin Herzogin Therese, nebst den beiden Söhnen: Prinz Miguel und Prinz Franz Joseph, und der Tochter, Prinzessin Maria Theresia, gebrauchten in diesem Jahre dahier die Kur. Seine Durchlaucht der Fürst Lubecki nebst hoher Gemahlin fehlte ebenfalls nicht, und machte sich besonders verdient um die Begründung und Einrichtung des Lawn-Tennis-Klubs Wörishofen, der im Jahre 1897 neu erstanden ist.

Wie gewöhnlich, so kam auch in diesem Jahre S. kgl. H. Prinz Heinrich von Bourbon, Graf von Bardi, nebst hoher Gemahlin, Gefolge und Dienerschaft zu längerem Kuraufenthalte hieher.

Eine ganze Kolonie vornehmer Spanier soll auch nicht vergessen werden. Sc. Excellenz der Marquis Mendez de Vigo, spanischer Botschafter am kaiserlichen Hofe zu Berlin, hatte mit seiner ganzen Familie eine Villa gemietet und war 4 Monate in Wörishofen. — Um diesen offiziellen Vertreter Spaniens in Deutschland gruppierten sich der Marquis La Romana, Herr D'Oriol mit Familie, der Marquis De Zarco, Einführer des diplomatischen Corps am Hofe von Madrid, die Marquise de Cordova mit ihrem Sohne.

Auch Russland fehlte nicht; denn der Fürst Gallitzin, welcher anfänglich auf drei Tage gekommen war, blieb drei Monate, begleitet von seinem Freunde, Herrn Joseph v. Karnicki, Senator des russischen Kaiserreiches.

Die durchlauchtigen Prinzessinnen von Isenburg-Birstein: Prinzessin Maria Antoinette und Prinzessin Adelheid gebrauchten dahier die Kur und stellten bei ver-

*) Erzherzog Leopold Salvator und Erzherzogin Blanka mit ihren Töchtern den Erzherzoginnen Immaculata, Dolores und Margaretha. Erzherzogin Maria Theresia mit ihren Töchtern den Erzherzoginnen Elisabeth und Maria Anunciata. Erzherzogin Maria Josepha, Prinzessin von Sachsen. Prinzessin Maria Antoinette und Prinz Heinrich Borwin, Kinder des Herzogs Paul zu Mecklenburg. Die Prinzessinnen Adelgunde und Antoinette von Isenburg-Birstein. Prinzessin Heinrich von Bourbon, Gräfin von Bardi, Prinzessin Beatrice von Parma.

schiedenen Veranlassungen ihre Talente in den Dienst der Wohlthätigkeit und Nächstenliebe.

I. kgl. H. die Prinzessin von Wales weilte auf einige Tage zum Besuche bei den Herzogl. Mecklenburgischen Hoheiten und liess die Absicht durchblicken, diesem rekognoscierenden Besuche von 1897 einen regelrechten Kuraufenthalt im Jahre 1898 folgen zu lassen.

Last not least nenne ich Seine Durchlaucht den Prinzen Alfred v. Croy, einen Veteran in der Kneippschen Kur; denn schon oft hat Prinz Croy die Kneippsche Kur als Abhärtungs- und Erfrischungsmittel gebraucht und sich stets wohl darauf befunden; schon oft aber auch hat der wohlthätige Prinz für gute Zwecke seine hervorragenden musikalischen Talente zur Verfügung gestellt.

Auch S. k. k. H. Erzherzog Joseph von Österreich nahm seinen gewohnten Kuraufenthalt in Wörishofen im Jahre 1897.

Von päpstlichen Diplomaten sah man dahier Msgr. de Montel, einen der einflussreichsten römischen Prälaten und Vertreter der österreichischen Interessen am päpstlichen Hofe.

Vorübergehend weilten zum Besuche in Wörishofen: Prinz und Prinzessin Friedrich von Schönburg, I. k. H. Prinzessin Adelgunde von Bayern, S. k. H. der Herzog von Calabrien mit seiner jungen Gattin, der Herzogin Marie, geb. Prinzessin von Bayern; Erzherzogin Maria Josepha, Gattin S. k. k. H. Erzherzog Otto Franz Joseph von Österreich, und als solche Schwiegertochter S. k. k. H. der Erzherzogin Maria Theresia von Österreich.

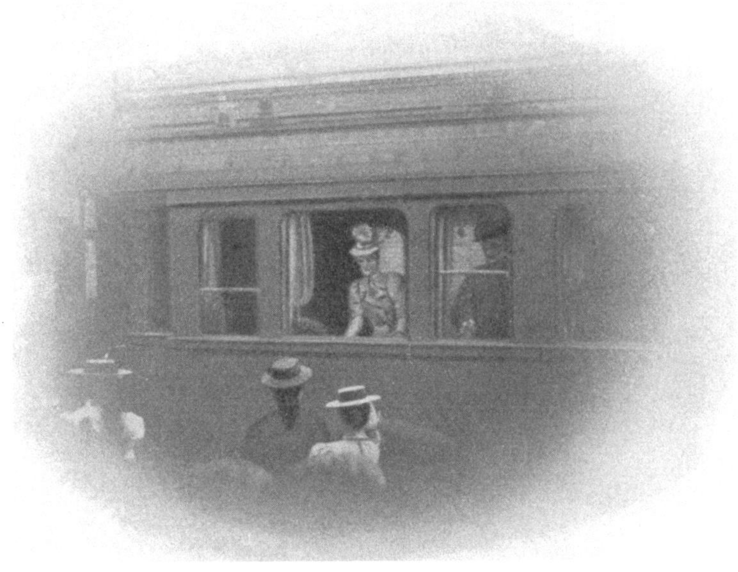

I. K. H. Prinzessin von Wales bei der Abfahrt von Wörishofen.
Momentaufnahme des Herrn Ganet aus Rumänien.

Aus dem Oranje-Freistaat (Südafrika) war die Familie des Herrn Fichardt, langjährigem Mitgliede des Parlaments und des Volksrates, wie in früheren Jahren, so auch im heurigen eingetroffen.

Auch Ägypten hatte seine Vertreter; denn zwei Richter des internationalen Gerichtshofes mit ihren Familien, sowie Ghaly-Bey gebrauchten die Kur in Wörishofen.

Durch ihr huldvolles und leutseliges Wesen eroberte sich im Sturme die Herzen aller Kurgäste I. k. k. H. die Frau Erzherzogin Maria Theresia von Österreich, welche mit den beiden Töchtern: I. k. k. H. der Erzherzogin Maria Annunciata und I. k. k. H. der Erzherzogin Elisabeth zu mehr als sechswöchentlichem Kuraufenthalte in Wörishofen verweilte. Sowohl die hohen Herrschaften, als auch das

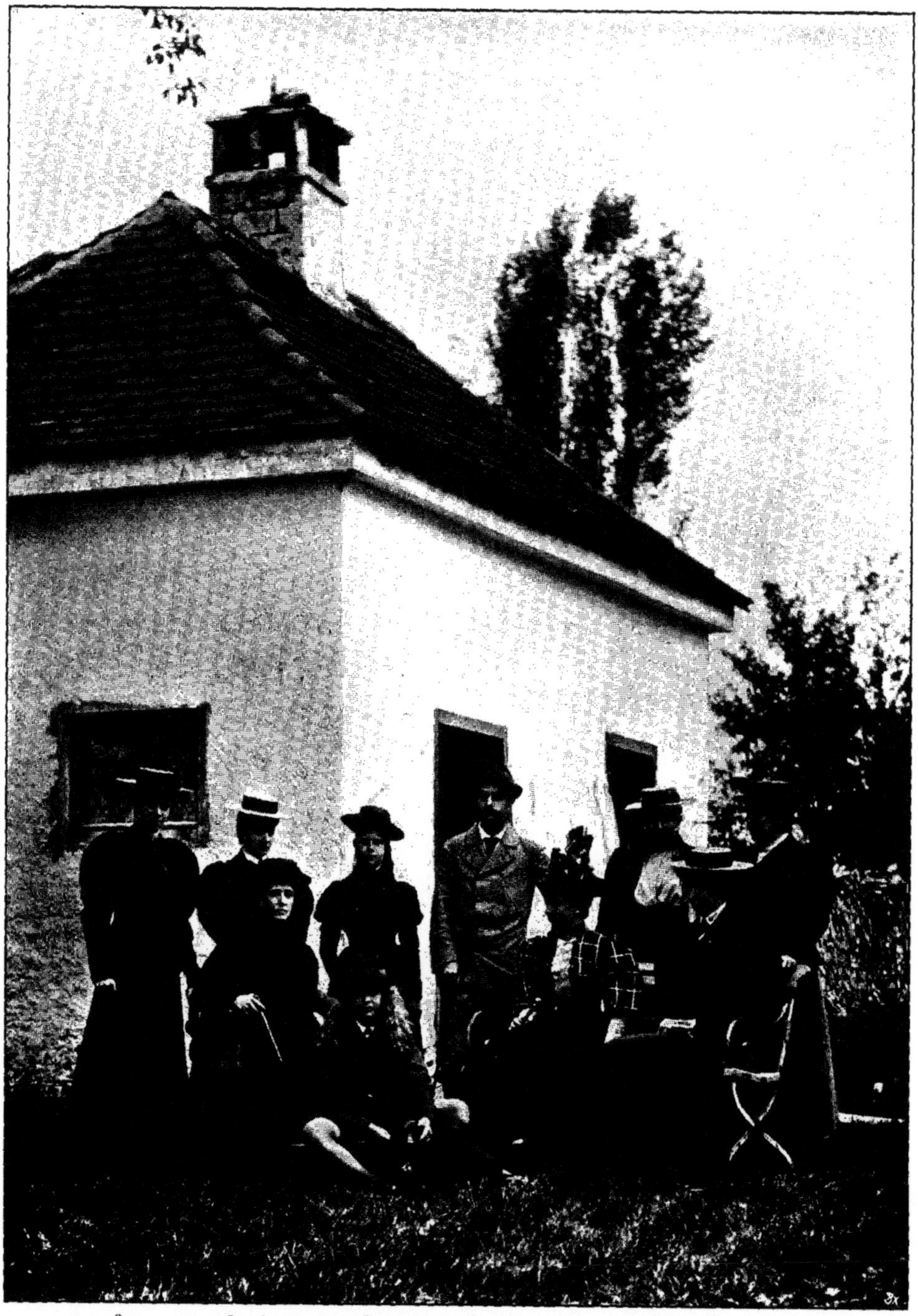

3 6 1 9 4 5 8 2 7
10

Fürstliche Kurgäste des Jahres 1897 vor dem alten Badehause.
Originalaufnahme von Fritz Grebmer.

1. Ihre k. k. H. Erzherzogin Maria Theresia; 2. Maria Anunciata; 3. Elisabeth; 4. Erzherzog Leopold Salvator; 5. Erzherzogin Blanka, Gemahlin des Erzherzogs Leopold Salvator; 6. I. k. H. Prinzessin Adelgunde von Bourbon, Gräfin Bardi; 7. Ihre Durchlaucht Prinzessin Antoinette und 8. Prinzessin Adelheid von Isenburg-Birstein; 9. Ihre Hoheit Maria Antoinette, Prinzessin von Mecklenburg, und 10. Seine Hoheit Heinrich Borvin Prinz von Mecklenburg. (Die allerhöchsten Herrschaften hatten die Gewogenheit, zum Zwecke der Veröffentlichung in diesem Buche die Aufnahme gütigst zu gestatten.)

Gefolge und die Dienerschaft, im ganzen achtzehn Personen, bedauerten, den Aufenthalt nicht länger ausdehnen zu können, da andere Dispositionen bereits vorher getroffen waren. Beim Abschiede sprach I. k. k. H. zu mir: „Auf Wiedersehen im nächsten Jahre!" —

Aus der Familie S. k. H. des Herzogs Robert von Parma gebrauchten im Jahre 1897 die Kur in Wörishofen: I. k. H. I. k. H. Prinzessin Maria Theresia, Prinzessin Pia, Prinzessin Beatrix, Prinz Xavier und Prinzessin Zitta.

S. k. k. H. Erzherzog Leopold Salvator von Österreich und dessen hohe Gemahlin I. k. k. H. Erzherzogin Blanca nebst der ganzen Familie: den drei Erzherzoginnen: Dolores,

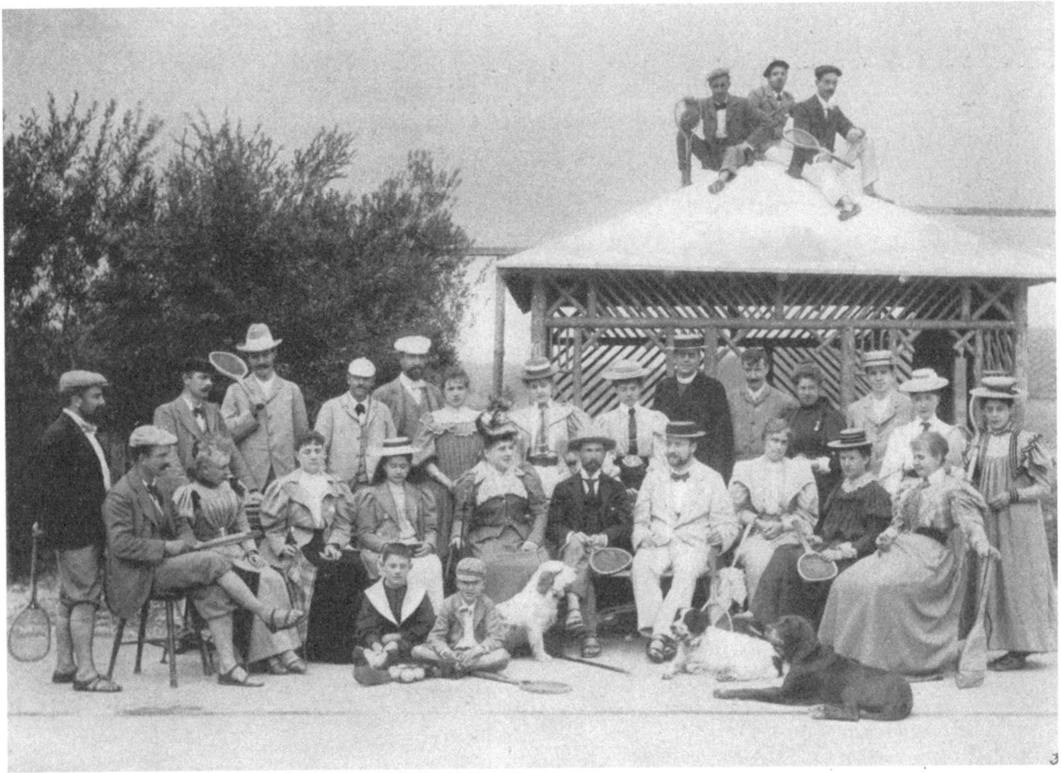

Der Lawn-Tennis-Klub Wörishofen.*)
Originalaufnahme von Fritz Grebmer.

Immaculata und Marguerita, und den beiden kleinen Erzherzogen: Rainer und Leopold, hatten ebenfalls mit Gefolge eine Villa dahier bezogen, und weilten etwa zwei Monate lang zum Kuraufenthalt in Wörishofen.

Frankreich, Polen, Italien und, vor allen Dingen, das freund-nachbarliche Österreich-Ungarn waren in entsprechender Stärke vertreten.

Auf Anregung Seiner Durchlaucht des Fürsten Lubecki bildete sich ein Tennisklub. Man stellte einen echten Tennis-Ground her aus Zementbeton, besorgte die feinsten englischen Spielgeräte, und so wurde dieser Tennis-Platz das Rendez-vous der vornehmen Welt. Preise wurden gestiftet von den höchsten Herrschaften, und Tournaments

*) Die internationale Gesellschaft besteht aus Spaniern, Engländern, Franzosen, Elsässern, Nord- und Südamerikanern, Polen und Südafrikanern (Oranje-Freistaat).

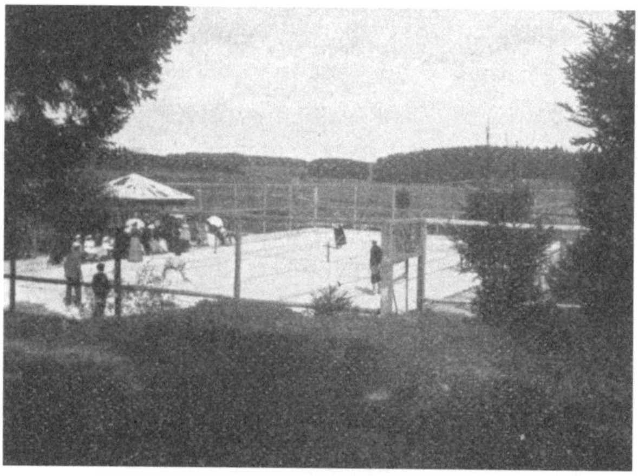

Der Lawn Tennis-Platz in Wörishofen.
Originalaufnahme von R. Mendez de Vigo.

wurden ausgefochten; kurz und gut, ein reges, frisches Leben zeigte sich in der Kurgesellschaft.

Aber auch das Andenken an den verstorbenen Vater Kneipp lebte mächtig in den Herzen der Kurgäste weiter, und fand seinen Ausdruck bei mehreren Gelegenheiten.

Zu seinem 77sten Geburtstage hatten die dankbaren Kurgäste Msgr. Kneipp die Errichtung einer Kneippquelle versprochen, nach einer Planskizze, welche dem Verstorbenen an diesem seinen Geburtstage durch eine Deputation, geführt von Seiner Durchlaucht dem Fürsten Lubecki, überreicht worden war. Diese Kneippquelle wurde am 6. Oktober 1897 enthüllt und dem öffentlichen Gebrauche übergeben. Die Festrede hielt Seine Durchlaucht der Fürst Gallitzin, und die kirchliche Weihe wurde erteilt durch Herrn Direktor Schmid aus München.

Am 24. August hatten auf meine Anregung hin die Kurgäste, wie gewöhnlich, ihren Ausflug nach Stephansried, dem Geburtsorte Msgr. Kneipps, unternommen. Es waren etwa 250 Teilnehmer beim Ausfluge. Und als wir an der Stelle standen, wo die erste Heimat Msgr. Kneipps sich befunden hatte, und als Herr Gymnasialdirektor Dr. Koch aus Budweis, der den Ausflug leitete, in seiner vorzüglichen Festrede die Verdienste des Verstorbenen in schönen, markigen Worten hervorhob und schliesslich dazu aufmunterte, an dieser für uns historisch wichtigen Stelle einen Merkstein zu errichten, da stimmte die ganze Versammlung jubelnd ein, und auf dem Platze selbst konstituierte sich das internationale Komitee, das die Errichtung eines entsprechenden Denkmals an der Stelle, wo das Geburtshaus Msgr. Kneipps gestanden hatte, von der Stunde an eifrigst betrieb.

Mit dem gleichen Ziele hat sich auch für Wörishofen, dem Orte, wo Seb. Kneipp hauptsächlich lebte und wirkte, ein Komitee gebildet, und so wird zweifellos in abseh-

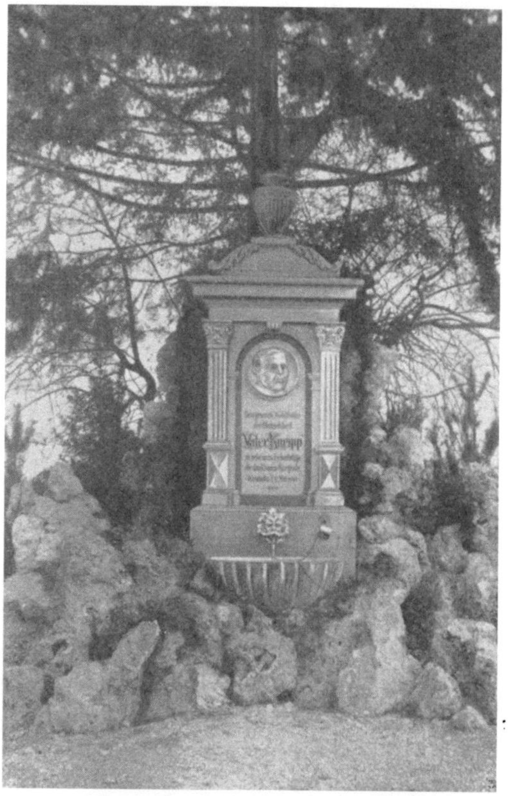

Die Kneippquelle in Wörishofen.*)
Originalaufnahme von Fritz Grebmer.

*) Die Inschrift besagt: Dem grossen Wohlthäter der Menschheit, Vater Kneipp, zu seinem 76. Geburtstage. Die dankbaren Kurgäste.

barer Zeit dem Andenken Kneipps ein würdiges Denkmal in Stein oder Erz auch an dieser Stätte erstehen. — —

Es bleibt nicht mehr viel zu berichten. Kneipp ist gestorben, aber es lebe die Kneippkur! Ein mühevolles, arbeitsreiches, aber auch an Erfolgen glänzendes Leben hat Msgr. Kneipp beschlossen. Er hat erreicht, was Wenige erreichen konnten. Es war ihm gegönnt, den vollen Erfolg seiner Arbeit noch auf Erden zu schauen. Er war aber bescheiden genug, diesen Erfolg nicht sich selbst zuzuschreiben, sondern seinem Herrgott, der ihn an die Stelle gesetzt, auf der er stand, und die er mit Würde und Ernst hielt.

Er hat Grosses geschaffen, er hat gewaltige Umwälzungen in der Welt und in der Medizin auf die friedlichste Weise bewerkstelligt; „allen wohl und niemanden wehe", war dabei sein Wahlspruch.

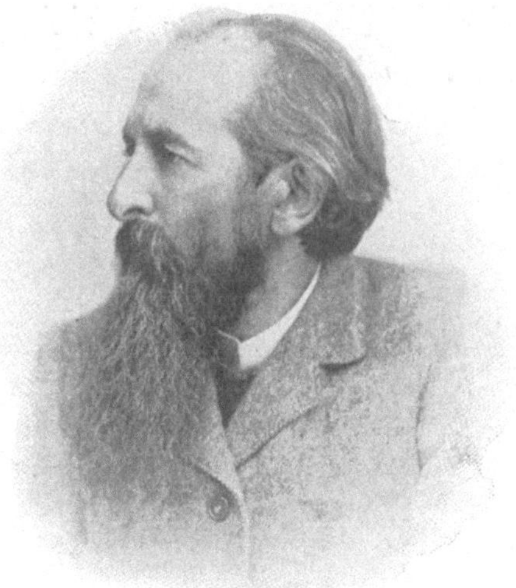

Fürst Gallitzin.
Originalaufnahme von O. v. Zabuesnig, Wörishofen.

Nie wird sein Andenken schwinden aus den Herzen Derjenigen, die ihn gekannt haben, und lebendig wird sein Beispiel vor Augen bleiben, denen es vergönnt war, an seiner Seite zu schaffen und zu wirken! Aber auch niemals wird das Andenken Seb. Kneipps verschwinden, solange es noch Kranke giebt.

Möge ihm die Erde leicht sein, und mögen die vielen guten Werke, die er auf Erden schuf, reiche Frucht bringen, dass auch Wörishofen bleibe eine Stätte, wo Vernunft und Einfachheit regieren und wo den Kranken Rat und Hilfe zu teil wird.

Niemals, so hoffe ich, wird der edle Geist Msgr. Seb. Kneipps von dem Werke schwinden, das er gestiftet, das seinen Namen trägt und der Menschheit zum Heil gereichen soll!

Die Kranken aber, welche diese Lebensbeschreibung Seb. Kneipps durchgelesen haben, sollen den Mut nicht verlieren sondern fortarbeiten an der Verbesserung ihrer Gesundheit.

Wenn aus dem armen „borschtigen Bua" ein „Kneipp" werden konnte, vor dessen Autorität die Welt sich beugt, so kann auch aus einem Kranken ein Gesunder werden, wenn dieselben Tugenden: Geduld und Ausdauer, als mächtige Helfer ihm zur Seite stehen!

Berichtigungen und Druckfehler.

A. Berichtigungen:

Seite 18: In der Illustrations-Unterschrift ist der Name des Photographen „Fritz Gallenmüller“ zu ergänzen.

„ 28; Das Bild Georgigässchen E 287 ist nach einer Originalaufnahme von Peter Schmid, Augsburg, reproduziert.

„ 146: Das Datum in der Kopfleiste links ist in 21. Februar 1894 umzuändern, statt 19. Februar 1894.

B. Druckfehler:

Seite 6:	Zeile 7	von oben,	zu lesen:	„vor der Priesterweihe“	statt vor den Priesterweihen;
„ 10:	„ 15	„ unten	„ „	„ehrwürdige“	„ ehemalige;
„ 20:	„ 18	„ „	„ „	„Schauer“	„ Sehauer;
„ 22:	„ 13	„ „	„ „	„Pfluger“	„ Fluge;
„ 38:	„ 19	„ oben	„ „	„genannt“	„ gekannt;
„ 128:	„ 6	„ „	„ „	„Cameriere“	„ Camerieri;
„ 175:	letzte Zeile		„ „	„Madrid“	„ Mandrid;
„ 176:	Zeile 18	von unten	„ „	„Rössler“	„ Röhsler;
„ 176:	„ 17	„ „	„ „	„Tholey“	„ Foley.

PERSONEN- UND SACHEN-REGISTER

ORTS-REGISTER